现代著名老中医名著重刊丛

针灸临床经验辑要

焦国瑞　编

人民卫生出版社

图书在版编目（CIP）数据

针灸临床经验辑要/焦国瑞编. —北京：
人民卫生出版社,2006.12
（现代著名老中医名著重刊丛书　第三辑）
ISBN 978 - 7 - 117 - 08267 - 9

Ⅰ. 针… Ⅱ. 焦… Ⅲ. 针灸疗法 - 临床应用
Ⅳ. R246

中国版本图书馆 CIP 数据核字（2006）第 142750 号

| 人卫智网 | www.ipmph.com | 医学教育、学术、考试、健康，购书智慧智能综合服务平台 |
| 人卫官网 | www.pmph.com | 人卫官方资讯发布平台 |

现代著名老中医名著重刊丛书
第三辑
针灸临床经验辑要

编　　者：焦国瑞
出版发行：人民卫生出版社（中继线 010 - 59780011）
地　　址：北京市朝阳区潘家园南里 19 号
邮　　编：100021
E - mail：pmph @ pmph. com
购书热线：010 - 59787592　010 - 59787584　010 - 65264830
印　　刷：北京九州迅驰传媒文化有限公司
经　　销：新华书店
开　　本：850 × 1168　1/32　印张：22.5
字　　数：556 千字
版　　次：2006 年 12 月第 1 版　2024 年 12 月第 1 版第 4 次印刷
标准书号：ISBN 978 - 7 - 117 - 08267 - 9
定　　价：38.00 元
打击盗版举报电话：010-59787491　E-mail：WQ @ pmph. com
质量问题联系电话：010-59787234　E-mail：zhiliang @ pmph. com

　　自 20 世纪 60 年代开始，我社先后组织出版了一批著名老中医经验整理著作，包括医论医话等。半个世纪过去了，这批著作对我国近代中医学术的发展产生了积极的推动作用，整理出版著名老中医经验的重大意义正在日益彰显，这些著名老中医在我国近代中医发展史上占有重要地位。他们当中的代表如秦伯未、施今墨、蒲辅周等著名医家，既熟通旧学，又勤修新知；既提倡继承传统中医，又不排斥西医诊疗技术的应用，在中医学发展过程中起到了承前启后的作用。这批著作均成于他们的垂暮之年，有的甚至撰写于病榻之前，无论是亲自撰述，还是口传身授，或是其弟子整理，都集中反映了他们毕生所学和临床经验之精华，诸位名老中医不吝秘术、广求传播，所秉承的正是力求为民除瘼的一片赤诚之心。诸位先贤治学严谨，厚积薄发，所述医案，辨证明晰，治必效验，不仅具有很强的临床实用性，其中也不乏具有创造性的建树；医话著作则娓娓道来，深入浅出，是学习中医的难得佳作，为近世不可多得的传世之作。

　　由于原版书出版的时间已久，已很难见到，部分著作甚至已成为学习中医者的收藏珍品，为促进中医临床和中医学术水平的提高，我社决定将一批名医名著编为《现代著名老中医名著重刊丛书》分批出版，以飨读者。

第一辑收录 13 种名著：

《中医临证备要》 《施今墨临床经验集》

《蒲辅周医案》 《蒲辅周医疗经验》

《岳美中论医集》 《岳美中医案集》

《郭士魁临床经验选集——杂病证治》

《钱伯煊妇科医案》 《朱小南妇科经验选》

《赵心波儿科临床经验选编》《赵锡武医疗经验》

《朱仁康临床经验集——皮肤外科》

《张赞臣临床经验选编》

第二辑收录 14 种名著：

《中医入门》 《章太炎医论》

《冉雪峰医案》 《菊人医话》

《赵炳南临床经验集》 《刘奉五妇科经验》

《关幼波临床经验选》 《女科证治》

《从病例谈辨证论治》 《读古医书随笔》

《金寿山医论选集》 《刘寿山正骨经验》

《韦文贵眼科临床经验选》《陆瘦燕针灸论著医案选》

第三辑收录 20 种名著：

《内经类证》 《金子久专辑》

《清代名医医案精华》 《陈良夫专辑》

《清代名医医话精华》 《杨志一医论医案集》

《中医对几种急性传染病的辨证论治》

《赵绍琴临证 400 法》 《潘澄濂医论集》

《叶熙春专辑》 《范文甫专辑》

《临诊一得录》　　　　　《妇科知要》
《中医儿科临床浅解》　　《伤寒挈要》
《金匮要略简释》　　　　《金匮要略浅述》
《温病纵横》　　　　　　《临证会要》
《针灸临床经验辑要》

　　这批名著原于20世纪60年代前后至80年代初在我社出版,自发行以来一直受到读者的广泛欢迎,其中多数品种的发行量都达到了数十万册,在中医界产生了很大的影响,对提高中医临床水平和中医事业的发展起到了极大的推动作用。

　　为使读者能够原汁原味地阅读名老中医原著,我们在重刊时采取尽可能保持原书原貌的原则,主要修改了原著中疏漏的少量印制错误,规范了文字用法和体例层次,在版式上则按照现在读者的阅读习惯予以编排。此外,为不影响原书内容的准确性,避免因换算造成的人为错误,部分旧制的药名、病名、医学术语、计量单位、现已淘汰的检测项目与方法等均未改动,保留了原貌。对于犀角、虎骨等现已禁止使用的药品,本次重刊也未予改动,希冀读者在临证时使用相应的代用品。

人民卫生出版社
2006年11月

　　针灸学是祖国医学遗产中一个重要组成部分。在长期实践中，积累了丰富的临床经验和理论知识，对许多病症有良好的效果。几千年来，它不仅为我国各族人民的健康发挥了很大作用，而且也为世界人民的健康作出了积极的贡献。新中国成立后，对针灸学的继承和发扬进行了大量工作，在临床、教学、科研、普及与提高等方面，取得了很大进展。据不完全资料，在近年来的实践中，又发现了许多新穴位，创用了许多新方法。针灸治病，在临床上已经应用到 300 种以上的病症，并对其中不少的病症取得了很好的或较好的效果，为不少病症（包括某些疑难病症）开辟了新的防治途径。此外，在针灸的实验研究方面也积累了许多宝贵资料，为针灸的理论阐述提供了实验方面的依据。但是，这些资料分散在建国 28 年来的全国性及地方性的医药期刊和学报专辑中，尚未作过较为全面的和较为系统的研究整理，颇为分散，难以查找，不便利用；特别是对于县以下的基层医疗单位不可能订阅收藏全国性及地方性的全部期刊杂志。因此，这些来自群众实践和科学实验的宝贵经验，未能经过集中整理再使它回到实践中去，充分发挥其作用，甚为可惜。为此，将建国 28 年来发表在全国性及地方性 70 余种医药期刊、学报专辑等 7000 余册中的有关针灸临床方面的重点内容筛选出 676 篇，分科、分病、分法地删繁就简、提炼浓缩，加工整理为 307 种病症，共分为传染病、内科病、外科病、妇产科病、小儿科病、神经精神科病、眼科病、

口腔科病、耳鼻咽喉科病、皮肤科病、肿瘤、急救和其他共
13 章。在病种方面，是以常见病、多发病、地方病、职业病
为重点，但对疑难病症也作了摘辑。每则内容，以治疗方法为
重点，但对病例分析和疗效统计也作了简要的摘辑，以便于临
床上参考。

　　本书的内容，尽管由于种种原因，对个别资料尚不便摘
入，因而内容不是十分全面的，但从已收入的资料中，可以看
出针灸在各科临床领域的适应症是很广的，无论在病种、疗
效、方法和穴位等方面，都有了很大进展。这些资料中，有些
报告是数以千百计的病例总结，为我们提供了宝贵的经验；有
些病例的数量虽然不多，但为我们提供了有益的线索；有些报
告的内容可能尚不十分成熟，但它有助于启发我们的思路；有
些报告则从实践中为我们提出了一些问题，有待于进一步探
讨。因此，28 年来积累起来的这些新经验，不仅能在防治疾
病的斗争中增加新的手段，进一步提高针灸防治疾病的效果，
为进一步开展针灸的临床研究与实验研究提供线索，而且也将
为整个医学研究提供有益的资料。

　　本书的辑写，主要是基于：

　　1. 本书的编辑目的是为提供针灸的临床治疗、教学、科
研之参考而编辑的。故摘录的内容主要是以如何提高疗效、解
决针灸的临床实际问题为重点的。内容以治疗方法为主，但对
病例分析、疗效判定等，亦作了简要的摘录，以便在吸取经验
时作较全面之分析。对于疗效的百分比，由于判定疗效的标准
不一致，只能作为参考。有关理论探讨及体会部分，只作了少
量摘录，以便在思路上有所启示，但由于编者水平所限，所摘
者亦未必是其重点。

　　2. 本书系采用文摘方式、统一体例、按病分科编辑。对

原文有疑问处，或认为有加注释之必要者，以及根据编者之临床经验认为有加补充之处，均以按注形式作了说明或补充。但所加注之内容，由于编者水平所限，未必完全妥切，仅可作为参考。对原文显系排误处，作了订正；对有疑问处，未予改动；但对此两种情况均在注中作了说明。由于本书内容涉及临床各科，除针灸专业知识外，还涉及各科专业知识，故属于这方面内容是否尚有印证之处，编者虽曾予以极大注意，但未能看出者仍所难免；此点，各专科医师自不难看出。

3. 考虑到在基层工作的医务人员查阅资料的困难，在摘录内容的取舍方面，是在尽量压缩的前提下，对临床经验与具体操作技术等，则力求扼要具体，尽可能作到在不须查阅原文的情况下即能从中吸取到经验，以避免查阅原文带来的不便，故所摘内容较一般文摘比较详细。在每篇报告摘要之后，均以"尾注"形式注明出处，以便必要时查阅。

4. 为了提供给临床治疗、教学、科研以更多的资料，除了广为收集病例较多、疗效较高的病种外，对于报告较少的病种也作了收集；至于少见病或疑难病，虽系个案报告也作了收集；对于个别病种（如肠蛔虫症）虽然针灸疗效不甚满意，且已有有效的治疗药物，但为了提供研究针灸作用机制的临床资料，亦作了收录，以便于比较全面地研究分析针灸对机体所产生的作用。

5. 对于针灸操作常规，如施术体位、消毒、常规定穴法、针灸操作手法，以及针灸时的一般注意事项等，均从略；但对新穴部位、特殊取穴方法以及特殊操作手法等，则均予摘录，以便于在临床上参考运用。

6. 对于因为针灸不当等原因所引起的针灸事故和意外情

况，在针灸的临床工作中，虽系个别问题，但为吸取经验教训，故对这类资料亦作了摘录，并立专章加以归纳，以引起注意，防止类似事故和意外情况的发生。

7. 对于病名及医学专用术语，均以原文报告为根据，并按现代医学病名进行分类。在一个病名之下再按治疗方法之不同分列子目，如：针刺法、艾灸法、耳针法、电针法、头皮针法、梅花针法、穴位注射法、穴位埋线法、穴位敷药法，等等，以便查阅。

焦国瑞

一九七九年七月一日于北京

目录

1

2

3

5

7

8

9

11

12

13

14

15

关于针灸学中的几个
问题（代绪论）

针灸治病，有许多特点。它的治疗范围广泛，对许多病症收效较快，疗效较高，节省药物，操作简便，便于携带，容易推广。针灸的这些特点：很受人民群众的欢迎。可以看出，针灸学的进一步研究和应用，不仅对保护人民健康、促进生产发展有现实意义，而且对医学的发展也有极大的理论价值。

针灸学发展到现在，是有它自己的发生和发展的历史的。通过长期的实践，一方面为我们积累了丰富的临床经验和理论知识，同时也在实践中为我们提出了许多有待进一步解决的问题。对于这些问题，进行认真地分析和总结，将会使我们对针灸的认识获得进一步的提高。

下面仅就针灸学的几个主要问题作一些讨论。

一、针灸腧穴的部位问题

针灸时在人体上进行刺激的部位叫孔穴、穴位、穴道、腧穴或刺激点，这是针灸治病的一个最基本的问题。

人体上的穴位，按传统分类方法可以分为三类：第一类叫"经穴"，第二类叫"奇穴"，第三类是没有固定部位的孔穴，叫"天应穴"，或"阿是穴"。这些穴位是在长期的临床实践中积累起来的宝贵经验，对临床治疗和理论研究都有重要作用。

在孔穴部位的问题上，这里仅就经穴与奇穴问题、固定穴与非固定穴问题、穴点与穴区问题，以及孔穴部位与定穴体位问题作一讨论。

（一）**经穴与奇穴问题** 经穴的名称是根据中医经络学说命名的。这类穴位都是分布在人体经络系统体壁部分的循行路线上的。根据经络学说，穴位的分布和经络系统的关系最密切的经络路线共有十四条。所以，经穴也叫十四经穴[1]。奇穴，是与经穴相对应命名的，这是指十四经穴以外的穴位，所以也叫经外奇穴。经穴与奇穴的分类法，是按照经络学说的概念区分的。这些穴位都是在长期医疗实践中逐步总结出来的。但是，由于人们在思想上常常受着传统概念的影响，往往把经穴与奇穴割裂开来，重视或者强调经穴的作用，而忽视奇穴的作用。这种认识是不全面的，因为不论是经穴、奇穴或非固定穴，都是长期实践的产物。实践证明，经穴与奇穴是各有其特点的。经穴的历史悠久，穴位作用的观察时间较长，很多穴位的疗效是显著的，而且按照经络学说用循经取穴方法治疗某些病症或进行针刺麻醉，常可收到良好的效果；然而，奇穴则是在实践中陆续发现的新穴，对某些病症有着很好的效果，特别是对于针灸适应症的新的领域有着重要作用。例如，治疗头痛的太阳穴，治疗阑尾炎的阑尾穴，以及治疗多种病症的"耳穴"，都是经外奇穴。因此，奇穴不但是使穴位不断得到充实的来源，而且也是对经穴在应用上不足的一个有效的补充。还须指出，随着新穴的不断发现和对穴位作用的进一步认识，穴位的分类方法和排列次序也将出现新的变革。因此，对经穴与奇穴都应该用历史的和发展的观点，从实际出发，并在实践中细心观察，认真总结，以便在防治疾病上发挥更大的作用。

（二）**固定穴与非固定穴问题** 固定穴，是指穴位的位置有一定的部位，它包括上述的经穴和奇穴。非固定穴，是指没有固定位置的孔穴，即上述的阿是穴，这类穴位是在一定的病理生理状态的反应下出现的。在固定穴与非固定穴的应用上，常常由于思想上的片面性出现以下情况：一是重视固定穴，忽视非固定穴，认为非固定穴没有固定的位置，因而就不认真地应用、观察和总结；二是对于非固定穴的滥用。实践证明，这种看法是不全面的。这是因为，非固定穴在一定条件下，有时能呈现固定穴所不能出现的作用，而显示出很好的效果，特别是在以疼痛为主症的某些病症尤为明显。另外，从穴位发展的过程上看，有些固定穴位也是从非固定穴位中逐步确定下来的。因此，非固定穴位也是对于固定穴位在临床上的重要补充和产生新穴的来源。所以，无论对固定穴位的作用或是对非固定穴位的作用，都是应该进行认真观察和总结的。至于对非固定穴位的滥用，则是轻视非固定穴位的另一种表现，因为这是错误地认为，既然有非固定穴一说，就可以随便地扎针了，就可以在穴位的定位问题上不必再花费力气了，就可以不用很认真地探找穴位的准确性了。实践告诉我们，即使是对于非固定穴的运用，也必须是按照一定的要求运用的，滥用就会产生不良后果，这是必须注意的。

（三）穴点与穴区的问题　对于穴位的慨念，一般地可以认为是以"点状"的形式分布在体壁上的，所以，也有把穴位叫"刺激点"的。但是，从实际出发，穴位、孔穴、腧穴这些名称，要更为合适些。因为穴位在体壁上不仅是以点状分布的，而且每个穴位还有一定的深度、大小和作用。一般说来，对于穴位的部位和深浅问题，在概念上的争论是不大的；但是，对于穴位的具体定位和穴位的大小，长期以来则是有争论的。有一种看法是，穴位就是一个小的点，扎针时离开这个点就错了，因此这种看法主张把穴位严格地局限在一个很小的点上。实际上有些穴位的具体部位的大小，其差异是较大的，因为穴位的准确性与定穴方法是有很大关系的。例如，以足阳明胃经的丰隆穴为例，古今诸书多记述该穴位于外踝上八寸处，但由于诸书对此段定穴尺度计算之不同，从而对丰隆穴的具体部位，实际上就在几个不同的位置上了。例如，以膝至外踝折作十五寸者，则把该穴定于膝下七寸处；折作十六寸者，则把该穴定于膝下八寸处；折作十七寸者，则把该穴定于膝下九寸处。这样，虽皆谓丰隆穴位于外踝上八寸处，但由于折量尺度之不同，该穴的实际部位，即有三寸之差[2]。另一种看法是，认为穴位的广度是较大的，甚至认为在人体的体表任何部位上都可以进行针刺，而把穴点扩展到无限的"面"上，这在实际上就否定了穴位的存在和意义，因而这种看法也是不全面的。针灸的临床实践告诉我们，从穴位的总体上来说，每个穴位都是有其一定部位的。但是，穴位既不是局限在某一局部的一个狭小的"点"，也不是一个无限的"面"，而是有的穴位比较大一些，有的穴位比较小一些；有的穴位就更大一些，有的穴位就更小一些。例如，在常用的穴位中，治疗眼病和咽喉肿痛的合谷穴就大一些，治疗聋哑症的翳风穴就小一些；治疗坐骨神经痛的环跳穴就更大一些，治疗眼病的四白穴就更小一些，等等。因此，一方面，穴位是呈点状分布的；但是，穴点又有大有小，有深有浅，并且每个穴位都有自己一定范围的有效限区。我们把这种有效限区，就称为"穴区"。这种穴区，由于穴位所在部位的不同，可以呈圆形、也可呈纵向的或横向的"条状"的穴带（也就是呈带状的穴区）。在穴区内的最敏感处，就是最有效的穴点。对此，在某些病理生理反应上，如急性肝炎病人在背部的阳枢穴上出现的过敏点，胃及十二指肠溃疡病人在足三里穴上出现的过敏点，以及针刺不同穴位对不同器官所产生的效应和应用电生理学方法测定的高电位点或低电阻点，也为穴位的存在提供了客观依据。这种敏感点，可以用电学仪器测定，也可用指压法确定。因此，我们认为穴位是呈点状分布的，但又不是普遍地把穴位局限在一个狭小的点上。同样，既把穴位的有效范围看作是一定限度的穴区，但又在穴区内探找最敏感的部位作为最有效的穴点，以便不断地、更准确地探测针灸最有效的部位。

（四）腧穴部位与定穴体位的问题 针灸时取穴正确与

否，直接影响治疗效果，而取穴是否准确又和定穴时所采取的体位有重要关系。因此，要想把穴位定的比较准确，就必须重视定穴时所采取的体位。除针灸书刊上记述的一般性体位和某些穴位的特殊体位外，我们在实践中还摸索到一种"紧张性体位"。这种体位是在某些情况下为了达到特殊的针刺目的而采用的。1965年我们在农村巡回医疗时，曾遇到一位腰部软组织扭伤的社员，当时用常规体位进行针刺治疗，只能一时缓解疼痛，但作用不能持久，虽经改换穴位，改变针法，调整刺激强度和延长针刺时间，但仍不能提高效果。后来经过详细了解扭伤经过和疼痛最严重时的体位状态，发现疼痛最严重时，是当腰部的某一组肌群处于特殊的紧张状态时出现的，我们认为这一组肌群的特殊紧张状态的体位，可能就是当时腰部软组织受损时的体位。当采取这种特殊的紧张性体位取穴针治后，就产生了很好的效果，收效既快，疗效保持的时间又长。此后，当我们遇到身体其他某些部位的软组织扭伤时，就在相应的部位采用这种"紧张性体位"进行治疗，从而大大提高了效果。随着在实践中受到的启发，我们又把"紧张性体位"试用于某些一般穴位，由于体位的紧张度的改变使针感产生的更为理想了，而针感的理想与否又与疗效有密切关系，这样就为提高疗效能动地创造了有利条件。可以看出，孔穴部位与定穴体位的关系，也是穴位研究工作中的一个重要课题。

二、针灸腧穴的作用问题

穴位，是在人体上进行针灸治病的部位，它的作用是很广的。这种作用，是在穴位上给予适度的刺激后，通过人体的生理功能的反应出现的。所以，研究体表穴点及其深部的与人体各器官的机能活动之间的联系，就成为认识穴位作用的重要课题了。因为人体是一个完整的统一体，它的活动（包括各个系统和各个器官的活动）是在其自身的进化过程中的矛盾运动——即对立统一的运动中进行的，而人体的某一体表及其深部只不过是完整机体的一个组成部分；因此，人体的体表及其深部就与人体的其他部分，通过复杂的途径以各种形式（主要是神经的、体液的和经络的）发生着密切而复杂的联系。针灸穴位的作用就是在这种复杂的联系中产生的，离开这种复杂的联系就无法认识穴位的作用。

从针灸的临床实践观察中，可以看出，人体上数以千百计的穴位并不是彼此孤立的。它们不但在穴位与穴位之间发生着复杂的联系，而且这些穴位又和人体的内脏及其他器官有着密切联系。同时，人体的各个器官的机能活动也是互为依存、互相制约的。这样，人体的器官与器官之间，器官与体壁穴位之间，穴位与器官之间，穴位与穴位之间，以及这些方面与神经系统的各级中枢及其最高部位——大脑皮层之间，就构成了人体的生理病理活动的一个极为复杂的整体。人体的这种复杂的内在联系，就是针灸穴位作用的内因根据。因此，在研究针灸穴位的作用、认识疾病的过程和运用穴位治病的时候，就必须从这些复杂的内因根据和针灸刺激本身的外因条件中去寻求答案。

在这里，我们只是根据在临床上的体验和有关资料，着重对穴位作用本身方面讨论以下几个问题。

（一）**穴位的局部作用与整体作用**　穴位的局部作用，是指针灸后在穴位的局部及其较小的范围内产生的作用；整体作用是指针灸某一穴位后产生范围较大的整体性作用。大部分穴位都有这种局部作用和整体作用。例如，小腿部的足三里穴，除了它的局部作用外，还可以广泛地影响到消化系统、心血管系统和神经系统等方面的活动，临床上以此为主穴或以此为配穴用以治疗的病症，已经达到50多种[3]。对穴位的整体作用，一般都比较重视；但是，对于穴位的局部作用，在有些情况下则未能引起充分的重视。实践证明，穴位的整体作用，无论是临床效果或其理论意义都有重要价值。但是，对于穴位的局部作用也是不能忽视的。因为穴位的局部作用既是普遍性的，而且在实际应用上也有很大的作用。我们在农村巡回医疗时，常常遇到骨关节的某一点限局性疼痛而疗效不佳的病人，在应用了穴位的局部作用之后而收效的。例如，1955 年我们在农村遇到一位膝关节髌骨尖处限局性疼痛，活动受限，影响劳动，经过半年多的治疗未能收效的病人，而我们在患部附近取穴针治时，也未能收效；但是，当我们在痛点处进行针治后，就收到了满意的效果。像这种类型的限局性疼痛，在我们遇到的病例中，多半是用一般疗法不能收效而被认为是"不须治疗的"；可是，病人却感受着痛苦，影响着劳动。所以，对于穴位的局部作用和整体作用，都是应该认真研究的。

　　（二）**穴位的邻近作用与远隔作用**　穴位的邻近作用是指在针灸的邻近处产生的作用，远隔作用是指在与针灸处相隔较远或很远部位产生的作用。这两种作用都是很重要的。实践证明，每个穴位除了局部作用外，几乎都可以在邻近部位产生作用。所以，穴位的邻近作用在临床上是被广泛应用的。至于穴位的远隔作用，则无论在实际应用上或理论研究上都有更为重要的意义。然而，由于穴位的邻近作用和局部作用的应用，有些时候就把针灸看作是一种"头痛针头"、"脚痛针脚"的直接对症疗法，而忽视其邻近作用。应该指出，穴位的邻近作用是很重要的，这种作用对躯体的各种神经痛和运动障碍都有很好的效果。穴位的远隔作用在临床应用上是很有成效的。例如，小腿上的足三里穴是治疗胃肠病、心血管病和神经精神系统等病症的一个重要穴位，而前臂的内关穴则是治疗呕吐、胃痛、心悸和失眠等的一个重要穴位；小腿内侧的三阴交穴是治疗遗尿、痛经和月经不调的一个重要穴位，而手上的合谷穴则是治疗眼病、耳病、鼻病和口腔咽喉病的一个重要穴位。这些都是穴位的远隔作用在临床上的具体应用，针刺麻醉则是穴位

7

的远隔作用在临床应用上的一个新发展。因此，我们在进行临床研究和实验研究时，对穴位的邻近作用和远隔作用都不能忽视，以期在这些方面能有进一步的发现。

（三）**穴位的单一作用与综合作用**　穴位的单一作用是指某一穴位对某一病症产生的作用，如三阴交穴治疗痛经，内关穴治疗呕吐，合谷穴治疗扁桃体炎等；穴位的综合作用是指某一穴位具有治疗多种病症的作用，如三阴交穴不仅可以治疗痛经，而且还可以治疗遗尿、遗精等多种泌尿生殖系统的病症；内关穴不仅可以治疗呕吐，而且还可以治疗胸闷、心悸、心绞痛等多种心血管系统的病症。穴位的综合作用，在许多情况下都可以呈现出来。例如，1951 年我们为某患者治疗遗精病，针刺小腹的中极穴后，腿痛病也好了。为某女患者治疗腿痛病，针刺小腿的三阴交穴后，她一年零八个月没来月经，在针后的次日就来了月经[5]。又如，1952 年时，某大学的一位医生向我们介绍了一位在大学担任翻译工作的女病人，她在长期内患有尿频、尿急的病症，十几分钟就想排尿，而且不能控制，有时甚至来不及走到厕所就排尿了，所以只好放一块尿布，由于长期医治无效，也就不想再治了。有一次，她因月经不调要求针灸，这位医生给她针了三阴交和关元穴，结果尿失禁的病也治好了[4]。

穴位的综合作用，是针灸治病的一个很显著的特点，在治疗上有很大的优越性。我们曾注意到穴位不仅具有综合作用，而且同一个穴位还具有治疗两种相反病理状态的作用。例如，三阴交穴不但可以治疗月经闭止，而且还可以治疗月经过多；足三里穴不但可以治疗高血压，而且还可以治疗低血压；等等。这样，在实践中就给我们形成了针灸治病的实质乃是通过调整作用而实现的概念。据此，我们认为，针灸的兴奋与镇静作用（即补与泻的作用）只是达到调整作用的一种形式。还须指出，同一穴位的治疗两种相反病理状态的作用，不但可以在不同的病人身上出现（如用三阴交穴给甲治疗月经闭止，给乙治疗月经过多），而且还可以在同一个病人的同一次治疗时出现。例如，在把针刺应用于无痛分娩时，针刺既可呈现解除腰痛的镇静作用，又可呈现加强子宫收缩的作用，同时还有使子宫口加速开放的作用[5]。这样，就为产程较长的产妇加速分娩创造了有利条件。这种作用，在治疗子痫时，表现的更为突出。1952年我们在康藏高原开展针灸疗法时，曾于某医院妇产科产房遇到一位藏族妇女患产前子痫，血压增高，四肢抽搐，症状较剧的孕妇。那时我们还没有用针灸治疗此病的经验，也未见过这方面的资料。当时只是根据穴位的综合作用和针灸基本是调整作用这一初步形成的概念出发，为了解除病人的痛苦试治的。当时用了足三里和三阴交穴。针后，过高的血压下降了，抽搐停止了，其他症状也缓解了，产妇很快就安稳了；同时，还缩短了产程。3小时后，顺产生下了一对双胞胎，产妇和婴儿都很好。后来，我们发现在不少的穴位上，针灸后都可呈现这类作用。这是针灸治病的又一个很重要的特点。

（四）穴位的一般作用与特殊作用　穴位的一般作用是指一般穴位都具有的局部作用和邻近作用；穴位的特殊作用是指某些穴位对某些病症所具有的特殊作用。例如，足三里穴对消化系统的机能有特殊作用，阑尾穴对阑尾炎有特殊作用，三阴交对月经病有特殊作用，等等。穴位的特殊作用在许多穴位上都可以呈现出来。以治疗遗尿症为例，一般多是先从小腹部、腰骶部和小腿部取穴治疗的，从上肢取穴治疗的就较少，从背部和头面部取穴的就更少。在一般情况下，我们也是这样取穴治疗的。但是，在1954年时，我们曾接诊过一位由外地远道来京治疗遗尿症的青年学生，当时按上述方法取穴治疗将近一月，但仍不能收到肯定的疗效。后来在古代文献上查到有用下唇部承浆穴治疗本病的记载[6]，即改用以此为主穴进行试治，结果在短期内就使排尿机能基本上恢复了正常。这个实例，也有助于说明穴位是有特殊作用的。

穴位的特殊作用，不仅从临床疗效上可以呈现出来，而且在实验研究中也观察到了这种作用。例如，从若干穴位中对泌尿系统无病的人进行尿量变化的观察时，发现在一定时间内呈尿量增加的穴位中，以肾俞穴和气海穴为最显著[7]；针刺涌泉穴时，则可见到有加速输尿管蠕动的作用[8]。针刺正常人阑尾穴时，可以见到阑尾蠕动增强，加速阑尾排空的现象[9]。穴位的这种特殊作用，对于临床治疗和理论研究都是极为重要的。在这方面，今后应该引起更大的重视。

（五）穴位的即时作用和远期作用　在穴位上给以刺激后，既可以产生即时作用，也可以产生远期作用。即时作用，是指在穴位上给以刺激后很快就出现的效果；远期作用，是指针灸后的作用可以持续到一个较长的时间。

穴位的即时作用，在治疗疼痛、痉挛、麻痹、呕吐、休克等病症时，显现的最为明显。在很多时候，疼痛不能转侧的病人（如胃痉挛时出现的胃痛），常常在针治后就能行动自如。对某种状态下的休克病人，可以看到：随着针体的捻动，苍白的脸色逐渐转红；下降的血压，逐渐升高；微弱的脉搏，逐渐有力；冰凉的手脚，逐渐转温。因此，针灸的速效，常常被称之为是"立竿见影"的。这是针灸治病的一个很大的特点。穴位的速效，有些时候是医生和病人所想象不到的。例如，1975 年我们在为一个患麻疹后遗僵直性瘫痪已半月之久的 16 岁男性住院患者针治时，颈项腰脊和两下肢僵直的像一块木板，连仰卧靠坐都不可能。对于这种病，根据以前的经验必须长期针灸才有可能收效。于是动员病孩的家长要作长期治疗的准备。但出乎意料的是，上午针灸后，到晚上即可坐起；次日上午再次针灸后，下午即可下地扶着床边走几步；第三天针灸后，即可到院内扶墙走步；经过一周针治，自己即可慢慢地行走，很快治愈出院。这样的实例，在我们的临床中并不是个别的。

穴位作用的速效，不但在临床上从自觉症状和体征方面可以看出来，而且在实验观察中也可得到证实。曾有人报告，在家兔处于实验性休克状态下进行针刺时，可使血压稳定上升，呼吸加深加快[10]。

穴位的远期作用（即蓄积作用或重积作用）对于积累疗效是很重要的。因为有些病症，虽然我们力争而且有些也能收到速效，但是对于某些慢性病，在一般情况下则常常是需要针灸较多的次数之后，才能显示出明显的疗效或得以治愈的。例如，1974年《人民日报》曾报道1例瘫痪了7年的病人，经过500多次针灸、按摩和中草药的治疗，而重新站起来的患者[11]。我们对于由某些热性传染病所致的失明、失语、聋哑、神志痴呆和四肢瘫痪等后遗症，也常常是经过积年累月地治疗之后才获得治愈或好转的。因此，对于某些慢性病的治疗，如果一时收不到速效时，是不应该轻易放弃治疗的，以免病人失去有可能治愈或好转的机会。

穴位的远期作用，不仅在临床上可以看到，而且在动物实验中也能得到证实。例如，曾有人报告，在针刺对于狗的心脏动作电位的实验中，可以见到针刺不仅对心脏有即时作用，在起针后还有相当长时间的持续作用，而且在若干日内进行反复施针时，还可以获得更大的重积作用[12]。

（六）穴位的治疗作用和诊断作用　　穴位的治疗作用已为人们所熟知，并且已在临床上广泛地应用了。然而穴位不仅有治疗作用，而且对某些疾病也有诊断作用，并已早在《灵枢经·官能篇》中就有了记载。但是，穴位的诊断作用，并没有像穴位的治疗作用那样得到相应的发展。到19世纪末，国外医学家在实践中也发现了内脏病理状态在体壁上呈现"过敏点"，或"过敏带"的现象，这就是医学上所熟知的"海德

11

氏过敏带"，并且已把它应用于某些疾病的诊断上。后来证明，这些"过敏点"是和针灸的一部分穴位相吻合的。这就再一次证明，只要观察到的现象是真实的，它就必定为尔后的实践所证实。此后，生理学上"反射论"的出现，就为这一事实部分地提供了现代生理学的解释。

按照反射论的理论，现代生理学已经证明，内脏器官的机能状态可以反射性地影响到皮肤及其深部的肌肉组织以及其他有关器官，这就是：内脏→皮肤、内脏→肌肉反射的理论；反转过来，皮肤及其深部的肌肉组织的机能状态，也可以反射性地影响到内脏及其相应的器官，这就是：皮肤→内脏、肌肉→内脏反射的理论。事实上，应用穴位治疗疾病，就是皮肤、肌肉→内脏反射理论在医学发展史上最早的和最广泛、最有效的具体应用；而穴位的诊断作用，则是把皮肤、肌肉→内脏反射的应用反转过来，即：内脏→皮肤、肌肉反射在诊断上的具体应用。在这些方面，针灸学已经积累了丰富的临床经验和理论知识。

穴位在诊断方面的应用，虽然还没有像在治疗方面那样广泛，但是，它在实际应用和理论研究上都是不能忽视的。同时，内脏器官机能状态与体壁相关的新线索，还在不断地被发现。例如，近年来发现了当患有胃及十二指肠溃疡病时，大部分患者的足三里穴或其附近可有过敏的压痛，胃溃疡的压痛多在左侧，十二指肠溃疡的压痛多在右侧，复合性溃疡在两侧均有压痛[13]；并多在第5至第8胸椎近处可以触摸到软性异物感[14]。肝炎病人多在第6胸椎棘突上的阳枢穴出现过敏点[15]。还有人报告，在肺俞穴触到异物感时，多显示为肺部疾患，而这种病理反应物的不同形态，又常常预示为不同疾病的反应。例如，该穴出现梭形结节时，多为急性肺炎；出现条索状物时，多为慢性支气管炎；出现扁平或椭圆形结节时，多见于肺结核[16]，等等。这些现象还可以在今后的实践中作进一步的观察和验证。只要我们在这些方面给予充分的注意，进行科学的观察和总结，穴位的治疗和诊断方面的作用，就会不断地有新的发现。

（七）穴位的保健作用和预防作用　人体上的某些穴位，很早以来就被认为具有保健作用和预防作用。例如，背部的大椎穴、腹部的气海穴和关元穴、小腿的足三里穴等等，一直就被认为是这类穴位。在临床上，穴位的预防作用已开始应用于疾病的预防方面，并取得了一定的成效。曾有人报告，在流感流行区用针法对 800 多名健康人进行针治后，无一人发病[17]；另有报告，在一个集体单位进行针刺预防流感的观察中，也证实了针刺对流感有预防作用：针刺预防组经针治 2～3 次后，在半个月内，发病率为 5%，且发病很轻；而对照组在同时期内的发病率则高达 30% 以上[18]。

医学实践已经证明，疾病的发生、发展和治愈是与人体的抗病能力有很大关系的。我们知道，在人体抗病能力旺盛的情况下，对微弱致病因素的侵袭，可以不致发生疾病；在比较强烈的致病因素的侵袭下，虽可能发病，但病情则往往较轻，并且也较易治愈。但是，在相反的情况下，虽有较轻微的致病因素的侵袭，也较易发病；如果致病因素稍强，则发病就往往较重。这就是为什么在大致相同的生活条件下，有的人就容易得病，而另一些人就不容易得病的"内因"根据。由此可知，人体抗病能力的强弱，对人体的健康和疾病的治愈是有重要关系的。

人体抗病能力的结构，医学上称之为防御系统。其中，白细胞和抗体的状态，对人体抗病能力有重要作用。其中嗜中性白细胞和单核细胞具有吞噬侵入人体的病菌和异物的能力，而抗体则是抵抗疾病的免疫体。目前，我国医学科学工作者已有较多的材料证明，针灸可使白细胞的功能增强，其吞噬能力可比平时增加一倍以上，抗体也有明显的增加。从 E-玫瑰花结

13

和淋巴细胞转化试验等方面也都证明针灸能提高人体的免疫功能。这说明针灸某些穴位后，确是可以增强人体的免疫防御系统的机能活动的。今后对这些方面的研究，应给予更多的注意，因为在这些方面取得的进展，必将为进一步阐明针灸作用根据和医学理论的进一步发展，提供新的论据。

三、针灸穴位的配合问题

针灸治病，是在人体的穴位上进行的，这就好象药物疗法是用药物治疗相似。前已谈及，每个穴位都有一定的治疗作用，但在临床应用时常常是采用两个以上的穴位组成一个配方进行治疗的，这就如同药物疗法常常是采用两种以上药物组成一个处方进行治疗一样。这样，就产生了穴位的配合使用问题。临床医生都知道，穴位配合的得当与否，对疗效有很大关系。在针刺麻醉方面，也同样证明了这一点。因此，对于穴位的如何配合使用，就成了针灸学中的另一个重要问题。在配穴的理论与方法上，有按经络学说的理论配穴的，有按脏象理论配穴的，有按阴阳五行理论配穴的，有按神经生理解剖定位配穴的，等等；这些都是需要进行认真研究的。这里仅从以下几个方面，对穴位的配合问题作一些讨论。

（一）**主穴与配穴**　在长期实践中，对穴位的配合使用方面，已经积累了许多的配穴经验和配穴方面的理论知识，总结了不少的有效配穴方法和配穴成方。在穴位的配合上，常常是采取主穴与配穴相结合的方式使用的。例如，治疗感冒，常把大椎、风池等作为主穴，把合谷、足三里等作为配穴。治疗遗尿症，常把气海、关元等作为主穴，把三阴交、足三里等作为配穴。另外，主穴与配穴的确定，还要看疾病所呈现的证候的差异性加以考虑。例如，仍以感冒为例，病人的症状如果是以头痛（颞颥部）、发烧、咳嗽、体倦为主征时，就可以大椎、太阳、合谷为主穴，以足三里为配穴。主穴与配穴的确定，虽然与证候的差异有关，但是，穴位的确定又不能完全地以证候为转移，使主穴与配穴跟在症状后边跑，失去配穴的主动性。主穴应该是针对疾病的主要矛盾的，配穴应该是帮助主穴起作用和同时为解决次要矛盾而配用的。所以，每组穴位配方中都应该有它的重点，从而在配方中体现出病情的轻重缓急和用穴的主次先后。从取穴的远近来说，主穴，有时是选在病变的近处，有时是选在病变的远处。由此，可以看出主穴与配穴乃是针对某一病症与某些穴位的关系而言，不是单就穴位本身而说的。离开疾病的具体状态，就无所谓主穴与配穴。因此，主穴与配穴是相比较而组合，与疾病相对应而运用的。同时，由于对穴位的作用仍处于认识过程中，所以不能把每一种病症的主穴与配穴的概念绝对化起来。在不少情况下，主穴与配穴只具有相对的意义。例如，对月经不调来说，可以把近处的气海、关元或曲骨作为主穴，也可以把远处的三阴交作为主穴，这是要看病人的具体情况而定的。然而，尽管如此，我们还是必须在临床实践中，细心观察，认真总结，以便找出治疗各种病症的最有效的主穴和更恰当的配穴，从而使穴位的配合更加符合临床实际，而不断提高针灸治病的效果。

（二）**局部取穴与远隔取穴**　从针灸取穴治病的部位上看，有时是在病变的近处取穴的，例如，治疗头痛，在头部取太阳穴或百会穴；治疗胃病，在上腹部取中脘穴或梁门穴；等等。临床上就把这种取穴法叫作"局部取穴法"。但是，有许多时候是在病变的较远处取穴的。仍以上述病症为例，治疗头痛可以取上肢的合谷穴或下肢的行间穴；治疗胃病可以取上肢的内关穴或下肢的足三里穴；等等。临床上就把这种取穴法叫作"远隔取穴法"。局部穴与远隔穴在治疗作用上是各有特点的。据临床体验：一方面，局部取穴的即时效果较快，远隔取穴则对巩固疗效的作用较好；另一方面，有些病是以局部取穴收效较好，有些病则是以远隔取穴的作用较好。所以，在临床

15

上单纯使用局部取穴或远隔取穴的情形是较少的，而在很多情况下则是把两者结合起来运用，以增强疗效。这是临床医生所熟知的。这种情况，在动物实验中也可看到。有人报告，在给家兔注射毛果云香碱引起胃蠕动亢进的状态下，针刺相当于人的足三里穴可以减弱这种亢进状态，如果加针相当于人的中脘穴时，则效果更为明显[19]。但是，由于局部取穴就认为针灸治病只是一种局部的直接刺激作用，则是不全面的。因为所谓"局部穴"的作用，也是通过复杂的反射过程实现的。大量的实践已经证明，不论是局部穴或远隔穴只要运用恰当，就都可收到良好的作用，只是各有其特点而已。例如，剧烈的胃痛病人，往往不能平卧，这时取局部的中脘穴就不太合适，而是先针足三里穴，待胃痛缓解时，再针中脘穴就往往可以收到较为理想的效果。因此，在今后的实践中还应该依据疾病的不同情况，对局部穴与远隔穴的配合问题进行深入观察，以不断加深对配穴的认识，提高针灸防治疾病的效果。

16

（三）**患侧取穴与健侧取穴**　患侧取穴，是指在患病的一侧取穴治疗的；健侧取穴，是指在无病的一侧取穴治疗的。这两种方法在临床上都是常用的。但在具体治疗某一病症时，是在患侧取穴，还是在健侧取穴，这是要看疾病的具体状态而定的。根据一般的经验，多半是先在患侧取穴治疗，如果疗效不佳或出现疗效停顿时，改为健侧取穴或加用健侧取穴治疗，则往往可以提高疗效。所以，在临床治病时，也可以把患侧穴和健侧穴交替应用或结合起来应用。至于哪些疾病用患侧取穴为好，哪些疾病用健侧取穴为好，哪些疾病把两者结合起来或交替应用为好，这些都是需要作进一步观察和总结的。

（四）**多配穴与少配穴**　对于治疗一种病症，是多配穴好，还是少配穴好？有一种看法是强调少配穴好。当然，在配穴少的情况下能收到较好的效果时，少配穴还是好的。但是，这并不是一般性的规律。因为多配穴与少配穴是相对而言的，离开病理状态的具体情况来谈配穴的多少，就失去了针对性。例如，典型的单纯性坐骨神经痛，常常是只取环跳一个穴就可以收到显著的效果。但是，对于治疗多发性的关节炎或半身不遂等，取用的穴位就往往须要相对的多一些，否则收效就较差。因此，在配穴的数目上，应该根据病情的需要，该多则多，该少则少。然而在多与少的问题上又不是没有限度的。所以，在配穴上的"以多为胜"或"以少为佳"的看法，都是不全面的。

四、针刺操作的手法问题

用针灸治病，除了根据疾病的不同选用不同的穴位以进行治疗外，还要根据疾病的性质在选定的穴位上给予一定强度的刺激，以使疾病向着治愈的过程转化，达到治愈的目的。这就是针灸学中所说的针刺手法。这是针灸治病取得疗效的另一个关键。下面仅就针刺手法中某些主要问题，作一些讨论。

（一）刺激条件与机体反应 根据我们的体验，用针灸治病时所施用的手法，就如同用药物治病时所给予的不同的剂量相似。我们知道，用药物治病不仅需要正确的配伍和恰当的剂量才能起到应有的效果，而且有些药物的不同剂量所产生的效应也是不同的，有些药物甚至可因剂量的不同而产生相反的作用。例如，西药中的山梗菜碱是呼吸中枢的兴奋药，常用于各种疾病引起的呼吸衰竭，但是大剂量时反而会引起呼吸的深度抑制而加速死亡[20]。中草药红花，小剂量时有养血作用，而大剂量时反而起破血作用[21]。针刺治病的手法，在这方面显现的更为明显。可以说，利用不同的穴位，并在这些穴位上给予不同强度的刺激，造成一定的条件，以使病理状态向其反面，即向着正常的生理状态发生转化，从而使疾病得以治愈。这一转化过程，是刺激因子作用于穴位后，通过机体的反应能力实现的。

17

由此可以看出，针刺手法乃是为了改变病理状态而施用的。在这方面，通过长期的临床实践已经积累了丰富的经验。古今文献对于针刺手法的记述，尽管所用的术语不同，但其内容的实质则是一样的。在古代针灸书上，把疾病概括为"虚"、"实"两种状态，为了改变这种状态就提出了针灸治病的"补"、"泻"两种手法，从而总结出"虚则补之，实则泻之"的针灸治病法则；另外有一类病症被认为是属于"不虚不实"的状态，对此就提出了"平补平泻"的手法。一般认为，就其刺激强度而言，补法的刺激强度较轻，刺激的时间较短；泻法的刺激强度较重，刺激的时间较长；平补平泻法的刺激强度和刺激时间都是介于补法与泻法之间的。随着现代科学的发展，在针刺手法的名称上也出现了新的术语，提出了兴奋法（相当于补法）、镇静法（或抑制法，相当于泻法）和诱导法（相当于平补平泻法）；但也有以刺激强度命名的，这就是：轻刺激法（相当于补法、兴奋法）、重刺激法（相当于泻法、镇静法）和中等刺激法（相当于平补平泻法、诱导法）。按我们的体会：补法、泻法和平补平泻法，兴奋法、镇静法和诱导法，都是以针灸的作用命名的；而轻刺激法、重刺激法和中等刺激法，则是以刺激的强度命名的。在有些针灸书中，认为轻刺激可以产生兴奋作用，即"补"的作用；重刺激可以产生镇静作用，即"泻"的作用；中等刺激可以产生诱导作用，即"平补平泻"的作用。在临床上，长期以来多是按照这种概念进行治疗的。为了便于运用和总结经验，把针灸的作用或刺激的强度命名于手法上，无疑是必要的。然而，是不是轻刺激就都能起到"补"或"兴奋"的作用呢？重刺激就都能起到"泻"或"镇静"的作用呢？中等刺激就都能起到"平补平泻"或"诱导"的作用呢？实践告诉我们，在不少情况下并不完全是这样的。例如，以针灸治疗面神经麻痹来说，这是神经的麻痹状态，也就是抑制状态或"虚"的状态，如按上述原则，麻痹状态应该用兴奋法，也就是"虚"的状态应该用"补法"，即所谓"虚则补之"。以刺激的强度而言，就是用轻刺激以达到"补"或"兴奋"的作用。然而，用这样手法，有些时候虽然是有效的；但也有不少时候是无效的，在这种情况下而是必须用相反的手法，即中等刺激或较重的刺激才能收效。这样做，岂不是和上述的原则、概念相反了吗？但是，这确是客观的事实。例如，有人报告治疗本病 50 例的经验，是用补法，留针 5 ~ 10 分钟，对小儿和体弱者则留针不宜过长[22]；有人报告 86 例的经验，是用兴奋法，一般行针 5 ~ 10 分钟[23]；有人报告 139 例的经验，一律留针 30 分钟[24]；有的单位报告 104 例的经验，留针时间也是 30 分钟[25]；有的单位报告 80 例的经验，手法是用较强的、时间不太久的重刺激，留针时间一般不超过 15 分钟[26]；等等。可以看出，这些手法中既有轻刺激，也有重刺激和中等刺激；既有留针时间较长的，也有留针时间较短的。又如针刺治疗休克，也常常有这种情况。休克的症状，主要是面色苍白，手脚发凉，脉搏细弱或不能触知，血压下降或不能测出，重则意识丧失，昏迷不醒。这当然是一种病理性的抑制状态，或所谓"虚"的状态，按照上述概念，也是应该用兴奋法或"补"法的。但是，如果把兴奋法、补法，相当于轻刺激、不留针或少留针的原则用于治疗休克或类似状态时，对相当一部分病人却不能奏效或不能收到应有的效果，而是用相反的手法才能收效，这是有经验的医生所熟知的。例如，有的单位报告，用针刺升压的方法治疗休克 160 例的经验，是用中等刺激，持续或间断捻针，并认为在血压未上升前应坚持捻针半小时，如有升压反应但不理想时，则应捻针 1 小时[27]。又如，有的著述中认为针刺治疗感染性休克，应以大幅度捻转的强刺激持续针治 30 分钟左右，才有较好的效果[28]。我们在治疗某些原因引起的休克时，也常常是使用中等刺激或重刺激而收效的。对于某

19

些兴奋性占优势的病症也有上述情况，即：依据上述概念对病理性兴奋占优势的病症，应该是用镇静法或"泻"法治疗的，亦即用强烈而持久的刺激进行治疗。在许多情况下用这种手法治疗，确实是可以收到较好效果的，特别是对于以疼痛和痉挛为主的一些病症，常常可以收到良好的效果。但是，在某些情况下，用这样手法则不能收到预期的效果，甚至可出现相反的作用，使病情加剧。我们曾指出过"对失眠症患者，根据已提出的针灸理论，本应按照以持久的强刺激引起抑制作用的观点施以持久的重刺激；但是有时候甚至是在很多时候应用了重刺激之后并不能达到催眠的目的（当然有些时候是能够达到的），而是在应用了持续性的轻刺激之后才收到了良好的效果"[29]。此后，我们于 1954 年在为这类病人开设的专门病区，于住院条件下的观察中也得到了证实。因此，我们曾认为要达到镇静作用时并不一定像过去认为那样只有重刺激才能产生镇静作用；持续性的中等的或轻度的刺激也能产生镇静作用；并且指出，要达到镇静作用时，除了刺激的强度外，刺激的时间也是个很重要的条件[29]。从以上举例中，可以看出轻刺激、重刺激和中等刺激，不留针、少留针和久留针（即：补法、泻法和平补平泻法，兴奋法、镇静法和诱导法），都是可以产生兴奋作用和镇静作用的，而诱导法则只是产生兴奋和镇静的机转[29]。那么，同样的刺激条件为什么会呈现不同的作用呢？根据我们的观察，当一定强度的刺激作用于不同的人体时，由于每个人的生理反应能力的不同（这里且不谈生理机能状态和病理生理状态的不同）所产生的效应也是不同的。也就是说，把一定强度的刺激作用于甲时，可能起到重度的刺激作用；而以同样强度的刺激作用于乙时，就可能起着中等度的或轻度的刺激作用。换言之，对甲的轻度刺激就可能是对乙的不起作用的刺激[29]。从这里可以看出，要使针灸在防治疾病上充分发挥作用，在医生方面从针灸的操作技术来说，就是要不断地解决以下两个方面的问题。一个是认识病人的内因根据，即病人的具体的病理生理状态，亦即诊断方面的问题。另一个是不断地创造合适的外因条件，即治疗手段，以期能够有效地改变病理状态，促使疾病的治愈；就针刺而言，这就是选好穴位，掌握好刺激条件（包括刺激的性质、强度、时间）和选择好刺激的时机。因此，对于针刺手法的研究就成为其中的一个很重要的环节了。

（二）**轻刺激与重刺激** 针灸是一种刺激疗法。对于刺激因子作用于机体后所呈现的反应，现代生理学已经进行了许多卓有成效的工作。根据现代生理学的观点，每一种生活着的组织都有适合于自己的刺激强度和频率，这种刺激强度和频率能引起该组织的兴奋反应。但是，如果刺激强度、刺激频率和作用时间超过了限度，就会向其反面转化，即由兴奋反应或快或慢地转化为抑制反应。然而，抑制反应并不是组织机能活动的静止，而是兴奋反应的一种特殊状态。但是，抑制过程超过了极限，就将导致兴奋与抑制的离绝，使组织机能的活动停止。因此，在针灸学中，近年来形成的概念是，轻刺激（指能引起兴奋反应的刺激）是兴奋法，具有兴奋作用；重刺激是抑制法，具有镇静作用。但是，在临床具体运用上，这种概念并不能全面地反映针灸刺激作用于人体后所产生之效应的全部情况。这是因为把刺激的条件和它在机体内所引起的反应，都"恒定"化了。刺激的条件虽然是可以人为地加以恒定的，但是，不同的人体的机能活动则是有差异的，人体对刺激的反应能力也是有差异的。因此，以恒定的刺激条件作用于不同的人体时（既使是机体的机能状态是"相同"的），其产生的效应必然是不同的。譬如，以恒定的刺激"5"作比喻，当它作用于甲、乙、丙三个人的机体时（假定三个人的机能状态也是"相同"的），由于每个人的反应能力的差异，其所产生的效应则是不同的。当作用于甲的机体时所产生的效应是"30"，作用于乙的效应则可能是"20",而作用于丙的效应就可能是"10"。这种情况,在穴位皮肤电阻和皮肤电位的测定过程中,都是可以经常见到的。曾有人报告,以测定"运动从属时值的动力学变化"为指标,观察轻、重刺激对人的中枢神经系统的兴奋与抑制过程的影响时,观察到:在抑制过程占优势的情况下,重刺激每多加强抑制过程的作用,而轻刺激则相反;在兴奋过程占优势的情况下,轻刺激和重刺激都呈现抑制作用[30]。这就是说,在抑制过程占优势的情况下,重刺激之后多数是加强抑制过程,但也有解除抑制过程的现象;轻刺激之后多数是解除抑制过程,但也有加强抑制过程的现象。而在兴奋过程占优势的情况下,轻刺激和重刺激却都是呈现抑制作用。此实验结果虽不能完全说明以上论点,但至少有助于说明轻刺激并不是对机体的抑制状态都能起兴奋作用,而重刺激也不是对机体的兴奋状态都起抑制作用。这就是说,针灸的刺激作用于人体后所呈现的反应,除了刺激的条件之外,还取决于机体自身的机能状态和反应能力。亦即刺激作用于人体后的反应,是因人因病而异的。因此,我们认为针灸的刺激与针灸效应的关系是:在生活组织机能状态相同的条件下,它的效应取决于刺激的强度和时间(也包括刺激的部位);在同样的刺激条件下,它的效应取决于生活组织的机能状态[29]。这种情况,也可以从实验观察中看到。例如,有人报告通过放射线观察,认为针灸足三里穴对胃的功能有调整作用。这种作用与胃当时的机能状态有关,即:在针刺前胃功能正常或减弱者,针后可使之增强,即有兴奋作用;在针刺前胃蠕动增强、张力增高者,针后可使蠕动减弱、张力降低而趋于正常,即有抑制作用[31]。由此可以看出,针灸对机体所产生的效应,基本上是调整性质的。针灸后所呈现的兴奋作用和镇静作用(或补与泻的作用),只是通过针灸刺激所转化的一种"双向调节"的结果。因此,要充分发挥针灸治病的应有作用,就必须很好地研究针灸刺激的这一转化过程，根据机体的机能状态和反应能力，恰当地掌握针灸刺激的强度和时间，以创造完成这一转化过程的最好条件。

（三）**深刺与浅刺**　在针刺深浅的问题上，有强调深刺的，也有强调浅刺的。那么，究竟是深刺效果好呢，还是浅刺效果好呢？我们认为在决定针刺的深浅时，一方面要看疾病的状态和所需要的针刺强度，另方面则要看穴位所在局部的解剖学特征。人体上数以千计的穴位是有各种不同的针刺深度的，而且刺激每个穴位的不同深度其产生的效应也是不同的。一般地说，头部穴位、胸部穴位和四肢远端的穴位，针刺的深度就比较浅一些（横刺法和个别穴位的深刺法除外）；臀部、腰骶部和四肢肌肉较厚的部位，针刺的深度就比较深一些。就一个具体的穴位而言，又可以分为浅、中、深几种不同的深度。例如，足三里穴可以针刺五分深、或一寸深、或一寸五分深，或是更深一些、或是更浅一些，这都是要看具体情况而定的。在一般情况下，针刺的浅，刺激的强度就弱，产生的针刺反应也轻（当然，针刺反应的轻重除了针刺的深浅之外，还有手法方面的因素）；针刺的深，刺激的强度就重，产生的针刺反应也强。还应该指出，有不少穴位只是针刺真皮部位即可产生应有的效果（如皮内针法）；根据我们的经验，如果按照一定的操作要求，在穴位的真皮部位施予刺激，也可产生相应的传导性针感，但这方面的观察尚少。此外，还有一些特殊的针刺方法，如透针刺法、芒针刺法以及对某些病症或某些穴位的深刺法（如针治聋哑病的哑门穴深刺法等），这些方法都是要按照规定的要求进行针治的。

实践告诉我们，虽然有些穴位和有些病症是须要针刺到一定深度时才能收到较好疗效的；但有些穴位则不宜深刺或是不能深刺的，深刺就可能产生不良后果。例如，胸背部的某些穴位，深刺就可能产生人工气胸，甚则出现严重后果，即为此

23

例。同时，针治的效果也不是全靠深刺所能获得的，这是涉及到针刺治病的理论问题的。

实际上，深刺与浅刺也是相对的，既不是一概地深刺好，也不是一概地浅刺好。针刺的深浅，应该根据疾病和穴位的不同，该深则深，该浅则浅，笼统强调深刺或浅刺都是不全面的。例如，治疗坐骨神经痛针刺环跳穴就须要针刺的深一些，而治疗肺部疾患针刺背部的肺俞穴就不能直刺太深。针灸治病的实践，在这方面已经积累了不少的经验。为了进一步找出深刺与浅刺对不同穴位和不同疾病的应用规律，在今后还应该进行深入的观察和总结，以不断加深我们对针刺深度的规律性的认识。

（四）**快刺与慢刺**　这与深刺和浅刺的问题相仿，有强调快刺的，也有强调慢刺的。我们认为，在决定快刺或慢刺时，一方面要看疾病的状态和所须要的刺激强度，另方面则要看穴位所在部位的局部解剖学特征。在一般情况下，头面部等肌肉组织很薄的部位多用慢刺（特殊刺法除外），肌肉组织较厚的部位则可根据需要进行快刺。另方面，快刺与慢刺又是和针刺的阶段性有关的。在刺入皮肤的阶段，一般可以用快刺，以加快进针的速度和减少刺痛，而在刺入皮肤之后，快要达到预期的深度时，则宜慢刺，以便运用手法，使针尖能够比较准确地达到预期的深部针刺点和在进针过程中比较准确地调整进针角度以产生合适的针感。为了针刺的需要，有些时候还可以把快刺和慢刺交替进行。因此，快刺与慢刺，同样要根据具体情况运用，笼统地强调一个方面，都是不符合实际的。

（五）**留针与不留针**　对于留针与不留针的问题，有强调留针时间长的，有强调留针时间短的，也有强调不留针的。我们认为留针时间的问题，主要是看疾病的状态和所需要的刺激性质而决定的。在一般情况下，暂短刺激所产生的针刺效应的有效时间要短一些（虽然短暂刺激也有刺激的蓄积作用）；持续性刺激所产生的针刺效应的有效时间要长一些，其蓄积作用也长一些和强一些，但并不是刺激的时间越长，刺激的效应就越强，针刺的效果也就越好，而是随着针刺时间的延长或针刺强度的增强，针刺的效应（性质）也就要发生转化，即刺激的"量"超过一定限度时，就要发生"质"的变化，此点，已在前述刺激强度与刺激时间的问题中论及。然而，留针的概念则是指针刺获得了预期的针感之后，把针体留置在穴位中不动，一般在这种情况下，针感就随之减弱或消失，但是却仍有刺激作用，只是留针状态的刺激作用要比持续捻针的刺激作用为弱。

不留针或短暂刺激的手法，是在需要短暂刺激作用的情况下施用的，而持续性的刺激和留针手法，则是在需要持续性刺激作用的情况下施用的。在需要留针和持续性刺激时，又有时间的长短之分。在需要针刺达到镇静作用或镇痛作用时，则往往需时较长，而在针刺麻醉时，留针时间（实际上是持续刺激时间）有时须达几个小时。所以，留针与不留针，长时间留针与短时间留针，暂短性刺激与持续性刺激，是需要根据疾病的状态和机体对于刺激的反应能力而定的，离开了这种具体的状态而强调留针或不留针，就失去了针对性。

（六）**常规手法与非常规手法** 常规手法是指针灸书刊上已经作为常规应用的手法，非常规手法是指医生根据自己的经验针对疾病的特殊状态临时采取的"应急"手法。我们于1965年在北京郊区巡回医疗时，遇到一位非炎症性足跖疼痛达一年之久未能治愈的病人，主症是足跖前半部软组织疼痛，行路不便，影响劳动，外观无异常所见。我们在病变局部及其附近取穴，用常规手法给予各种强度的刺激，均只能收到暂时缓解疼痛的效果，经十几次治疗均是如此。后来改为从然谷穴沿足底部向小趾方向横刺达二寸半左右，仍用中等度的持续性刺激，一次即收到显著效果，经5次针治疼痛完全消失，走路正常，劳动时也不觉疼痛。由此可以看出，非常规手法的针对性往往是更强的，如能运用得当，可以收到很好的效果。

从表面上看来，非常规手法的操作在某些方面是超越常规的，但是，它在操作的基本要求上，又是按照常规进行的。因此，非常规手法又是不能滥用的。同时，常规手法与非常规手法也不是绝对的，非常规手法经过一定时间的实践和总结，即可成为某些穴位和治疗某些病症的特殊手法，从而使常规手法不断地丰富起来。

总之，针刺手法是针灸治病的一个重要关键。手法和穴位是针灸治病的主要的和基本的特点。因此，要想不断提高针灸治病的效果，就必须在实践中不断地对针刺手法进行深入的研究。

五、针刺产生的感觉问题

针刺的感觉，是指把针体刺入到人体穴位上，经给予一定强度的刺激之后，病人自觉感到的因针刺而产生的各种特殊感觉。这种感觉，针灸学上称之为针刺的感觉，简称为"针感"。这种针感，古时候叫"得气"，传到国外后叫"针响"。这是针灸治病的另一个重要问题。下面就有关问题作一些初步探讨。

（一）**针感与疗效的关系问题**　对于针感，无论在古书或是近代的针灸著作中，都是极为重视的。针感不但对疗效有重要关系，而且在一定程度上还可预测疗效。在《灵枢经》中就有"刺之要，气至而有效"的记载[32]。意思是：针刺，最重要的是产生针感才能有效。《标幽赋》中也有"气至速而效速，气至迟而不治"的记述[33]。意思是：针感产生的快，疗效就快；针感产生的慢，病也就不好治。这是前人从实践中得出来的认识。现代临床实践也证明针感对于疗效是十分重要的。在一般情况下，针感产生的好，疗效也较好，针感产生的

26

差，疗效也较差，这是一般性的规律。但是，也有特殊情况，即针感产生好的，疗效也有慢的，而针感差的，疗效一般就较慢或较差，这时就须要耐心治疗，针感也会逐步改善。然而，也有很少情况，在针感较差或没有产生针感的情况下，仍可收到较好的疗效。这是因为患者没有"自觉方面的感觉"，并不等于没有产生刺激作用。例如，我们曾遇到过齿神经痛的患者，疼痛的很厉害，虽然针刺合谷穴没有产生感觉，但经过强度的捻针后，也立即停止了疼痛[34]。但是，不能因此而忽视针感产生的情况或放松对于手法的要求。

此外，针感不但对疗效有很大关系，而且对经络学说的研究也提供了重要的经络现象，因此，对针感进行深入的研究是十分必要的。

（二）针感产生的内因根据问题 针感是针刺作用于人体后所呈现的自觉反应。我们知道，客观刺激作用于人体后所呈现的反应，是通过人体的生理病理反应而出现的。所以，人体内部的机能状态和反应能力，就是针刺感觉产生的内因根据。具体地说，它包括患者的年龄、性别、体质、神经类型、病理状态、穴位所属经脉和局部的解剖学特征以及反应能力的差别等。例如，在一般情况下，体质强的针感就比较好，体质弱的针感就比较差。从年龄上看，中年及青壮年，针感产生的就比较快，老年人针感产生的就比较慢。小儿虽然不能讲述针感，但其反应更为锐敏。从神经类型上看，对刺激敏感者，针感产生的就比较锐敏而强烈，对刺激迟钝者，针感产生的就比较缓慢而微弱。从穴位的差别上看，有些穴位的针感容易产生，有些穴位的针感则不易产生，而且有些穴位的针感范围和放散方向也有很大差别。例如，用太阳穴治疗眼病，针感向眼区或眼底放散，疗效就较好；用其治疗牙痛，针感向颌区放散，疗效就较好；用其治疗偏头痛时，针感向颞区放散，疗效就较好。用翳风穴治疗耳聋时，针感向耳道深部放散，疗效就较好；用其治疗面神经麻痹时，针感放散到口角，疗效就较好；等等。至于病理状态对于针感产生的关系，就更为复杂，诸如针感产生的快慢、针感性质的差异，以及针感放散的方向和远近等，都与病理状态有关。例如，我们在治疗一例重症结节性红斑时，患者在小腿内侧下部（相当于三阴交穴处）有长约 8 厘米、宽约 5 厘米很硬的对称性红斑，当我们在红斑上部的穴位施针时，针感不能向下循经通过，而在加大针感强度时，针感则是沿着相应的经络"顶"回来向上循经放散，或是沿着硬结的上缘横越到小腿后面的膀胱经向下传导。这就说明针感循经传导的状况与病理状态是有密切关系的。在这方面，无论从临床观察或从实验研究方面都是有许多工作要做的。

（三）针感产生的外因条件问题　针感的产生，除了机体的生理病理状态和反应能力之外，还取决于针刺本身的性质与强度，即还取决于针感产生的外因条件。因为针感的产生，是由于机体受到刺激后才出现的，所以，外部的刺激条件，在针感的产生上就成了一个非常重要的问题。在刺激条件本身方面，包括刺激的性质、刺激的强度和刺激的作用时间。以针刺而言，则包括针刺的深浅、针刺的快慢、捻针的幅度和频率、指力的强弱、刺激持续的久暂和留针时间的长短。如果是用电刺激或穴位药物注射，还包括电流的形式（交流或直流）、电压、脉冲、间隔、周期、波形等或药物的性质与剂量的大小等等。例如，以机械性的（针刺）或电针（针刺通电）刺激来说，在一般情况下，刺激的强度与针感的强度成正比。在进行针刺时，对取穴的体位与针感的强弱也有密切关系。就一般情况而言，穴位所在的局部组织处于适度的紧张状态时，针感就比较容易产生。因此，医生可以能动地、恰当地运用这些条件，使之产生较好的针感，以提高疗效。但是，由于针感的产生还受着机体自身的机能状态和反应能力的限制，所以，只通过针刺条件本身，医生还是不能完全地把握针感的状态。虽然如此，医生还是必须对针刺条件进行认真的研究，以便尽可能地使之产生较好的针感，为疾病的治愈或提高疗效创造有利条件。

（四）针感产生的规律性问题　从针灸治病的实践中可以看出，针感的产生是有其一定的规律性的。从总的方面看，针感的产生，一方面取决于机体的内因状态，另方面又取决于针刺的外因条件，所谓针刺手法就是着重研究这个问题的。在这两者的关系中，如果过分地强调了机体内因状态对产生针感的绝对性，就会对针感处于无能为力的被动地位，放松对手法的深入钻研和从严要求；如果认为针刺条件可以决定针感的一切状态，把手法的作用绝对化，就会忽视机体的内因状态，而使针刺手法陷入盲目性或神秘化。这两种情况，在临床上都是可以见到的。

从具体方面说，针感产生的规律性问题，主要有：针感的种类、针感的位向（针感产生的部位和放散的方向）、针感的强弱、针感的持续性、针感的种类与生理病理状态的关系、针感与疗效的关系、以及针感的强弱和位向的调节，等等。以针感的种类而言，最常见的有：痠、困、重、胀、麻、痛（和一般的刺痛不同）；此外，还有触电样针感、蚁走样针感、烧灼样针感、温热样针感、吹风样针感、凉或冷的针感、气泡窜动样针感、温水流动样针感，以及混合样针感（酸胀感）和异样针感等等[35]。在国外文献中也报告过"有如轻微的凉风吹过一样，柔和的凉水流过一样"的舒适感[36]。此外，还须指出，有些针感的疗效是很好的。例如，我们在1952年为一位患下肢风湿症的病人针足三里时，该患者即产生了"有规律的温水流动样的针感"，并持续了较长的时间，每当捻动针体时都频频产生同样的针感，患者感到异常舒适，起针后患者的症状霍然若失。针后的当天和次日，每隔三、四小时就产生一两分钟同样的针感，疗效甚好，五年多的风湿症，经5次针

29

治即获治愈[35]。从整体上看，这样典型的病例虽然是较少的，但并不是个别的。由此可以看出，针感的确是多种多样的，并与人体的生理病理状态和针刺的条件有密切关系。对于针感，我们在临床实践中，虽然观察了一些现象，有了一些认识，但对其本身的内在联系，尚缺少深入的规律性的认识。随着实践的深入发展，针感的内在规律将会被逐步的揭示出来。

六、从发展上谈针灸的几个有关问题

（一）关于针灸治疗问题　针灸治疗，在长期临床实践的基础上，积累了许多宝贵经验，近些年来又有了很大发展。到目前为止，据不完全资料，针灸已经应用到内、外、妇、儿、眼、耳鼻喉、口腔、皮肤和神经精神科等 300 种以上的病症，收到了程度不等的疗效，其中对近百种病症收到了较好的或很好的效果。我们在 881 例各种病症的疗效统计中，有效率达到 94.7%，显效率达到 59.6%[37]。

对于针灸临床研究，已经积累了不少的经验。在已有的基础上还可以从多种途径和多种方法作进一步的观察，并设法提高疗效和探索新的适应症。随着针灸在临床各专科领域的进一步应用，针灸的适应症更为扩大了，对许多病症的治疗与总结也更加深入了。例如，通过针灸对各型阑尾炎的治疗与机制研究，对其适应症有了更进一步的认识。对各种手术中和手术后并发症的针灸应用，也取得了很好的效果。特别是针刺麻醉的创用，为现代麻醉学开创了新的麻醉途径。对于过去一个时期以来被认为是难治之症的色盲症、无脉症等，应用针灸治疗后也取得了很好的效果。对于某些疗效不佳的病症，如聋哑和视网膜炎等，也大大提高了治疗效果。

在今后，针灸临床工作除了继续以科学的态度向新的领域探索外，还要对已有的经验作进一步观察，逐步地、一个病一个病地总结出哪些病症（或哪些病的哪一阶段）可以单独应用针灸治疗，哪些病症可以用针灸配合治疗；哪些病症针灸可起主要治疗作用，哪些病症针灸可起辅助治疗作用。对于可以单独应用针灸治疗或用针灸作辅助治疗的病症，针灸的配穴和手法的运用又是怎样的；对于用针灸配合治疗或辅助治疗的病症，又是用哪些方法以及如何配合的，等等。至于应该用综合疗法治疗的病症，则应该根据病情的轻重缓急，分出疗法使用的主次先后，进行有机配合，发挥各该疗法的特长。

为了广泛地开展群众性的针灸临床研究工作，应该充分利用一般的诊断工具和判断疗效的指标；对于有条件者则应充分利用已有的并创造新的现代化仪器和方法进行观察，同时重视研究辨证施治的特点，以期研究工作的质量能有进一步的提高。

临床研究工作是在人体上进行的。因此，一切观察方法和指标都必须在保证病人安全和不影响疗效的前提下进行。研究题目应该从社会主义革命和社会主义建设的需要以及医学发展的长远需要出发，从常见病、多发病、地方病和劳动人民所迫切需要解决的疑难病以及某些必要的理论性课题中选题。在病例观察方面，除了某些特殊病例外，一般地应有一定数量的病例，并有计划地、有目的地组成必要的和可行的比较客观的对照组进行观察。在组织上要有效地组织力量，人员要相对的稳定，重视科学性，进行社会主义的科研协作。对于有苗头的项目，要一抓到底，在实践中发现问题，解决问题，而不能年年搞，年年换，遇到问题就改变。研究方案，应该有长计划，短安排，指标明确，措施落实，使研究项目逐步深入下去。须知任何一项有成就的研究项目，都是须要付出极大努力的。

（二）关于针灸穴位问题　人体的体壁，是一个很大的器官，它和人体的其他部位发生着密切的联系。通过内脏→体壁反射途径，把内脏器官活动的"信息"反射性地投射到体壁的一定部位（经络穴位）；又通过体壁→内脏（及相应器官）

的反射途径，把作用于体壁的刺激反射性地传导到相应的内脏，以改变其活动状态。针灸穴位，就是在这方面积累的宝贵经验。

从穴位的发展上可以看出，对针灸穴位及其作用的认识是在长期实践中逐步发现的。在形成360多个所谓"十四经穴"的过程中，也发现了不少的所谓"经外奇穴"。前曾谈及，穴位是针灸治病的关键之一，因此，对穴位进行深入研究，是有重要意义的。近些年来，有些学者对穴位的特异性问题和穴位感受器问题进行了研究。对穴位特异性的研究，有人用刺激动物（猫）内脏大神经所引起的皮层及皮层下诱发电位为痛反应指标，观察到针刺不同穴位对皮层及皮层下诱发电位的抑制效果来研究针刺镇痛原理和穴位的相对特异性。用34只猫进行实验的结果表明，按照针灸治疗实践的经验，选择对腹部疾患作用较好的穴位，电针刺激对皮层诱发电位的抑制效应就较好，而电针与治疗腹部疾患无关的穴位或非穴点，其抑制效应就较差。例如电针胃俞32例中有25例抑制，7例部分抑制；而在电针肩部非穴点26例中，有18例不抑制，部分抑制和抑制者仅各有4例。在电针与胃俞相邻近的膈俞17例中，不抑制的即占11例。足三里及远端的治疗腹部疾患有效穴位公孙、陷谷、内庭等穴位的抑制效应也很明显。因而认为穴位是有相对特异性的[38]。对于穴位的组织学特性的研究，有人采用人体截肢标本（6例），按中医传统方法确定穴位，取曲池、合谷、外关、太冲等15个穴区为观察组，穴位旁开2.5cm处为对照组。针刺得气后用1%美蓝溶液注入穴内，作穴区"蓝点标记"，经连续切片观察，发现在穴区内小血管、神经束、神经丛和神经末梢丰富，肥大细胞多沿小血管排列。在神经束、神经丛和神经末梢处有大量肥大细胞存在。但非穴区组织内的小血管、神经束等都较稀少，肥大细胞数量亦相应地减少。穴位处的肥大细胞数量明显的高于非穴区，有非常显著的差异

$(P<0.001)^{[39]}$。还有人以足三里为靶标，以针刺镇痛无效动物的"无效点"和"非穴点"作对照，对针效显著动物的"显效点"的局部传入纤维组成，进行了生理学和组织学的研究。结果提示：足三里具有相对特异的镇痛作用。与对照点相比，针刺"显效点"主要兴奋Ⅰ、Ⅱ类，特别是Ⅱ类粗纤维。局部的传入纤维组成，与对照点相比，显效点是以有髓纤维多、粗纤维多和Ⅱ类纤维多等"三多"为特征。提出在方法学上，按传统位置取穴的基础上结合某种生理效应（如镇痛效应），双重地确定穴位坐标，可能对穴位研究有重要意义。认为这一理解如能成立并将"显效点"视为穴位，则可将上述的"三多"和Ⅱ类纤维的活动优势视为穴位结构和机能的基本特征之一$^{[40]}$。对于穴位针感感受器的研究，有人用分离神经细束法和组织学方法进行观察，结果认为：①体针穴位针感感受器主要是深部感受器，根据1972年以来一系列的工作，认为针感与深部感受器有必然的联系，在针感的形成中浅部感受器可有可无。②认为什么环境分布着什么深部感受器是有一定规律性的，如果某类穴位所处环境正是某种或某些深部感受器分布的地方，那么这种或这些感受器就必然是这类穴位的感受器。③各类穴位似各有其为主的感受器。根据深部感受器所分布的环境，把穴位分为五种类型：①肌肉丰富处穴位特别是在四肢如合谷、足三里、内关等，用分离神经细束法观察到均以肌梭为主，用组织学方法观察到肌梭密集。②肌与腱接头处如承山，用分离神经细束法和组织学方法观察到穴位中心多腱器官，周围有肌梭。③腱附近或二腱之间的穴位如昆仑、曲池，用组织学方法观察到主要是环层小体。④头皮处穴位如印堂等9个穴位，用组织学方法未观察到带包囊感受器，而是游离神经末梢。⑤关节囊处的穴位感受器的研究正进行中$^{[41]}$。这些工作，为穴位的研究提供了实验资料，为今后对穴位作进一步研究提供了线索。

33

对于近年来发现的新穴，有不少穴位的治疗作用是很好的，甚至对某些疾病具有特殊的效果，它不仅对提高疗效和扩大针灸适应症起了作用，而且也为新穴的探索积累了资料。但是，这里面也存在着一些尚待进一步解决的问题。例如，有的穴位可能是由于没有对已有的穴位进行比较全面的了解，而把本来已经有的穴位作为"新穴"予以命名；有的则是把原有穴位很近处的一点作为"新穴"报道；有的"新穴"不仅与原有的穴位距离很近，而且其作用也与原有穴位相同；等等。对于这些问题，都应在今后的实践中注意验证和总结，以便使穴位的科学性得以不断提高。我们认为，对于穴位的发展，不仅要注意其数量，更要注意其质量，而且数量应该是以质量为前提的。对于一个新穴的确立，应该具备什么条件，针灸学界应作为一个问题予以重视。

此外，对于穴位作用的特异性的临床观察和实验研究，对于穴位配伍使用的相互作用的研究，对于穴位针感规律性的研究，对于穴位的有效深度和针感关系的研究，对于穴位形态学特征和穴位作用的内在联系的研究，对于穴位在治疗作用上的新发现以及对于重点穴位的总结等，都是在穴位研究方面的重要课题。

（三）**关于针灸方法问题**　针灸的治疗方法是多种多样的。从总的方面讲，可以分为针法和灸法两大类。但是，在临床应用时由于刺激的性质和操作方法的不同，又分为许多方法。

在针法中，最常用的有毫针刺法，这是应用最普遍和最讲究操作手法的一种最基本的针刺方法。此外，还有指针法、电针法、耳针法、头针法、鼻针法、手针法、芒针法、火针法、温针法、气针法、针挑法、割治法、皮肤针法、皮内针法、穴位注射法、穴位埋藏法、穴位留针法、穴位结扎法、穴位放血法、穴位紫外线照射法、穴位离子透入法、穴位激光刺激法、穴位超声波刺激法、穴位磁珠疗法、穴位强刺激疗法、经络疗法、经络综合疗法、循经反应点疗法，以及针刺麻醉法等。在这些方法中，有一类是属于刺激部位方面的新发展，如耳针、头针等；有一类是属于在选择刺激物方面的新发展，如电针、穴位注射、穴位埋藏等。在这些方法中是各有特点的。电针的特点是，在刺激量的掌握上比较准确，同时由于电学发展很快，所以在穴位与针和电的结合上是很有发展前途的。穴位埋藏法的特点是，可以选择合适的刺激物给穴位以延长刺激的条件，达到长时间的持续刺激的效果。穴位注射法是穴位和药物相结合的产物，它的特点是可以根据疾病的差别，按照穴位与药物的性质把不同的药物注射于不同的穴位上，既可发挥药物作用的特点，又可发挥穴位作用的特点，并把两者结合起来，以药物和穴位的双重作用来提高治疗效果。穴位注射法应用的药物，据已报道者，有维生素 B_1、维生素 B_{12}、普鲁卡因、冬眠灵、杜冷丁、当归注射液、川芎注射液等多种药物。值得注意的是，应用小剂量药物在穴位上注射后，就可以收到显著的治疗效果。例如，杜冷丁肌肉注射的常用量，每次是 25～100毫克，如果用量过大，即可引起瞳孔散大、心跳过速、血压下降、惊厥，甚至呼吸抑制和昏迷[42]。但在穴位上每次只用1～5毫克，就可出现相当于肌肉注射 100 毫克的止痛效果[43]。这样，既节省了药物，又可避免或减少药物的副作用和毒性。穴位注射法不仅为穴位提供了多种有效的刺激物，而且也为药物疗法开创了新的给药途径，这是很值得重视的。但是由于很多穴位所在局部的肌肉组织都较薄，神经血管的分布又都较丰富，反应也较敏感，而许多药物又有一定的刺激性，所以，对于穴位注射用的药物，在选择和使用上是应该慎重的，否则亦可引起不良后果。穴位超声波刺激法的最大特点是避免了针刺产生的疼痛，而且对于刺激的深度、刺激的范围、刺激量的大小，都可比较准确的掌握；更重要者，它还是一种"无损伤

35

性"刺激，因此，这是一种很有前途的方法。针刺麻醉法是在针刺止痛的基础上发展起来的。根据报导针刺麻醉已经应用于40多万例各种大小手术，成功率达到90%左右[44]。一些外国医学界试用针刺麻醉也获得了初步成果[45]。针刺麻醉的创用，是针灸学的一个新发展，它为现代麻醉学开创了新的麻醉途径。

在灸法中，应用最普遍的是艾灸法，按其使用方法的不同，又可分为艾炷温和灸法、艾炷烧灼灸法、艾炷隔物灸法、温筒灸法、电热灸法和药物灸法等。灸法在临床上的应用，一般没有像针法那样广泛，也未能像针法那样被重视。其实，灸法对某些病症也有很好的效果。例如，小儿单纯性消化不良性腹泻或呕吐，因感受风寒所致的腰腿痛和胃肠痉挛等，都有很好的效果，对某些病症针法与灸法并用也能加强效果。同时，灸法更为简便易用，在医生的指导下，病人自己即可施用。所以，对灸法的改进、提高，以及对适应症的研究上，应给予更多的重视。

（四）关于针灸理论研究问题　为探索针灸治病的道理，寻求针灸治病的理论根据，我国历代医家多是按照"经络学说"阐述的。为进一步探索针灸的理论根据，近年来从许多方面进行了工作，提出了许多理论见解，使针灸理论研究呈现了百家争鸣的生气勃勃的局面。这里，仅从以下几个方面作一些讨论。

1. 从针灸对神经系统和内脏器官活动的影响探索针灸治病的理论根据　人体是由许多组织、器官和系统组成的一个复杂的整体，每种组织、器官和系统都有自己的特殊功能和活动。在正常情况下，这些组织、器官和系统的活动都不是各行其事的，它们的活动，一方面机体自身要保持着高度的完整性和统一性，同时，又要与外界环境保持着能动的适应性。

人体在实现这种活动过程中，神经系统，特别是它的最高部位——大脑皮层起着主导作用。同时，人体的生命活动，又有健康和疾病的一面，这就是生理活动与病理活动的相互斗争。从健康到疾病，从疾病到健康，乃是一个复杂的连续的矛盾斗争和矛盾转化过程。在这个过程中，神经系统有着多方面的影响。为了探索针灸治病的根据，广大医学工作者从神经系统和内脏活动方面进行了不少工作。

在神经系统方面：以脑电图为指标，观察正常人脑电波的变化中[7]和以"运动从属时值"为指标，观察针刺不同强度对中枢神经系统机能的变化中[46]，可以看出，针灸对大脑皮层的影响，一方面取决于针刺的部位、强度和作用的时间，一方面取决于中枢神经系统的机能状态。在植物神经机能失调的病人身上，可以看到针灸能提高交感神经的兴奋性并能改变副交感神经的紧张状态[47]。在动物实验中，于药物麻醉状态下，可以看到针灸有抗麻醉的作用[48]。在动物处于实验性惊厥状态下，针灸有抗惊厥的作用[49]。当动物处于实验性外周神经损伤时，以"肌肉动作电位"为指标，可以见到针灸具有促进该组肌肉机能恢复的作用[50]。

在内脏机能活动方面：从实验动物狗的"心脏动作电流"的观察中，可以见到针刺对心脏的影响，不仅有即时作用，而且还有相当长时间的持续作用[12]；在家兔心律减慢的情况下，针刺有关穴位，可使心率迅速恢复正常[51]。在血管舒缩反应的观察中，可以见到轻刺激引起血管收缩，重刺激则引起血管舒张[52]。对食管运动的影响，可以见到针刺某些穴位后，能引起食管运动的增强和管腔的放宽；在食道癌患者的观察中，可以见到针刺有使钡剂加快通过肿瘤狭窄处的作用[53]。对于胃蠕动的影响，当胃弛缓时，针刺可使收缩增强；当胃紧张时，针刺可使之弛缓[54]。对小肠和阑尾运动的影响方面，针刺有关穴位后，可使小肠蠕动增强，阑尾出现蠕动并有使钡剂排空的趋向[55,56,57]。此外，对大肠[7]、子宫、输卵管[58]的运

37

动和胃液[59]、胆汁[7]的分泌，以及尿量[7]的变化等方面，也有不少报告。从这些资料中，可以看出针灸对内脏器官的影响是多方面的。这种影响除取决于针刺的部位、刺激的强度和刺激作用于机体时间的长短外，还取决于内脏器官的机能状态。已有的研究，为我们提供了不少的科学资料，对此进行系统的分析与总结，将会推动今后工作更加深入的开展。

2. 从针灸对体液和生物化学等方面的影响探索针灸治病的理论根据　体液是由血液循环系统和淋巴循环系统构成的，它担负着全身体液的输送和周转的任务，吸取营养，排除废物，以进行生命活动。同时，体液系统也是全身各部组织器官密切联系的重要机构。而生物化学反应则是体内物质交换的最基本的过程。所以，体液和生物化学方面的变化对人体的生理和病理的影响是很重要的。为了探索针灸治病的理论根据，许多科学工作者从这些方面进行了不少工作。例如，从人体和动物实验中，对血液成分、组织化学的改变和内分泌的影响等进行了观察。

在血液方面，对于红细胞通透能力的影响，从动物实验中，可以见到针灸后能使红细胞的病态通透性向着正常恢复的趋势[60]。对于白细胞总数的影响，在针刺家兔的特定穴位时，可以见到白细胞总数于针刺后有明显的增加，其数值可增加50%以上；在白细胞分类上则表现为嗜中性白细胞的增多[61]。在动物实验中还能看到，针刺可增加组织中的还原型谷胱甘肽的含量和增强琥珀酸脱氢酶的活性[62]。这些变化对人体正常代谢的进行和神经系统的正常活动都有重要意义。在内分泌方面，针灸治疗女性不孕症、继发性无月经和子宫内膜过分增殖症的观察中，可以见到有效病例均有黄体期变化现象；在动物实验中，针灸后可以普遍发现间质细胞黄素化和卵胞膜增厚等现象，认为这主要是由于促黄体化激素的分泌和释放所促成的[63]。在针刺家兔的特定穴位后，可以看到垂体—肾上腺系统活动增强的变化[64]。对男性不孕症，在临床上也有用针灸治疗成功的报告[65]。在针灸治疗缺乳的过程中，可以看到乳妇血液中有生乳激素增加的现象，其增加的程度与临床疗效大致是平行的[66]。

可以看出，从体液和生物化学等的观察中，已经为探索针灸治病的根据积累了一些科学资料，它为今后的研究工作提供了宝贵的经验和线索。

3. 从针灸对机体的免疫防御机能的影响方面来探索针灸治病的理论根据　人体的免疫防御机能对机体抗御疾病和保证机体的健康具有重要作用。近些年来，科学工作者已经着重指出，人体的防御能力是很大的，如果医生能够恢复病人的免疫防御系统的正常功能，就可对防治疾病发挥重要作用。我国的许多科学工作者从这些方面进行了许多工作。在针刺治疗急性菌痢的过程中，有人对 50 名住院患者进行了血清蛋白电泳、血清总补体含量、免疫球蛋白（IgG、IgA、IgM）含量、血浆杀菌力、特异性抗体滴度、粪便中 SIgA 含量、血清中溶菌酶含量、肝脏网状内皮系统吞噬能力方面的观察。作者从这些实验结果联系到针刺治疗患者的临床经过比较顺利，恢复较快，预后较好，这表明在病程中机体的免疫能力在不断增强，其中与体液免疫功能（包括特异性和非特异性的）的增强有关。认为免疫机能的增强为针刺治疗急性菌痢提供了重要的物质基础[67]。在针刺对猴的人工急性菌痢的实验中，也观察到：机体中抗体的产生，治疗组在第 2 天，对照组在第 6 天；抗体效价，治疗组最高平均值为 1:464，对照组为 1:210；补体总量，在猴感染后都波动在正常范围内；白细胞吞噬活性的变化，实验猴的正常吞噬指数平均为 29.3，在发病时即下降平均为 14.4%，与正常之比有显著差异（$P < 0.05$），经 3 次针灸后即回升到 34.2；细菌的毒力、毒性，在治疗组则显著降低和消失[68]。在治疗疟疾的观察中，证明针刺治疗疟疾的疗效与

39

血清补体有一定关系。针刺有效组血清补体值在针后增加，以72 小时明显，与临床症状的消失相一致。因此认为在病人本身有一定免疫力的基础上，针刺提高机体的抗病能力以达治病的目的，乃是针刺治疗疟疾的理论基础[69]。在用穴位贴药法治疗喘息型支气管炎病人的观察中，以巨噬细胞吞噬活力、淋巴细胞转化、E-玫瑰花结、IgA、IgG、IgM、IgE、补体 C_3 等为指标，经过 2 年以上的重复试验，证明穴位贴药治疗本病具有增强机体免疫功能的作用[70]。有人在 12 例患者中同时观察淋巴细胞转化及非活性玫瑰花的试验中，见到同一患者两项试验的提高或降低的动态基本相符。可见电针对有些患者的细胞免疫具有提高或降低的作用，前者多见于针前细胞免疫偏低或一般水平患者，后者多见于针前细胞免疫偏高的患者。以上三项试验的提高均值为 12.7 ~ 13.0（$P < 0.01$），降低均值为 6.8 ~ 7.0（$P < 0.01$）。这说明电针对有些患者在一定程度上具有对细胞免疫的调整作用，而总的看来电针具有明显的提高作用，并至少可维持长达 24 小时的时间[71]。在 20 例乳腺增生患者针刺前后细胞免疫功能的变化和 15 例用豆提取物注射液治疗作对照的患者的观察中，发现在 E-玫瑰花结反应、总E-玫瑰花结反应和淋巴细胞转化反应方面的变化，可初步说明针刺治疗与豆提取物治疗均有促进活性 E-玫瑰花结和总 E-玫瑰花结形成的作用，有促进正常淋巴细胞转化为淋巴母细胞的作用[72]。在针灸对白细胞吞噬能力的影响方面，可见到针刺人体的特定穴位时，可使白细胞对金黄色葡萄球菌的吞噬能力增加一倍以上[73]。这种情况在针刺治疗菌痢病人的过程中[74]和动物实验中[60]也可见到同样的变化。在抗体方面，当针刺家兔的特定穴位时，可见到抗体有明显的增加[75]；在人体的观察中，针灸后也可见到补体增加的情况，其增加的百分比，可达观察总人数的 80% 以上[76]。

艾灸对免疫防御机能也有影响。有人在用化脓灸治疗哮喘病的观察中，对 42 例患者在灸后二月，测淋巴细胞转化率和玫瑰花结试验，原来低于正常值的患者，均有明显的提高。其中 18 例花环试验原来低于正常者，有 13 例转为正常。10 例淋巴转化率原来低于正常者，有 9 例转为正常。淋转率和花环试验原为正常者，灸后虽各有下降，但无统计学意义。在白细胞变化方面，有 20 例低于或高于正常者，灸后有 19 例调节至正常范围；对 86 例属于正常者，灸后虽有升降之波动，但无统计学意义[77]。为了研究艾灸对机体免疫防卫机能的作用，有人进行了艾灸对小白鼠单核巨细胞吞噬能力的观察。结果表明，艾灸能增强单核巨细胞的吞噬机能，从而初步证实艾灸对某些疾病的治疗确有作用[78]。在用家兔经伤寒杆菌死菌液或绵羊红细胞免疫后观察艾灸对伤寒杆菌凝集素或溶血素的影响的研究中，可以见到艾灸有关穴位具有促进作用，其平均效价较对照组高二倍多。在利用溶血空斑试验（PFC）测定艾灸对抗体形成细胞的影响的观察中，发现实验动物（家兔）的溶血空斑数较对照组明显增加，有统计学意义。空斑形成细胞属于抗体形成细胞，它们与 IgM 分泌有关，凝集素与溶血素也与 IgM 有关，而且空斑形成细胞的增长与抗体增长的规律是一致的，因而推想针灸所以能促进抗体的产生是与促进抗体形成细胞的活力有关[79]。

这些资料从免疫防御机能方面为针灸治病的作用机制提供了实验方面的依据。

4. 从针刺镇痛的作用机制方面来探索针灸治病的理论根据 针灸的镇痛作用是很显著的，它早已卓有成效的被广泛应用于各种痛症的治疗上，其镇痛效果之快常常被誉为是"立竿见影"的。在针刺镇痛的基础上，我国科学工作者经过大量的实践，成功地创用了针刺麻醉法，在针刺麻醉的推动下对针刺镇痛的机制从人体和动物实验进行了大量的临床和基础理论方面的研究，取得了很大进展，初步阐明了针刺镇痛的作用

41

机理。这些工作主要是从神经系统和中枢神经介质等方面进行的。

对神经系统在针刺镇痛中作用的研究用多种方法进行了观察。众所周知，海马是边缘系统的一个重要部位，躯体的各种感觉刺激进入中枢神经系统后，都可通过非特异传导系统到达海马，引起觉醒等反应。为了研究针刺镇痛的机制，有人选择体重350克左右在电针后痛阈提高30%以上的大白鼠32只作实验，分为刺激海马组（于两侧海马背侧各埋入电极一对）、损毁海马组（损毁部位与前组相同）、手术对照组（埋藏电极仅插到大脑皮层）进行针刺镇痛观察。结果，刺激海马组可提高电针镇痛效应，损毁海马组则使电针镇痛效应降低，认为海马可能参与电针镇痛过程[80]。以往曾有人观察到穴位电针对三叉神经脊束核痛敏细胞的诱发放电有明显的抑制作用，并认为这种抑制作用主要属于突触前抑制。近来不少工作表明，中缝大核和蓝斑核对针刺镇痛具有重要作用。为了研究中缝大核和蓝斑核对三叉神经核内针刺镇痛效应的影响，用清醒麻痹猫进行了观察。结果表明，刺激中缝大核可加强电针对三叉神经脊束核内的针刺镇痛效应，而刺激蓝斑核则产生相反的效应[81]。为了分析电针调制尾核的有关途径，有人观察了电刺激中脑中缝核群与电针"合谷"对尾核头部神经元的影响，以探讨其相关性。根据实验结果，作者设想尾核头部有不同的结构和机能之区分。认为中脑中缝核群可能作为电针对前脑镇痛结构——尾核调制的一个驿站，参与针刺镇痛及其后效应[82]。考虑到从针刺穴位和从伤害性刺激部位发起的传入信息可能在丘脑内相互作用，有人用微电极技术研究了针刺对实验动物大白鼠丘脑束旁核单位放电的影响。根据实验结果，认为丘脑束旁核在感受、整合和传递痛觉信息方面起一定作用，是中枢神经系统控制和处理痛觉信息的一个重要组成部分。针刺镇痛可能是束旁核痛兴奋神经元兴奋过程减弱，痛抑制神经元兴奋过程加强所致[83]。近年来若干资料表明下丘脑外侧区（AHL）与痛觉有关。为了研究下丘脑外侧区在电针镇痛中的作用，有人在慢性动物实验中观察了损毁 AHL 对电针镇痛效应的影响，以及电针刺激该区时痛阈的变化，藉以探讨该区在针刺镇痛中的可能作用。实验表明，电流损毁 AHL 后可使电针镇痛效应明显下降；电刺激该区可提高痛阈，但较电针镇痛效应为弱，认为电针镇痛过程中，AHL 可能在一定程度上参与作用[84]。有人选择痛阈稳定，针刺能提高痛阈的家兔进行电刺激视前区或乳头体对针刺镇痛影响的实验，结果观察到针刺穴位及电针刺激视前区都可以明显的提高痛阈，并且二者呈协同作用，而电刺激乳头体则痛阈提高不明显[85]。有人用筛选的对电针"足三里"有镇痛效应的大白鼠观察损毁视上核区域和乳头复合体对针刺镇痛的影响。实验分损毁视上核组、损毁乳头复合体组和对照组进行。结果：损毁视上核组在损毁前电针双侧足三里可使痛阈提高 115.03%，损毁后仅提高 29.57%，损毁使电针镇痛效应明显降低（$P < 0.01$）。说明视上核区域是参与针刺镇痛的[86]。有人用清醒的肌肉麻痹猫进行实验，观察不同参数的电刺激对丘脑束旁核痛放电的抑制效应。结果提示，中央中核是远距离穴位镇痛作用最可能的神经生理基础[87]。近年来发现临床应用中枢多巴胺受体阻断剂氟哌啶（Droperidol）能提高针麻优良率，动物实验也观察到氟哌啶明显加强电针镇痛效应，这提示中枢多巴胺系统可能具有对抗针刺镇痛的作用。为进一步分析中枢多巴胺系统在针刺镇痛过程中的作用，有人在实验动物雄性大白鼠中脑黑质致密部（多巴胺神经元胞体集中的部位）观察电针对神经元自发放电的影响。结果表明电针使黑质致密部大部分神经元抑制，在针刺镇痛效应中脑内多巴胺神经元活动降低可能起一定作用[88]。刺激中缝大核可明显增强针刺在三叉神经束核所产生的镇痛效应。那么，中缝核活动又受到什么结构的调节和影响呢？我们

43

知道，边缘系统和痛的情绪有关，有资料表明它和针刺镇痛也有关系。为了研究边缘系统对中缝大核的影响，有人选择边缘——中脑环路中的缰核用实验动物猫进行观察。结果表明，缰核的兴奋使中缝大核放电减少，损毁缰核使中缝大核放电增加，提示在正常条件下，缰核对中缝大核有抑制作用。认为缰核汇集了下丘脑、杏仁核、海马、膈以及伏膈核的影响对中缝大核活动进行调节。根据后者在针刺镇痛中的作用，缰核在针刺镇痛中的影响也是应该注意的。这样就把边缘系统和中缝大核活动联系起来，并勾划出了一条由缰核经中缝大核至三叉核或脊髓的下行抑制通路[89]。为了观察人脑尾核在针刺镇痛中的作用，有人对12例为解除晚期癌肿恶痛而作尾核内慢性埋藏电极术的病人进行了观察。结果，电刺激尾核头部缓解了全部病人的恶痛，痛阈和耐痛阈升高，皮肤电、呼吸和手指血管容积的痛反应减小。刺激尾核镇痛作用的特点为缓解疼痛、镇静、有诱导期与后作用，以及无明显的体节性分布，这些特点与针刺的镇痛作用相似。为产生良好的镇痛效果必须有合适的电刺激参数[90]。在动物实验中，电刺激家兔尾核头不同区域对痛反应有不同的影响，实验提示尾核头前区和中心区对痛反应行使相反的影响，电刺激尾核头前区（Sawyer 兔脑图谱 $A_4 \sim A_5$）可使痛阈明显提高，中心区（$A_2 \sim A_3$）则使之降低[91]。

对针感冲动与针刺镇痛传入纤维的研究，近年来有不少报告，各家结果未尽一致，有的报告认为针感冲动的传入主要是细纤维起作用，有的报告则认为主要是粗纤维起作用。例如，有人在人体阻断上臂血行后，观察到的针感消失时间，稍后于快痛（Ⅲ类纤维）。硬膜外麻醉时，针感与快痛慢痛（Ⅳ类纤维）几乎同时消失。可以认为Ⅲ类纤维是参与传入针感冲动的。但是针感是一种难以判断位置的模糊感觉，近似Ⅳ类纤维所传入的慢痛，所以初步认为有Ⅳ类纤维的参与。认为针感冲动是由细纤维（ⅢⅣ类）传入的。针感消失时间接近触压觉，是由Ⅱ类纤维传入的。指出用分离神经细束法在肌梭中观察到有Ⅳ类纤维的分布，是前人所未观察到的[92]。为了进一步证实细纤维镇痛的效应，有人用清醒家兔以刺激躯体神经引起反射性下颌运动作为痛的客观指标，用连续电脉冲刺激支配足三里的腓神经，逐渐增强刺激强度，依次兴奋越来越细的纤维情况下，观察分别兴奋ⅠⅡ、ⅠⅡⅢ、ⅠⅡⅢⅣ各类纤维的结果，各组优良率分别为36.5%，63%，86%。证明纤维越细，镇痛效果越强。兴奋ⅠⅡ类纤维无效的动物，增强刺激强度使Ⅲ或ⅢⅣ类纤维兴奋可出现明显的镇痛效应。但上述实验是在同时兴奋几类不同纤维情况下进行的，为了排除综合作用之嫌，又用阳极阻断法，逐步依次阻滞粗纤维的作用，分别观察各类纤维在镇痛中所起的作用。结果：兴奋ⅠⅡ类纤维时优良率为21%，Ⅲ类时为48%，Ⅳ类时为78%，这提示纤维越细，镇痛效应越强。用反映植物神经机能的血管运动反应作为痛指标，观察的结果也与上述情况近似，也是神经纤维越细，镇痛效应越强[93]。为了分析针感冲动的主要传入纤维，有人以正常人和临床病例为对象，从穴位针感变化同触、位觉，痛、温觉，以及神经电反应等变化的时间关系进行了研究。实验主要应用：①高于收缩压40mmHg的止血带压迫，造成以粗纤维优先受累为特征的感受变异；②硬膜外和蛛网膜下腔麻醉，造成以细纤维优先受累的部分麻醉；③不同强度的电刺激引起不同程度的针感，观察在这种过程中有关感觉的消失顺序以及有关神经所伴行的电反应。实验表明：①适宜强度的电针感的消失时间与由粗纤维传导的触、位觉相近；电针感的阈值与由细纤维传导的深痛觉的阈值变化不同；电针感主诉与粗纤维的电活动伴行。②适宜强度的手针感的消失时间介于痛、温觉与触、位觉之间，并较靠近后者。③针感强到伴有疼痛时，偶可见到细纤维活动的慢电位变化。这些结果提示，适宜电针感的冲动主要由Ⅱ类粗传入纤维负责传递；适宜手针感的主要纤维可能相当于Ⅱ、Ⅲ类；伴有疼痛的过强"针感"冲动，则除粗纤维外还有Ⅲ、Ⅳ类传入纤维参与传导[94]。还有人利用普鲁卡因对粗、细神经纤维的区别阻滞作用分析内关区电针抑制效应的传入纤维类别。实验用成年家兔36只，静脉注射乌拉坦作轻度麻醉，用伤害性电针刺激诱发左侧肱二头肌肌电，电针施加于右侧内关区。结果表明，与家兔内关区电针抑制效应有关的传入冲动主要由正中神经中的粗纤维传入；细纤维也可能有一定的作用[95]。

对中枢神经递质在针刺镇痛中的作用方面的研究，近年来我国科学工作者给予了很大重视，进行了许多工作，为针刺镇痛的理论根据提供了重要资料。有人在用大白鼠进行的电针及微电泳外源性递质对中脑网状结构痛放电影响的研究中，观察到电泳 NE、5-HT 和电针不仅对大部分被试神经元的痛放电有明显的抑制效应，并且它们的抑制效应表现的形式和特点也很相似，即大多数神经元表现为对伤害性刺激潜伏期延长，放电频率降低，持续时间缩短，放电数目减少，少数神经元的痛反应完全消失。在部分实验中还观察到，电泳 NE 或 5-HT 有增强电针抑制效应的作用。这些结果提示，在中脑网状结构水平，电针可能是通过促使 NE 或 5-HT 等神经递质的释放来抑制痛敏神经元的放电活动，从而阻滞痛信息的传递，产生镇痛效应。在乙酰胆碱（ACh）的效应的观察中提示：ACh 作为一种神经递质，可能参与痛信息在中脑网状结构内的传递过程；电针对中脑网状结构内痛敏神经元可能有突触后抑制作用[96]。有人认为组织胺在外周和中枢都与痛觉有关。为了研究组织胺与针刺镇痛的关系，有人用荧光分光光度法测定了 45 例针麻肺叶切除术病人血中组织胺的含量，结果提示手术损伤时有组织胺的释放，经过针刺的调整作用，抑制了血中组织胺的增加，产生镇痛，术后四小时明显降低。在大白鼠脑室注射组织胺 30 毫克以上时可明显提高痛阈；腹腔注射组氨酸 1 克/公斤 3 小时后脑中组织胺增加 86%，或脑室注射组织胺时，可加强电针镇痛效果。这说明，组织胺在外周是个致痛物质，有拮抗电针镇痛的作用；在中枢是个镇痛物质，有协同电针镇痛的作用[97]。为了观察体液因素在针刺镇痛中的作用，有人用两只猫在氯醛糖麻醉下，将一侧颈总动脉的近心端和离心端相互交叉连接，进行交叉循环。同时刺激两只猫的一侧内脏大神经中枢端作为痛刺激，并记录大脑皮层的诱发电位作为痛反应指标。然后电针一只猫的双侧胃俞、内关、足三里或陷谷穴中的二对穴位，观察电针对针刺猫及未针刺猫皮层诱发电位的抑制效应。共进行三批实验（计 55 对猫）。结果表明，在颈动脉交叉循环的情况下，电针一只动物可以使某些体液因素经血液循环流至未针刺动物体内，参与中枢的镇痛效应[98]。脑内 5-HT 在针刺镇痛中有着重要作用。有人用 PCPA 使脑内 5-HT 大幅度耗竭（减少 85% ~ 90%）后，针刺镇痛作用即几乎消失。但在给 PCPA 后 18 ~ 21 天，当脑内 5-HT 自然恢复到正常水平时，针刺镇痛作用又随之恢复；当给大鼠注射丙磺舒，使脑内色胺酸增加，从而促进 5-HT 的代谢，这时就明显地加强了针刺镇痛的作用。在测定针刺后大鼠中缝核区的 5-HT 和 5-HIAA 的观察中，看到针刺有效组中缝核区的 5-HT 和 5-HIAA 都有显著升高（P 值分别为 < 0.02，< 0.05）；而无效组则无明显变化。此结果表明：①脑内 5-HT 确实是参与针刺镇痛的；②脑内 5-HT 能系统的正常功能，在针刺镇痛作用中是非常主要的；③针刺引起中缝核区 5-HT 能神经元的代谢加快、机能增强是针刺镇痛作用的必要条件之一[99]。在针刺及某些神经介质对实验动物猫延脑区细胞核神经元痛反应的影响的研究中，结果表明针刺和 NE 对神经元的痛反应有共同之处，提示针刺促使脑干 NE 能神经元释放 NE 可能是针刺镇痛过程中的一个重要因素[100]。有人在实验动物大白鼠身上进行了电针、

47

吗啡对蓝斑、缝际核的影响的观察。结果表明电针及吗啡都能达到镇痛效应，但其作用原理并不一致。实验提示针刺麻醉不同于吗啡镇痛作用，它可以激发机体内部结构——中枢神经的重要核团及其生物酶与递质，积极参与了镇痛的调整作用[101]。

针刺的镇痛作用是显著的，镇痛的作用机制是复杂的，它涉及到从外周到中枢的神经系统的各级水平和体液等多种因素。有关这方面的内容，在1979年召开的全国针灸针麻学术讨论会上有许多专题报告，并编印了专辑，在这里就不作更多的叙述了。针刺镇痛的临床应用与理论研究，已经取得了很大进展。但理论研究与针灸针麻的临床实际相对照，尚有许多值得进一步思考的问题，这些问题的进一步解决，将把针刺镇痛的理论研究引向更高的阶段。

5. 从穴位皮肤电现象的测量探索针灸治病的理论根据

为了探索针灸治病的原理，我国医学科学工作者利用皮肤电现象以穴位的皮肤电阻和皮肤电位为指标进行了多方面的观察。

在以皮肤电反射为指标进行的观察中，从人和动物实验的穴位导电量的变化方面，可以看到头部穴位的导电量最高，躯干部穴位的导电量次之，四肢末端穴位的导电量最低；如果从另一种角度观察，可以见到在同一解剖部位各穴的导电量较为接近，而在同一条经络上的各穴的导电量则相差很大；穴位上的皮肤温度也有同样的变化[102]。在以皮肤电阻为指标的观察中，可以看到上肢皮肤低电阻点的分布与有关经穴的分布相一致的现象[103]。但其数量多于穴位的数量[104]。在以皮肤电位为指标对动物进行的测定中，可以看到鼠、兔、狗和猴的体表上，也有相当数量的高电位点，其中以猴为最多，数量可达350多个，特别是其数量与分布的情况，几乎与人体的经穴相一致[105]，这是很值得进一步观察的。在以皮肤电位和皮肤通电量为指标观察胃机能变化时，可以见到在胃机能处于积极活动状态时，与胃机能有关的经穴的电位和导电量都有显著升高[106]。当给狗在皮下注射组织胺后，有关穴位电位变化的曲线同胃黏膜变化的曲线以及胃液和胃酸度的变化曲线是一致的，而与胃无关穴位的变化则不明显[107]。在用冷水或热水刺激狗胃的黏膜时，有关穴位的变化同胃黏膜变化的曲线相一致，而对照穴则很少变化；当给猴进食后，与胃有关的若干穴位的电位都显著升高，而对照穴的电位则升降不定[108]。这种情况，在外国医界人士的观察中也得到了证实：曾有人报告，在同一病人身上的一些经络点与另一些经络点相比较，病理性皮肤电位显示出通电性的变化。这种电位被证实与相应疾病有特定的关系[109]。但是，也有人报告，在饥饿或饱食后，若干穴位导电量的变化只能见到普遍的升高或降低，而看不出特异性的变化；人在运动后也只能看到若干穴位导电量的普遍升高，而看不出运动与某些穴位特殊依从的关系[110]。由此不难看出，穴位皮肤电现象和人体生理病理的关系是十分复杂的。但是，任何错综复杂的现象，也必然是有其自身的规律的。这是须要在今后的工作中进一步观察的。

49

6. 从经络现象方面探索针灸治病的理论根据　经络学说是在长期临床实践中总结出来的中医理论体系的一个组成部分，并广泛地应用于中医临床各科的实践中。在经络学说的研究中，人们遇到的一个最大的问题是经络系统的特定循行路线的本质是什么？由于经络系统大部分的躯体循行路线和针感反应，可以从神经系统和血管系统方面得到部分解释，所以有些见解就把经络系统的特定循行路线，看做是神经系统，或血管系统，或淋巴系统，或神经、血管与淋巴系统的综合机能反应。这种见解，就是说在人体上并不存在所谓经络系统的特定循行路线的。但是，这对于经络系统特定循行路线的某些典型现象仍不能进行完满的解释。这种典型的经络现象，大致可分为下述五种类型：一是典型的循经传导性针感，二是典型的病理性循经感觉传导，三是针刺后循经出现的体表变异，四是典型的病理性循经体表变异，五是气功锻炼时的内气循经传导现象。

对于典型的循经传导性针感，曾有人报告在不同对象和用不同刺激方法对经络感传影响的观察中，不敏感者的百分比在 72.7% ~ 83.7% 之间，敏感者在 0.6% ~ 2.2% 之间；但在过敏性病人的观察中则有明显的不同，在两份资料中，不敏感的百分比下降为 14.3% ~ 14.35%，敏感者则上升为 3.69% ~ 3.7%[111]。可见针感的传导状态还与病理状态有着重要关系。对于少数典型循经针感，有人报告在为病人针小腿胆经穴时，其针感由下肢外侧经腋部达于颈外，绕耳上终于眼外[112]。根据我们自己的实践，在排除心理因素的前提下曾遇有数例非常典型的循经针感现象。例如，我们在 1958 年为一例患有慢性消化不良的 6 岁男孩针刺小腿的足三里穴时，针感先从针刺点向下传到脚上的厉兑穴，其后，针感即由针刺点向上循胃经沿大腿前面、侧腹部、侧胸部经锁骨上窝的缺盆穴达于耳前。对于针感，我们还注意到了以下现象，一是当针刺某个穴位在针刺局部出现针感的同时，还在与之有关的经络的远端出现"中断性"而两端与之相呼应的针感。例如，针脚上的陷谷穴，在面部胃经的相应部位出现针感。二是针感由针刺点直达于相应的内脏。例如，针小腿胃经的足三里穴或背部的胃俞穴，有时针感可直达于胃部；针小腿三阴交穴，有时睾丸有抽痛感。我们在气功"入静"状态下测定穴位皮肤电阻的观察中，还遇到过一例下肢六对"原穴"出现各穴循经传导的病例。在国外也有记述典型循经传导针感的论著[113]。1972 年以后，全国二十多个省、市、自治区的有关单位在统一方法和统一标准的基础上对循经感传现象进行了大量的调查研究。几年来的工作，发现在不同民族、不同年龄、不同性别和不同健康状况的人群中均可出现循经感传现象。根据对 63000 多人的调查分析，大部分的调查材料的循经感传出现率在 12%～24% 之间。在循经感传现象中还看到，循行路线与古典经络基本一致，双向传导，速度一般较慢，可被轻度加压阻断，感传到达相应器官时引起该器官的功能变化，循行线上痛阈有时发生改变，以及感传到达疾病部位往往使症状改善的"气至病所"等现象[114]。

对于典型的病理性循经感觉传导，曾有人报告过在人体最长的一条经络线上，从眼部的睛明穴开始沿膀胱经的特定路线，经头顶、脊背、下肢后面直达本经的终点——小趾的至阴穴循经串痛的病例[115]。在我们自己的实践中也遇到过几个这样的病例。我们于 1965 年在北京郊区巡回医疗时，曾遇到一位患单侧"循经串痛"达三年之久的社员，主要表现是在下肢沿胆经的全部经线（由第四趾的窍阴穴沿下肢外侧至髋部的环跳穴），在背部沿膀胱经第二侧线（从环跳穴沿脊柱之侧上达肩部的肩井穴），在头部则为两条线串痛，一条是从肩井穴达于耳的深部，病人表现为阵发性耳聋、耳痛，一条是从肩井穴经头顶之侧达于眼的深部，病人表现为阵发性烧灼样眼痛。每天至少要发作一至二次"全路线"的烧灼样串痛。到市内经几处治疗，均诊断为神经官能症，但多次治疗未能收效。我们根据经络学说诊为"阵发性循经灼痛症"，经针治 20 余次而获痊愈[116]。

对于针刺后循经出现的体表变异，曾有人报告在为病人针刺背部膀胱经穴和下肢胃经穴时，病人皮肤上出现了与膀胱经和胃经循行路线大体相一致的红色皮疹[117]。还有人报告在为病人针刺右腕阳池穴时，针尖刚进入皮肤，便产生了由三焦经全程传导的针感，在传导过程中串通两侧手三阳经及对侧胆经，沿针感出现的路线均有出汗现象，出汗范围约为 1～3 厘米宽[118]。在为病人用低频脉冲电刺激肺、大肠、心包等经的"井穴"后，在四个多月内曾多次出现循经血管神经性水肿

51

（皮丘带），无论针刺哪条经，血管神经性水肿均于肾经出现[118]。我们自己也遇到过针刺足三里穴后沿胃经出现红色丘疹，针阴陵泉穴后沿脾经出现红色丘疹的病例[119]。

对于典型的病理性循经体表变异，曾有人报告过在患脊椎结核病人的身上肝肾两经出现红色丘疹的病例[120]。有的单位报告了80例沿经络出现的皮肤病资料，其中有先天性的线状痣、线状汗管角化症、线状萎缩、后天性的线状皮炎、线状湿疹、线状硬皮病、线状扁平苔癣、线状紫癜、线状牛皮癣等。这些线状皮肤病以沿肾经出现的为最多，其次是大肠经、肺经、心包经。有的患者可同时反映在2～4条经线上。沿经络出现的皮肤病多见于儿童及青壮年，老年者则少见[118]。

对于经络实质的探讨，有各种各样的见解。例如，有的是根据已有的解剖组织学资料，认为祖国医学记载的经络现象是客观存在的，认为经络穴位和神经节段分布有很大的一致性，因而认为"经络实质"可能是以神经系统为主导的，包括体液、血管在内的综合机能系统[121]。有的则认为经络可能是植物神经末梢结构上的一种特殊联系，但认为这种设想还需大量的生理、生化和组织形态学方面的工作加以验证[118]。有些单位在对5906例受试者普查后并对其中部分受试者进行了若干客观指标的观察后，认为循经感传是客观存在的，其循行路线与古典经络路线基本相符，提示循经感传可能是古人描绘经络循行路线的依据之一。循经感传出现时，感传带上常出现某些客观变化，同时还伴有某些脏腑器官活动的改变，这些效应可随感传阻滞而消失，提示感传与经穴——脏腑动态联系有深刻的内在关系。刺激体表经穴可引起脏腑器官功能活动的变化，认为循经感传的形成可能就是这种经穴——脏腑间的动态联系投射到大脑皮层的结果。中枢的活动又会导致某些外周活动的变化。循经感传的形成有其相应的中枢和外周的生理、病理生理学基础[122]。有的则认为气功"入静"状态可以出现经络变化，如"内景隧道，唯返观者能照察之"[123]。

经络系统特定循行路线的实质到底是什么呢？虽然许多的研究中提供了不少的科学资料，提出了一些见解和设想，但是，这仍然是一个有待进一步解答的问题。人体的各种机能反应，包括针感循经传导及病理的循经感觉传导和循经出现的皮肤形态与机能上的变异，都是在一定的物质结构的基础上进行的。因此，对经络系统的研究，还应该从人体的生理病理反应的实际出发，进一步敞开思路，打破框框，寻求新的途径和方法进行探索，以便把经络的研究不断推向前进。

参 考 文 献

[1] 滑伯仁（元代）：《十四经发挥》。

[2] 焦国瑞：《针灸经穴图考新编》（手稿），1977。

[3] 同上。足三里条。

[4] 焦国瑞：《针灸疗法讲义》第41页，中央民族卫生大队版，1954。

[5] 叶淦平：《中华妇产科杂志》，1960，第1期。

[6] 杨继洲（明代）：《针灸大成》卷六。

[7] 张纯亮：《中华医学杂志》，1956，第6期。

[8] 刘士安：《福建中医药》，1965，第1期。

[9] 韦嘉瑚等：《中华放射学杂志》，1960，第2期。

[10] 陈国桢等：《湖南医学院学报》，1958，第11期。

[11] 《我国农村百万赤脚医生茁壮成长》，《人民日报》，1974年6月26日。

[12] 魏保龄等：《中华医学杂志》，1958，第4期。

[13] 曲日开等：《山东医刊》，1965，第5期。

[14] 中医研究院刺激神经治疗所：《刺激神经疗法》第9页，1958。

[15] 何宏邦：《中医杂志》，1963，第1期。

[16] 广州军区后勤部卫生部编：《常用新医疗法手册》148页，1971。

[17] 延安县医院内科：《陕西医药卫生》，1959，第4期。

[18] 江伯华整理：《中级医刊》，1959，第6期。

[19] 沈阳医学院47届9班同学：《辽宁医学杂志》，1959，第2期。

53

［20］上海第一医学院儿科医院：《实用药物手册》第 34 页，1969。

［21］北京医学院，中医研究院西苑医院：《中医学讲义》第 173 页，1970。

［22］刘浩声等：《中级医刊》，1959，第 10 期。

［23］马理奇：《哈尔滨中医》，1962，第 7 期。

［24］高志英：《中医杂志》，1961，第 3 期。

［25］中医研究院广安门医院针灸科：《新医药学杂志》，1973，第 5 期。

［26］北京市针灸门诊部：《针灸治疗经验介绍》第 80 页，1956。

［27］湖南医学院第二附属医院：《新医药学杂志》，1973，第 2 期。

［28］青岛医学院编：《内科危重病的抢救》第 76 页，1973。

［29］焦国瑞：《北京中医》，1953，第 8 期。

［30］董承统等：《全国中医经络针灸学术座谈会资料选编》198 页，1959。

［31］任树乔等：《上海中医药杂志》，1964，第 7 期。

［32］《灵枢经·九针十二原第一》。

［33］窦杰：《标幽赋》，引自《针灸大成》。

［34］焦国瑞：《针灸疗法讲义》第 73 页，中央民族卫生大队版，1953。

［35］同上。第 66 页。

［36］长滨善夫（日本）：《经络之研究》（中译本）第 76 页，1955。

［37］焦国瑞主编：《针灸治验病案集》第 259 页，军委卫生干校，1954。

［38］郑永芳等（中国医学科学院基础医学研究所生理研究室）：《全国针灸针麻学术讨论会论文摘要》（二）第 59 页，1979 年 6 月。

［39］宋继美等（辽宁中医学院）：同上，（二）第 87 页。

［40］吕国蔚等（北京第二医学院针麻-脑学研究室）：同上，（二）第 79 页。

［41］张可仁等（西安医学院针麻原理研究室主任侯宗濂教授）：同上，（二）第 75 页。

［42］中国医学科学院业务组：《药物治疗手册》第 205 页，1971。

［43］广州铁路局株州医院内科：《新医学》，1972，第 8 期。

［44］《我国创造成功针刺麻醉》：《人民日报》，1978 年 7 月 19 日。

［45］《一些国家试验针刺麻醉获得初步成果》，《甘肃日报》，1973 年 4

54

月 20 日。

［46］董承统等：《中华医学杂志》，1958，第 5 期。

［47］魏如恕等：《东北医学杂志》，1952，第 2 期。

［48］武汉医学院 56 级甲班科研组：《武汉医学院学报》，1958，第 4 期。

［49］魏保龄等：引自《针灸疗法的十年成就概述》，1959。

［50］中国医学科学院实验医学研究所生理学系：同上。

［51］中国医学科学院实验医学研究所生理学系、中医研究院针灸研究所：同上。

［52］兰州医学院生理学教研组：《兰州医学院学报》，1959，第 2 期。

［53］赵恩生等：《全国中医经络针灸学术座谈会资料选编》第 97 页，1959。

［54］蔡天皎等：《中华放射学杂志》，1957，第 4 期。

［55］上海市针灸治疗阑尾炎机制研究小组：《全国中医经络针灸学术座谈会资料选编》第 45 页，1959。

［56］韦嘉瑚等：《中华放射学杂志》，1960，第 2 期。

［57］李奎汉等：《上海中医药杂志》，1964，第 1 期。

［58］上海市第六人民医院：引自《针灸疗法的十年成就概述》，1959。

［59］尹敬璧等：《江西中医药》，1959，第 4 期。

［60］朱寿彭等：《哈尔滨中医》，1964，第 3 期。

［61］第四军医大学生理教研室针灸机制研究组：《陕西省针灸论文报告会参考资料》（资料98），1959。

［62］沈阳医学院病理生理教研组：《全国中医经络针灸学术座谈会资料选编》第 247 页，1959。

［63］金问淇等：《武汉医学院学报》，1960，第 1 期。

［64］李景荣：《沈阳医学杂志》，1958，第 1 期。

［65］吴知行：《江苏中医》，1961，第 3 期。

［66］胡旭初等：《上海中医药杂志》，1959，第 12 期。

［67］南京针刺治疗急性菌痢协作组：《全国针灸针麻学术讨论会论文摘要》（一）第 2 页，1979 年 6 月。

［68］张涛清等（甘肃省中医院针痢小组等）：同上（一）第 28 页。

［69］中医研究院针灸研究所：同上，（一）第 30 页。

55

[70] 中医研究院广安门医院呼吸组：同上，（一）第41页。

[71] 河南医学院组织胚胎、生物针麻科研组：同上，（二）第162页。

[72] 马振亚等（陕西中医学院）：同上，（二）第163页。

[73] 梁奇石：《陕西省针灸论文报告会参考资料》（资料21），1959。

[74] 王刚等：《哈尔滨中医》，1965，第7期。

[75] 西安卫生学校电针疗法研究室微生物科：《陕西省针灸论文报告会参考资料》（资料103），1959。

[76] 王雪苔引自朱琏著：《新针灸学》第365页，人民卫生出版社，1954。

[77] 严华等（上海中医学院附属岳阳医院针灸科）：《全国针灸针麻学术讨论会论文摘要》（一）第42页，1979年6月。

[78] 周才一等（上海中医研究所）：同上，（二）第164页。

[79] 章育正等（上海中医学院微生物教研组）：同上，（二）第164页。

[80] 汤慈美等（中国科学院心理研究所）：同上，（二）第13页。

[81] 刘敏芝等（白求恩医科大学生理教研室）：同上，（二）第28页。

[82] 孙公铎等（贵阳医学院生理教研室）：同上，（二）第17页。

[83] 孙明智等（哈尔滨医科大学针麻研究组）：同上，（二）第20页。

[84] 张家驹等（天津医学院针麻研究组）：同上，（二）第25页。

[85] 唐仲良等（复旦大学生物系）：同上，（二）第24页。

[86] 林葆城等（第二军医大学针麻研究基础组）：同上，（二）第21页。

[87] 罗弗荪等（中国科学院上海生理研究所）：同上，（二）第19页。

[88] 于英心等（北京医学院基础部针麻原理研究组、生理组）：同上，（二）第27页。

[89] 王绍等（白求恩医科大学生理教研室）：同上，（二）第29页。

[90] 江澄川等（上海第一医学院华山医院神经病学研究室等）：同上，（二）第16页。

[91] 张德星等（中国科学院上海生理研究所）：同上，（二）第15页。

[92] 王克模等（西安医学院针麻原理研究室主任侯宗濂教授）：同上，（二）第76页。

[93] 陈隆顺等（西安医学院针麻原理研究室主任侯宗濂教授）：同上，

（二）第 77 页。

[94] 赵国顺等（北京第二医学院针麻-脑学研究室）：同上，（二）第 80 页。

[95] 程珍等（西安医学院生理学教研组）：同上，（二）第 77 页。

[96] 黄承钧等（武汉医学院生理教研室）：同上，（二）第 93 页。

[97] 鲁祖荪等（北京市结核病研究所生化研究室）：同上，（二）第 132 页。

[98] 陈孟勤等（中国医学科学院基础医学研究所生理研究室）：同上，（二）第 92 页。

[99] 中医研究院针灸研究所生化组：同上，（二）第 92 页。

[100] 谢益宽等（中国医学科学院基础医学研究所生理室）：同上，（二）第 94 页。

[101] 葛子等（中医研究院针灸研究所）：同上（二）第 96 页。

[102] 曾兆麟等：《全国中医经络针灸学术座谈会资料选编》450 页，1959。

[103] 北京中医学院生理教研组：《北京中医学院学报》，1962，第 2 期。

[104] 莫浣英等：《全国中医经络针灸学术座谈会资料选编》219 页，1959。

[105] 兰州医学院病理生理教研组：《兰州医学院学报》，1959，第 2 期。

[106] 李孝光等：《西安医学院学报》，1959，第 8 期。

[107] 兰州医学院病理生理教研组：《兰州医学院学报》（报告一），1959，第 2 期。

[108] 同上。（报告二）。

[109] 《医学参考资料》，1974，第 4 期。

[110] 南京第一医学院生理教研组：《南京第一医学院学报》，1959，第 4 期。

[111] 安徽医学院针麻经络研究室：《中医药研究参考》，1975，第 7 期。

[112] 李伯宁：《江西中医药》，1960，第 3 期。

[113] 长滨善夫（日本）：《经络之研究》（中译本），1955。

57

［114］钱信忠：我国中西医结合针灸针麻科学研究的进展，全国针灸针麻学术讨论会资料，1979 年 6 月 1 日。

［115］袁善堂等：《武汉医学杂志》，1964，第 4 期。

［116］焦国瑞：《新中医》，1976，第 2 期。

［117］方云鹏：《上海中医药杂志》，1959，第 12 期。

［118］北京市第六医院皮肤科、经络组：《中医药研究参考》，1975，第 7 期

［119］焦国瑞：《新医药学杂志》，1978，第 11 期。

［120］张鸣九：《江苏中医》，1958，第 7 期。

［121］沈阳医学院针麻研究组：《新医药学杂志》，1973，第 8 期。

［122］中医研究院等：《全国针灸针麻学术讨论会论文摘要》（一）第 15 页，1979 年 6 月。

［123］李时珍（明代）：《奇经八脉考》。

第一章 传 染 病

一、急性传染性肝炎

【针刺法】

病例 100 例。均在临床上确诊为急性传染性肝炎，病程在 2 周以内，并剔除胆道疾患、肝硬化、慢性肝炎、血吸虫肝病、胰腺头癌、传染性单核细胞增多症等。全组病例按中医辨证分为以下三型：

1. 湿热并重型 症见胸闷腹胀，右上腹痛，恶心，食欲不振，全身乏力，小便黄赤如红茶样，大便干燥，巩膜、黏膜、皮肤黄染，舌苔白腻或黄腻，脉弦或滑。

2. 湿重热轻型 症见胸闷，乏力身重，食欲不振，泛恶呕吐，口淡不渴，渴不欲饮，小便短少，皮肤发痒，舌苔白腻或薄腻，脉濡缓或兼滑。

3. 热重湿轻型 症见发热，口渴饮引，身体乏力，右上腹痛，睡眠不安，大便干结，小便赤涩，舌苔白腻或薄黄，脉滑数或弦数。

治疗分2组进行：第1组50例，为单纯针刺对照组；第2组50例，为针刺辨证施治组。

治法

1. 一般处理 住院隔离治疗，按传染性肝炎护理常规执行护理。除针刺外，第1组酌予口服维生素 B、C，第2组每日口服茵陈1两（煎剂），其他药物均不予使用；对重危病例采用中西综合疗法抢救，不单纯使用一种疗法。

2. 取穴 ①第1组：ⓐ大椎、至阳、肝俞、胆俞、脾俞。均用泻法，采用迎随、疾徐法，留针15分钟（在第1疗程采

59

用）。ⓑ阳陵泉、足三里。均用泻法，采用提插、疾徐法，留针 15 分钟（在第 2 疗程时采用）。②第 2 组：ⓐ湿热并重型：大椎、至阳、肝俞、脾俞。均用泻法，采用迎随、疾徐法，留针 15 分钟。ⓑ热重湿轻型：至阳、涌泉。均用泻法，采用疾徐法，留针 15 分钟。ⓒ湿重热轻型：阳陵泉、足三里。均用泻法，采用疾徐、提插法，留针 15 分钟。

3. 疗程　6 次为 1 疗程。第 1 疗程每日针刺 1 次，第 2 疗程隔日针刺 1 次。一般以 12 次为一观察单位。因按隔离规定，平均治疗日为 20 天左右。

疗效　第 1 组 50 例中，痊愈者 22 例，基本痊愈者 24 例，无效者 4 例。第 2 组 50 例中，痊愈者 26 例，基本痊愈者 21 例，无效者 3 例。

奚永江：《上海中医药杂志》，1962，10：11

病例　206 例。男 109 例，女 97 例。年龄以 3～30 岁者为最多，其中儿童 125 例，成人 81 例。在症状与体征方面：以消化系统症状占多数，其中纳呆占 41.2%，恶心占 22.6%，呕吐占 24.5%，腹痛占 25.2%。全身症状中，黄疸占 100%，尿黄占 100%，发热占 25.7%，乏力占 37.3%。肝脏触诊：未触及者有 30 例，占 14.5%；1cm 以下者 2 例，占 0.9%；1～3cm 者 133 例，占 64.6%；3cm 以上者 41 例，占 20%；肝区压痛者 119 例，占 57.8%。脾脏触诊：未触及者 197 例，占 95.6%；1～3cm 者 9 例，占 4.4%。全组病例均作了肝功试验。所有病人均于黄疸出现后 10 天内开始针刺治疗，故不包括无黄疸型、迁延型、慢性型以及肝昏迷前期或肝昏迷的病例。

治法

1. 取穴　分 3 组：①第 1 组以中封为主穴，后溪、合谷、足三里为配穴。②第 2 组：中封、后溪。③第 3 组：中封。

2. 操作　一般采用泻法。在全部操作过程中，特别运用了复式泻法，即：针尖取逆经方向，一进三退，留针时间一般为20分钟，起针时不闭其孔。针刺后溪穴时，深刺达劳宫；针合谷穴时，可以合谷透劳宫。每日取单侧穴位治疗，左右交替轮换。2周为1疗程；必要时可再继续治疗1疗程。

3. 观察方法　206例患者住院后的饮食情况，基本上是一致的，每日总热量在2000～3000卡之间。对较重的病人，要求卧床休养；对轻症病人，允许在病区内走动。所有病例，开始时均采用第1组穴位针刺，至黄疸消退后，则仅用第3组穴位针刺。在治疗过程中，除因营养不良或其他情况给予支持疗法外，其余都未用任何药物。住院期间每日进行临床体检，每周作肝功能测定，直至出院。

疗效

1. 近期疗效　显著满意和满意的百分率，成人组为95.3%，儿童组为92.7%。

2. 远期疗效　显著满意和满意的百分率，成人组增加为96%，儿童组增加为98.9%。

3. 主要症状的消失　发热消失天数成人平均为4.2天，儿童为2.9天；纳呆消失天数成人平均为3.8天，儿童为3.2天；乏力消失天数成人平均为4.5天，儿童为3.5天；肝区痛消失天数成人平均为3.5天，儿童为4.2天。

4. 黄疸　近90%左右的病例，黄疸在半月内消失，成人组平均为10.1天，儿童组平均为8.9天，比黄疸自然消退天数（25～30天）显著缩短。

5. 肝肿消退情况　针刺前肝脏未触及者为30例，肝肿大在3cm以上者有41例；针刺后未触及者增加到177例左右，肿大至3cm以上者则下降至零。说明针刺对缩小肝脏有一定疗效。

6. 肝功能恢复情况　血清胆红素测定，在针刺1周后恢复者，成人组为48.2%，儿童组为60.8%；平均恢复正常周

61

数成人组为 1.8 周，儿童组为 1.6 周。麝香草酚浊度试验，在 2 周内恢复正常者两组均为 60% 左右，也有一部分长达 4 周以上才恢复正常的。脑磷脂胆固醇絮状试验，在 4 周内恢复正常者，成人组为 86.1%，儿童组为 94.4%。硫酸锌浊度试验，与前两项相仿。血清谷氨酸——丙酮酸转氨酶的恢复亦很显著，其中尤以儿童组更为突出，2 周即达正常者有 63.2%；成人组略差。

7. 随访情况　原定在患者出院后，每隔 1 个月、3 个月、6 个月及 1 年各复查 1 次，但因间隔时间较长，仅复查 208 人次，结果无 1 例再度有黄疸出现；肝脏比出院时增大者仅儿童组有 1 例；于出院时尚未恢复正常的病例，均有不同程度的缩小。脾脏保持正常，肝功能仅有少数病例尚未恢复正常，症状方面只有个别病例有乏力或食欲不振。

钟英等：《上海中医药杂志》，1962，2：23

病例　共 63 例。均系确诊为本病的住院病例。男 53 例，女 10 例。年龄在 15～40 岁之间，其中 15～30 岁者占 58 例。在症状和体征方面：63 例均有巩膜黄染，有乏力者 62 人，有肝区压痛者 61 人，有食欲不振者 33 人，肝大 1～4cm 者 53 人，有发烧者 49 人，有腹胀者 45 人，有畏寒者 38 人。在肝功测定方面：全组病例均作了黄疸指数、凡登白试验，胆红质总量测定、麝香草酚浊度试验、脑磷脂胆固醇絮状试验。

治法　63 例均属祖国医学中的"阳黄"症，治则以清热除湿，利胆消黄为主。

1. 取穴　①主穴：肝俞、胆俞、足三里、太冲。②随症取穴：发热加合谷；咳嗽加列缺、肺俞；胁痛加期门；腹痛加天枢；便秘加大肠俞；失眠加三阴交；腹胀加中脘。

2. 操作　用复式泻法，即针尖取逆经方向，一进三退，紧提慢按，留针 20～30 分钟。医针使用前后，必须煮沸 30 分钟以上，以避免交叉感染。

3. 观察方法 除较重病例须卧床休息外，一般病人均可在病区内走动。针刺治疗的病例，一律未用任何药物。每日进行临床体检，每 7 ~ 10 天作肝功检查，直至临床症状消失，肝功测定恢复正常或基本正常，自发病日起隔离期超过 30 日以上者，即达出院标准。出院后随访观察远期疗效。

疗效 全组病例符合出院标准者有 56 例。其余 7 例未达出院标准，改用药物或综合疗法，痊愈出院。痊愈 56 例病人，住院日数最短者 8 天，最长者 39 天，平均 21.6 天。黄疸消退日数，最短者 3 天，最长者 25 天，平均 10.9。肝功恢复正常天数，最短者 5 天，最长者 32 天，平均 17.4 天。肝区压痛消失天数，最短 3 天，最长 30 天，平均 8.1 天。远期疗效，经过 2 年零 2 个月的随访，肝脏无 1 例比出院时增大，亦未再出现黄疸，除个别病例有饮食稍差、身体乏力表现外，余无其他不适。对食欲稍差和乏力的病人，复查肝功时，均属正常。

成都市传染病医院刘瑞：《针灸杂志》，1966，2：34 ~ 35

63

病例 共 115 例。病程均在半月以内。全组病例按相似条件，分成针刺组 40 例，西药组 35 例，中西药综合组 40 例，进行分组治疗。

治法

1. 针刺组 ①取穴：中封、后溪、合谷、足三里。每日取单侧穴位针刺，左右交替应用。②操作：用提插补泻法；前三穴用泻法，足三里用补法，留针 20 分钟，共针 14 天。

2. 西药组：除口服维生素 B、C 外，另加 1 ~ 2 种保肝药。

3. 中西药综合组：用茵陈蒿汤加西药组药物。

疗效

1. 针刺组治愈率为 97.5%；西药组为 88.6%；中西药综合组为 90%。

2. 针刺组病人之主要症状于 7 日后消失，肝肿一般在 30 天左右扪不到，黄疸在治疗后 12 天消退，肝功一般在 33 天恢复正常。平均治疗日数较其他两组为短。

李景洲等：《上海中医药杂志》，1965，2：26～28

病例 共100例。均为急性病毒性黄疸型肝炎。绝大多数为青年男性患者。临床症状大都表现有消化道症状和全身症状，其中食欲减退者84例，腹胀者94例，疲乏者52例，右胁痛者28例。体征：肝肿大（肋下1.5cm以上）27例，脾肿大4例。肝功检查：黄疸指数增高（10单位以上）100例，谷丙转氨酶增高（100单位以上）95例，麝絮阳性（＋＋＋以上）58例，麝浊（8单位以上）28例。全组病例均有不同程度的肝功能损害。

治法

1. 取穴　足三里、合谷、三阴交（或中封），左右交替应用。

2. 操作　行强刺激，每次留针30分钟，隔10分钟捻转1次。每日针治1次。食欲恢复后停用合谷。

3. 疗程　10天为一疗程，每疗程间休息3天。未愈者继续第二疗程。第三疗程未愈者改用其他疗法。所有病例常规服用酵母片和维生素C。

疗效 100例中，治愈者96例。平均治愈天数为25.5天。一个疗程的治愈率为11%，二个疗程的治愈率为66%，三个疗程者为96%。治愈标准为：临床症状消失，肝在肋弓下1.5cm以内，肝功检查正常。黄疸指数平均恢复正常天数为12.2天，最短者3天，最长者53天。谷丙转氨酶降至正常的平均天数为20.1天，最短者5天，最长者43天。麝浊和麝絮恢复正常的平均天数，分别为23.1天和22.4天。认为针刺对本病的使用还只限于一般的轻型病例，对于病情较重者，还须强调综合治疗。

中国人民解放军第189医院传染科：《新医药学杂志》，1975，9：29

【穴位注射法】

治法

1. 取穴　肝俞、脾俞、足三里、天枢、气海、关元、中脘、下脘、大肠俞、小肠俞。

2. 药物　将大蒜去皮捣碎，加蒸馏水低压蒸馏，用其馏出液，再以蒸馏水稀释为 100 克大蒜制成 100ml 的大蒜液，密封于安瓿中备用。

3. 操作　每次选用 4～8 穴，按病情轻重每穴注射大蒜液 1～1.5ml，每日总量 5～10ml。每日注射 1 次。

疗效　共 50 例。全部治愈。经过治疗后，黄疸在 4～14 天消失者有 42 例；脑磷脂絮状试验在出院时除 2 例外，均逐渐恢复正常；麝香草酚浊度试验，出院时阳性者尚有 12 例。主要临床症状，如身体无力、食欲减退、肝大及肝区疼痛，多在 1 周内消失。少数病例在注射后有头晕感，未见到其他反应或毒性症状。

吴潮庆：《上海中医药杂志》，1964，2：11～12

65

附：传染性肝炎压痛点

病例　共 331 例，其中 282 例为住院病人，49 例为门诊病人。此外，又选择了其他病人 172 例（包括门脉性肝硬变、胆道疾患、继发性肝郁血等）及正常人 307 例作对照。

方法

1. 检查部位　阳枢穴（位于背部第 6 胸椎处，其范围上至神道穴，下至灵台穴，左右各抵第 6 胸椎之侧缘，其反应点以第 6 胸椎棘突处为最明显）。

2. 检查方法　压诊时应注意患者颜面表情，阳性者多有皱眉、唏嘘。当压诊为阳性时，其局部深层组织中可有剧痛、刺痛、胀痛、木胀、痠楚等不同反应。压诊局部如有外伤、瘢痕或病人原有神经过敏或兼有风湿痛者，常可影响压诊之正确性，应加注意。

结果 急性黄疸型传染性肝炎 98 例中，阳性者 87 例，占 88.7%。急性无黄疸型传染性肝炎 150 例中，阳性者 140 例，占 93.4%。迁延型肝炎 27 例中，阳性者 24 例，占 88.9%。慢性肝炎 56 例中，阳性者 40 例，占 71.4%。门脉性肝硬变 43 例中，阳性者 6 例，占 14%。继发性肝郁血 36 例中，阳性者 6 例，占 16.7%。胆道疾患 22 例中，阳性者 1 例，占 4.5%。正常人 307 例中，阳性者 8 例，占 2.6%。浮肿 22 例中，阳性者 4 例，占 18.2%。

何宏邦：《中医杂志》，1963，1:15

二、急性细菌性痢疾

【针灸法】

病例 共 30 例。其中急性菌痢 20 例，慢性菌痢 10 例。全组病例系由 200 余例急、慢性菌痢中不加选择地抽出之病例。自始至终单用针灸治疗。

治法

1. 急性菌痢 ①取穴：主穴：阴陵泉、天枢、足三里。配穴：兼表证者，兼刺大椎、曲池、合谷等。②操作：主穴用平补平泻法；兼表证者取用之配穴，均用泻法。待症状消失，湿热已净时，则宜调补脾胃，施用补法；并灸足三里、气海，以充实元气。初期每日针 2 次，症状控制后，每日针 1 次。7～10 次为 1 疗程。

2. 慢性菌痢 ①取穴：主穴：阴陵泉、天枢、足三里。配穴：久痢脾虚寒湿和脾肾虚者，加灸肾俞、命门、大椎、关元等穴。②操作：根据脾虚与湿热情况，采用平补平泻或补法，并选择足三里、气海、神阙、脾俞、大肠俞等穴施以艾灸。

疗效

1. 急性菌痢 20 例，全部治愈，平均治疗日数为 6.45 日。

2. 慢性菌痢 10 例，全部治愈，平均治疗日数为 12.3 日。

3. 治愈标准 ①临床症状消失；②大便每天 2 次以下，外观正常，镜检每高倍视野不超过 3 个白细胞；③疗程结束后，连续 3 次大便培养阴性；④直肠窥镜检查正常。

广州中医学院、某军医院：《广东中医》，1962，2：12

病例 共 40 例。男性 33 例，女性 7 例。年龄以青壮年占多数。全组均为急性病例，其中发病第 1 天入院者 18 例，第 2 天入院者 11 例，第 3 天入院者 7 例，第 4 天入院者 4 例。所有病例均为急性发病，绝大部分病人具有典型痢疾症状，其中发热者 21 例，里急后重者 29 例，有黏液血便者 38 例，全部病人均有腹痛、腹泻，大便次数多数为每日 10 次以上，最多者每日 50 余次。33 例有腹部压痛，部位多在左下腹部。37 例培养出弗氏杆菌，2 例培养出宋氏杆菌，阴性者仅 1 例。

67

治法

1. 取穴 主穴：阴陵泉（双）。配穴：外陵（双）；有高热者配内关。

2. 操作 一般以出现痠、麻、胀、痛为度，行针 1 小时左右，每隔 10～15 分钟行捻针或雀啄术 1 次，以强化刺激。每日针治 2 次，7～10 天为 1 疗程。治疗过程中除控制饮食外，全部病例未用任何抗痢疾药物。

疗效

1. 完全治愈者 18 例，不完全治愈者 17 例，未作结肠镜检查不能确定者 5 例（完全治愈系指临床症状消失、肠黏膜病变恢复、大便内细菌消失；不完全治愈系指肠黏膜病变未完全恢复）。

2. 全组病例，体温恢复正常日数，平均为 1.2 天；恶心、食欲不振、周身痠痛等均随同体温的下降而减轻或消失。腹痛消失日数，平均为 2.6 天。里急后重消失日数，平均为 2.24

天。便次恢复正常日数，平均为 3.3 天。大便成形正常日数，平均为 3.5 天，脓血亦随之消失。大便培养痢疾杆菌转阴日数，平均为 6.7 天。肠黏膜病变恢复情况，40 例中有 35 例于出院时作了结肠镜检查，肠黏膜病变完全恢复正常者有 18 例，尚有肠黏膜病变残存者有 17 例。此 17 例病变性质，呈卡他性浅表溃疡者 7 例，卡他性糜烂者 1 例，卡他性伴有点状出血者 9 例。

3. 在治疗过程中还观察了阴陵泉穴的压痛情况。在 40 例中，对 33 例进行了观察：发现双侧有压痛者占 21 例，左侧有压痛者 7 例，右侧有压痛者 2 例，没有压痛者 3 例。可见 90% 的急性菌痢病人阴陵泉穴均有压痛。故认为阴陵泉穴是治疗本病的主穴。此外，阴陵泉穴的压痛还见于结肠疾病，如非特异性溃疡性结肠炎、过敏性结肠炎、急性结肠炎。疾病治愈时，压痛即行消失。此问题如能确定下来，在结肠疾病的诊断及治疗上将有一定价值。

王刚等：《中医杂志》，1959，10：45

病例 共 59 例。男性 36 例，女性 23 例。年龄在 1～62 岁之间。体温正常者 16 例，37～38℃者 22 例，38.1～39℃者 14 例，39.1～40℃者 4 例。粪便肉眼观察有脓血便者 37 例，纯血便者 9 例，血加黏液便 10 例。大便次数，一昼夜 5～10 次者 24 例，20 次以内者 20 例，30 次以内者 4 例，40 次以内者 4 例，无数次者 4 例。全组病例均有：①临床症状均有腹痛、脓血便、里急后重，或伴有发热、头痛、关节痛、恶心呕吐等；②化验室痢疾常规检查，粪便培养均为阳性；③经络压痛，在足太阴脾经出现过敏点。

治法

1. 取穴 脾经过敏点（在三阴交穴之上约 1 横指处）、地机（在地机穴上下 5 分左右处）、阴陵泉（或在阴陵泉上下 5 分～1 寸处左右）。定穴时取仰卧位，两腿呈半屈状，以免长时间留针发生动摇。

2. 操作 一般应用泻法，采用逆经络捻针，双手同时进针，用食指向前、拇指向后的迎随捻转法。一般每日针 1 次，重者每日针 2 次，留针 30 分钟至 1 小时或 2 小时；在留针时间，每隔 20 分钟施用泻法 1 次。

疗效 56 例中，急性者 49 例，慢性者 7 例。

1. 急性菌痢经用本法治疗后，全部治愈（未用任何药物）。其中包括大便失禁 2 例，病情严重，经用上法加灸天枢、神阙、关元治愈。直肠脱垂 1 例，用刺肛法、灸百会、神阙、气海等，未投任何药物治愈。

2. 慢性菌痢 7 例，均为反复发作久治不愈者。初时用药物收效缓慢，经用上法治疗后获效显著，继续采用针药结合治愈。

3. 治疗次数，一般经 3~4 次可获治愈，但为巩固疗效，防止复发，最多针 5~7 次。住院日数，少者 4 天，多者 9 天，平均 6 天。

杨逢伦：《哈尔滨中医》，1962，7：23

病例 共 114 例。其中用针灸治疗 63 例，用磺胺胍治疗 30 例，用噬菌体治疗 12 例，用中药（芍药汤）治疗 9 例。另有健康带菌者（无临床症状，有痢疾既往史，大便培养 1 例为弗氏菌型，2 例为宋氏菌型），亦用针灸治疗。

治法 主穴：下脘、天枢、气海、关元、足三里。配穴：大便次数过多者，加神阙穴（隔盐艾绒灸）；发热者加大椎、合谷、曲池、阳陵泉、委中、复溜；头痛者加百会、上星、风池、风府；周身关节疼痛者加阳辅；后重大便不通者加支沟、天枢、阳陵透三里。

疗效 各组症状消失平均日数，针灸组为 3.2 日，磺胺胍组为 3.6 日，噬菌体组为 4.6 日，芍药汤组为 9.5 日。大便恢复正常日数，针灸组为 4.6 日，磺胺胍组为 6.2 日，噬菌体组

69

为 6.0 日，芍药汤组为 9.3 日。针灸治疗，除有高热者外，一般均为针灸并用，每日 1 次，在症状消失，大便恢复正常后，仍继续观察治疗 2 ~ 3 日，至大便培养阴性后为痊愈。带菌者的治疗，采用针灸并用，以灸为主，每日 1 次，取穴与急性菌痢相同，仅治疗时间较长，经 2 周治疗粪便培养转为阴性，随访 1 年，粪便连续培养 10 次，均无阳性发现。

张涛清:《中级医刊》，1959, 7:442

病例　共 24 例。均为成人患者。大部病人均有典型痢疾症状及体征，如腹痛、腹泻、里急后重、黏液脓血便等，腹部有压痛。15 例细菌阳性，其中 12 例为弗氏菌型，3 例为宋氏菌型。全组病例中有 2 例为慢性菌痢，分别有 8 ~ 12 个月病史，在院外曾服合霉素及黄连治疗未获显效。全组病例均为单用针灸治疗。

治法

1. 取穴　天枢、关元。

2. 操作　进针后以捻转及捣针法刺激，使产生麻、重、胀针感。进针深浅及刺激轻重，视病人腹壁厚薄及体质强弱而定。如有剧痛或晕针现象，即行停针或改用轻刺。多数病人于拔针后施灸，少数病人在留针时施灸，以灸至皮肤微红有灼热感为度。每日针灸 1 次，直至治愈。菌痢发烧者，只针不灸。孕妇禁针以免流产。

疗效　全组病例均经单用针灸治愈。主要症状平均消失日数：腹痛为 3.5 日，里急后重为 4 日，腹部压痛为 4.7 日，脓血便为 3 日，大便次数正常为 3.7 日，大便镜检正常为 3.6 日，大便培养转阴日数为 3.8 日。平均治愈日数为 3.8 天。疗效不亚于茶叶煎剂、黄连粉及磺胺等药物。

成都军区总医院传染科:《中医杂志》，1959, 8:22

治法

1. 取穴　主穴：天枢、大巨、气海、足三里。配穴：热重者配大椎、曲池、内庭；湿重者配阴陵泉、三阴交；寒湿者加艾条灸；后重甚者加长强。

2. 操作　用紧提慢按手法，留针 30～60 分钟。腹痛甚者，每隔 5～10 分钟行针 1 次。

疗效　共 195 例。治疗后痊愈者 169 例，占 86.66%；有效者 6 例，无效者 20 例。治愈病例平均治疗次数为 5.2 次。各项主要临床症状消失时间平均为 26.3 小时，腹痛为 2.6 天，里急后重为 2.7 天，大便恢复正常为 4.5 天，大便培养细菌阴转为 2.2 天。从治愈患者的临床症状和化验检查的改变观察，针灸不仅有明显的消炎作用，而且也表现出灭菌现象。

南京中医学院附属医院针灸科、中国人民解放军某医院传染科：《江苏中医》，1965，7：3～8

【电针法】

病例　共 38 例。均为急性菌痢。其中 31 例为住院病人，7 例为门诊病人。年龄最小者 19 岁，最大者 59 岁。病程在发病 5 天内入院者有 26 例，发病 10 天内入院者有 4 例，发病 20 天入院者有 1 例。全组病例均具有典型痢疾症状，如轻度至中度的腹部绞痛、大便次数增多、里急后重、脓血便，镜检有大量脓细胞及红细胞。大便次数多数在每日 10 次以下，最多每日达 60 多次。本组病例中有发热者 23 例，体温最高者为 39.4℃。全组病例均经 3 次以上检查未发现阿米巴囊包及滋养体；仅 9 例培养出福氏痢疾杆菌。

治法

1. 针刺部位　均在距离腰椎正中线两边 3～4cm 处；针刺深度视部位而定。①在第 1 腰椎上缘至第 3 腰椎之间，针刺深度为 5～8cm，至有麻木瘘胀感时为止，此处适当腰神经丛分布之处。②在第 1 腰椎至骶骨上缘之间，针刺深度为 1.5～3cm，至麻胀为止，此处适当腰神经后股分布之处。③第 3 腰椎以上为腰神经丛，包括髂下腹、髂腹股沟、生殖股及股外侧皮神经的起始部，若以长针刺在第 3 腰椎以上的腰神经丛，该处包括股神经及闭孔神经的起始部，患者常感同侧下肢有触电感，故不采用。

2. 用具　电针机为南昌市医药公司所售，输出电流为脉冲电流。医针为一般针刺用毫针。

3. 视患者耐受程度，给以适当电量，留针 30 分钟。患者入院当日即给予电针治疗 1 次，以后每日 1 次。10 ~ 14 日为 1 疗程。治疗过程中，除控制饮食外，偶尔应用对症治疗药物，全组病例未用任何抗痢疾药品。

疗效　38 例中，治愈者 37 例，另 1 例经电针 10 次脓血便无显著进步改用药物治疗。31 例住院患者，除 1 例无效外，其余 30 例住院日数，最短者 6 天，最长者 24 天，平均 12.5 天。针治次数，最少者 5 次，最多者 32 次，平均 11.5 次。主要临床症状恢复正常日数：①体温：入院时有发热者 23 例，在针治 3 日后体温降至正常者 21 例，其余 2 例在 37.3℃ 左右波动，1 ~ 2 天内即完全正常。②腹痛：38 例患者入院时均有明显腹痛，除 1 例无效外，31 例在 1 ~ 11 天内消失，平均为 4.1 天。③里急后重：38 例于入院时均有明显的里急后重，其中 37 例在 1 ~ 11 天内消失，平均为 3.2 天。④大便：38 例于入院时均有大便次数增加，除 1 例未见进步外，37 例均在 1 ~ 14 天内恢复正常，平均为 5.1 天。⑤脓血便：38 例于入院时均有典型脓血便，除 1 例无效外，37 例在 1 ~ 11 天内恢复正常，平均为 4.3 天。⑥痢疾杆菌转阴日数：在粪便培养为阳性的 9 例患者中，均在 10 日内转为阴性，平均为 4.6 天。

陈大谟等：《中医杂志》，1959，5：28

病例　共 84 例。年龄多在 10 ~ 50 岁之间。全组病例均有典型的脓血便、腹痛、里急后重。住院病人均进行了体温、血象和大便培养，有 45 例患者培养出痢疾杆菌。培养为阴性者，以典型临床症状及大便常规检查所见有中度以上的脓球、血球为依据。

治法

1. 取穴　以足三里、三焦俞、天枢为主穴；有高烧者加刺合谷，恶心呕吐者加刺中脘，小腹痛者加三阴交等。

2. 操作　有传导针感后，用电针机通电 30～40 分钟（陕卫式 7 型电针机），每日治疗 1～2 次。一般上肢头项及腹背部诸穴多采用抑制作用较强的脉动电流，下肢穴位多采用具有兴奋作用的感应电流。每次选用 4～8 个穴位。至治愈为止。

疗效　全组病例除有严重脱水者给予补液外，均未配合药物治疗。84 例均经电针治愈。治疗次数最少者 1 次，最多者 8 次，平均 2.6 次。对 45 例患者体温的观察，电针后一般在 24 小时内由 38～40℃ 恢复正常。对 18 例患者的血象观察，白细胞总数在 11,000～20,000 之间，电针后均在 24～48 小时恢复正常。对症状变化的观察，一般在电针后腹痛就能减轻或消失，大便次数多数患者在电针 1～2 次后减少，恶心呕吐减轻。对 67 例大便镜检的观察，均在电针 5～7 次后，红细胞及脓细胞消失。对 45 例大便细菌培养为阴性患者的观察，均在电针 5～8 次后转为阴性。

陕西省中医研究所阎德宽：《针灸杂志》，1966，2:28～29

【穴位注射法】

病例　共 48 例。均为急性菌痢。绝大部分为青壮年患者，均有典型之痢疾症状，其中 11 例伴有发烧。

治法　本组病例全部单独应用酒精穴位注射治疗，偶或施用对症药物及补液。除 8 例曾服过少量其他抗痢疾药物无效而改用本法治疗者外，其余 40 例在用本法前未用任何抗痢疾药物治疗。

1. 取穴　根据不同的病情和机体状况，选用下列两穴中的 1 个（双穴）。①天枢：本组病例大部采用此穴，对有发热等全身症状，而腹泻等局部症状较轻者，效果特别好。②二白

73

外穴：为二白穴之一，位于桡侧屈腕肌之外侧。此穴位置可因个体不同而略有差异，因此，取穴时可压迫桡骨与桡侧屈腕肌之间，取其压痛最显著处。本穴对里急后重、肛门坠胀有特别好的效果。对初起的、体质较弱而症状也较轻的病例（不发烧，腹泻次数较少，每日仅 4 ~ 5 次者），用此穴也有良效。

2. 药物　用 95% 酒精与 2% 盐酸普鲁卡因注射液 0.5 ~ 1.0ml 之混合液，注于选定的穴位，每 1 穴注入药液约 0.5 ~ 1.0ml。

3. 操作　垂直刺入 4 ~ 6 分深找到一定感觉后，即缓缓注入药液。注射间隔时间，主要根据针眼处于针后有无反应而定。针后于针眼处如无硬结、压痛，亦无自觉之胀痛痠麻等感觉者，可每日针治 1 次；针眼有反应者，可根据反应程度之差别，每日或隔日针治 1 次。直到腹泻停止或便次接近正常时为止。

疗效　全组病例均获治愈。退热时间最短者为 8 小时，最长者为 2 天，平均为 0.87 天。腹泻停止时间，最短为 12 小时，最长为 5 天，平均为 1.98 天；在 2 天内腹泻停止者有 36 例，占 75%。治疗次数，平均为 1.25 次，其中针 1 次治愈者有 39 例，占 81.2%。从本组病例看，本法疗效比单纯针灸、电针、磺胺等疗效为好，也不逊于合霉素、黄连素的疗效。

曾隆商：《广东中医》，1962，7：24

病例　共 87 例。其中急性菌痢 53 例，慢性菌痢 34 例。全组病例，均为成人患者。

治法

1. 取穴　关元、气海、天枢，足三里（双侧交替注射）。

2. 药液　以 0.1% 黄连素注射液 5ml 加 1% 奴弗卡因 5ml。

3. 操作　按穴位注射法要求，在针刺得气后，缓慢注入 0.5ml 药液。拔针要快。每天治疗 1 次，连续 7 天为 1 疗程。

疗效　急性菌痢的治愈率为 87%，平均疗程为 1.69。慢性菌痢的治愈率为 68%，平均疗程为 1.76。在临床症状与体征变化方面，以体温变化最快，平均在 12 小时内降至正常。腹泻、腹痛、脓血便及里急后重在 1~6 天消失者达半数以上。

高树仁等：《广东医学》（祖国医学版），1965，2:26

病例 共 200 例。均为急性菌痢。以普通型为主，临床表现有发热、腹痛、腹泻、里急后重、脓血便。粪便镜检有红细胞、白细胞、脓细胞及吞噬细胞。部分病例细菌培养阳性。

治法

1. 取穴 天枢、足三里，均为双侧。取仰卧位，两下肢自然屈曲。

2. 药物 穿心莲注射液，每穴注入 0.5~1.0ml，每日 1 次，至所有症状消失及粪检正常时为止。亦可于药液中加入 0.5%普鲁卡因适量，可减轻疼痛而不影响疗效。在有针感时推入药液，疗效更佳。

3. 对于伴有脱水之患者，应同时常规补液。

疗效 本组病例，一般经 1~3 次穴位注射即可治愈。其中经 1 次穴位注射后，症状和体征消失，粪便镜检正常，细菌培养转阴者，占 72.8%；经 2 次治疗痊愈者，占 96.2%。仅有少数病例须经 3~4 次治疗后，方可痊愈。

李光弟：《中华医学杂志》，1975，2:140

附1：针刺及电针对急性菌痢患者的白细胞总数及吞噬机能的影响

用针刺及电针治疗急性菌痢 20 例，在针后不同时间进行白细胞总数及分类计数的检查，未发现白细胞总数及嗜中性分叶核白细胞有显著增高现象。又用针刺、电针各治疗 15 名，药物治疗 25 名，观察治疗前后嗜酸性白细胞计数变化，认为其消长情况对预后判定有一定意义。针刺和电针组恢复最快，药物组较慢，认为此点可能是针刺和电针通过神经系统增强机体的防御机能使疾病恢复而在血液方面的表现之一。

此外，又观察了白细胞吞噬机能的变化，共选成年病人46例，分为针刺、电针、药物三组，另有正常人15名作为对照。发现针刺组及电针组白细胞吞噬指数比药物组明显增高。因此初步认为针刺和电针治疗本病的机制是通过神经系统增强了机体免疫机能，从而治愈的。

王刚等：《哈尔滨中医》，1965，7：31～35

附2：艾灸对实验性痢疾之疗效观察及其机制之探讨

用典型弗氏痢疾菌株注入豚鼠体内作实验，在肯定疗效的基础上，探讨艾灸治疗菌痢的作用机制。

方法 在动物机体内造成痢疾性膀胱炎症，就其传染过程及以腹腔内注射法引起的中毒过程进行观察。实验组分为：感染组；灸后感染组；感染后灸组；艾灸组（对照组）；痢疾毒素中毒试验组。

结果

1. 感染前或感染后施以艾灸，均能延长动物的生命，尤以感染前施灸者为著。

2. 感染后施灸的动物有比较明显的发热反应，在感染后持续2天。未灸的动物在感染后的第2天，体温均明显下降。

3. 感染后施灸的动物，在感染后第1天大部分动物粪内不带痢疾杆菌，亦无血尿。

4. 经艾灸治疗的动物（尤其是灸后感染者），其膀胱炎症较轻。

5. 施灸的动物在膀胱感染后48～72小时，其肠系膜淋巴结、肝脏、脾脏、肾脏及大肠等内脏组织，未培养出1个细菌；而在对照组，由不同的脏器、组织内皆能培养出痢疾杆菌。这明显地说明艾灸似能刺激动物机体内之网状内皮细胞活动。因此迅速地促进感染豚鼠痢疾杆菌很快的排出体外。

6. 施灸后的动物在不同时间内取尿培养，其细菌出现的数量较对照组为少。

7. 感染后 96 小时之对照或实验豚鼠，其内脏组织皆能培养出痢疾杆菌，可能与施灸后时间较久，艾灸对机体失掉效能，或由于动物个体差异有关。艾灸对于 25 号豚鼠不能引起其机体之变化。

杨贵贞等：《吉林医大学报》，1959，4:1~8

三、中毒性痢疾

【针刺综合疗法】

病例 共 45 例。本组病例之诊断标准为：发病急，高热，半昏迷，腹痛，灌肠得脓血者；严重病例有心音弱，心律不整，面色苍白或面色晦黯，血压下降，个别病例有体温不高，四肢厥冷，呼吸循环衰竭，呕吐咖啡色吐物等症状。实验室检查：白细胞正常或稍高，中性 60%~80%。大便培养有 3 例培养出贺氏杆菌，9 例培养出福氏杆菌（培养阳性率低之主要原因，是由于留大便送培养不及时，有的则是已经抗菌素治疗 2 日）。本组病例共分 3 型：

1. 一般型 共 18 例。具有高热，惊厥，面色及口唇稍暗，精神不振或呈半昏迷状态。

2. 重症型 共 12 例。具有下列 4 条以上者：①高热，惊厥次数较频繁者（3~5 次以上有持续抽风趋向）；②出现哭泣样呼吸及呼吸较浅表者；③面色苍白灰暗，口唇青紫者；④半昏迷以至昏迷，全部反射迟钝者；⑤循环衰竭，血压下降者；⑥有严重不同程度的呕吐，或带有微量的咖啡样吐物者。

3. 极重型 共 15 例。具有下列 4 条以上者：①深度昏迷，全部反射消失，或伴有瞳孔散大者；②持续不断惊厥或惊厥频繁者；③面色死灰，口唇青紫者；④呼吸浅表不整，或有间歇性停顿者；⑤循环衰竭，血压下降者；⑥大量胃出血或有持续不断胃出血者。

治法

1. 控制高热　大部采用针灸与刮法结合进行。①针刺：主穴取大椎，以三棱针速刺出血后，于针眼处叩上半个花椒皮，以胶布固定；并配用大杼、间使。如1小时热不下降，可加刺神门、内庭、侠溪，留针10分钟。②刮法：用小磁盅蘸麻油及少量温水，由风府至大椎，由大椎至长强，各刮一道；由脾俞至白环俞，两侧各刮一道；以刮至青紫为度。如有四肢厥冷者，可加刮委中、尺泽，两侧各刮一道。经上述处理后，一般于20～40分钟，体温下降摄氏1～2℃。此法对体温在摄氏39～40℃以上者有效，对体温在摄氏38℃左右者并无降热作用。

2. 制止惊厥　除3例用过一般剂量的水合氯醛灌肠，1例用过2次鲁米那外，其余为全用针灸止痉。取穴：合谷、内关、涌泉、下巨虚、百会、印堂、人中、素髎，捻转2～3分钟，留针20～25分钟。一般于针后2～5分钟抽风停止，针2～3次后不再抽风。但遇有1例顽固患儿（住院较晚），经上述穴位针治数次无效，最后加刺风府，抽风立止，未再发作。

3. 抗呼吸衰竭　遇有哭泣样呼吸出现时，立即针刺迎香、身柱、承浆、少商，一般在针后10～30分钟，呼吸变为规则，继续再针2～3次，以巩固疗效。遇有呼吸浅表而不规则，或有间歇性呼吸停顿时，除用上述穴位外，还须加刺扶突、风池等穴。本组病例中，有12例加用了尼可拉明注射液。

4. 抗循环衰竭　对血压下降至70mmHg（收缩压），并有继续下降趋势时，则针刺十宣、曲池、尺泽、委中、内关、素髎、人中、百会、昆仑、上巨虚、侠溪，留针20～30分钟。一般于针后10～30分钟，血压由60上升至70～90mmHg左右；仅有2例加用正肾上腺素静脉点滴。

5. 液体治疗　初治用 10% 葡萄糖液 300～500ml，加 N/6 乳酸钠按每公斤体重 10～20ml 计算，静脉 1 次滴完后，再继续滴入 5% 葡萄糖水或生理盐水。液体剂量视病情需要而定，一般按每日每公斤 80～120ml 计算。所有病例大部分都常规地使用了乳酸钠，因约有 2/3 的病例作二氧化碳结合力测定，发现都有不同程度的酸中毒。

6. 血浆　有 1/4 的病例静脉输入 60～100ml 血浆，以补充营养，增加免疫力及抗毒、抗休克作用。

7. 抑菌　大部分用氯霉素治疗，按每日每公斤体重 30～50mg 计算，分 4 次（每 6 小时）口服或注射 1 次。

8. 其他　补充维生素，吸痰。尿潴留患者应用针灸治疗，大都于针后 2～10 分钟排尿；常用穴为关元、气海、小肠俞、膀胱俞等。发绀时针刺兑端、人中、承浆、陶道，针后大部分青紫消失。个别病例应用了氧气吸入。

疗效　针刺对降热、止痉、抗呼吸循环衰竭等方面有显著疗效。经用上述方法治疗后，45 例中仅 1 例死亡，其余均获治愈，死亡率下降至 2.2%。

秦化理：《全国中西医结合研究工作经验交流会议资料选编》

（内部资料）255 页。人民卫生出版社，1961

四、阿米巴痢疾

【针刺法】

病例　共 13 例。全部病例均经确诊，针前未作过任何药物治疗。

治法

1. 取穴　主穴：天枢、石门、足三里。配穴：曲池、下脘。

2. 操作　用重刺激法，得气后留针 30 分钟以上，每隔 5 分钟捻针 1 次。每天针治 1～2 次。其中 1 例用穴位封闭法。

疗效 13 例中，痊愈者 11 例，好转者 2 例（症状显著减轻后自动改用药物治疗）。针治次数，最少者 2 次，最多者 14 次，平均 6 次。大便次数及形态平均 3.5 天恢复正常。体温平均 10 小时恢复正常。粪检阿米巴原虫转阴时间平均 2.6 天；阿米巴滋养体或包囊体均能使之消失。出院后经过 40 天到 1 年的随访，无 1 例复发。

朱琼昌：《福建中医药》，1965，1:5

病例 张某，男，13 岁。于 1959 年 2 月 19 日入院，确诊为阿米巴痢疾。于同年 3 月 11 日出院。

治疗 入院后即采用中药"茶蒜饮"：每日茶叶 75g，大蒜 1 头捣成泥状，用白开水冲服，分 3～4 次饮用。但在治疗中由于护理人员掌握不够具体，每日只给茶叶 10g，大蒜质量欠佳，故在 10 余日的治疗中疗效不显著，症状未见好转。于 3 月 1 日大便镜检时仍检查到阿米巴原虫，每日大便 3～4 次，有血无脓。故改用针灸治疗。取穴：内关、合谷、中脘、天枢、大横、关元、隐白、足三里、大肠俞、小肠俞等。操作采用泻法，留针 30～40 分钟；起针后，重灸神阙、天枢、大横、关元、足三里，以局部皮肤潮红为度。每日 1 次。经 3 次针灸后，患者一切好转，大便每日 1 次为黄色软便，食欲良好。继续针灸 2 次，患者完全恢复正常。大便镜检 3 次均为阴性。痊愈出院。认为针灸治疗本病，必须在针灸时重用灸法。天枢、大横、关元、足三里、隐白等为治疗本病之主穴，其他穴位可随症选用。

杨逢伦等：《哈尔滨中医》，1960，9:73

五、肠 伤 寒

【针刺法】

病例 共 31 例。男 24 例，女 7 例。年龄自 1～45 岁。本组病例因系初步观察针灸对本病之疗效，故仅限于一般病情不

80

很严重的病例；对伤寒毒血症较严重者未用本法治疗，对已经在院外经过治疗及长期服用抗菌素的患者，因难于判定疗效，故亦未用本法治疗。全组病例临床上均有本病的临床症状及体征，全部患者在入院前均有较长时期发热不退现象，体温自37.5℃～40℃以上不等，其中以38℃～40℃者为多，占77.4%。患者于入院前及入院期间，均有不同程度的临床症状，大部分患者均有头痛，情绪淡漠，体征上有舌苔，肝或脾脏肿大，部分患者间有腹泻、耳聋、耳鸣、腹痛及皮疹或合并支气管炎的症状。血象方面，白细胞总数大部分稍有降低或明显减少的现象，部分尚在正常范围。31例中均呈阳性伤寒血清凝集反应，全部伤寒血清凝集反应 O 或 H 均为 1/160 以上的阳性，其中 4 例高达 1/1280 至 1/2560。有 1 例呈副伤寒丙的阳性凝集反应，其余 30 例均为正伤寒的阳性血清凝集反应。

治法

1. 主穴　商阳、合谷、足三里，均取双侧，只用针刺未用艾灸。捻转进针后，留针 15 分钟。留针时可进行捻针，以加强刺激。大部患者均有显著麻木感。个别小孩患者由于不合作，故缩短留针时间或不留针。每日针治 1 次。以针后热退稳定 3～5 天停针。

2. 配穴　①对于合并臌肠者，除针刺上述穴位外，加针中脘，灸膻中、神阙、气海等穴。②对有尿潴留者，加针（或灸）肾俞、膀胱俞、气海、关元、曲骨等穴。

3. 除针灸外，辅助治疗以补充维生素 B、C 及葡萄糖口服或注射，有些病例还给予静脉补液。高热患者则予以降温等对症处理。

疗效　经针刺治疗后，痊愈者 25 例，占 80.6%；好转而未退热者 1 例，占 3.2%；无效改用药物治疗者 6 例，占19%。1 例于针刺后当日退热，未予肯定疗效。针刺后大部患者于 1～15 天内退热，退热时间在 16 天者仅有 1 例。治愈标

81

准是：在针刺后体温下降至正常且稳定，临床症状好转并逐渐消失，食欲好转，肝脾较入院时缩小，并有2次以上大小便培养均未发现伤寒杆菌，再观察一个时期，未见有再度发热征象，即作痊愈出院。

广州市传染病院：《全国中西医结合研究工作经验交流会议资料选编》（内部资料）251页。人民卫生出版社，1961

病例 共303例。全组病例系根据流行病学资料及临床症状，如长期持续发热、精神淡漠或谵妄、相对缓脉、玫瑰疹、腹肿脾大、白细胞减低等，部分病人作血、粪便培养及伤寒血清凝集反应，确诊为本病。

治法 根据祖国医学论述，认为本病在病理上所牵涉的范围有太阴、阳明、厥阴、少阳四经。提出针灸治疗本病方法如下。主穴：曲池、合谷、足三里、陷谷、悬钟、大椎、复溜、期门、脾俞、大肠俞、中渚。以上各穴在伤寒各期中均可应用，其共同点以泻阳热，治疗头痛，腹泻，腹痛，鼻衄及热入血室等。配穴：高热不退者，取曲池、合谷、大椎、阳陵、风门、中渚、内庭、陷谷、三间、十宣，平流电针治疗，以上穴位以泻热邪，如果热仍不退，可用三棱针十宣放血，以泻热毒，如高热再不退，给以平流电针刺激，以达镇静作用。人事不省者，取曲池、合谷、足三里、人中、百会、十宣或十二井，如热入营分，心与包络受邪尤重者，除针泻热穴以处，加针十二井，以泻十二经之温热，并针人中、百会，以省其神。伤寒不语者，取廉泉、哑门。小便不通者，取阴谷、三阴交、中极、关元。腹泻者，取中脘、天枢、内庭、足三里。便秘者，取支沟、大肠俞，或照海、章门。头痛眩晕者，取头维、太阳、拈竹、风池、合谷。胸满者，取内关、足三里、尺泽。肠出血者，取上星、百会、大肠俞、厉兑、承浆、隐白。耳聋者，取翳风、听宫、听会、合谷。腹痛腹胀者，取天枢、足三里、幽门、中脘、滑肉门。抽风者，取百会、风池、十宣。发

82

狂者，取大椎、合谷、复溜、行间。

疗效 303 例中，经针灸治疗后，治愈率为 93%。举例：患者田某，女，17 岁，学生。于某年 9 月 22 日晚 10 点 40 分入院。主诉 8 天前开始头痛，干呕，发烧，午后热甚，四肢无力。体温 39.6℃，脉洪数，舌有薄苔，发育营养一般，心肺正常，肝脾扪不到，下腹部有轻度压痛点，小便黄赤，大便燥结，精神烦躁，神昏谵语。化验检查：伤寒血清凝集反应阳性，白细胞总数 5,300。确诊：伤寒。治疗：取穴合谷、中渚、悬钟、曲池、陷谷、拈竹，留针 15 分钟。针刺后 15 分钟神志开始清醒，头痛、谵语停止，但尚有头晕感觉。针后 2 小时体温降至 36.7℃。23 日症状全部消失，体温正常。观察 4 天未曾复发。于 26 日转入隔离室。

献县普济医院：《河北省针灸技术经验交流会议资料汇选》（内部发行），95 页。河北省中医研究院等合编。1959

【穴位注射法】

病例 共 37 例。本组病例的诊断，除急性热性病程、黄褐色舌苔、耳聋、伤寒状态、蔷薇疹及疹痕、脾脏肿大等临床症状外，尚有骨髓、血、尿、粪便培养伤寒杆菌阳性，伤寒血清凝集反应阳性（160 倍以上）及白细胞总数减少等依据。其各项化验之结果为：骨髓培养阳性占 60%，血培养阳性占 46.6%，粪便培养阳性 13.4%，尿液培养阳性 1.9%，伤寒血清凝集反应 160 倍以上者占 67.5%，白细胞总数在 2001～6000 之间者占 70%。

治法

1. 取穴 ①氯霉素穴位注射组，取期门、足三里、大椎、外关。②普鲁卡因穴位注射组，取大椎、足三里、期门。③每次用 1 穴。

2. 用具 2～5ml 注射器及 16～18 号针头和所需药物。

3. 操作 通过无菌操作将药液吸入注射器内，并将选好

83

之穴位作常规消毒。将注射针刺入穴内所需之深度后，用捻转或提插法，待产生针感后徐徐推入药液。随后用消毒棉球垫在针头处迅速将针拔出，用棉球轻揉针孔，以防药液溢出。本法之操作要点，须待产生针感后再推入药液。针期门穴时可用斜刺法以免刺伤肝脾。

疗效 氯霉素穴位注射组 28 例，有效 15 例，无效 13 例。普鲁卡因穴位注射组 9 例，有效 4 例，无效 5 例。期门、大椎、足三里、外关，对本病之效果，以前 2 穴为佳。有效 15 例中，有 5 例再发。

费延升等：《哈尔滨中医》，1960，3：27

附：肠伤寒尿潴留

【针刺法】

治法

1. 取穴　中极、曲骨、阴陵泉、三阴交、足三里、兑端等。针治时，按此顺序进针。

2. 操作　患者仰卧屈膝，常规消毒后，用 28 号毫针依次在穴位上缓慢进针，达到一定深度，待患者产生酸麻感时（如中极穴酸麻至前阴部），再上下提插，然后向左或右一侧旋捻留针，并每隔 5 分钟施用泻法 1 次。留针 15～20 分钟后迅速起针，不闭针孔。如果患者体虚、脉搏沉细无力、体温下降、身体有汗者，可用平补平泻法，留针时间同样每隔 5 分钟提插 1 次。起针后在患者下腹部按摩 15～20 次，以助排尿。

疗效 共 16 例。均经 1 次治疗痊愈，且无 1 例复发，效果迅速可靠。针后排尿量为 400～1000ml。10 岁以下的患者，在留针时即能排尿；30 岁以内的患者，起针后亦能排尿；老年患者在起针后 30 分钟至 1 小时才能排尿。针刺不仅可以迅速排尿，且对全身病情也有良好影响。

杨逢伦等：《中医杂志》，1959，8：41

六、流行性乙型脑炎及其后遗症

【针灸法】

病例 本组病例共收治流行性乙型脑炎及其后遗症 420 例，其中男 314 例，女 106 例。年龄 1～5 岁者 147 例，6～10 岁者 118 例，11～20 岁者 44 例，21～30 岁者 46 例，31～40 岁者 27 例，41～50 岁者 23 例，51～70 岁者 15 例。

治法

1. 抽搐 风府、百会、四神聪、人中、大椎、身柱、天柱、合谷、太冲、间使、后溪、劳宫、长强、涌泉、十二井或十宣出血。用泻法，留针 30 分钟，必要时可留针 2～4 小时。

2. 高热、昏迷 十二井或曲泽、委中（刺出血）、人中、百会、风府、大椎、劳宫、涌泉。用泻法，浅刺，留针 10～20 分钟。

3. 头痛 头维、风府、百会、攒竹、太阳、风池、外关、列缺、合谷、上巨虚、下巨虚、申脉。用泻法，留针 30 分钟左右。

4. 呕吐 内关、中脘、风府、风池、足三里、合谷、金津、玉液。用泻法或平补平泻法，留针 15～30 分钟。

5. 尿潴留 中极、曲骨、阴陵泉、三阴交。用泻法雀啄术，留针 20～30 分钟。

6. 腹胀腹泻 中脘、天枢、关元、足三里。用平补平泻法，留针 20～30 分钟。

7. 狂躁 风府、大椎、身柱、百会、神门、内关、合谷、太冲、中冲、少冲、足三里，十宣出血。用泻法。风府、大椎[按]留针 30 分钟至 1 小时左右。有后遗症精神异常者，治疗时应清其余热，先用三棱针刺少冲、中冲出血，余穴均用泻法。

8. 面瘫、瘫痪 面瘫取颊车、地仓、合谷。瘫痪取肩髃、曲池、合谷、肩中俞、肩外俞、外关、支正、环跳、阳陵泉、绝骨、足三里、委中、昆仑。用平补平泻法，留针 5～10 分钟。

9. 失语　百会、哑门、风府、天突、廉泉、金津、玉液、合谷、关冲。先用三棱针点刺金津、玉液出血，泻其余热，清其肺络。再针余穴，均用平补平泻法，留针 20～30 分钟。

10. 失明　睛明、拈竹、丝竹空、鱼腰、风池、合谷、光明、肝俞、肾俞。用平补平泻法，留针 20～30 分钟。

疗效

1. 本组病例的临床症状包括抽搐、高热、昏迷、头痛、呕吐、尿潴留、狂躁及后遗症瘫痪、失语、失明、精神异常等。在疗效上以抽搐、头痛、呕吐、尿潴留、狂躁、瘫痪、失语等最为明显。以 1956 年病例为例，抽搐者 218 例，治愈者 196 例，占 89.9%；头痛者 73 例，治愈者 67 例，占 91.8%；呕吐者 210 例，全部治愈；尿潴留者 36 例，全部治愈；狂躁者 35 例，治愈者 32 例，占 91.4%；失语者 76 例，治愈者 69 例，占 90.7%；腹泻者 26 例，失明者 5 例，全部治愈。

2. 体会　①高热、昏迷、抽搐（惊厥）是本病急进期的三大重要环节，故治疗上的意义尤为重要。本组病例采用针刺防抽及止抽，效果均好；对持续抽搐者，往往针后立即止抽。对高热及昏迷效果亦好，遇有高热稽留不退，扪之头热而手足厥冷，脉沉细微者，即为抽搐之先兆，应用泻法针刺之，不可当虚寒而补之。临床证明，针刺风府、人中、大椎、曲池、合谷及十宣或十二井出血，有降热、醒脑作用。②本病头痛如劈者，应迅速抑制头痛，取上巨虚、下巨虚、头维、太阳、曲池、合谷等，收效很好。本病在急进期的头痛，似属阳明经病症，故刺本经穴位往往有特效。对狂躁者，刺阳明经各穴，如足三里、厉兑等有效。对高热不退的狂躁病人，刺十二井，或委中、曲泽出血即愈；针百会、风府、大椎、身柱，效果亦好。如遇呕吐不止者，立即止吐亦属重要，否则服药饮食均被吐出，影响治疗，针刺中脘、内关、足三里、风府等穴，往往立即止吐。③针刺对本病后遗症疗效最好。1958 年份的患者出院时完全消灭了后遗症，全部治愈。针刺失语症，先用三棱针点刺金津、玉液出血，再用平补平泻法针刺其余各穴，可收良效。针刺治疗本病之后遗症，应采用泻法或平补平泻法，而不能施用补法。具体操作是先针健侧，用泻法，捻转出针即可；然后再针患侧，用平补平泻法，留针 5 ~ 10 分钟左右。④认为针刺对本病疗效良好，是治疗乙型脑炎不可缺少的疗法之一。针刺对本病后遗症的疗效胜过药物，并有单独治愈之效力。

按：原文对风府、大椎两穴之针刺深度为 1.5 ~ 2.0 寸。此为深刺法，须按深刺要求操作，不可滥用此法，以免发生严重事故。有关问题可参阅河北省精神病院发表的《风府治疗精神病的几点介绍》（见《新中医药》1956，7:13）及其有关报告。

杨逢伦等：《中医杂志》，1959，5:17

附 1：乙型脑炎后遗症吞咽困难

【针刺法】

病例 共 35 例。男 16 例，女 19 例。年龄 3 ~ 5 岁者 23 例，6 ~ 9 岁者 12 例。病程 11 天者 1 例，20 天者 3 例，30 天者 10 例，40 天者 11 例，49 天以内者 10 例。本组病例在治疗前曾以糖水及饼干试喂，均属绝对不能吞咽，且大部为病程较长而未能自行恢复吞咽功能者。

治法

1. 取穴 天突*、人迎*、金津、玉液、合谷*风府（有*号者为每日必用穴位）。

2. 操作 常规消毒后，用 28 号毫针缓缓刺入。当针至应达深度的 1/3 时，用紧提慢按法，上下提插 9 次；俟产生针感时，将针进入 2/3 处，如法提插，待针下沉紧时，再将针进至应刺之深度，再按上法提插后，在针柄上以指甲轻刮数下，即迅速出针。针刺人迎穴时，应将颈总动脉压于押手之下，针体约呈 45 度角倾斜，针尖向甲状软骨，以免刺中颈总动脉。针天突穴时，针体也应尽可能与气管平行，以免刺破纵膈障，深度一般为 5 分。每日针治 1 次，6 天为 1 疗程；停针 1 天，继续第 2 疗程，直至出院。

疗效　治疗后痊愈者 18 例，占 51.4%；近愈者 11 例，占 31.4%；好转者 3 例，占 8.6%；无效者 3 例，占 8.6%。针治次数，在 60 次以内见效者预后较好，一般可获痊愈或近愈。抽痉天数与疗效似有很大关系。3 例无效病例，入院后抽痉天数分别为 15 天、250 天、419 天（后 2 例包括小抽搐）。昏迷天数与疗效亦有关系，凡昏迷持续在 149 天以上者，则无痊愈例。无效病例亦均为长期昏迷患者。

夏廼卿：《上海中医药杂志》，1963，8∶29

附 2：脑炎、脑膜炎后失明

【针刺法】

病例　共 10 例。其中脑炎后遗症者 3 例，脑膜炎后遗症者 7 例。全组病例均系 14 岁以下儿童。

治法

1. 取穴　分 3 组，轮换使用。①风池、丘墟、绝骨、太冲、外关。②合谷、臂臑、临泣、光明。③睛明、阳白、络却、足三里。

2. 操作　用补法，留针 3 ~ 5 分钟。每日 1 次，10 次为 1 疗程。一疗程完了后，改为隔日 1 次。

疗效

1. 完全失明者 7 例，其中痊愈者 6 例，显效者 1 例。

2. 视力重度模糊者 3 例，全部治愈。

3. 平均治疗次数，前者 18 次，后者 6 次。举例：患者卞某，男，14 岁。患流行性脑膜炎入院。入院时神志昏迷，躁动不安。经用磺胺药物及激素等疗法，脑膜炎症状逐日好转，但在神志清醒后第 3 日，主诉视力模糊，第 4 日完全失明。经眼科会诊，双侧眼底未见异常发现。此后，每日针治 1 次。取穴合谷、风池、睛明、臂臑、光明等穴。第 8 日起，患者能辨视自门窗透入之阳光及夜间的灯光。第 16 日，患者能清晰辨认距其 5 尺的扑克牌数字，视力恢复正常。共针治 17 次痊愈出院。

苏尚毅：《江苏中医》，1961，3:28

七、疟　　疾

【针灸法】

病例 治疗组 270 例，预防组 22 例。治疗组中，男 142 例，女 128 例。经血象检查，均为间日疟。所有接受针刺治疗的患者，均未用任何药物。

治法

1. 取穴　疟门穴（位于中指与无名指岐骨间的凹陷部，即第 4～5 掌指关节前陷中）。

2. 操作　取穴时嘱患者两手四指并拢，作轻力握拳式；然后术者用左手食指作押手固定穴位，即可徐徐将针刺入。进针时，常规消毒，以 15 度角（针尖向掌心）将针刺入 8 分至 1 寸深，施以旋捻手法，待有强烈疲胀感后，留针 20～30 分钟（根据情况也可适当延长留针时间），在留针期间每隔 5～15 分钟捻针 1 次，使酸胀感持续存在，以达治疗目的。

疗效

1. 治疗组 270 例中，针治 1 次治愈者 195 例，占 72.3%；2 次治愈者 58 例，占 21.5%；3 次治愈者 5 例，占 1.84%；4 次治愈者 1 例，占 0.37%；不明者 10 例，占 3.2%；无效者 1

例（针2次），占0.37%。

2. 预防组22例中，连续发病1~3年者4例，针治后观察2年未再发病；发病4~5年者10例，针治后观察2年未再发病者3例，观察3年未再发病者7例；发病6~10年者8例，观察3年均未发病。

朱复林等：《江苏中医》，1961，11：32

病例 共50例。男37例，女13例。年龄在17~66岁之间。全组病例，除1例为三日疟外，其余均为间日疟。经大多数患者为间日发作，3例为每日发作，1例为不定时发作。所有病例均为住院患者，在血涂片中均找到疟原虫1次以上。病人住院后内科常规护理，在施行针刺治疗前，未服任何中西治疗疟疾的药物。

治法

1. 取穴 主穴：大椎、陶道、合谷。配穴：间使、后溪、中脘、足三里。

2. 操作 用捻转法或配以刺入捻进法，留针15~30分钟，以轻捻慢提法将针拔出。

3. 针刺时机 在发作日施针时，是在发作前1~2小时针治；间歇日施针未固定时间。但由于工作繁忙，往往不能准时在发作前施针，故以后改为每日针2次，连针2天的方法；第1次在发作前1~2小时施针，以后3次则不固定时间。

疗效 治愈者40例，占80%。另10例改用其他疗法。

蔡戟：《中医杂志》，1957，8：421

病例 共33例。男30例，女3例。年龄在11~56岁之间。全组病例临床上均有疟疾发作症状，并经血涂片镜检确诊。本组病例中，2年内无疟疾史者有27例，有疟疾史者6例。

治法

1. 取穴 大椎、陶道、合谷（双）。

2. 操作　于每次发作前进行针治，每次留针 15 分钟，留针期间每隔 5 分钟捻针 1 次，以加强刺激。连针 3 次为 1 疗程。凡在第 1 次针后停止发作者，于下次针前血检；否则于第 3 次针前血检。

疗效

1. 控制症状情况　经 1 个疗程停止发作者共 29 例，其中第 1 次针后停止发作者 12 例，第 2 次针后停止发作者 11 例，第 3 次针后停止发作者 6 例。

2. 血涂片镜检情况　33 例于治疗前均找到疟原虫无性体，其中 18 例同时带有配子体。经 1 个疗程治疗后血涂片检查，原虫消失者 27 例，配子体消失者 16 例。

3. 追踪观察　对 29 例停止发作者，第 1 次追踪观察的时间是治疗后 1～2 个月，结果有 3 例复发，血检均找到间日疟原虫无性体，2 例同时带有配子体；未复发者 26 例，其中 24 例血检时有 3 例找到间日疟原虫。第 2 次随访是第 1 次随访时未发作的 26 例，时间是在第 1 次随访后的 3 个月。全部病例未见复发。经血检 24 例，有 1 例找到间日疟原虫（仍为第 1 次随访时血检找到疟原虫者）。第 3 次随访 29 例，时间在第 2 次随访后的 3～5 个月。自前次随访复发者共有 3 例，复发率为 10.34%。针刺疗效，不亚于一般抗疟药物。

中国医学科学院江苏分院寄生虫病研究所　淮阴专区
卫生防疫站：《中医杂志》，1961，2：67

病例　共 75 例。其中间日疟 51 例，恶性疟 24 例。

治法

1. 取穴　大椎。

2. 操作　在发作前 2～4 小时进行针刺。

疗效

1. 痊愈者占 54.7%，临床治愈者占 30.6%，无效者占 14.7%。

91

2. 实验室检查　32例间日疟患者，疟原虫转阴时间平均为2.8天，恶性疟时间则较长。凡血检连续3次转阴者，分别在3~5个月后复查，均无复发。在本组病例观察中，以成人疗效为高；年龄越小，则疗效越低。从疟原虫感染的程度上看，以原虫感染少的疗效较好。从类型上看，间日疟较恶性疟的疗效为高；定时发作的比不定时发作的疗效为好。从临床观察和实验资料说明针刺最有效的时间，是在症状发作前3~4小时为好。在治疗机制方面观察，多数病例的白细胞增加，嗜酸性细胞改变不大或部分减少。针刺后白细胞吞噬能力增强。在针刺时间方面，于非有效时间进行针刺时，虽然吞噬机能也有增高，但对疟原虫数量及其各期发育过程则无明显影响。而于有效时机针刺时，其裂殖体破裂后，裂殖子处在游离状态时，可见吞噬机能增强。因而认为针刺大椎可使网状内皮系统吞噬疟原虫的机能加强。单用陶道穴也有同样的效果。对难于掌握针刺时机者，用留针方法也有良好效果。

广州中医学院针灸教研组：《广东医学》

（祖国医学版），1965，8：5~8

【针刺放血法】

治法

1. 取穴　腘窝小静脉（双侧）。

2. 操作　于发病前1~2小时，让病人采取站立体位，双手扶在桌子上或扶在墙上，两腿直立，局部常规消毒，用无菌缝衣针或三棱针，垂直刺破腘窝小静脉，深度以自行向外流血为度，放血0.3~0.5ml，随后以消毒棉球轻压止血。

疗效　共31例。其中23例经1次治疗而愈；其余8例经2~6次治疗后，5例治愈，3例未坚持治疗改用药物。治疗前有15例末梢血液涂片检查疟原虫为阳性病例，治疗后均转为阴性。治愈病例经6~12个月随访，未见复发。

解放军第24医院李耀先：《新医学》，1974，6：298

【针挑法】

治法

1. 治疗部位 在患者背部寻找皮肤上的红点。此红点如同蚊虫叮咬时出现之红点，但蚊咬红点高出皮肤，而疟疾红点不高出皮肤。其红点色泽，病程短者呈鲜红色，病程较久者其红点呈暗褐色（患疟疾1月后大多变为此色）。此红点在背部任何部位都可产生。

2. 操作方法 用普通大号缝衣针（酒精消毒），在患者背部找到的红点上，作皮肤常规消毒之后，术者以左手捏起红点处的皮肤，用针挑刺红点，可自点内挑出白丝状物；挑断再挑，以挑尽白丝，点内出血为度（按：挑破之皮肤应作好保护，以防感染）。

疗效 患者李某，男，26岁。于1950年患疟疾，反复发作，每年春夏秋冬均可发病，治愈又发，如此约4年之久。后用此法进行挑治，症状立解。其后经过10年，未再发病。

王崇文：《江苏中医》，1961，7：48

93

附：针刺对高疟区人群中
疟疾疗效的研究

针刺治疗疟疾历史已久，但对高疟区外来人口疟疾的效果尚不肯定。为了观察针刺治疗外来人口疟疾的疗效，连续3年在重点高疟区开展了针刺治疗疟疾的临床研究，并探讨了针刺和疟疾的非特异性免疫的关系。

本组共收治高疟区当地人群和外来人群的各型疟疾242例。临床观察的结果，当地人群各型疟疾的疗效都较外来人口为高。外来人群中长期居住疟区的恶性疟患者也有一定的疗效。

本组以外来人口间日疟为重点，分析了患者与术者两方面与疗效有关的因素。从患者本身来说，针治前末梢血循环内疟原虫的数目和疗效有明显关系外，其他因素影响较少；术者方面，以重或中等度的刺激手法疗效较好，刺激的时机和疗效有一定关系，但每日针治 1 次或 2 次与疗效的关系则不明显。

以血清补体值为指标探讨其与针刺疗效的关系。实验证明针治疟疾的疗效与血清补体值有一定关系。针刺有效组血清补体值在针后增加，以 72 小时时明显，这与临床症状的消失是一致的。因此认为在病人本身有一定免疫力的基础上，针刺提高机体的抗病能力以达治病目的，乃是针刺治疗疟疾的理论基础，并为今后治疗疟疾指出一条途径。

中医研究院针灸研究所：《全国针灸针麻学术讨论会

论文摘要》（一）30 页。1979，6 月

八、恶 性 疟 疾

94

【针灸法】

病例　共 33 例。全组病例均具有典型疟疾症状，未服用任何抗疟药物。在血液涂片检查中，有 28 例找到恶性疟原虫，其中个别病例还混有间日及三日疟原虫，有 5 例未找到疟原虫。

治法

1. 取穴　主穴：大椎、陶道。配穴：内关、间使、列缺、章门、复溜、太溪、后溪。每日选用 3～5 穴，各穴轮番应用。

2. 操作　产生针感后，给予中等度刺激，留针 2～3 分钟。多为针刺后施灸，或针甲穴、灸乙穴。灸法以灸至皮肤轻度充血（有红晕）为宜。

疗效　经针灸 1 次后，于次日绝大部分病例的症状均被控制，仅有少数病人尚有头痛、周身困倦等。先后经 5 次针灸治疗，一直无症状表现，经 3 次血液检查找不到疟原虫而获痊愈者有 19 例；另 14 例症状虽有减轻，但在第 2 次血检时，仍有

疟原虫发现，其中8例经再次针灸后，症状消失找不到疟原虫而获痊愈。治愈率为81%强。

欧阳勋：《中医杂志》，1956，9：471

九、肠 蛔 虫 病

【针刺法】

病例 共267例。年龄为1～14岁。男孩146例，女孩121例。均经粪便检查蛔虫卵阳性，并有不同程度的一般蛔虫病症状。267例中有6例为蛔虫性肠梗阻。全组病例多数为门诊病人，少数为住院病人。

治法

1. 取穴 四缝穴（双侧），左右手共八穴。

2. 操作 穴位皮肤用碘酒、酒精消毒，然后将针以垂直方向旋转进针，深度按年龄大小及体质不同，针入约1.5～3mm。针法分为两种：①进针后左右旋捻10～20次，即退针；②以同法进针，留针2秒钟退针，退针后用手指轻压穴位周围，使有少量无色透明液体如小水珠状溢出，或只有血水样液体或血液渗出。针时由中指开始，然后依次在食指、无名指和小指针治。针后3天内观察大便排虫和一般症状改变情况。如针1次不见蛔虫排出，或症状尚未完全改善者，可再针1～3次，继续观察。本组病例约有90%病人只施针1次。在针治期间，不使用驱虫药物。

疗效

1. 用第1种针法治疗213例，其中针治1次后排出蛔虫者有88例，占41.3%。用第2种针法治疗54例，其中针治1次后排出蛔虫者25例，占46.3%。排虫时间，绝大多数在针后3天内排虫1次或多次，个别病例在第4日排虫。对一些临床症状较严重的病例，针治1次不能奏效者，3日后再进行第2次或第3次治疗。绝大多数排出的蛔虫不能活动，甚至排出时虫体已经死亡。在临床症状方面（腹痛、腹胀、便稀、饮食不佳、睡眠不好、情绪烦躁），消失率达71%～98%。从部分只针1次有效的病例中，在针后1～2周复查时，大便虫卵阴性者达50%。又从一些蛔虫较多、临床症状较严重的病例来看，通过3次针治后，症状完全消失，大便镜检蛔虫卵阴性。第2种针法的效果，除排虫率稍高外，对症状消除方面，两法无大差异。

2. 对6例蛔虫性肠梗阻和不全性梗阻的住院患者，在针前用钡剂检查，可见肠管内有数量不等的蛔虫集结成块，阻塞肠管。经针刺后半小时、1小时、4小时及2日的连续观察，发现有以下现象：①服钡剂的6例中，有4例于4～6小时后，钡剂已达降结肠或直肠，肠蠕动和排空增快，其中1例在针后半小时发现有短时间的胃肠逆蠕动，呕吐蛔虫2条。其中1例曾于针前经钡餐检查，24小时后仍未见排空，而在第2次检查中，发现当针四缝穴后6小时钡剂即见排空。另有2例在针前有大便秘结，于针后第1天均见有大便排出。②6例均见有肠管普遍或先后在某阶段扩张；扩张出现的时间为针后1小时或数小时，持续时间为10～24小时以上。已集结成团或纵横交错的蛔虫，在针后数小时随着肠管的变动而逐渐松解，蛔虫多数是顺着肠轴方向纵横排列，分散在小肠或结肠甚至直肠，钡剂在有蛔虫的肠段排空较快，一旦到了直肠排空反而减慢。可见针刺四缝穴具有解除肠管痉挛、促进肠管蠕动和排空的作用。

张梦石等：《中医杂志》，1961，6：212

十、血 吸 虫 病

【针刺法】

病例 共54例。男29例，女25例。年龄最小者12岁，最大者70岁。全组病例中，除1例侏儒型患者因病情严重失去劳动力外，尚有 3 例因合并其他病症而不能从事劳动，其余大多数患者均能从事正常劳动，仅有少数病人减低了劳动力。病人中有下痢、腹痛、腹泻等症状者 49 例，占 90.74%；有痞块（包括肝脾肿大）者 20 例，占 37.03%。全组病例在治疗前，均经抗原皮内试验及大便检查为阳性者。

治法

1. 取穴　分为三组。①天枢配足三里；②膈俞配大肠俞；③胆俞配小肠俞；再轮番加用大椎、陶道。对某些症状特别严重的患者，可酌加配穴：如失眠严重者加神门，咳嗽剧烈者加肺俞。

2. 操作　一般均采用短促的强刺激法，但必须掌握针刺感觉；特别是对大椎、陶道的刺激，其痠胀麻木感以达到腰椎为佳。每日针治 1 次，连针 6 日停针 1 日。4 周为 1 疗程。

3. 观察　每隔 7 日孵化大便 1 次。在治疗期间，遇有大便孵化阴性者，则改为每日孵化 1 次，连续 3 次阴性者，可结束治疗。一般以不超过 2 个疗程为原则。

疗效　54 例患者在治疗 1 个疗程结束时，大便孵化连续 3 次为阴性者有 16 例。经过 1～2 个半月时间进行第 1 次随访检验时，16 例中有 2 例转为阳性。另 38 例阳性病例中，又有 8 例转为阴性。阴转率为 40.7%。全组病例在治疗过程中，无 1 例发生不良反应。治疗结束后，大部患者症状消失，体力增进。有 2 例腹痛便泻患者，病史都近 10 年，每日腹痛便泻 3～5 次，经针治后均恢复正常。11 例患者有便血，以往每月数次出现，针治后有 9 例完全消失。

浙江省中医药研究所：《中华寄生虫传染病杂志》，
1958，4：217

病例　共 1417 例。男 1240 例，女 177 例。年龄 15 岁以下者 154 例，16～55 岁者 1223 例，56 岁以上者 40 例。其中晚期者 14 例，夹杂各种病症者 145 例。

97

治法 均采用针刺加锑－273 合并血防片（含 PABA）治疗 10～12 天的综合疗法（不包括服锑－273 适应量。禁忌症及适应症以及观察要求等，均参照锑－273 和血防片使用参考资料）。针刺治疗于整个疗程每日下午服药前进行。取穴分二组：①左耳穴：神门、胃；体穴：百会、大椎、命门。②右耳穴：肝、交感；体穴：中脘、足三里、百虫窝。两组穴位交替使用。锑剂治疗前按常规以苦楝皮煎剂驱蛔。

疗效

1. 本组病例于治疗后 30～40 天，进行"三送三检"粪便复查 456 例，阳性 20 例，粪便转阴率为 95.6%；于治疗后 3 个月复查 347 例（包括近期复查阳性者 20 例），粪便阳性 38 例，转阴率为 89.1%。

2. 经上述综合疗法治疗后，初步看到疗效较高，反应较少；但仍有部分病人因药物反应而延期减量甚至终止治疗者（有 46 例，占 3.2%）。但药物反应已经明显减少，以 3 份未用针灸的材料作比较，药物反应的百分比是：①恶心：59%，52%，30.9%；23.7%（前三个百分比是 3 份未用针灸的药物反应的百分数，后一个是本组的针灸药物综合疗法的药物反应的百分数。以下均同）。②呕吐：52.5%，30.7%，29.6%；19.2%。③食欲减退：60.6%，51.6%，63.6%；26.7%。④腹泻：39.3%，53.8%，20.4%；16.3%。⑤腹痛：26.2%，28.0%，35.8%；20.7%。⑥乏力：6.6%，74.0%，15.4%；8.8%。⑦头昏：54.1%，74.0%，69.8%；18.4%。

江苏省高淳县沧溪公社医院：《新医学》，

1971，6、7 合刊：36～37

附1：晚期血吸虫病腹水

【针刺法】

病例 共 25 例。本组病例均系血吸虫病流行地区患者。

其中男 22 例，女 3 例。年龄最小者 14 岁，最大者 59 岁。所有病例均有腹水（重度者 7 例，中度者 13 例，轻度者 5 例）、腹胀和营养不良等晚期血吸虫病肝硬化象征，其中肝脾均肿大者 11 例，仅脾脏稍有肿大者 3 例；劳动力丧失者 18 例，劳动力减退者 7 例。

治法

1. 取穴　主穴：水分、石门、中极、三阴交、足三里、阴陵泉。配穴：腹胀厉害伴有疼痛者加期门、中脘；腹胀致呼吸困难者加章门、太渊。

2. 操作　用强刺激，留针 30 ~ 60 分钟，每隔 5 ~ 10 分钟捻转 1 次，以有痠麻胀感为度。每日针治 1 次。疗程视腹水消失快慢而定，一般 15 ~ 30 天为 1 疗程。

3. 注意事项　①治疗时禁盐至腹水消失后 2 个月，禁盐期间可用"秋石"代替。②针刺手法在治疗效果上非常重要，取穴必须准确。③腹壁过度紧张及晕针者不用此法。

疗效　全组病例于治疗期间为普通饮食，未加用其他药物。除重度腹水 7 例中有 5 例经针治 5 ~ 6 天无效改用中药治疗外，其余病例均为单用针刺治疗。疗程结束后，腹水消失者有 12 例，改善者有 7 例，有效率为 76%。病人于针后一般尿量增多，腹胀明显减轻，食欲增加，精神爽快。因此，针刺治疗在改善营养状况方面起了很大作用，也为锑剂治疗创造了条件。出院后能参加轻微劳动者有 13 例。

湖南省寄生虫病防治研究所：《江西中医药》，1960，4：17

附2：晚期血吸虫病肝硬化

【化脓灸法】

病例　共 141 例。男 115 例，女 26 例。年龄最小者 14 岁，最大者 57 岁，多数在 17 ~ 35 岁之间。全组病例均系严重流行地区的血吸虫病肝脾肿大患者，其中有因不能接受锑剂治疗，或曾经接受锑剂及中药治疗无效而呈巨脾型或脾功能亢进型者。全部病例在治疗前均有显著晚期血吸虫病肝硬变症状。在体征方面，单纯肝肿大者 9 例，脾肿大者 17 例，肝脾均肿大者 95 例。肝肿最大幅度在剑突下 13cm，脾肿最大幅度在肋下 30cm。病程据患者自觉或经医师检查发现，脾肿年限最短为 2 年，最长达 20 年以上，一般在 3～10 年之间。治疗前血象检查，多数患者伴有贫血和白细胞、血小板减少，脾功能亢进。

治法

1. 取穴　主穴：大椎、中脘、痞根。配穴：伴有腹水者加水分，有侏儒症者加膏肓，其他配穴可视具体情况选用章门、气海、天枢等。一般每次选用 3～4 穴，每穴施灸 5～9 壮。

2. 操作　用细艾绒制成豌豆大艾炷，直接置于涂有少许蒜汁的施灸穴位上，用线香点燃，待艾炷慢慢燃完后，用棉棒拭去灰烬，再涂蒜汁，另换一个艾炷，到施灸壮数完毕，贴上淡膏药（薄贴），施灸即告完毕。一般在灸后 10 天左右开始化脓，未化脓前可吃些鸡、羊肉等"发物"，以促使化脓。化脓后至灸疮愈合前则忌食"发物"，并应避免重体力劳动及性生活。灸疮大部分在 30～50 天之间愈合，在此期间每天换膏药 1 次或数次。

3. 观察方法　分门诊及住院 2 组。住院病人在 1～2 天内灸毕出院，个别患者在灸后待灸疮化脓或结痂后出院；门诊病人分上下午 1 次施灸完毕，由病人带回膏药等护理用品，回家疗养，定期复查。

疗效

1. 治疗后 3 个月情况　多数患者在灸后有饭量增加，腹胀消失或减轻及劳动力增强等现象，只有部分病例未见改善。在检查 118 例中，原有腹水者 20 例，治疗后消退或减少者 14

例，占70%。大部分肝脾肿大均有缩小：原来肝肿大者75例，治疗后缩小者58例，占77.3%；其中缩小3cm以上者48例，缩小5cm以上者25例。原来脾肿大者110例，治疗后缩小者72例，占65.4%；其中缩小3cm以上者55例，缩小5cm以上者33例。

2. 6个月后复查情况　全组病例中，有24例于治疗后6个月进行随访复查，其结果大致与治疗后3个月情况相似，部分病例比3个月前更有进步。24例中有23人已参加了不同程度的劳动，只有1例未见好转，有9例接受了锑剂20日疗法。24例中脾脏缩小者有19例，占79.1%，缩小最大幅度为8.5cm；增大者有4例，占16.7%，增大最多者为3cm；不变者1例，占4.2%。24例中肝肿大者有16例，治疗后缩小者有14例，占87.5%；不变者2例，占12.5%。

3. 1年后复查情况　全组病例中有20例于治疗后1年时，进行了随访复查，除2例不能参加重体力劳动外，其余均能参加不同程度的劳动。20例中有8例已接受锑剂治疗。20例中有侏儒状态者4例，1年后对照，在身长方面有1例由135cm增至149cm，1例由144cm增至151cm，1例由124cm增至132cm（3例平均增长9.7cm），1例已开始生长阴毛。20例中原有脾肿大者18例，继续缩小者有12例，占66.7%；增大者有6例，占33.3%。原有肝肿大者14例，其中缩小者11例，占78.6%；增大者3例，占21.4%。

4. 病情改善情况　无论从一般症状、血象改变或从肝脾缩小等情况，好转状况基本上是一致的。由于化脓灸在一定程度上改善了患者的体征，从而为晚期血吸虫病患者接受锑剂治疗创造了条件。

周学章等：《浙江中医》，1959，5：214

101

附3：解除锑剂治疗血吸虫病毒性反应

【针刺法】

病例 共50例。全组病人均为接受锑剂短程疗法过程中出现较严重的毒性反应病人。出现的症状有恶心、呕吐、腹胀、腹痛、肠鸣、食欲不振、胸闷、呼吸迫促、头晕、头胀、头痛、手足搐搦、关节疼痛、腰痠、心律不齐等。

治法

1. 取穴 ①抽搐，曲池、足三里、后溪、少商、合谷、中脘、人中、太冲；②恶心呕吐：中脘、内关、足三里；③腹胀：中脘、足三里；④腹痛：中脘、内关、足三里；⑤肠鸣：中脘、足三里；⑥头痛：上星、百会、合谷；⑦胃痛：三间、合谷、足三里、内关、中脘；⑧腰痠：肾俞；⑨胸闷：内关；⑩食欲减少：中脘、足三里、三阴交；⑪头晕：百会、合谷；⑫头胀：太阳、行间；⑬呼吸迫促：人中、合谷、太冲、申脉、后溪；⑭心律不齐：内关、间使、巨阙；⑮关节疼痛：委中、肩髃、臂臑、阳陵泉、曲池。

2. 操作 一般采用中等刺激及强刺激，留针20~30分钟。

疗效 在50例共126人次的治疗中，疗效达96.8%；其中有3例重度反应患者，经中西医药治疗无明显好转，改用针灸治疗后，即较迅速的恢复了健康。

中医研究院血防工作队：《浙江中医》，1957，5:202

病例 共36例。全组病例均为用针刺解除酒石酸锑钾七日疗法治疗血吸虫病引起的毒性反应，其中出现最多的反应为恶心、呕吐和上腹不适。

治法

1. 取穴 大椎、合谷、内关、中脘、足三里。

2. 操作 中等刺激，留针15~20分钟。

3. 治疗时间　在注射锑钾后，如患者发生不适反应，即立刻进行针刺治疗，在有效例中，继续于第 2、第 3 天……注射锑剂后，作同样的巩固性治疗，直至锑剂注射完毕或反应消失时为止。

疗效　经上述治疗后，36 例中除 2 例疗效不能确定外，其中显效者有 15 例，占 44.2%；好转者有 13 例，占 38.2%；无效者 6 例，占 17.7%。有效率 82.4%。显效系指针刺后反应症状立即消失，24 小时内不再发生原来的症状或极为轻微，当第 2、3 天继续注射锑剂后予以巩固性针刺治疗时，亦不再发生毒性反应。

祝怀萱等：《上海中医药杂志》，1957，6：262

病例　共 77 例。全组病例均为用针灸解除锑剂短程疗法毒性反应患者，其反应症状主要为头痛、头昏、头胀、恶心、呕吐、胸闷、腰痠、腹痛、食欲不振等。反应多在疗程后期出现。

治法

1. 取穴　①恶心呕吐，内关、支沟、中脘、足三里；②腹胀腹痛，足三里、中脘；③腹泻：天枢、中脘、足三里；④食欲不振，地机、足三里、内关；⑤头昏头胀：合谷、外关；⑥头痛：拈竹、百会、风池、合谷；两颞部痛者取头维、丝竹空；前额痛者取拈竹、上星；后头痛者取风池、后溪；⑦呼吸迫促：内关（轻刺激）、肩外俞、肩中俞；⑧胸闷：内关；⑨腰痠：气海俞、阳纲、秩边、委中、环跳；⑩关节痛：上肢取曲池、外关、阳池、合谷、中渚；下肢取环跳、居髎、风市、阴市、阳陵泉、绝骨、解溪；⑪鼻衄：上星、合谷；⑫牙痛：上牙痛取列缺、颊车、人中；下牙痛取颊车、承浆、合谷；⑬荨麻疹：曲池、合谷、绝骨、内庭。

2. 操作　实症用重刺激，虚症用轻刺激。一般给予较强而持久的刺激，以获镇静及缓解之效。留针时间一般为 5～25

分钟。

疗效 77 例中共针治 128 人次。治疗后，反应消失者有58 人次，占 45.31%；减轻者 60 人次，占 46.87%；无效者10 人次，占 7.82%。有效率 92.18%。在 2 日或 3 日短程疗法中，反应发生较早，当反应达到高潮时，注射即告结束，在此情况下进行针刺，可解除病员的短暂痛苦。

王炯：《浙江中医》，1958，11:484

十一、丝虫病（象皮肿）

【火针法】

病例 共 112 例。男 94 例，女 18 例。年龄为 13~46 岁。病程为 2~25 年。症状有腹股沟淋巴结肿胀疼痛，小腿粗肿，皮肤粗糙，肥厚僵硬，并有 2 例阴囊肿大皮厚。

治法

1. 火针 ①淋巴结刺法：火针系用普通缝衣针固定于筷头上，先将肿胀的淋巴结用一手固定，另手持针在酒精灯上烧红，立即蘸硫磺膏（硫磺 30g、樟脑 9g、银朱 1.5g，如加少许麝香更好），此时针头起绿色火焰，迅速将针刺入患处，即行拔出。②象皮腿肿胀部位刺法：亦按上法在象皮腿肿胀部位刺之。

2. 毫针 按患部取穴，以肝、脾、肾三经为主，胃、胆、膀胱三经次之。其主要用穴为：①肝经穴：行间、太冲、中封、蠡沟、膝眼；②脾经穴：三阴交、漏谷、阴陵泉、公孙、商丘；③肾经穴：复溜、照海、太溪；④膀胱经穴：昆仑、仆参、委中、委阳；⑤胆经穴：阳陵泉、阳交、悬钟；⑥胃经穴：足三里、上巨虚、下巨虚、条口、解溪。另外可酌配环跳、风市、阴市、犊鼻、梁丘等，每日于患处取 3~5 穴，各穴轮番使用。治疗 8 天，停针 2 天。

3. 内服硫磺粉 1 分，每日 2 次。

疗效 一般经治疗 3~5 天，大多数病人立刻感觉小腿轻松、灵活，行动方便。治疗 10 天浮肿消退，僵硬粗糙的皮肤变为松弛柔软。治疗 20 天，皮肤上突起之鳞屑样斑块及丛生之肉刺逐渐脱落。1 个月后，皮肤变为柔软光滑。

安徽省亳县卫生防疫站：《中华外科杂志》，1959，1：17

附 1：丝虫病乳糜尿

【穴位注射法】

治法

1. 取穴 ①取穴：肾、膀胱、皮质下、神门。②体穴：有膀胱胀满、排尿不畅、腰部胀痛者取关元、中极、肾俞、三阴交。

2. 药物：维生素 B_{12} 或 B_1。

3. 方法：耳穴每次取一侧耳壳 4 穴，每穴注入 B_{12} 0.1ml（0.01mg）；左右耳交替穴注，每日 1 次，8 次为 1 疗程。停针 3 天可作第 2 疗程。体穴每次用 2 穴，每穴注入 B_{12} 0.3ml（0.03mg）。疗程同上。

疗效 共治 2 例。均获满意疗效。随访 5 个月未见复发。

湖南省嘉禾县珠泉公社卫生院：《新医学》，1972，4：51

附 2：解除海群生治疗丝虫病反应

【针刺法】

病例 共 8 例。本组病例系在应用大剂量海群生 1 日疗法治疗丝虫病 45 例中，于服药后引起发热、头痛、头晕、恶心、呕吐、食欲障碍、腹痛及肌肉关节痠痛者。

治法

1. 取穴 主穴：曲池、复溜、太阳。配穴：有腹痛、食欲不振者加足三里；有恶心、呕吐者加内关；有腰痠痛者酌加肾俞、环跳、阳陵泉；有发热者加列缺。

2. 操作　以上各穴除复溜外均用泻法，复溜穴用补法（即兴奋）。捻转约 1 分钟，以产生痠麻胀感为度，每 5 分钟捻转 1 次，留针 10～30 分钟。兴奋法留针 5 分钟。

3. 观察　施针后 20～30 分钟后，测体温 1 次，以后分别在 2～4 小时各测体温 1 次。服药第 1 天内连续观察病情变化，对个别症状未消除者，继续针治。

疗效　针治后，绝大多数患者前述症状均可迅速消除或显著减轻。针后 10～20 分钟，多数患者之体温较针前下降 0.5～1.0℃左右。绝大多数服药反应可在 1 日内消失，其余可在 2 日内消失。

黄建章：《浙江中医》，1960，2:66

十二、布鲁氏菌病

【电针法】

病例　共 8 例。本组病例均系在布鲁氏菌病流行地区，在流行病学调查的基础上，结合流行病学资料，根据临床症状，如发热、出汗、口渴、衰弱无力、四肢及全身关节疼痛等，同时患者血清凝集反应在 1:100^{+}以上，或细菌培养阳性者，收住医院观察。

治法

1. 取穴　根据不同症状选取穴位，如太阳、大椎、合谷、手三里、曲池、肩井、肩髃、胃俞、肾俞、环跳、委中、阴陵泉、阳陵泉、足三里、承山等。

2. 操作　用一般钢制毫针及陕西省电针研究室所制 7 型电针机。电源电压一般为 1.5～3 伏。电流强度可据患者的感受程度决定，由弱到强至患者感到适可而止。一般用感应电流和脉冲电流二种。每日治疗 1 次或隔日治疗 1 次。每次 20～40 分钟。

疗效　本组患者病程最短者 70 余天，最长者 300 余天，均为卧床或行路困难之病人。经电针治疗后，有的患者仅经 3 次治疗，即基本治愈，治疗次数最多者为 34 次。患者出院时除一般因长期卧床有些软弱无力尚未恢复，个别病例偶有关节疼痛外，其他症状均消除，各项化验检查亦有显著进步，如血沉、布鲁氏菌的凝集素及调理素均有显著下降，经 3 ~ 6 个月观察未见复发。电针对本病的降温具有显著作用，用穴以合谷、大椎、手三里、足三里、委中等穴较好。

中国医学科学院陕西分院流行病学卫生学研究所：

《陕西省针灸技术经验交流会议汇集》169 页。

1959 年 4 月

十三、肺 结 核

【针刺法】

病例

共 1034 例。全组病人包括呼兰疗养院 769 例，佳木斯防治院 209 例，鸡西矿务局结核病院 56 例。全部均为住院患者，并接受不同种类抗痨药物治疗，存在某些较为痛苦的症状时间较长之患者。

治法

1. 胸背痛 取肺俞、心俞、肝俞、魄户、膏肓、彧中、神封、气户、膺窗、乳根、俞府、云门、期门、章门、风池、大陵、陶道、支沟、列缺。一般用抑制法，得气后留针 30 ~ 40 分钟。

2. 咳嗽 取肺俞、大杼、心俞、肝俞、气户、神藏、库房、天突、列缺、太渊。用镇静手法，得气后留针 10 ~ 15 分钟。

3. 遗精 取八髎、气海、关元、三阴交。用抑制法，留针 10 ~ 15 分钟。

4. 盗汗 取曲池、合谷、内关、行间、复溜、鱼际、阴郄、神门。用镇静法，留针 10 ~ 15 分钟。

5. 咯血　取肺俞、大椎、巨骨、尺泽、支沟、膻中。用抑制法，留针 30 分钟。

6. 食欲不振　取肝俞、肺俞、胃俞、中脘、足三里。用镇静法，留针 10 ~ 15 分钟。

7. 发烧　取曲池、大椎、胃俞、新设。用镇静法，留针 15 ~ 20 分钟。

8. 手脚发烧　取曲池、合谷、太冲、昆仑、解溪、中封、三阴交、足三里，涌泉。用镇静手法，留针 15 ~ 20 分钟。

9. 失眠　取神门、三阴交、太渊、足三里、合谷、行间。用抑制法，留针 10 ~ 20 分钟。

10. 头昏头痛　取太阳、百会、印堂、头维、合谷、阳白、上星。用抑制法，留针 10 ~ 20 分钟。

11. 手脚麻木感　取劳宫、中冲、曲池、十宣、外关、涌泉、解谿、中封、太冲、昆仑。用抑制法，留针 20 ~ 30 分钟。

12. 关节痠痛　取膝眼、委中、曲泉、足三里、梁丘、风市、环跳。

疗效

1. 咯血者 77 例，治疗后症状消失者 55 例，占 71.42%；减轻者 17 例，占 22.8%；无变化者 5 例，占 9.9%。

2. 胸背痛者 196 例，治疗后症状消失者 98 例，占 50%；减轻者 97 例，占 49.49%；无变化者 1 例。

3. 咳嗽者 35 例，治疗后症状消失者 20 例，占 57.14%；减轻者 11 例，占 31.42%；无变化者 4 例，占 11.44%。

4. 盗汗者 68 例，治疗后症状消失者 51 例，占 75%；减轻者 17 例，占 25%。

5. 失眠者 154 例，治疗后症状消失者 92 例，占 59.74%；减轻者 54 例，占 35%；无变化者 8 例，占 5.2%。

6. 消化不良者 256 例，治疗后症状消失者 167 例，占

65.24%；减轻者 80 例，占 31.25%；无变化者 9 例，占 3.51%。

7. 发烧者 35 例，治疗后症状消失者 22 例，占 62.8%；减轻者 12 例，占 34.3%。

8. 手足发烧者 19 例，治疗后症状消失者 6 例，占 31.7%；减轻者 3 例，占 15.7%；无变化者 10 例，占 52.6%。

9. 遗精者 36 例，治疗后症状消失者 29 例，占 80.55%；减轻者 6 例，占 16.6%；无变化者 1 例。

10. 头痛头昏者 71 例，治疗后症状消失者 45 例，占 63.38%；减轻者 26 例，占 36.62%。

11. 四肢麻木者 28 例，治疗后症状消失者 14 例，占 50%；减轻者 12 例，占 42.8%；无变化者 2 例。

12. 关节痠痛者 59 例，治疗后症状消失者 31 例，占 52.5%；减轻者 28 例，占 47.5%。全组 1034 例中，症状消失者 630 例，占 60.92%；减轻者 393 例，占 35.1%；无变化者 41 例，占 3.98%。

呼兰疗养院、佳木斯市结核病防治院、鸡西矿务局结核病院：《黑龙江医刊》，1960，8：40

病例 共 323 例。全组病例均经 X 线胸片检查、痰液检查等证实为肺结核；并排除了其他可能引起这些症状的疾病。针前全部用过抗结核药物，有 309 例用过各种西药治疗这些症状，均未见效，加用针灸后，对咯血等 8 种症状有效。另外，为了考核针灸对肺结核病是否有不良影响，又观察 400 例肺结核病人，分为 2 组，每组 200 例。1 组应用针灸治疗，1 组不用针灸作为对照。

治法及疗效

1. 咯血 共 45 例。其中慢性血行播散型肺结核 1 例，浸润型肺结核 16 例，慢性纤维空洞型肺结核 28 例；并排除了其他呼吸道出血的可能，均确定为肺结核咯血。大咯血后不加治疗，也常会自然停止，在判断效果上有一定困难。因此，分为2组观察。第1组22例，在咯血开始后7日~6个月（平均为71.6日），经使用各种止血剂、输血、气腹或垂体素等无效仍连续咯血不止的情况下，加用针灸，有18例即时停止，1例显著减少，3例无效。这些结果可以很明显地看出是针灸所致。第2组23例，在咯血后2~5日，仅用过一般止血剂（脏器制剂及维生素K），无效即用针治。结果21例止血。这组病例中可能有一部分是自然止血，但与其他未用针刺治疗的病例对比，从止血的期间来看，可以肯定针灸起到一定作用。总的来说，针灸对中等量咯血及血痰效果较好，这种咯血在临床上常是顽固的，垂体素及一般止血剂常无效果，如果不适应萎缩治疗，常常拖的很久。对大咯血（5例均在要咯或正在咯时施针），虽然可在留针当时不咯，但起针后过几小时以后又发生咯血，故均作无效。有效40例均经3~6个月观察，其中30例未见再度咯血；另10例在1个半月至6个月（平均3个半月）后曾有复发。针灸取穴为巨骨、尺泽、肺俞。手法用镇静法。针治的次序是先针一侧巨骨和尺泽，找到针感后捻转3次，每次为180度，然后再针对侧巨骨和尺泽，手法同前。本组45例中除少数加用肺俞外，绝大多数只用巨骨、尺泽，对小量咯血起到良好作用。

2. 胸痛　肺结核病人的一些轻微胸痛，有时不治自愈，或用止痛剂后消失。但有些顽固性胸痛，用药无效，或用药暂时收效，停药仍痛。本组顽固性胸痛23例，均经各种止痛剂无效，经针治后有19例消失，2例效果显著，1例进步，1例无效。有效者经观察2~12个月未见复发。针灸取穴：俞府、云门、期门、章门、风池、大椎、陶道、支沟、列缺。手法与前述相同，应特别注意胸背部手法，不可深刺。列缺穴向拇指方向斜刺，找到针感后稍用手压针不放，胸痛可立见功效。用列缺穴的 13 例中，行针立见功效者有 6 例。

3. 食欲不振　食欲不振也是肺结核病常见的症状之一。本组 59 例均已除外消化系器质性疾病。在针灸前均经过一种或数种健胃剂治疗无效。经针治后，症状消失者有 37 例，食欲恢复达到未病以前水平；显效者 9 例，每天平均饭量增加小馒头 3 个以上（每个重 45g）；进步者 10 例，每天平均饭量增加小馒头 3 个；无效者 3 例。56 例有效者经过 1～12 个月的观察，有 14 例在 1～6 个月时又有食欲不振出现，其中 9 例又经治疗，7 例有效，2 例无效，5 例没有再治。针灸取穴：中脘、足三里。手法：单纯食欲不振者用捻转进针法，找到针感后，留针 5～15 分钟。起针时有针感为佳。先针中脘，后针足三里。如伴有腹痛和胃痛，加配上肢穴位较好，但捻转角度须加大、留针时间须延长。对失眠、咳嗽、腹痛、腹泻、胃痛等病例针灸时，同时食欲好转者也不少。

4. 盗汗　针灸治疗肺结核病人盗汗的效果很好。共治 18 例均消失，经观察 2～12 个月未见复发。本组 18 例中，14 例过去未用过药物，4 例在针前用过颠茄酊无效。针灸取穴：合谷、复溜、百劳、阴郄。手法：用合谷、复溜治疗者 5 例，采用前述镇静法。用百劳、阴郄治疗者 4 例，先针百劳、找到感觉后，留针 3～5 分钟，起针时有感觉，再让病人仰卧；针阴郄留针 10 分钟起针。本组病人均为代偿机能不良的患者，百劳、阴郄的短时间轻刺激能达止汗目的，比合谷、复溜效果显著。

5. 咳嗽　引起咳嗽的疾病很多，本组 24 例均为由肺结核病引起的咳嗽，均经 X 线拍片、化验及物理检查（有的作过气管镜检查），肯定有肺结核，并除外了由其他疾病引起的咳嗽。在针灸前均经过链霉素或异烟肼及各种止咳剂、祛痰剂无效，仍剧咳不止而影响睡眠。经针灸治疗后，7 例消失，6 例显效，2 例进步。针灸取穴：百劳、天突、大杼、风门、肺俞、膏肓、曲池、列缺、尺泽、孔最。手法：背部穴位斜向下刺，要浅，找到针感后留针 20～30 分钟，针法与灸法轮换使用。灸法，用艾卷灸对准穴位各熏灸 3～5 分钟。灸肺俞时患者感到热力传导至肘关节处，健侧传导灵敏，患侧较差，甚至不能传导。热力过强效果不佳，热力轻微者效果较好。治疗过程中可以看出浸润型肺结核效果较好；慢性纤维空洞型肺结核效果较差，但在 13 例中仍有 4 例收到显效。这些病人都是应用各种药物无效的顽固性咳嗽，所以对某些病例仍值得试治。全组有效病例经 3～6 个月观察，仅有 3 例在 1～3 个月后复发。

6. 失眠　本组共 129 例。绝大部分为入睡困难性和时间不足性失眠，少数是睡眠不深，或两者合并存在。这些病人大部都用过一般安眠药如水合氯醛、鲁米那及各种镇静药，但只能在当夜有效，或当夜也不能入睡。经使用针灸治疗后，129 例中，有 61 例睡眠恢复正常，30 例显著有效，14 例进步，24 例无效。有效之 105 例，经 2～12 个月的观察，其中 18 例在半个月至 9 个月后有复发现象，经再次针灸后，11 例有效，2 例无效，5 例未再治疗。针灸取穴：神门、三阴交、合谷、行间、足三里；如单纯失眠，可用神门、三阴交，或神门、行间；如伴有胃口不适或慢性胃病，可取神门配足三里。在 129 例失眠症中，以神门、三阴交应用最多，约占 80%。手法：同前述之镇静法，留针时间约 30 分钟或更长些。

7. 遗精　本组病例中，每月遗精 5 次以上者有 17 例，其中间隔时间最短的为每日 1 次，最长的为每周 1～2 次，曾服溴剂无效。针治后，15 例由每月 6～30 次转为每月 3 次以内，最少者 2 个月 1 次。进步者 2 例。由每月 10 次转为 6 次。这些病例经 1～6 个月观察，有 3 例在 1 个月后复发，其中 2 例又经针灸治好，另 1 例未再针治。针灸取穴：三阴交、气海、关元、肾俞（以三阴交、气海为主）。手法：先针三阴交，双侧针感向上传导；再针气海，针感向下到耻骨联合部；留针

30 分钟左右；起针次序同前，尽可能不使起针时再有感觉，避免再度兴奋。开始针灸的患者取三阴交、气海效果非常好。以后病例逐渐增加，病情也比较复杂，有时针治当夜反而引起遗精，以后改针肾俞收效。顽固的病例适当灸肾俞或气海效果更好。

8. **长期发热** 用针灸试治肺结核病人的顽固性发热 8 例。结果 6 例无效；2 例曾用链霉素及异烟肼治疗 40 日无效，加用针灸后热度逐渐降低，针治 30 ~ 60 日退到 37℃ 以下。但由于同时并用抗结核药物及卫生营养疗法，而且日期太长，不能完全肯定为针灸效果，尚有待进一步研究，寻求速效穴位。针灸取穴：内关、足三里、列缺、经渠、公孙、涌泉、百劳。每次取主穴 1 个，配穴 1 ~ 2 个，轮换使用。手法同前，即找到针感后留针 20 ~ 30 分钟。

针灸对肺结核的影响 针灸是刺激疗法的一种，对肺结核有无不良影响，文献中意见不太一致。为此，在 2 组肺结核病人中进行了观察。每组各 200 例。在年龄、职业、性别、病型、代偿机能、病变范围及排菌情况方面大致相同，并有意识的使针灸组病情略重。休养条件、活动情况、抗结核药物及卫生营养疗法的使用也均大致相同。观察结果如下：

1. 针灸组共 200 例。平均每人接受 18 次针灸，针灸期为 3 天至 15 个月，其中 154 人不满 3 个月，46 人超过 3 个月。所用穴位除前述 36 穴外，尚有头维、率谷、风府、哑门、百会、上星、神庭、印堂、鱼腰、睛明、阳白、四白、丝竹空、攒竹、太阳、翳风、听宫、耳门、听会、金津、玉液、聚泉、地仓、人中、迎香、颊车、下关、人迎、肩中俞、天宗、曲垣、肩外俞、身柱、肝俞、胃俞、脾俞、大肠俞、志室、命门、八髎、秩边、腰阳关、长强、巨阙、上脘、下脘、建里、中极、天枢、大横、臂臑、天府、手三里、商阳、阳池、液门、中渚、劳宫、间使、少商、十宣、环跳、风市、委中、鹤

113

顶、梁丘、阴陵泉、阳陵泉、上廉、下廉、膝眼、昆仑、太冲、太溪、承山、照海、复溜、二白、四缝及耳后壳等穴。所用手法有以下三种：①一般均为捻进法，找到适当针感后留针。根据病人健康情况、症状及每次针后病人的反应，给以不同的捻针时间及留针时间。②三棱针刺血法。③随呼进针、随吸出针法，尤其腹部特别需要此法，以免疼痛而易于进针。本组 200 例病人在针灸前、开始 3 个月后及针灸完了后的胸片、血沉、血象、代偿机能及症状改变（如咯血、发热等）加以比较，结果在针灸开始头 3 个月后有 3 例恶化，占 1.5%；3 个月完了后有 2 例恶化，共计 5 例，占 2.5%。其余均无改变或有不同程度的好转。5 例恶化病人中，1 例在针灸开始后 7 天拍胸片尚无改变，只在 3 个月零 7 天后拍片发现原病灶周围扩大；又在 3 个月后拍片显示吸收，中间未透视。1 例在开始后 19 天拍胸片尚无改变，只在 2 个月另 18 天后拍片发现恶化；继续又针 6 个月，病变不但未更坏，反渐吸收。2 例在开始后很长时期病灶逐渐好转，至 9 个月及 13 个月后才恶化。1 例恶化后又针 6 个月，病灶未再坏，反渐吸收好转。因此，这 5 例恶化者是否由针灸所致尚难肯定。

2. 对照组 200 例。本组病例是在同时期病人中，选择病型等项条件与针灸组相接近而略轻的病人（但转归是无选择的，是可以比较的），观察相隔 3 个月的 2 张胸片、血沉、血象、代偿机能及症状改变的比较。结果有 6 例恶化，占 3%。

总结

1. 针灸对肺结核病人的盗汗、遗精、胸痛、食欲不振、小量咯血、失眠等神经机能性失调的症状，效果较好，咳嗽次之，长期发热无效。总有效率为 84.5%，症状完全消失者占 60.7%。

2. 在观察了 200 例接受针灸治疗的肺结核病人，并与对照组 200 例病人比较之后，针灸组的病情虽然略重，但以同样间隔作比较（头3个月），恶化者仅及半数；即以全部疗程作比较，虽间隔较长，针灸组仍比对照组少1例。说明针灸对肺结核没有坏影响，即使两侧上中下均有病灶、有空洞、痰结核菌阳性的进展期病例亦如此。

陈国梁、李传钟：《中华结核病杂志》，1958，6：448

病例　共291例。全组病例包括浸润型、血行播散型、局灶型、慢性纤维空洞型四种类型。治疗前后均经X线拍片和各种化验检查，作了观察对照。

治法　全组病例分为以下三组：

1. 肺虚证：主症为咳嗽、气喘、胸闷、吐痰、咯血等；用治肺法。主穴为肺俞、膏肓、尺泽、太渊、中府、鱼际等。

2. 脾胃虚证：主症为食欲不振、便溏或便秘、面黄肌瘦等；用治脾胃法。主穴为脾俞、胃俞、中脘、天枢、足三里等。

3. 肝肾虚证：症状具有失眠、心悸、健忘、遗精、腰酸、肢冷、面白脉弱，或面烘脉数等；用治肝肾法。主穴为肝俞、肾俞、关元、三阴交、阴谷、太溪、行间等。另外，也应用对症取穴法：如潮热用大椎、间使等退热；盗汗用后溪、阴郄止汗。治疗全程为2个疗程。每疗程20次，间日治疗1次。

疗效　治疗后：①浸润型肺结核224例，显著吸收者78例（包括空洞消失），轻度吸收者110例，无变化者23例，恶化者13例，有效率83.9%。②慢性纤维空洞型22例，轻度吸收者3例，无变化者17例，恶化者2例。血行播散型18例，显著吸收者6例，轻度吸收者9例，无变化者2例，恶化者1例，有效率83.3%。③局灶型27例，显著吸收者15例，轻度吸收者8例，无变化者4例，有效率81.1%。对咳嗽、胸闷、吐痰、潮热、盗汗、失眠及食欲不振等，均可很快得到好转和消失。

南京中医学院附属针灸实验医院：《全国中医经络针灸
学术座谈会资料选编》，91页。1959年7月

115

【针灸法】

病例 共97例。全组病例均为住院病人，其中大部分患者住院时间均较长，时间最短者亦在6个月以上。所有病例在治疗过程中均配合内服抗结核药物。本组病例按临床症状分类：计有胸痛34例，失眠18例，盗汗5例，食欲不振1例，腹痛8例，长期发热2例，咳嗽13例，咯血3例，头晕头痛12例，遗精1例。

治法

1. 胸痛　主穴为列缺、云门、中府（灸）、郄门、风府；配穴为气户、俞府、中脘。用镇静法。列缺穴向拇指针刺。

2. 失眠　主穴为神门、足三里、行间、百会（灸）、三阴交；配穴为照海、印堂。用镇静法，留针20分钟。

3. 盗汗　主穴为合谷、复溜；配穴为百劳、阴郄。用镇静法，留针10分钟。

4. 食欲不振　主穴为胃俞、足三里、中脘（灸）。

5. 咳嗽　主穴为天突、肺俞（灸）、尺泽、大杼；配穴为曲池、风门、列缺。

6. 咯血　主穴为郄门、尺泽、肺俞；配穴为巨骨、中府、中脘。用镇静法。

7. 头晕头痛　主穴为上星、头维、百会（灸）、太阳、天柱；配穴为合谷、列缺。用镇静法。

8. 长期发热　取复溜、大杼、大椎。用镇静法，留针15分钟。

9. 腹痛　主穴为足三里、中脘（灸）；配穴为合谷。

10. 遗精　主穴为曲骨、三阴交、气海；配穴为关元、肾俞。用镇静法。

11. 本组病例均系采用针刺与灸法配合使用。10～14次为1疗程；开始时每日治疗1次，1周后改为隔日治疗1次。针法采用镇静手法，一般患者有适当感觉后捻转180度约3～4

次，或捣针与提插，然后留针 15～20 分钟。灸法采用温热手法，将已燃着的艾卷对准穴位（距离穴位 1～2cm），不断地作回旋动作，灸 5～10 分钟，一般以灸至局部皮肤潮红为度。

疗效　经针灸治疗数次后，消化机能改善，食欲增加，胸痛消除，咳嗽减少，临床症状有效率为 91.7%。本组病例中，大部分是用抗结核药物治疗时间较长，而临床症状的效果不佳者，应用针灸后即获得较好的疗效。因此，肺结核病的治疗在抗结核药物与卫生营养疗法的基础上，配合针灸疗法，其效果较单纯药物的疗效为佳。

曹青冰等：《中医杂志》，1959，7：33

病例　共 100 例。全组病例均为住院患者，并经胸部 X 线拍片、查痰等确诊为结核病的患者。观察的症状包括：咯血、咳嗽、胸痛、盗汗、头痛、失眠、食欲不振等。

治法

1. 咯血　主穴为太渊、尺泽、肺俞、行间；配穴为巨骨、足三里，用抑制法。

2. 咳嗽　主穴为天突、太渊、肺俞；配穴为曲池、足三里。用抑制法。

3. 胸痛　主穴为膻中、期门、大椎、阿是；配穴为陶道、京门。用抑制法。

4. 盗汗　主穴为复溜、阴郄、神门、大椎；配穴为合谷、肺俞。用抑制法。

5. 头痛　主穴为太阳、印堂、合谷；配穴为行间、足三里。用抑制法。

6. 失眠　主穴为三阴交、足三里、神门；配穴为合谷、丰隆。用抑制法。

7. 食欲不振　主穴为中脘、足三里、胃俞；配穴为上脘、大肠俞。用兴奋法。

每次选用 1～2 个主穴，1 个配穴；连用 3 次后再重新选

117

配穴位。每日治疗 1 次，连续 6 天停针 1 天。症状消失后，再针灸 2～3 次以巩固疗效。

疗效 按上述方法治疗后，有效率为 96%。按主要临床症状统计，其疗效为：

1. 咯血 共 9 例。其中 6 例为浸润型肺结核，3 例为慢性纤维空洞型肺结核；9 例中 8 例有空洞。咯血量最多者每次达 300ml，最少者每次为 20～30ml。咯血时间最长者连续反复达 4 个月，最短者为 3 天。针灸期间未用一般止血剂。经针灸后，最快者 1 次停止咯血，最多者 12 次完全止血。9 例中有 3 例针 1 次止血，4 例针 5 次止血，1 例针 8 次止血，1 例针 12 次止血。全组病例均为每天治疗 1 次。针灸后，病人很快感觉舒畅，胸闷消失或减轻，咳嗽、喉痒停止或显著好转，多能安静入睡或休息。9 例中有 8 例咯血消失，1 例显著好转，仅痰中偶有血丝。

2. 咳嗽 共 12 例。均曾长期应用过异烟肼、对氨柳酸、链霉素及各种常用的止咳剂无效，而改用针灸治疗。其中 1 例曾长期顽固咳嗽达 4 个月，针治 3 次生效，6 次显著好转，15 次症状全部消失。

3. 胸痛 共 10 例。针治后胸痛完全消失者 6 例，疗效显著者 3 例，进步者 1 例，全部有效。治疗次数最多者为 7 次，最少者为 1 次。

4. 盗汗 共 15 例。针灸后疗效特别显著，7 例盗汗完全消失，5 例显著好转，3 例进步。针灸次数最多者为 14 次，少者为 5 次。对代偿机能为乙者用抑制法，代偿机能为丙者用兴奋法。

5. 头痛 共 13 例。其中 1 例为结核性脑膜炎引起之头痛。针灸后 6 例头痛完全消失，3 例显著好转，4 例进步。

6. 失眠 共 28 例。针灸前都用过巴比妥类安眠剂，收效不显著，或一经停药，失眠又发。28 例中，经针灸后，每夜能睡 8 小时者有 9 例，睡 6~7 小时者有 7 例，睡 4~5 小时者有 11 例，无效者 1 例。

7. 食欲不振　共 13 例。其中有 3 例伴有腹胀，针后迅速消失，食欲逐渐好转。13 例中有效 11 例，无效 2 例。治疗次数最多者 15 次，最少者 4 次。

张金鼎：《中国防痨》，1959，3：125

【艾灸法】

病例　共 24 例。全组病例为浸润型伴有空洞（2cm 以内）及浸润型吸收好转期患者，其中痰菌阳性者 14 例。均经长期化疗无进步。

治法

1. 取穴　分为三组。①主穴为肺俞、膏肓。②主穴为膈俞、胆俞。③主穴为大椎、身柱。各组配穴为风门、心俞、脾俞、胃俞、肾俞、足三里等。

2. 操作　以上穴位均用艾炷灸法（艾炷如麦粒大），每穴灸 3~5 壮。各组穴位轮流使用，根据病情也可在另一些穴位上施以针刺。每周 2 次，3 个月为 1 疗程。本组病例有 19 例并用抗痨药物。

疗效　经 5~10 个月治疗后，有 13 例获得不同程度的进步，其中 1 例空洞关闭，8 例痰菌转阴（其中 4 例只用针灸）。19 例在症状上有不同程度的改善或消失。

奚永江：《上海中医药杂志》，1960，3：120

【穴位注射法】

病例　共 341 例。住院病人 88 例，门诊病人 253 例。其中浸润型肺结核 298 例，占 87.3%；慢性纤维空洞型肺结核 36 例，占 10.6%；其他类型肺结核 7 例，占 2.1%。在空洞类型方面，341 例中空洞型病例共 203 例。其中薄壁空洞 67 例，占 37.5%；干酪空洞 49 例，占 24.1%；纤维空洞 65 例，占 32%；硬变空洞 13 例，占 6.4%。

治法

1. 取穴　喘息穴（位于大椎与大杼两穴之间联线的中点处，相当于脊椎正中线第1胸椎棘突两侧旁开2cm左右）。

2. 药物　链霉素1克，用0.25%普鲁卡因溶液5ml溶解。

3. 操作　患者采取坐位，穴位皮肤常规消毒。用注射器抽取药液1ml（相当链霉素0.2g），在穴位上垂直刺入，待局部有酸麻胀感时，回抽无回血后缓慢注入药液（按：注射前应作过敏试验）。每次每穴注入1ml，每日1次，左右交替注射。针刺深度应视病人胖瘦而定，一般约为2~3cm。

4. 合并治疗　全部病例配合内服异烟肼，每日剂量为300mg；住院病例还同时应用气功疗法。

5. 疗程　全部病例治疗次数最少者为7次，最多者为110次，平均为46次。认为以30次为1疗程较为恰当。

疗效

1. X线检查作为疗效的主要依据　①病灶改变：显著吸收者69例，中度吸收者64例，轻度吸收者130例，无改变者67例，恶化者11例。总有效率77.3%，恶化率3.1%。②空洞改变：有空洞的203例中，治疗后空洞闭合者49例，空洞缩小者102例，无改变者41例，恶化者11例。空洞闭合率为24.1%，有效率为74.3%。

2. 化验室检查　①痰菌检查：341例治疗前痰菌阳性者197例，治疗后痰菌转阴者131例，转阴率为66.5%（以3次涂片检查均为阴性者）。②血沉检查：341例治疗前血沉增速者245例，治疗后血沉降至正常者107例，占43.6%；比较降低者87例，占35.5%；无大改变者43例，占17.5%；增速者8例，占3.4%。

3. 临床症状　治疗前，341例中具有全身及局部临床症状者270例；治疗后，症状完全消失者103例，占38.1%；症状减轻者，136例，占50.3%；无大改变者20例，占7.4%；症状加重者 11 例，占 4.2%。住院患者 88 例中，病灶吸收好转率为 94.3%，空洞闭合率为 41.2%，较门诊病例疗效为高。

广州市结核病医院、广州市结核病防治所等梅雪华、

钟志忠：《广东中医》，1962，3：36

病例　共 200 例。均为住院病人。其中第 4 型[按]肺结核患者 14 例，第 6 型肺结核患者 116 例，第 8 型肺结核患者 65 例，第 9 型肺结核患者 5 例。全组病例中多数是经各种药物长期治疗效果不显著，自觉症状很多的，部分病例未经任何治疗，在穴封过程中除口服异烟肼及维生素外，停用其他抗结核药物。有 19 例因病变范围过广并用链霉素肌注。

治法

1. 取穴　结核穴：该穴位于第 2、3 胸椎旁开 5 分处，两侧共 4 穴，每日选用 1 穴，4 穴交替注射。奇俞穴：位于大椎及大杼二穴之间，两侧共 2 穴，每日注射 1 次，2 穴轮流注射。肺俞穴：每日注射 1 穴，2 穴轮流使用。以上 3 穴，同一病人每天只用 1 穴，每穴连续使用不超过 5 次。

2. 药物　①链霉素每日每穴 0.25～0.5g，用注射水稀释成 2ml，每周 6 次，星期日停针。②异烟肼每日每穴 100～200mg，用注射水稀释成 2ml，每周 6 次，星期日停针。

3. 操作　常规消毒后，用一般针刺手法刺入，当患者产生酸麻胀痛感觉后，回抽针管无回血时，将药液缓缓注入（按：链霉素针前应作皮试）。30 次为 1 疗程。

疗效

1. 病型与疗效之关系　经 30 次治疗后，各型肺结核病人治愈共 100 例，占 50%；好转者 75 例，占 37.5%；无变化者 25 例，占 12.5%。其中第 4 型肺结核 14 例，治愈者 10 例，占 71.5%；好转者 4 例，占 28.5%。第 6 型肺结核 116 例，治愈者 80 例，占 69%；好转者 36 例，占 31%。第 8 型肺结核 65 例，治愈者 10 例，占 15.3%；好转者 31 例，占 48.5%；

无变化者24例，占36.2%。第9型肺结核5例，好转者4例，无变化者1例。

2. 穴位与疗效之关系 ①用结核穴治疗120例，其中治愈者70例，占58.2%；好转者45例，占37.7%；无变化者5例，占4.1%。②用奇俞穴治疗60例，其中治愈者18例，占30%；好转者37例，占61.7%；无效者5例，占8.3%。③用肺俞穴治疗20例，其中治愈者12例，占60%；好转者5例，占25%；无变化者3例，占15%。

3. 疗效标准 ①治愈系指自觉症状完全消失，X线拍片病变完全吸收，或残留少数硬性瘢痕者。②好转系指自觉症状消失或大部消失，X线拍片病变吸收超过原有1/2以上者。③无效系指临床症状虽有减轻，但X线拍片病变未见吸收者。

4. 本法之优点为用药少、疗程短。一般采用肌注口服抗痨药物治疗肺结核，平均药量为60g，平均疗程为130天，而穴位注射链霉素之用量仅为肌肉注射之1/6～1/4，平均为8.75g，疗程为1个月。本组200例开放性肺结核病例中，有空洞者20余例，无空洞者病变亦很广泛，病史也很长。本法在应用时，凡针灸之禁忌症，穴位注射亦同为禁忌。对身体衰弱之肺结核患者应审慎对待。200例中曾有11例在开始时有明显之反应，如全身酸痛、疲乏、头晕等；有的甚至于刺激当时因感觉过强不能坚持治疗而停止，但一般患者都能耐受，经1周后即逐步好转。

按：第4型肺结核为亚急性及慢性血行播散型肺结核。第6型肺结核为浸润型肺结核。第8型肺结核为慢性纤维空洞型肺结核。第9型肺结核为肺硬变。

佳木斯结核防治院：《黑龙江医刊》，1960，8：42

病例 共80例。男51例，女29例。病例之选择为浸润型肺结核新鲜病变和陈旧病变2种。代偿机能为乙以上。全部为门诊病人。另有支气管淋巴结核2例，干酪型肺炎2例，慢性纤维空洞型肺结核 2 例。全组病例于注射 30 次后，透视及痰菌检查 1 次，3 个月为 1 疗程。1 疗程后作拍片检查。穴位注射组的 80 例中，属于新鲜病变者 15 例，陈旧性病变者 65 例。本组病例都曾用过各种不同剂量的抗痨药物，但效果不明显。另选与穴位注射组病情近似者作对照，全部应用各种不同的抗痨药物。同样以 3 个月为 1 疗程。

治法

1. 穴位　以肺俞、中府为主穴，当病人有咯血时加用膈俞。

2. 药物　链霉素每日 0.2g，以蒸馏水 0.5ml 稀释；异烟肼为每日 100mg、300mg、400mg 3 种剂量。

3. 操作　患者采取坐位，两手交叉抱肩，用经络测定仪探测肺俞穴，测定后给以标记。定中府穴时，两手下垂，以经络测定仪指数上升最高点处定为穴点。常规消毒后，用 26 号卡介苗接种针头，根据患者胖瘦，刺入 0.3～0.5cm，经回抽无血后，将药液缓慢注入。每日注射 1 次，应用 2 穴。第 1 天用左肺俞、右中府；第 2 天改用右肺俞、左中府。如此，反复交替应用。

疗效

1. 穴位注射组 80 例中，经治疗后显效者 6 例，占 7.5%；有效者 54 例，占 67.5%；无改变者 20 例，占 25%。链霉素及不同剂量的异烟肼在疗效上无明显差异。病人如用过 30g 以上之链霉素，即选用异烟肼；如口服异烟肼超过 1 年以上而未用过链霉素者，可选用链霉素。一般病人均并用口服异烟肼，每日剂量为 300mg。但如有副作用或病变范围不大者，可停止口服，单独作穴位注射。在不同病型的治疗效果上，浸润型肺结核的疗效，高于其他类型肺结核。

2. 对照组 80 例中，经各种抗痨药物治疗后，显效者 8 例，占 10%；有效者 27 例，占 33.75%；无改变者 42 例，占

123

52.5%；恶化者 3 例，占 3.75%。

3. 从两组疗效中可以看出穴位注射抗痨药物组比单纯全身应用抗痨药物的疗效为高，且穴位注射法用药剂量小，收效快，无副作用，产生耐药性的可能性也小。

长春市结核病防治所：《吉林卫生》，1960，10：649

病例 共 50 例。本组病例均经临床确诊为肺结核病之住院患者。其中 48 例为浸润型肺结核，1 例为亚急性血行播散型肺结核，1 例为慢性纤维空洞型肺结核。根据胸片阴影性质分为甲、乙两组：甲组为新鲜病灶，阴影呈云絮状病变，性质以渗出性为主，共 24 例；乙组为陈旧性病灶，阴影密度较高，以增殖性与干酪性为主，共 26 例。治疗前后均拍胸片，并作痰菌和血沉检查，记录主要症状变化，痰菌检查包括浓集与培养。

治法

1. 取穴 奇穴（在大椎与大杼二穴联线的中点处，相当于第 1 胸椎棘状突起两侧旁开 2cm 处）。

2. 药物 链霉素 1g，以 0.25% 普鲁卡因 5ml 溶解，每次抽取 1ml（0.2g），在奇穴部位注射，每日 1 穴，左右交替。

3. 操作 注射前以指甲在穴位上押一痕迹，常规消毒后，将针头垂直刺入，深约 3cm（按：注射前应作皮试）。此时病人多有局部酸困感向两肩放射，回抽无回血时即将药液徐徐注入。

4. 配合用药 两组病例均同时配合内服异烟肼每日 300mg，维生素 B_1 60mg，维生素 C 300mg。

疗效

1. 血沉 治疗后，大部分病人的血沉均见减慢。甲组治疗前血沉增快者 23 例，治疗后有 20 例减慢，占 87%。乙组治疗前血沉增快者 24 例，治疗后有 19 例减慢，占 80%。

2. 痰菌 治疗前甲组痰菌阳性者 8 例，治疗后 7 例转为

124

阴性，占88%。乙组治疗前痰菌阳性者16例，治疗后有10例转为阴性，占83%。

3. 体温 奇穴注射对降温有卓越作用，治疗前体温在37℃以上者有27例，治疗后有23例降至正常，4例较治疗前降低，全部有效。

4. 咳嗽、盗汗 治疗前有咳嗽者43例，治疗后症状消失者27例，减轻者10例，无变化者1例。治疗前有盗汗者17例，治疗后全部消失。

5. X线拍片病灶变化 甲组在治疗前有24例，治疗后完全吸收和明显吸收者有20例，占83%。乙组在治疗前有26例，治疗后未见有明显吸收者，仅16例有部分吸收，其余10例均无变化。在空洞变化方面，甲组治疗前有11例，治疗后闭合3例，缩小5例，无变化3例，空洞闭合率为27%；乙组有12例，治疗后闭合1例，缩小1例，无变化10例，闭合率为8.3%。由此，可以认为奇穴注射病灶吸收明显者多为渗出性病灶，而陈旧性或干酪性病灶多不易吸收。

6. 治疗次数及时间 甲组治疗次数最少者为13次。最多者为110次，平均39次。乙组治疗次数最多者为140次，平均为45次。

7. 本法的特点为用药量少，治疗时间短，病灶吸收快。对新鲜浸润型肺结核仅用链霉素3g和异烟肼6g，即可收到明显疗效。

太原市结核病防治院科研小组：《中国防痨》，1960，2：64

病例 共20例。男18例，女2例。病程以1个月至1年者为多，共12例。20例中有5例未用过抗痨药物，15例用过链霉素、对氨柳酸钠、异烟肼、异烟腙等。19例为浸润型肺结核，1例为慢性纤维空洞型肺结核。

治法

1. 取穴 肺俞、膏肓。

2. 药物　用0.2g链霉素溶于1ml生理盐水中。

3. 操作　患者两手交叉抱肩，使肩胛向两旁拉开。穴位皮肤行常规消毒，针尖与皮肤呈垂直刺入，进针深度依患者胖瘦而定，深度约3～5cm[按]，经回抽无回血后将药液缓慢注入。每次1穴，每日1次，由一侧肺俞穴开始，左右交替注射。到15天时改换膏肓穴，仍如上法左右交替注射。2～3个月为1疗程。

疗效

1. 体温　有发烧者11例，治疗后2～20天降至正常。

2. 体重　增加者有17例，占85%，普遍增加1～12.5kg，1例不变，2例轻度下降。

3. 食欲增加者10例。1例有盗汗者治疗后消失。7例有胸痛者，6例消失，1例减轻。

4. 血沉　治疗后血沉下降者有17例，占85%；其中10例降至正常。

5. 病灶改变　①X线胸片比较：浸润进展期6例中，显著进步者4例，中度进步者1例，轻度进步者1例；溶解播散期13例中，显著进步者4例，中度进步者6例，轻度进步者3例；吸收好转期1例，轻度进步。②空洞改变：浸润型肺结核13例中，治疗后8例闭合，2例缩小，1例不变，2例扩大；1例慢性纤维空洞型肺结核无改变。

6. 本法近期疗效尚好，因链霉素用量少，尚可减少药物反应，穴位注射过程中无副作用。

按：肺俞、膏肓两穴针刺深度，一般为3～5分深。针刺过深，可致气胸，造成危险。直刺3～5cm，似嫌太深！

邱传震等：《中国防痨》，1960，3：162

病例　共18例。其中浸润型肺结核3例，慢性纤维空洞型肺结核12例，肺硬变3例。全组病例在用本法治疗前，均为经过较长时期的抗结核化学疗法，而在临床上无明显改变之慢性肺结核病人。在开始应用本法之同时，另选同样病型及发病年限、病变程度、临床经过极为相似之病人 18 例作为对照。

治法

1. 取穴　根据病人所出现之症状循经取穴。①有咳嗽、咯痰、胸痛、肩酸、呼吸困难、咯血等症者，取手太阴肺经穴。②有食欲不振、饮食无味者，取足太阴脾经穴。③有心跳、气短、头痛、失眠者，取手少阴心经穴。④有全身无力、四肢发软、手脚发热者，取足少阴肾经穴。⑤有两胁胀满、头晕眼花者，取足厥阴肝经穴。在所确定的经脉线上之所有穴位均可使用；同时有两经症状者，则以两经并用方法治疗之。在经穴注射自家血之同时，均并用其他抗结核化学疗法。

2. 操作　首先从病人肘静脉采血 1ml 加 0.38% 枸橼酸钠 0.1ml，充分振荡以防凝血，然后在已经消毒之穴上进针，待产生酸、麻、痛或电击样之针感后，即向该穴注入自家血 0.1～0.2ml。

3. 对照组 18 例中，有 12 例用异烟肼及链霉素治疗，2 例用对氨柳酸钠及链霉素治疗，4 例用对氨柳酸钠及异烟肼等化学疗法而未加用其他疗法。

疗效

1. 治疗组之 3 例浸润型肺结核，在治疗后空洞全部闭合，病变显著吸收，痰菌阴转出院。对照组之 3 例仅 1 例空洞缩小，虽然病变有较明显的吸收，但痰菌尚为阳性。

2. 治疗组 12 例慢性纤维空洞型肺结核，在未用本法治疗前均经过 3 年以上的抗结核化学疗法而仍有较多的自觉症状，全身代偿功能不良及肺部病变不见好转而又不适合外科治疗者。经用本法治疗 3～4 个月后，2 例临床自觉症状好转及全身状态有所改善；8 例自觉症状完全消失，肺部病灶显示吸收，全身状态显著好转，其中 6 例咯痰消失，痰菌转阴；2 例恶化。对照组 12 例中，有 4 例自觉症状减轻，肺部病变吸收，

127

但本组中之排菌情况均无改变；2 例恶化。在治疗组中，特别是有 2 例过去因反复咯血，对侧有严重的播散，伴有长期发烧，经过各种抗痨药物治疗不见好转，经本法治疗后，体温降至正常，对侧肺部之播散病灶完全吸收，取得较为显著的疗效。

3. 治疗组之 3 例肺硬变患者，2 例不变，1 例恶化。对照3 例均为不变。

4. 治疗组中 3 例恶化病例，均系并有慢性肺原性心脏病或严重肺气肿和自发气胸。

呼兰疗养院：《黑龙江医刊》，1960，8：36

附 1：肺结核病压痛点

通过 401 例肺结核病人的检查（其中 174 例经 X 线透视诊断为本病，227 例有肺结核病临床症状并对抗痨药物敏感），全部病例于肺经的中府穴处均有压痛，阳性率为 100%。另以152 例健康人作对照，中府穴压痛均为阴性。

赵学仁：《针灸杂志》，1966，1：27

附 2：肺结核病经络测定

用经络测定仪测定肺结核病 343 例。测定结果：

1. 患者之经络原穴探测，不论浸润型或慢纤型，其异常数值均表现于肺经为突出，这在一定程度上反映出"五脏有病，应出十二原"之说。临床测出的结果，多数患者除在肺经有较明显的异常外，并在其相应的脏腑如肝、三焦、肾等经亦有较多的异常数值出现。

2. 在慢纤型肺结核患者的三焦、肝、肾等经穴所测出的异常数值较明显。

3. 利用现行经络测定仪作原穴测定 343 例，反映出机体机能的一定状况，但其个体差异及几种因素（气候、温度、时间、年龄）等影响也较大。

福州结核病防治院经络研究小组：
《福建中医药》，1960，3：24～25

附3：艾炷灸对动物实验性结核病的疗效及机体免疫反应性的影响

方法 实验共分2批，一批用豚鼠14只，一批用30只，后者感染结核杆菌，并分为2组，1组用艾灸治疗，1组作对照。治疗期间进行以下观察：①一般情况；②接种局部及淋巴结反应；③内脏病变；④吞噬反应。免疫反应选择体内吞噬反应方法，在动物感染后10、30、45天，分别取6～10只动物作腹腔内吞噬反应，向腹腔内注入死结核杆菌菌液，连续采取腹腔渗出液，涂片观察网状内皮系细胞活动性、巨噬细胞的成熟过程及巨噬细胞和小噬细胞的吞噬能力。最后解剖检查内脏病变。

结果

1. 感染豚鼠经艾炷灸治疗后，疾病发展较慢，内脏病变较轻，在病变的后期更为明显。

2. 艾炷灸能增强网状内皮系细胞的吞噬作用，但其增强程度不如动物获得免疫性时显著。

3. 豚鼠网状内皮系细胞吞噬机能与内脏结核性病变一致，当肝、脾受到疾病损害时，吞噬机能下降。在感染初期（第10天），巨噬细胞的吞噬反应比感染前迅速而旺盛，表示机体已产生免疫性；感染中期（第30天），巨噬细胞吞噬反应开始衰退，肝、脾发生病变；至感染末期（第45天），巨噬细胞不出现，网状内皮系细胞的活化过程受到抑制，机体失去对刺激的反应能力。小噬细胞（中性多形核白细胞）的吞噬反应与巨噬细胞不同，在感染初期和中期都比感染前增高，但反应过程很短，很快即被巨噬细胞作用所代替。至感染末期，动

129

物将死，吞噬机能急剧下降。

十四、咯　　血

【针刺法】

病例　共 17 例。均为肺结核咯血患者。本组病例于针治前全部使用过抗痨药物。

治法

1. 取穴　采用双侧尺泽穴者 8 例，一侧者 5 例，一侧尺泽穴配巨骨穴者 4 例。

2. 操作　进针顺序为先针尺泽（一侧或双侧），然后针刺巨骨，找到感觉后，留针 30 ~ 40 分钟即可出针。

疗效　针治后有 16 例获得显著效果，1 例效果不满意（1个月复发）。全组病例中有 4 例曾用过各种止血药物未能达到全部止血目的，针治后咯血消失。咯血量在 100ml 以上者有 2 例，50 ~ 80ml 者有 13 例，10 ~ 20ml 者各 1 例。咯血时间最长者为 1 个月左右，最短者为 3 天。针治次数，1 次止血者 6 例（又巩固治疗 3 次），2 次止血者 9 例，3 次止血者 2 例。除 2 例仍住院外，其余均出院工作。经追踪观察无 1 例复发。

病例　共 14 例。均为肺结核咯血患者。共分为 2 组。①甲组 7 例，入院前咯血量最多者为 1000ml，最少者为 200ml 左右。X 线拍片检查，1 例肺部未见病灶，1 例为血行播散型肺结核，5 例为浸润型肺结核。②乙组 7 例，入院前咯血量最多者为 1200ml，最少者为 300ml 左右。X 线拍片检查，1 例为血行播散型肺结核，6 例为浸润型肺结核。

治法

1. 甲组取穴　孔最（急性咯血以此为主）、尺泽、内关，用强刺激法，留针 15 分钟。足三里、列缺（慢性咯血以此为主），用中度刺激不留针。

2. 乙组取穴　鱼际、太渊，用强刺激法，留针 15 分钟。

3. 两组均同时应用抗结核药物治疗，多数病例在入院前曾接受止血药物治疗，除脑下垂体素能暂时制止咯血外，一般均无即时疗效。

疗效　除甲组中 1 例未见效外，其余 13 例均获得止血效果。乙组疗效更为显著。

张景良：《上海中医药杂志》，1959，11：23

【梅花针法】

病例　共 109 例。均为肺结核咯血。全组病例在应用本疗法前未用过止血药物或用过止血药物无效，隔相当时间以后再用本法治疗者。凡用本法治疗期间的同时，曾用过其他止血药物的病例，均不列入。

治法

1. 部位　颈动脉搏动区（以下简称颈动脉区），其范围为上自下颌以下、下至锁骨以上的颈总动脉及其分支搏动区。

2. 用具　市售之梅花针或自制者均可。

3. 刺激方法　沿颈动脉区，给以有规律、有节奏、周而复始的雀啄样叩击。

4. 刺激的持续时间　一般为 10～20 分钟，最短者仅 5 分钟即出现效果，最长者也不超过 30 分钟。

疗效

1. 治疗后，止血者 36 例（33%），显著减少者 28 例（25.7%），减少者 41 例（37.6%），无效者 4 例（3.7%）。对性别、年龄、疾病类型、有无空洞、咳血量等与疗效的关系，无明显差别。所有病例经 10～20 分钟轻度叩刺后，凡能达到及时止血效果者，即可看到患者的咯血量由多到少，血液由黏稠到稀薄，渐至痰中带血，最后仅咳出少许泡沫痰。大量咯血，因咯血量多，尤可明显反映出治疗效果。经梅花针治疗后，止血效果一般可以维持 4~6 小时，最短的也可维持 1 小时左右。再咯血时，应用本法仍然有效。所有应用梅花针治疗咯血的患者，在治疗过程中均见有咳嗽减少的现象。这种咳嗽减少较为自然，与用镇咳剂者完全不同，且病人也无其他异常感觉，甚至在治疗完毕时有一种舒适反应。

2. 选择颈动脉区叩击是因为包含了足阳明胃经的人迎、水突、气舍三个穴位。其用意为："血之归宿，在于血海，冲为血海，其脉丽于阳明……治血以治冲为要，冲脉丽于阳明，治阳明即治冲也。"（唐容川《血证论》）。为了探索梅花针治疗咳血是否由于血液凝固机转加强，进行了以下工作：最初，观察了梅花针叩击前后凝血时间与出血时间的变化，发现凝血时间与出血时间均在正常范围，但两者均缩短 30 秒钟左右，而凝血时间缩短比出血时间更为明显。虽然这种变化幅度似在技术误差范围之内，但何以大多数人皆如此巧合，此点可能有相当重要意义。据此，又测定了梅花针叩击前后有关凝血的几种因素，如血钙、凝血酶元时间、纤维蛋白元与产生凝血质有关的血小板。事实上，在临床上很少有因血钙、凝血酶元与纤维蛋白元缺乏而致凝血发生困难者；因此，梅花针叩击前后血钙、凝血酶元时间和纤维蛋白元没有显著改变，也是合乎我们推想的。至于 10 名正常人梅花针叩击前后血小板测定之结果均有增加，且增加自 8000~140000/mm^3，是有显著意义的。而且一般说来，血小板的多少与凝血、血块收缩及出血时间有关。可以推测这对梅花针治疗咯血有重要关系。除去血液因素外，还在血管因素方面作了梅花针叩击前后的脉搏（包括心电图）、血压及循环时间都无明显变化。7 例用心导管检查的病人，于梅花针叩击前后均测量了肺动脉压，证明肺动脉压平均值有升高，其中尤以收缩压升高 4.63 ± 1.9 为明显。此点如能推测为小循环血管收缩现象，则对阐释梅花针治疗咯血之机制，将有重要意义。梅花针疗法是一种浅刺方法，其根据是经络学说中十二经皮部的理论。十二经皮部分部的区域，大致和经脉循行所过的部位一致，严格的区别古代没有详细记述。因此，若能探索到皮部浮络与经脉联系间的物质基础，则对梅花针疗法机制的阐明，将有莫大裨益。

何国钧等：《中医杂志》，1962，3：17

病例 共 20 例。其中慢性纤维空洞型 5 例，浸润型 15 例，内 5 例伴有空洞。小量咯血者 10 例（50ml 以下），中量咯血者 3 例（50～200ml），大量咯血者 7 例（200ml 以上）。

治法

1. 部位 颈动脉搏动区（一侧或双侧。此为足阳明胃经所过之处，此段经脉上的穴位有人迎、水突、气舍）。

2. 操作 用梅花针沿颈动脉搏动区自上而下有规律、有节奏地像雀啄一样周而复始的叩打。

疗效

1. 所有病例经 10～20 分钟叩击后，均能达到即时效果，最快者仅叩击 5 分钟即出现效果，时间最长者亦不超过 30 分钟。对于大量咯血，因咯血量多，可以明显地反映出效果；少量咯血时，则不如大量咯血那样明显。治疗后，止血效果一般可以维持 4～6 小时，最短时亦可维持 1 小时左右。再咯血时，应用前法仍有效。反复咯血次数较多者，除隔一定时间后应给予梅花针刺激外，每次叩击时间也应较长。20 例中，经本法治疗后，10 例小量咯血患者，有 7 例完全止血，3 例减少；3 例中量咯血患者，有 2 例完全止血，1 例减少；7 例大量咯血患者，有 4 例完全止血，2 例显著减少，1 例减少。

2. 为了获得本法治疗咯血的机制，曾试图观察叩击前后的出血时间、凝血时间、血小板与凝血酶元时间的变化，但由于咯血当时情况的限制未能做到。因此，在正常人身上按上法用梅花针叩击 10 分钟后，进行了出血时间和凝血时间的观察。结果：出血时间在叩击前平均为 94.5 ± 56.1 秒，叩击后平均

133

为 57.0±30.6 秒。凝血时间在叩击前平均为 67.5±19.2 秒，叩击后平均为 42.0±17.9 秒。虽然被测者系正常人，叩击前后之出血时间与凝血时间均在正常范围，但以叩击前后之数字相比较，则出血时间平均缩短 37.5 秒，凝血时间平均缩短 25.5 秒。认为这或许与梅花针叩击止血的机制有关。

上海市第一结核病院：《全国中医经络针灸学术座谈会
资料选编》，345 页。1959 年 7 月

【感应电穴位刺激法】

病例　共 8 例。本组病例在入院前的咯血时间为 1～13 天。咯血量最少在 100ml 左右，最多在 1000ml 以上，入院后继续咯血不止。其中经 X 线胸部检查者有 6 例，大部有较广泛的结核病灶，其中 3 例有空洞。另 2 例因一般情况欠佳未作检查。

治法

1. 取穴　鱼际、太渊。

2. 操作　将 2 个高压感应电极放在左右两手的相同穴位上，用中等强度的电流刺激（以病人有麻感时为止），刺激时间为 5～10 分钟。反复咯血者，可反复予以刺激。如已停止大口咯血，则每日刺激 1 次。所有病例除用上法治疗外，均同时应用抗结核药物治疗。

疗效　全组病例经电刺激后，均于 10 分钟内停止大口咯血，以后仅有稀疏的小量紫褐色血液。一般经 2～7 次治疗后，咯血全部停止。但在治疗过程中，发现 2 例在大咯血时，电刺激可以止血；在大咯血已停止后，若再用电刺激，则反而引起大咯血；经再度电刺激而又停止，其机制尚难作出推论。

张景良：《上海中医药杂志》，1959，11：21

【穴位贴药法】

病例　共 35 例。

治法

1. 取穴　涌泉。

2. 操作　新鲜大蒜 1 头，去皮，捣成泥状，称取 3 钱，加硫磺末 2 钱，肉桂末 1 钱，冰片 1 钱，研匀后，分涂两块纱布上，贴于双侧涌泉穴。隔日调换一次。为预防局部皮肤发红、起泡，可先在足底皮肤擦少许石腊油或其他油类。多数病例均单用本法，或并用少许止血药如安络血等。

3. 本法的优点是　方法简便，病人出院后如再发咯血时，可自行应用本法。副反应少，仅 4 例局部起大泡，注意擦油保护即可避免。对老年、高血压和冠心病患者忌用脑垂体后叶素时，亦可应用本法。

疗效

1. 35 例中，咯血停止或显著减少者 29 例。其中 5 例系大量持续咯血，用脑垂体后叶素治疗无效者，改用本法后咯血停止。本法对肺虚型咯血疗效尤为显著。

2. 本组有 6 例因住院时咯血量大或用脑垂体后叶素未能止血而并用本疗法和脑垂体后叶素。

3. 本法单独应用时，如贴 2 次咯血未止或未见好转者，应考虑加用其他止血药。

上海第二医学院附属瑞金医院肺科：

《中华医学杂志》，1977，12：777

附1：肺结核咯血窒息休克

【针刺综合法】

病例　用针刺综合疗法抢救肺结核咯血窒息休克 4 例。

举例　患者何某，32 岁。患双侧慢性纤维空洞型肺结核及支气管哮喘 8 年余，体质瘦弱，代偿机能丙，痰菌阳性。1958 年 11 月间开始有间断小量咯血，虽经多种抗结核药物及止血药物治疗，咯血量却逐渐增多，呼吸困难日益加重。同年

12 月 6 日 9 时许，患者突然大咯血 150ml 左右，旋即出现窒息现象，面色苍白，脉搏细弱，两眼直视，口唇及指甲青紫，乃立即进行输氧，将患者头部放低，身体转向患侧卧（出血侧），并用开口器将紧闭之牙关撬开，清拭口腔及咽喉部积血，皮下注射尼可拉明及安纳咖各 1 支，情况并无好转，患者之面色苍白及紫绀现象却更甚，大汗淋漓，脉搏不能触及，瞳孔轻度散大，反射迟钝，意识丧失，已完全进入休克昏迷状态，情况甚为险急，此时急用毫针行强刺激手法，针刺人中、百会、商阳、少泽、十宣（出血）等急救穴位，在术中即听到患者咽喉部咕咕作响，但并未有血液咯出，又数分钟，患者面色即逐渐转为正常，并自动咯出数口凝血，至此，患者方能睁开两眼呻吟而苏醒。窒息时间共近 20 分钟。

咯血引起窒息、休克，为肺结核病最严重的急症，其机转极为复杂，急救颇为困难。因此，在抢救咯血窒息过程中，除进一步加强一般常规急救措施外，并配用针刺疗法，以提高疗效。从1958 年以后的 1 年多时间里，本组在 10 例（次）咯血窒息患者中，有 1 例因突然发生喷射性大咯血 1000ml 以上，仅数分钟即死亡；有 3 例（次）使用了体位倒血，其中有 2 例未获成功而死亡，1 例获效；另有 2 例（次）窒息情况较轻，系采用一般性急救措施而获救；所有配用针刺的 4 例（次），结果都获得较为满意的效果。值得提及的是，本组 4 例在抢救过程中，都注意到适时输氧，清除口腔及咽喉部积血，注射苏醒剂，采取出血侧卧位等综合性急救措施，对于患者的获救具有一定的重要作用，但在抢救咯血窒息休克时，针刺可作为一种有效的辅助疗法。

贾蕊中等：《江苏中医》，1961，2：23

十五、结核性（渗出性）胸膜炎

【针灸法】

病例 共 60 例。本组病例系根据病史、病症、体征、X 线透视或拍片以及胸水性质等诊断为本病。全组病例之病情基本相似，亦未见合并肺及肺外结核。

治法

1. 分组 共分 3 组。①第 1 组共 31 例，单纯针灸，每日 1 次。②第 2 组共 14 例，用异烟肼每日 300mg，加用针灸每日 1 次。③第 3 组共 15 例，用异烟肼每日 300mg，并用对氨柳酸每日 8g；或异烟肼每日 300mg，并用链霉素每日或 3 日 1g。三组病例均配合多量抽胸水，最多者抽 5 次（1 例），最少者抽 1 次（14 例），一般抽 2～3 次。

2. 取穴 根据肺与大肠相表里，循经取穴，如列缺、中府、合谷、曲池；并采用对胸部疾患有效的内关、支沟、期门、肺俞等穴。此外，还依据病情辨证取用膏肓、丰隆、大椎、膈俞、足三里等配穴。

3. 操作 以捻转及捣针法进行刺激，便之产生麻、胀、重、酸等针感。进针深浅及刺激轻重视病情及体质强弱而定。每次留针 15～30 分钟。一般于留针同时加用温和灸法，灸至皮肤微红及灼热感为度，约 5～10 分钟。发热时只针不灸。每日针灸 1 次，连续针灸 6 次后，停针 1 日。

疗效

1. 体温下降情况 1 组发热者 26 例中，于针灸后 15 日内体温降至正常者有 23 例，占 88.4%，平均退热为 10.8 天。2 组发热者 12 例中，于 15 日内降至正常者 7 例，占 58.3%，平均退热为 12.6 天。3 组中于 15 日内降至正常者有 3 例，占 20%。

2. 症状消失情况 1 组 31 例中于 15 日内症状全部消失者有 27 例，占 87%，平均为 12.1 天。2 组中有 8 例，占 57.1%，平均为 13.8 天。3 组中有 5 例，占 33.3%，平均为 26.8 天。针灸内关、列缺、对消除症状可立见功效。

3. 胸水吸收情况　1组于15天内胸水吸收者有23例，占74.1%，平均为12.2天。2组中有9例，占64.4%，平均为14.2天。3组中有3例，占23%，平均为33天。

4. 出院时血沉恢复情况　1组中恢复正常及接近正常者占77.4%。2组占78.5%。3组占53.3%。

5. 住院天数　1组平均为18.3天。2组除1例在门诊治疗外，平均为19.6天。3组为42.2天。

6. 由此可以看出，针灸或加用针灸，对降低体温、消除症状、促进胸水吸收、血沉恢复以及缩短疗程等均较单用抗痨药物疗效显著。此外，由于病程的缩短相对地减少了胸膜粘连现象。经半年至1年的观察，未见复发。

宁夏石嘴山矿务局职工医院内科：《全国中西医结合
研究工作经验交流会议资料选编》（内部资料）
248页。1961年12月。人民卫生出版社

十六、麻　风　病

【电针法】

病例　共101例。男95例，女6例。年龄在20~50岁之间。病程均在2年以上。101例中，瘤型患者89例，结核样型患者12例。

治法

1. 针刺部位　多在发病神经的本干及其周围的皮神经。如尺神经痛者即在尺神经及其周围扎针。但对有全身症状反应者，如四肢多发性神经痛、结节红斑等，则针刺大神经干及中枢神经（指脊髓神经）腹腔交感神经节等。总之，针刺部位可根据病情灵活运用。

2. 电针方法　电针机为7型陕卫式电针医疗机，电源为1.5伏甲种干电池，每次通电约为30~50分钟，适当掌握。起针时应先将电量由大到小以至断绝电源，然后将针取出。隔

日治疗 1 次，15 次为 1 疗程。如未治愈，停针 1～2 周后可再继续针治，直至痊愈。

疗效

1. 神经反应 对各种神经痛（如尺神经、正中神经及下肢神经痛等）疗效甚为显著，46 例中，痊愈者 40 例，显著进步者 4 例，进步者 2 例，均有效。对头痛头晕、四肢关节疼痛等，亦有良好效果（共 34 例）。

2. 结节红斑 共 21 例，治疗后痊愈者 15 例，显著进步者 3 例，进步者 2 例，无效者 1 例。

高怀安等：《中华皮肤科杂志》，1958，4：298

附 1：麻风肢体畸形

【针灸法】

病例 共 19 例。本病为麻风性神经炎所致，据文献记载与临床经验，防止麻风性神经炎尚有困难，治疗亦为棘手，一旦造成残废即不易逆转。本组用针灸治疗取得了较好的疗效。

治法

1. 取穴 ①足下垂取环跳、委中、阴陵泉、阳陵泉、足三里、承山、三阴交、解溪等。②手下垂取曲泽、曲池、少海、手三里、内关、外关、合谷、中渚、液门等。③眼睑闭合不全取攒竹、阳白、丝竹空、睛明、太阳、头维等。④口歪取颊车、地仓、人中、迎香等。

2. 手法 对麻风性神经痛患者用泻法，肢体畸形患者用补法，两者兼而有之的患者用先泻后补法。

3. 疗程 一般隔日治疗 1 次，10 次为 1 疗程。停针 2 周，继续下一疗程。

疗效 经治疗后，19 例中，痊愈者有 10 例，基本恢复或改善者有 7 例，1 例无效，1 例尚待观察。疗程，除 1 例为 1 个疗程，1 例为 4 个疗程外，其余均为 2～3 个疗程。针刺治

139

疗本病，病期在 1 年以内者大多能够治愈或基本恢复。病期在 1～2 年以上者，疗效减低或仅能部分改善，但亦有治愈或无效者。此类患者，病期既久，神经损伤亦重，神经膜束纤维性变或与局部组织粘连，或关节强直，筋腱挛缩，其质的变化，似难逆转。针刺治疗本病的优点是，既能止痛，又能指趾伸直，早期治疗又可使肢体畸形恢复。

傅尧俞：《中华皮肤科杂志》，1960，3：146

附 2：麻风病鹰爪手

【穴位强刺激法】

病例　共 35 例（46 手）。其中瘤型 22 例，结核样型 12 例，界线型 1 例。男 28 例，女 7 例。病期（爪手时间），最短者 3 个月，最长者 20 年；其中 3 年以上者有 23 例，占 65.7%。在用本法治疗前均有不同程度的手冷、麻木、僵硬、无力、不能拿筷、端碗吃饭困难、不能穿衣结扣、写字、缝衣。手腕无力不能上举。骨间肌及大小鱼际肌有不同程度的萎缩，手指不能分开并拢。2～5 指呈鹰爪形，不能伸展。多数患者（25 例）同时伴有尺神经疼痛。鹰爪手畸形程度按 4 级分度：轻度者 5 例，中度者 19 例，重度者 15 例，极重度者 7 例。

治法

1. 取穴　合谷、曲池、少海、治瘫$_3$、内关、外关、肩贞等。

2. 操作　视病情选用上穴，作穴位强刺激，每次 1～2 穴，每 10～15 天 1 次。

3. 辅助疗法　每次穴位刺激后，可配针刺、水针治疗，根据鹰爪手情况取穴，并鼓励进行锻炼。个别患者加用小竹筒、小夹板固定患指。

疗效　一般经 3～4 次治疗后，即可取得疗效，个别患者

1 次即愈。经上法治疗后，46 手中，完全恢复正常者有 10 手（21.7%），基本恢复正常者 10 手（21.7%），好转者 21 手（45.7%），无效者 5 手（10.9%）；有效率 89.1%。治疗后经数月至 1 年多的观察，无 1 例反复或恶化。早期治疗，效果较佳。

中国人民解放军第 52 医院、四川省甘孜州人民医院、

四川省泸定县人民医院：《新医学》，1972，1: 21 ~ 23

附 3：麻 风 反 应

【穴位刺激综合法】

治法

1. 穴位刺激疗法 ①取穴：主穴：公孙、涌泉、然谷、足三里、梁丘。主要作用是抑制麻风杆菌，控制麻风反应，促进周围神经损害的恢复。配穴：根据病人麻木、汗闭、爪手、溃疡等症状，取病损附近的穴位。如上肢的鱼际、曲池、小海等；下肢的承山、丰隆、阳陵泉、阴陵泉等。②器械：三角针 1 根，5 ~ 10ml 注射器 1 具，皮下注射针头数枚，刀片 1 把，止血钳 1 ~ 2 把。③操作：按常规作皮肤消毒，以 1% 普鲁卡因在穴位处作一皮丘，切一皮肤纵行切口长约 1 ~ 1.5cm，用止血钳插入切口内进行穴位刺激，得气后持续刺激 10 ~ 15 分钟，再将切口缝合，用消毒纱布覆盖，胶布固定。刺激间隔时间，以 10 ~ 15 天为宜。

2. 配合疗法 ①用"抗麻 4 号"注射液（黄连、黄芩、黄柏、栀子、丹皮、丹参各 12g，制成 500ml）注射于穴位或麻风结节内，每穴用 0.3 ~ 0.4ml。每次选穴 1 ~ 3 个，每周注射 2 ~ 3 次，10 次为 1 疗程。选穴：面部取上星；上肢取曲池、内关、外关；下肢取足三里、三阴交、阳陵泉。②用淋巴结刺激疗法，主要用以治疗麻风反应和睾丸炎等病症。方法：在严密消毒下，用银针扎入肿大的淋巴结中心，留针 15 ~ 20

分钟，每 1～2 日针治 1 次。

疗效　共治疗 211 例，其中治愈者 35 例，显效者 44 例，有效者 124 例，无效者 8 例。细菌指数下降或阴转，比砜类药物快 16 倍以上，个别病例治疗后 53 天细菌阴转。

中国人民解放军 52 医院、四川省甘孜藏族自治州人民医院：
《全国中草药新医疗法展览会资料选编》（内部发行）
569 页。1972 年 1 月。甘肃版

十七、传染病吞咽困难

【针刺法】

病例　共 11 例。8 例为住院病儿，3 例为门诊病儿。年龄最小者 2 岁，最大者 12 岁，病程 1～2 天者 2 人，4～5 天者 3 人，7 天者 1 人，20 天至 2 个月者 5 人。11 例中，有半数为白喉后遗症，其余均为婴儿瘫及脑炎后遗症。主要症状为：不能饮水者 11 人，完全不能进食者 2 人，进食困难者 7 人，不能饮水但能进食者 2 人；咽部充血者 7 人，咽痛者 2 人；悬雍垂偏位者 5 人，舌位偏斜者 1 人，软腭麻痹者 3 人，咽反射消失者 1 人。合并症：抽风者 1 人，下肢瘫痪者 1 人，失语者 1 人，面神经麻痹者 3 人。

治法

1. **取穴**　主穴：新廉泉（在甲状软骨、环状软骨切迹处，上甲状腺动脉应手处是穴[1]）、旧廉泉[2]。配穴：面神经瘫者，配合谷、翳风、风池、地仓；热耗伤津者，配血海、三阴交；尿频、尿闭或腰痛肾虚者，配肾俞、照海；肢体活动不佳者，配阳陵泉。

2. **操作**　新廉泉穴用补法（兴奋），以 5 分长针先刺入 1 分，渐入 2～3 分，见针尖有搏动，即是该穴深度；如针柄无搏动，再轻轻捻入，见到针柄搏动时即停针，不可再进，留针 5 分钟。

疗效 11 例经针刺治疗后，症状完全消失。其中针刺后 3～4 小时能进食者 7 例，针刺后半天至 1 天恢复吞咽功能者 3 例，仅 1 例于针后 6 天恢复吞咽功能。经追踪观察有远达 5 年者，均未复发。

按：[1] 廉泉穴在临床上有三种部位，一在结喉之上际的凹陷处，此即廉泉穴之一般部位，主治可参阅诸书之记述。第二是在廉泉穴之稍上方，当舌骨之上际，此处对发声及舌肌运动障碍作用较佳，此处称为"上廉泉"。第三是在廉泉穴的下方，当结喉下缘之陷中，即本文所称之"新廉泉"；此穴亦名"下廉泉"，对治疗吞咽困难作用较佳。

[2] 本文所称之"旧廉泉"，即任脉廉泉穴。

崔振玉：《上海中医药杂志》，1963，12：27

十八、传染病尿潴留

【针刺法】

病例 共 303 例。男 207 例，女 96 例。年龄 1～5 岁者 114 例，6～10 岁者 46 例，11～20 岁者 58 例，21～30 岁者 35 例，31～40 岁者 28 例，41～60 岁者 22 例。本组病例包括伤寒尿闭 63 例，流行性乙型脑炎尿闭 51 例，流行性脑脊髓膜炎尿闭 14 例，中毒型菌痢尿闭 26 例，麻疹肺炎尿闭 53 例，脊髓灰白质炎尿闭 70 例，中毒型猩红热尿闭 26 例。

治法

1. 取穴 中极、曲骨、阴陵泉、三阴交、足三里、兑端等穴；针刺按此顺序进针。

2. 操作 患者仰卧屈膝，进行严格消毒，进针达一定深度，待患者有痠麻胀感后（中极、曲骨痠麻至前阴部），再上下提插数次，每隔 5 分钟施以泻法 1 次，留 15～20 分钟后，急速起针，不闭针孔。如患者体弱，脉搏沉细无力，体温正常，身有汗者，应以平补平泻法为佳。起针后，可在患者下腹部施以按摩 15～20 次，以助排尿。

疗效 全部病例，经治疗后全部治愈。如意识清楚，10岁以内的患者，往往在留针时即能排尿；意识不清或半清者，于针后 1~2 小时亦能排尿。年龄越小者收效越迅速。一般针治 1 次即能排尿。仅乙型脑炎尿闭患者且年龄较大，须针治 2 次。针刺治疗传染病尿闭症，疗效迅速可靠，而且对全身病情亦有良好影响。

沈阳市传染病院杨逢伦等：《浙江中医》，1959，5：212

144

第二章　内科疾病

一、呼吸系统疾病

（一）流行性感冒

【针刺法】

病例　共 188 例。本组病例之诊断以流行状况及典型临床症状、血象等为依据。病例的选择均为无合并症之单纯型患者，部分患者为初发病例具有高烧症状列为早期；部分患者已罹病 3~4 日，高烧已下降，但仍存有明显中毒症状者，列为恢复期。两组治法如下。

治法

1. 早期患者　取大椎穴，针刺时患者取侧卧位，两腿屈曲，患者用力以手抱头的后枕部，使颈部和胸部最大限度的向前弯曲。一手持针柄自大椎穴徐徐刺入，针尖刺透皮肤后继续与脊柱成 15 度角向尾侧探进 1.5~2.0cm，另一手从大椎穴下方沿脊柱至尾部施以巡按法，然后捻转施用透天凉手法，捻针时腰部或尾部产生凉感，可作为正确的刺激标志。每例只针 1 次，捻针 5~10 分钟。

2. 恢复期患者　可根据临床症状分别选取足三里、内关、合谷。一般只针一侧足三里；气短者配一侧内关；咳嗽者配一侧合谷；用平补平泻法，捻针 5 分钟，留针 10 分钟，每例只针 1 次。

3. 早期及恢复期均采取针刺与口服阿司匹林作对照。初期患者的治疗组与对照组，每隔 15 分钟或 1 小时测体温 1 次，测 4～8 次后进行治疗。依上法针治 1 次，或按临床常规口服复方阿斯匹林。恢复期患者的治疗组与对照组，于治疗前及治疗后 1 小时各测体温 1 次，休养室保持常温。每隔 1 小时于体温测定后，给患者饮用 100～200ml 蔗糖温开水。

疗效

1. 早期组　①早期患者临床症状较重，具有高烧（39℃以上），并有头痛、全身疲痛、恶心、鼻塞、流涕等症状，当针刺大椎出现腰骶部凉感后，患者即述热感消失（此时体温并未下降），其他自觉症状亦相继消失。体温一般于针后 1 小时开始下降，6～15 小时内降至正常。个别病例针后 1 小时体温无变化，持续至 4 小时后下降。全部针刺患者均于 6～20 小时后恢复健康。治疗过程中发现 4 例经针治后发烧不退，临床症状亦无明显减轻，经临床继续观察，证明均有合并症存在，1 例合并病毒性脑膜炎，1 例合并肺结核，2 例为渗出性胸膜炎早期。②以复方阿斯匹林治疗者，于服药后体温或呈迅速下降，或逐渐下降，但临床症状消失甚慢，其中有些症状根本不能消除。由此可见，针刺对迅速解除患者痛苦方面较口服阿斯匹林有特殊效果。

2. 恢复期患者　①一般患者已病 3～4 日，高烧虽退，仍有低热，明显头痛、咳嗽、气短、食欲不振、全身乏力、恶心、鼻塞等症。经针刺足三里，或配合谷、内关等穴后，自觉症状可立即消失。②服用复方阿斯匹林，主要起解热镇痛作用，且作用甚缓；对食欲不振、全身乏力、气短、咳嗽等症则甚难奏效。由此可见，针刺对恢复期患者疗效迅速，且能出现阿斯匹林不能达到之效果。

延安县医院内科：《陕西医药卫生》，1959，4：282

病例　共 373 例。诊断主要以急性发热、剧烈头痛、全身疼痛、全身衰弱、咽及结合膜充血。个别病例经取漱口液作病毒分离，分离亚洲甲种流行性感冒病毒。

治法

1. 取穴　①体温在38.1℃以上者，取大椎、合谷（双）、足三里（双）；②体温在38℃以下者，取大椎、合谷（双）。

2. 操作　均为强刺激，不留针。大椎、合谷各刺入5~8分；足三里刺入2.5寸。针感以大椎麻至腰部，合谷麻至肩部，足三里麻至趾部为度。每日针治1次。一般只针1次，少数患者针2~3次。

疗效　全组病例，于针后24小时退热者有198例，占53.08%；48小时退热者有108例，占28.95%；72小时退热者有16例，占4.28%；不详者51例，占13.67%（此51例虽未测体温，但于针后24小时随访时，均以自觉症状消失而重返生产岗位）。

高国巡：《针灸杂志》，1965，1：28

附：预防流感

【针刺法】

例数　用针刺预防流行性感冒818例。全组均为流感流行地区之健康人。针刺预防本病的方法为针刺一侧足三里穴，施用补法，待痠麻感达于足背时即行起针。每人只针1次。

效果　本组观察对象均为流感流行时期生活在流行团体之健康人。经用上法针刺后，818人中，均未发病。可见针刺对预防流行性感冒具有预防作用。

延安县医院内科：《陕西医药卫生》，1959，4：282

例数　用针刺预防流行性感冒1090例。某单位于某年6月29日开始流行本病，至7月1日和2日达最高峰。以某集体宿舍为例，在1449人中，发病率为23.4%。预防措施于7月2日开始。除隔离患者及住房消毒外，按宿舍为单位，分别采取三种不同措施预防，至7月3日流行趋势下降，7月8日流行停止。流行期共为10天。

147

效果

1. 针刺预防组共 1090 例。取穴足三里（双），刺入 2.5 寸，手法用弱刺激，留针 15 分钟，针感要求达到足趾部。每人只针 1 次。针后发病者 39 例，发病率为 3.6%。

2. 2% 阿的平溶液喷鼻组共 1339 例，发病率为 8.06%。

3. 孟德尔氏液涂咽组共 168 例，没有发病。

高国巡：《针灸杂志》，1965，1：28

【梅花针法】

例数　用梅花针法预防流行性感冒 60 例。观察对象为小学生，共 300 余人。其中三年级师生共 60 人，大多数学生是住在附近感冒流行较重的地区，在未作预防以前，已有 2 人患感冒，其他各班尚未发现患者。因此，以该班师生为对象，用梅花针进行预防，并对 2 名已病患者用梅花针法治疗，经 2 次治愈。

148

方法

1. 分组：第 1 组 35 人，每人刺激 1 次。第 2 组 10 人，每天 1 次，连续 2 天。第 3 组 15 人，每天 1 次，连续 3 天。其他各班不作梅花针刺激预防，以作对照。

2. 操作　①刺激部位：取颈部前后及鼻翼部，配合前额及颞部，采用双侧刺法，每侧 3～4 行，每行隔 1cm。②刺激强度：颞部及前额部用轻刺激，颈部前后用重刺激，鼻翼部用中等刺激。刺激时要分清部位界线。③针具及刺激部位的皮肤进行严密消毒。

效果

1. 预防组 60 例，通过半个月观察，发病者有 3 例，发病率为 5%（发病轻微，1～2 日自愈）。

2. 未作梅花针刺激的各班，在同一时期的发病率达 30% 以上。

江伯华整理：《中级医刊》，1959，6：416

（二）慢性支气管炎

【耳针法】

治法

1. 取穴　听宫透内鼻（耳穴）。

2. 操作　用寸针或毫针，自听宫穴进针，以拇、食指提取耳屏，以食指尖压耳屏后部弧形沟中央部，产生耳根子痛，耳中发胀有似鼓膜向外鼓胀的感觉。从此点进针 2~3 分后转向斜下，刺入耳屏"肾上腺穴"下方之软骨膜上的"内鼻穴"，使之产生持续性针刺样疼痛感觉（以病人可以忍受为度），留针 10~15 分钟（根据病情亦可间断捻针）。一般可感觉鼻孔通气，鼻咽发凉（如食薄荷样感觉），呼吸通畅，咳喘减轻。1 日 1 次。10 天为 1 疗程。左右耳交替透刺。注意事项与耳针相同。

疗效　共治 112 例。近期疗效治愈 69 例，占 61.7%；显效 32 例，占 28.5%。

中国人民解放军沈阳军区 237 医院：《攻克慢性气管炎资料选编》

（内部资料）38 页。中医研究院。1971 年 6 月

【穴位注射法】

治法

1. 取穴　肺俞及中府二穴的阳性反应物。大多数病例可在肺俞穴（或其下方）和中府穴（或其下部 1 寸处）触及结节、条索状物或局部压之有瘆胀感的阳性反应物。

2. 操作　用注射器吸取 1% 维生素 B_1 稀释至 5ml，以持毛笔方法持针垂直刺入反应物，迅速注入 0.5ml（如反应物不明显时，即注入肺俞、中府），每日 1 次，每次均注射双穴。5 次为 1 疗程。

疗效

1. 共用本法治疗 228 例，其中痊愈者 80 例，显效者 80

例，好转者 56 例，无效者 12 例。有效率 94.7%。

2. 本法的优点是　用穴少，易掌握，疗程短，见效快。一般注射 2～3 次后，症状即明显改善。但对 45 岁以上、病程在 4 年以上的患者则疗效稍差。治疗中发现 1 例过敏。个别病例出现疲倦，或咳嗽加剧，坚持治疗即可消失，无须特殊处理。操作时取穴要准。针感好的疗效较好。

广东省卫生事业管理局：《攻克慢性气管炎资料选编》

（内部资料）44 页。中医研究院。1971 年 6 月

治法

1. 取穴　耳区平喘穴。两耳交替注射。

2. 药液　多价新型哮喘菌苗（枯草杆菌混合菌苗）：本品系采用枯草杆菌、甲型链球菌、奈瑟氏球菌及白色葡萄状球菌，经培养后用福尔马林灭活，等量混合而成。菌苗浓度为每毫升含菌 20 亿个。

3. 操作　初次剂量为 0.05～0.1ml，若无反应逐渐递升至 0.3ml 为维持量，最大剂量可达 0.4ml 左右。每周 2 次，10～15 次为 1 疗程，有效者继续巩固治疗。

疗效

1. 共用本法治疗 120 例，其中基本治愈者 10 例，占 8.3%；显效者 80 例，占 66.7%；好转者 27 例，占 22.5%；无效者 3 例，占 2.5%。有效率为 97.4%。

2. 本组病例年龄在 59 岁以下者（包括儿童在内）共 86 例，治疗后基本治愈者 9 例，显效者 57 例，好转者 19 例，无效者 1 例。60 岁以上者 34 例，治疗后基本痊愈者 1 例，显效者 23 例，好转者 8 例，无效者 2 例。病程不到 10 年者全部有效，20 年以上者疗效较差。

3. 治疗前有哮鸣音及啰音者 24 例，治疗过程中出现哮鸣音及啰音者 18 例，治疗后均消失。前者绝大多数在注射 8 次

内消失，后者注射 1～2 次即消失。

北京药品生物制品检定所:《攻克慢性气管炎资料选编》

（内部资料）44 页。中医研究院。1971 年 6 月

【穴位贴药法】

病例 共 380 例。其中分为 2 组:1 组为在夏天"三伏天"贴至 1～3 年者，共 160 例。另 1 组是"伏外"穴位拔罐贴药者，共 220 例。

治法

1. 取穴 分 2 组。甲组取肺俞、膈俞、心俞；乙组取大椎、膏肓、膻中、命门、灵台。每 5 天贴药 1 次，3 次为 1 疗程。第 1 次和第 3 次贴甲组穴，第 2 次贴乙组穴。每次都在穴位上先拔火罐再贴药。贴药 24 小时或 48 小时将药取下。贴治时忌食生冷或刺激性食物，不洗冷水澡。

2. 药物（咳喘膏） 由白芥子、甘遂、元胡、细辛、沉香、干姜、洋金花、非那根、樟脑配成。

疗效

1. 伏内贴治 160 例，其中显效者 25 例，占 10.1%；好转者 97 例，占 66.2%；无效者 38 例，占 23.7%。

2. 伏外拔罐贴治 220 例，其中显效者 56 例，占 25.4%；好转者 135 例，占 61.4%；无效者 29 例，占 13.2%。

3. 伏外拔罐贴治 220 例中，咳嗽者 220 例，有效率 40.5%；吐白痰者 189 例，有效率 45%；气喘者 213 例，有效率 58.6%；有哮鸣音者 161 例，有效率 73.2%；有水泡音者 16 例，有效率 81.2%

4. 按中医辨证分型，计有风寒型、风热型、湿痰型和气血两虚型。伏外穴位拔罐贴治法对风寒型效果较好，对气血两虚型效果最差。

天津市公安医院:《攻克慢性气管炎资料选编》

（内部资料）38 页。中医研究院。1971 年 6 月

病例 共 73 例。全组病例均为 60 岁以上之老年性慢性气管炎患者。

治法

1. 取穴 分 2 组。第 1 组取天突、大椎、肺俞（双）；第 2 组取人迎（双）、中府（双）。两组穴位交替贴用。每次贴 4 块膏药，三天换贴 1 次。治程 10 天。

2. 药物（气管炎 1 号膏） 芫花、皂角、细辛、肉桂、麻黄、大黄、木鳖子各 24g，甘遂、川乌、蓖麻子、白芥子各 30g，鹅不食草 15g，川椒 9g，巴豆 3g。本品系由报告单位与北京市卫生材料厂协作制成之橡皮膏。

疗效 73 例中，单纯型者 46 例，治疗 10 天后，基本痊愈者 17 例，显效者 13 例，好转者 15 例，无效者 1 例。哮喘型者 27 例，显效者 1 例，好转者 17 例，无效者 9 例。总有效率为 86.3%。其中以单纯型者疗效最好，有效率为 97.8%，显效以上者为 65.2%。本法对止咳、祛痰有明显效果，但对止喘效果不够理想。

中医研究院广安门医院：《攻克慢性气管炎资料选编》

（内部资料）40 页。中医研究院。1971 年 6 月

治法

1. 第 1 法 ①取穴：定喘、肺俞；痰多者加丰隆。②药物：芥砒膏（白芥子 1.5g，砒石 0.3g，共研细末，用食醋调成糊状）。取药少许贴在穴位上。每天 1 次，3～5 天为 1 疗程。

2. 第 2 法 ①取穴：涌泉、定喘、天突；痰多者加丰隆。②药物：三白膏（白芥子、白矾各 30g。共研细末，加适量白面粉，用米醋调成糊状）。于每晚临睡前取药少许贴于穴位上。贴 12 小时后去掉。3～12 次为 1 疗程。

疗效

1. 用第 1 法（芥砒膏）贴治慢性气管炎 324 例，治愈 142

例，占 43.8%；显效 104 例，占 32.1%；有效 47 例，占 14.5%；无效 31 例，占 9.6%；有效率 90.4%。

2. 用第 2 法（三白膏）贴治 280 例，治愈 156 例，占 55.7%；显效 54 例，占 19.3%；有效 45 例，占 16.1%；无效 25 例，占 8.9%；有效率 91.1%。

中国人民解放军北京军区驻晋南部队：《攻克慢性气管炎资料选编》（内部资料）41 页。中医研究院。1971 年 6 月

病例 共 312 例。其中 75 年组 112 例，76 年组 200 例。男 225 例，女 87 例。年龄在 35 岁以下者 45 例，51 岁以上者 108 例。年龄最小者 7 岁，最大者 80 岁。病程 2~5 年者 70 例，6~10 年者 74 例，11~20 年者 123 例，21 年以上者 45 例，病程最长者 50 年。75 年组轻度 22 例，中度 45 例，重度 45 例。76 年组轻度 23 例，中度 79 例，重度 98 例；合并肺气肿者 134 例。

治法

1. 取穴 脐窝（按即神阙穴）。

2. 药物 ①75 药粉：公丁香 0.5g，肉桂 5g，麻黄 5g，苍耳子 3g。研细末，密封备用。②76 药粉：即 75 药粉加白芥子 4g，半夏 3g。研细末，密封备用。③76 药膏：即 76 药粉熬膏，每张摊成直径约 4cm 大小。④用法：先将患者肚脐用 75% 酒精消毒，趁湿将药粉倒入脐内，脐窝小者将药粉倒满，大者倒入半脐即可，然后盖上一块比脐大的普通胶布（或膏药）。胶布四周必须贴严，以免药粉和气漏出。每隔 48 小时换药 1 次。为了不致使皮肤因长期接触胶布引起皮炎，可于换药之前 2~3 小时将胶布和脐中剩留药粉去掉，并用热毛巾擦净。若局部已发生皮炎，休息几天即可自愈，重者可涂抗过敏药膏（如可的松软膏），待皮炎愈后，改用药膏贴敷，或用 30% 的酒精调药粉敷脐。贴 10 次为 1 疗程，疗程间停药 5~7

153

天（或不停）。

疗效

1. 75 组　临床控制 34 例（30.4%），显效 40 例（35.7%），好转 33 例（29.5%），无效 5 例（4.4%）。显效以上占 66.1%，有效率 95.6%。

2. 76 组　临床控制 97 例（48.5%），显效 58 例（29%），好转 34 例（17%），无效 11 例（5.5%）。显效以上 77.5%，有效率 94.5%。

3. 分型与疗效　对寒证、热证肺虚、脾虚，各型间的疗效未见明显差异，但肾虚型的显效以上率均显著低于其他各型（$P < 0.05$），且全部无效病例都属肾虚型。

4. 主证与疗效　75 组的咳、痰、喘，临床控制率分别为 50.4%，54.2%，60.0%。76 组的咳、痰、喘、哮鸣音临床控制率分别为 58.1%，55.9%，65.1%，59.4%。

5. 在临床观察中，还证明本法对感冒有一定预防作用。为了客观判断疗效，还进行了免疫学方面的检查。

成都军区机关第一门诊部慢性支气管炎防治组：

《新医药学杂志》，1977，12∶30

【针刺穴位敷药法】

治法

1. 取穴　主穴：第 1 组取天突、定喘（或加外定喘）；用于止喘。第 2 组取丰隆（双）、膻中；用于祛痰。第 3 组取中府、云门、肺俞（双）；用于镇咳。配穴：手三里、中喘、华盖、璇玑、孔最、曲池等。

2. 药物　斑蝥 1.0g，冰片 0.15g，明矾 0.2g，细辛 0.2g，薄荷 0.2g，麻黄 0.2g。共为细末，外敷。

3. 操作　根据患者情况取穴，行快速针刺法，有针感后行强刺激，后用 $3cm^2$ 胶布，中间剪一个 1cm 左右的圆孔，使胶布孔对准针孔，将胶布贴好；再取比豆粒大些的药末倒入孔中，然后将同样大小一块不剪孔的胶布贴在上面，紧防药粉漏出。

4. 贴药后局部起水泡，是正常现象，不需处理，只须注意勿使局部感染。不起泡效果不好。贴药 7 天后取下。7 天为 1 疗程，每次可换穴贴药。

疗效 共用本法治疗 63 例。近期疗效，痊愈者 37 例，好转者 22 例，无效者 4 例。

吉林省伊通县景台子公社五台大队：《攻克

慢性气管炎资料选编》（内部资料），

40 页。中医研究院。1971 年 6 月

附：慢 性 咳 嗽

【穴位注射法】

病例 共 44 例。病程最短者 2 个月，最长者 3 年，多数在 6 个月以下。全组病例除肺部有干、湿啰音外，无其他异常体征。

治法

1. 取穴 肺俞、厥阴俞、心俞。

2. 药液 用无水酒精（或 95% 酒精）90ml，加入 10% 普鲁卡因 10ml（或 95% 的酒精 100ml 加入普鲁卡因结晶 2g），过滤，密封。

3. 操作 每穴注入药液 0.3～0.5ml；病情顽固者加心俞。隔日 1 次，2～4 次为 1 疗程。

疗效 全组病例中，痊愈者 29 例，好转者 15 例。其中治疗 1 次者有 35 例，治疗 2 次者有 7 例，治疗 3～4 次者各 1 例。穴位注射后，局部可有轻度胀痛，加大普鲁卡因浓度时疼痛极微。对痊愈中的 15 例经半年随访有 3 例复发。

廖志云：《中级医刊》，1965，9：579

（三）支气管哮喘

【穴位割治法】

病例 共 206 例。男 158 例，女 48 例。年龄最小 12 岁，最大 64 岁，大部分为 30~50 岁。病史最短 1 年左右，最长达 50~60 年，大部分为 5~15 年。全组病例中单纯性支气管哮喘（包括合并慢性支气管炎）112 例，为第 1 组；支气管哮喘伴发肺结核 20 例（包括慢性空洞型肺结核 2 例，浸润型 18 例）为第 2 组；支气管哮喘伴发轻度肺气肿 74 例（内有轻度支气管扩张 15 例）为第 3 组。

治法

1. 取穴　膻中。

2. 操作　局部皮肤常规消毒，用 0.25% 奴弗卡因作皮下浸润麻醉，然后于该部作一长达 3~4cm 切口，暴露皮下组织，尽力摘除切口周围脂肪组织，然后用刀柄轻轻按摩骨柄半分钟至 1 分钟，使病人有痠麻痛感，缝合皮肤（如作羊肠线埋藏时，可在胸骨按摩后放一段 2~3cm 长的羊肠线）。手术隔月 1 次。

3. 注意事项　①严格选择病例，凡出血性疾病、严重肝肾病、肺原性心脏病、孕妇、高血压病、心脏病、糖尿病、发热，均为禁忌症。②奴弗卡因注射前须作皮肤过敏试验。③对病程较长，体质虚弱，年龄较大者，按摩胸骨的强度宜轻，时间也应缩短。④术后应以手压迫创口 30 分钟，以防渗血。⑤术后忌食虾、蟹、鸡蛋、鱼、牛奶等，饮食不宜过咸过甜，并戒绝烟酒。⑥术后如继续出现哮喘，可作一般抗哮喘治疗。

疗效

1. 第 1 组 112 例中，3~6 个月的疗效，控制症状者有 53 例，占 47.3%；进步者有 24 例，占 21.5%；无效者 35 例，占 31.2%；有效率 68.8%。1 年以后的有效率为 53.5%。

2. 第 2 组 20 例中，3～6 个月的疗效，控制症状者 2 例，进步者 5 例，无效者 13 例，有效率 35%。1 年以后的有效率为 20%。

3. 第 3 组 74 例中，3～6 个月的疗效，控制症状者 24 例，占 32.4%；进步者 15 例，占 20.3%；无效者 35 例，占 47.3%；有效率 52.7%。1 年以后的有效率为 43.2%。

浙江省瑞安县综合糖纸厂职工医院：《新医学》，1971，8：30～32

【化脓灸法】

病例 共 238 例。全组病例中属于虚寒型者有 150 例，实热型者 88 例。年龄以中年者为多。

治法

1. 虚寒型 以温通经络，补虚养阴，调补肺肾为目的。灸穴取大椎、膏肓、天突、膻中、哮喘（在第 7 颈椎旁 1 寸处）。对偏于肺气虚者，加肺俞，去哮喘；偏于肾虚者，加肾俞。

2. 实热型 以降气清热，驱解痰火，定喘为目的。灸穴取天突、中脘、大椎、肺俞；针穴取尺泽、内关、列缺、风门、气海。

3. 操作 ①将艾炷在施灸穴位上，用直接灸法灸 7～9 壮。如病程较长可灸 10 壮。对小儿患者施用壮数不宜多，艾炷也宜较小。施灸后，贴以小膏药，每日换 1 次，任其化脓自愈（艾炷之大小可视具体情况而异，大者如黄豆，小者如赤豆）。②施灸穴位在化脓过程中，须保持清洁。在换药时可用硼酸水洗涤创面，预防感染。③一般每天灸 1 个穴位，分 4 日灸完。虚寒型者先灸大椎、膏肓，再灸天突、膻中、哮喘，均宜艾炷较大，壮数较多。实热型者先按上述穴位进行重泻刺法，再灸天突。次日如法针刺后，再灸中脘；然后依次灸大椎、肺俞。连续 4 日针刺，施灸完毕。

4. 注意事项 ①凡兼有吐血、或体温较高的实热型或虚

157

寒型患者，宜先用针刺，暂不施灸，待病情缓解后，再行灸治。②灸后半月内，应增加营养，多吃荤餐；半月后宜食蔬菜淡食。在灸治过程中，应注意休息及预防风冷刺激。灸后禁忌房事，不食生冷及酸辣刺激性食物。

疗效　虚寒型病例有效者占 70.8%，好转者占 12.5%。实热型者全部有效。

周一非：《上海中医药杂志》，1962，12：20

病例　共 157 例。男 109 例，女 48 例。年龄最小者 9 岁，最大者 62 岁，以青壮年为多。病程最短者 3 个多月，最长者达 40 余年。全组病例除外支气管疾患及其他心肺并发症患者，且均为 7~9 月伏令期间的市区门诊病人。灸后迁往外地或兼作别种疗法者均不统计在内。本组病例均有咳嗽、吐痰、呼吸困难及阵发喘逆的症象。

治法

158

1. **取穴**　以大椎、肺俞、天突为主穴，并根据患者的年龄、病程及症状而加减应用身柱、灵台、膏肓、膻中、中脘、气海等穴。年幼者用灵台，胃寒者用中脘、气虚者用膻中、气海。一般病例选用 4~5 穴，每天灸 1 穴，4~5 天为 1 疗程。每年在伏令期间灸治 1 疗程。

2. **操作**　取穴应准确，以中指同身寸并参照患者身体长短之具体情况，作为背部取穴横寸标准。定准穴位后，先在穴点上作一记号，再用竹片刮少量蒜汁涂于穴位上，以陈艾绒加入少量麝香压制成黄豆大艾炷，置于穴位上点然。在取穴或灸疗时，体位必须正确，灸背部时，可取伏俯位，下颌垫以枕头；灸胸部时，取仰卧位。在施灸过程中，当艾炷将燃及皮肤开始灼痛时，术者须以两手连续均匀地在灸处周围轻轻拍打，约 4~5 分钟。火熄后，用纱布蘸无菌蒸溜水拭净艾灰，再灸第二壮，直至灸足原定壮数为止。施灸壮数；腹背部各穴为 9 壮，胸部各穴为 7 壮，颈部各穴为 5 壮。灸毕贴以灸疮膏，每日更换 1 次。脓液多时，每天须换 2～3 次，并须保持疮口清洁。约 45 天后，疮口即能愈合。在此期间还须避免重体力劳动，并防止灸疮损伤。

3. 化脓灸虽有扶正祛邪之作用，但也须按辨证论治的原则，选择适应的对象。如阴虚火旺、舌质红绛或光刮、脉象细数或弦数者，一般不宜施用灸法。对于正在剧烈发作而伴有发烧者，亦不适宜化脓灸治疗。

疗效　157 例中，有效者 125 例，占 79.6%；痊愈者 48 例，占 30.6%。其中 16～50 岁者 110 例，有效者 72 例，占 84.5%；痊愈者 38 例，占 34.5%。50 岁以上者 36 例，有效者 24 例，占 66.7%；痊愈者 8 例，占 22.2%。15 岁以下 11 例中，有效者 8 例，占 72.7%；痊愈者 2 例，占 18.2%。痊愈系指最少经 1 年半以上随访而未复发者。

朱汝功等：《上海中医药杂志》，1963，11：33

【穴位紫外线照射法】

病例　共 285 例。本法的治疗对象为单纯性支气管哮喘、支气管哮喘合并肺气肿、支气管哮喘合并支气管炎、支气管哮喘合并支气管炎及肺气肿。禁忌症为活动性肺结核、心力衰竭、重症动脉硬化、恶性肿瘤、肾脏炎、极度衰弱、甲状腺机能亢进、高血压（经常在 160/100mmHg 以上）、肝功能有损害者、神经极度兴奋者、出血症及出血性趋向者。

治法　分为 2 组，1 组为穴位照射组，1 组为分区照射组。部位必须准确。隔日治疗 1 次，6～15 次为 1 疗程。

1. 穴位照射组共 100 例。成人单纯性哮喘多用此法，取穴肺俞、膏肓、大椎、至阳、膻中为主；亦有加配中府、足三里、肾俞、关元、天突等穴者。

2. 分区照射组：①儿童 77 例，照射部位包括背部左右二区，每区约 60～80cm²，以肺俞、膏肓为主；再加膻中 1 区，约 10～20cm²。②成人 108 例，有合并症者一般均采用此法，背部分左右两区，以肩外俞为外上界，大椎为内上界，至阳为内下界，两旁以肺俞、膏肓为界；胸部一区，以膻中为中心，有时包括天突在内，面积约为200cm²。

3. 剂量　必须正确掌握，过小时效果不大，过大时有时能使症状加重，故开始时每人均须测生物量。第1次自2个生物量开始，以后每次加半个至1个生物量，达到微红斑反应为止。儿童生物量不易测出，则采用该灯之平均生物量。年老体弱、皮肤干燥者，对紫外线敏感度低，红斑反应既不理想，又易发生不良反应，在治疗过程中，必须严密观察反应与疗效，以便酌情增加穴位或增加剂量。

疗效

1. 95例儿童，控制发作者占55%，190例成人控制发作者占32%，儿童较成人疗效为高。

2. 单纯性支气管哮喘57例，控制发作者占64.8%；伴有合并症者228例，控制发作者占33.3%；疗效以单纯性者为高。

3. 病期在5年以内者121例，控制发作者占47%；5年乃至20年以上者164例，控制发作者占34.3%；以病期短者疗效为高。

4. 单纯性支气管哮喘及伴有合并症者，均以秋季照射的疗效为好，冬季次之，春季最差。

5. 成人单纯性支气管哮喘及伴有合并症者，穴位照射法较分区照射法的疗效为高。

6. 按中医诊断，以偏虚、偏寒者疗效较高；偏虚者控制发作率为43.3%，偏寒者为44.3%，偏热者为8.3%。

7. 3个月内随访，单纯性者1个月内复发率为24%，3个月内为38%；有合并症者，1个月内复发率为45%，3个月内为59%。

8. 本法优点：①患者多乐于接受，毫无痛苦，对组织亦无损害。②本法兼有全身强壮作用，多数患者治疗后，感冒次数减少，儿童多见食欲增加，面色好转，体重增加，睡眠好转。③本法较麻黄素、肾上腺素、考地松副作用小，仅少数病例遇有头晕、失眠、食欲减退、疲劳等反应，当剂量减少后即消失。有 3 例患者对小量紫外线亦不能耐受而停止治疗。

上海市第六人民医院、上海市华东医院：《全国中医

经络针灸学术座谈会资料选编》92 页。

1959 年 7 月。人民卫生出版社

（四）支气管扩张

【针灸法】

病例　共 30 例。男 19 例，女 11 例。年龄最小者为 10 岁，最大者 50 岁，多数病人在 20 ~ 40 岁之间。有明显病因可查者 11 例，其中 8 例系因急性支气管炎长期不愈，1 例由肺炎失治，1 例在麻疹后发生，1 例以副鼻窦炎继发感染之可能性为大；其余者如肺气虚弱，易患感冒，亦为继发诱因之一。扩张部位，以两侧均有广泛病变者最多，占 18 例；其余为左侧下叶者 2 例，右侧中叶者 1 例，右侧下叶者 2 例，不明者 7 例。并发症，伴有肺结核者 5 例，肺气肿者 2 例，急性支气管炎者 8 例。诊断：经碘油造影确诊为本病者 20 例，其余均经 X 线证实。症状：以咯血为最多见，每例均有不同程度之咯血；其次为痰多，除 2 例外均有不同量的痰液；再次为咳嗽，有 24 例；另有胸痛 7 例，发热 5 例。

治法

1. 取穴　根据本病的症状，认为与肺、脾、肾关系最为密切。选穴以大椎、天突、尺泽、丰隆为主，以足三里、列缺、肺俞、肾俞为辅。大椎用以温通诸阳，增加抗病能力，预防感冒；天突用以顺气、化痰、止咳；尺泽用以泻肺经之火而止咯血；丰隆以通调脾胃之气，健脾化湿；足三里以补脾益

161

气；列缺用以肃清肺气；肺俞用以疏调或补益肺气，故为治咳要穴；肾俞用以补肾益水。

2. 操作　一般用平补平泻手法，得气后留针 15～20 分钟。如为咯血期，则改用泻法，留针 30 分钟。一般隔日治疗 1 次，10 次为 1 疗程。每 1 疗程结束后，间歇 1～2 周，再进行第 2 疗程。当病情比较稳定后，治疗次数的间隔可酌予延长。

疗效　30 例中，显效者 12 例，占 40%（痰量及咳嗽显著减少，痰色转白，腥味消失，咯血不再发作）；有效者 14 例，占 47%（咳嗽痰量大减，腥味消失，咯血偶有发作或痰中带血，但间歇期显著延长）；无效者 4 例，占 13%（症状变化不多，如咳嗽虽减，但咯血如旧；或咯血虽减而咳痰不减）。总有效率为 87%。

向众苏等：《上海中医药杂志》，1962，2∶29

二、消化系统疾病

（一）特发性食道扩张症

【针刺法】

病例　共 2 例。1 例男性患者 29 岁，治疗 3 个多月获得满意疗效。半年后病人来信报告没有复发。另 1 例女性患者 30 岁，经 3 次针灸有满意效果，但因另外一些原因未能继续治疗，以致效果不能巩固。

治法

1. 取穴　天突、风池、肩井、膻中、上脘、中脘、关元、大椎、肺俞、心俞、膈俞、脾俞、肝俞、肾俞、曲池、合谷、内关、足三里。喉头食道梗痛者，取天突、合谷、内关。咽下困难者，取天突、合谷、手三里、曲池。背部疼痛者，取肺俞、膈俞、心俞、大椎、风池、肾俞、膏肓。反流者，取足三里、中脘、肝俞、膻中、气海、内关。

2. 操作　颈部、背部及腹部诸穴宜用中等手法；四肢穴位宜用重刺激手法。每周针灸 2~3 次。

3. 病人如有严重呕吐、反流引起衰弱或脱水状态者，必须立即给予各种支持疗法，且针刺时不宜施用重刺，以免刺激过重发生晕针。治疗时采用双穴及重刺激效果较好，第 1 例即系这种情况。

刘卓佑：《中医杂志》，1959，12：55

（二）急性胃扩张

【针灸法】

患者谌某，于 1961 年 3 月 23 日进午餐时，渐觉腹部胀满而停食，随后上腹部胀感持续加剧，3 小时波及满腹，伴有阵发性恶心呕吐，吐出物为黄色液体及食物。剖腹探查所见：胃呈极度扩张，胃大弯伸达骨盆腔，形似冬瓜，胃壁呈灰白色。沿胃体行穿刺术，大量气体进出，随后喷出黑褐色液体约 7,000ml，内含食渣。胃空而缩小，穿刺闭合。幽门、十二指肠无梗阻现象。入院时曾用抗菌素、脑垂体后叶素、输液、肛管导气，症状未见缓解，且有加重趋势。探腹术后，即禁食，行持续性胃肠减压、补液、皮注阿托品等，但因胃内容排出困难，25 日晨腹胀剧吐再次出现，24 小时内呕吐物及抽出液（褐绿色）达 3,600ml，伴有严重脱水，上腹饱满且有振水音，行双侧肾囊封闭及应用胃收敛药物均无效，至 28 日病情逐渐恶化，乃采用针刺疗法。取穴足三里、合谷、胃俞、均为双侧，上下午各 1 次，每次留针 5 分钟。当日上午针刺后患者即感舒适，呕吐停止，下午排软便 1 次，腹胀减轻，晚间安睡。29 日进流质饮食亦无腹胀及呕吐。共针治 3 天后，患者转安，除显轻度脱水外，一切恢复正常出院。

黄金梁：《江西医药》，1961，9：19

163

（三）胃　下　垂

【针刺法】

病例　共 66 例。男 25 例，女 41 例。年龄自 20 ~ 43 岁者为多（占 34.8%）。病程最短者 1 年，最长者 24 年，以 1 ~ 4 年者为多（占 42%）。住院者 25 例，家庭病房 31 例，门诊治疗 10 例。全组病例均为用中西医物理、药物等法治疗无效的病例。

治法

1. 取穴　按"以痛为俞"法，由剑突下反应点（压痛点或结节）进针，沿皮下直刺到脐上（或左侧，或右侧）的反应点处（无反应点者由剑突下 2cm 处进针沿皮下刺到天枢穴）。

2. 针法　患者取平卧位，用 30 ~ 32 号 6 ~ 7 寸毫针进行针刺。当针尖处出现痠胀及下腹部紧缩感、甚或全胃紧缩感时，术者即指捏针柄，随时激发针感，使针尖固定于脐部穴位处，保持针感 40 分钟后，将针退出，如条件许可，患者可平卧 2 小时，针后注意休息。用同样针法，每周针治 1 次，6 次为 1 疗程。

3. 测定方法　对针治前后的 X 线拍片，分别测量其胃角及胃下极最低点至两侧髂嵴联线之间的距离，取其数值，前后对照，并取其或升或降的差数进行分析。

疗效

1. 近期**疗效**　痊愈 14 例（21.21%），显效 17 例（25.77%），进步 15 例（22.72%），无效 20 例（30.30%）。显效以上者为 46.98%，有效率为 69.7%。

2. 远期**疗效**　对显效以上者 14 例（痊愈者 9 例，显效者 5 例）进行 4 ~ 8 个月随访，X 线拍片复查结果，远期疗效比近期疗效为低，但大多数患者仍比针前为高，能保持一定疗

164

效。

3. 针刺对本病的临床症状亦可改善。对食欲不振、腹痛、腹胀、腹泻、嗳气、下坠感等消化不良症状，均有不同程度的好转（43.4%～75.8%），大体与X线所见疗效相符。

4. 疗效标准　①痊愈系指胃角恢复到髂嵴联线以上（即正常范围），胃下极恢复到髂嵴联线以下而少于或等于6cm（即正常范围）。②显效系指胃角或胃下极较针前上升3～6cm而未达到正常者。③进步系指胃角或胃下极较针前上升1～3cm者。④无效系指胃角或胃下极较针前上升少于1cm或无变化者。

5. 针刺对胃紧张力功能的影响及针刺对本病的即时效应：通过35例本病患者X线拍片的测定分析，初步判明针刺对胃紧张力有一定程度的促进作用（$P \approx 0.05$）。根据对18例本病患者于针刺以后即时钡餐透视拍片与针前X线拍片对照观察的结果，不论胃角或胃下极到髂嵴联线间的每人平均值，都表现出针后较针前有显著上升的即时效应（$P < 0.001$）。

165

中医研究院针灸研究所胃下垂组等：《全国针灸针麻学术讨论会论文摘要》（一）45页。1979，6月

【电针法】

病例　共176例。男77例，女99例。年龄自21～67岁。病程最短者1个月，最长者20年。依据典型症状、体征及X线钡餐透视确诊，并按下垂程度分为轻、中、重三度：轻度系指胃小弯切迹低于两侧髂嵴联线（以下简称T线）1.5cm以内，或胃下极低于T线6.0～7.5cm；中度系指胃小弯切迹低于T线下1.6～4.5cm，或胃下极低于T线下7.6～10cm；重度系指胃小弯低于T线超过4.6cm，或胃下极低于T线超过10.1cm者。

治法

1. 取穴　主穴取中脘、提胃（中脘旁开4寸）、胃上（下

脘旁开 4 寸)、气海。配穴取足三里、内关。一般仅取主穴，用电针。年老或体弱者加刺双侧足三里；恶心、呕吐者加刺双侧内关。

2. 方法　中脘、提胃、胃上穴均向下呈 45 度角斜刺，深 1~1.5 寸，气海穴直刺 1~1.5 寸。用间动电疗机疏密波，负极接中脘穴，正极分别接提胃（双）、胃上（双）及气海。电量大小以病人腹肌有收缩和能耐受为度，通电时间为 20~30 分钟。

3. 疗程　每天治疗 1 次，连续 6 天，停针 1 天，再针 6 天，12 次为 1 疗程。疗程间停针 3~7 天。

疗效

1. 近期疗效　痊愈 57 例（32.4%），显效 53 例（30.1%），有效 26 例（14.8%），无效 40 例（22.7%）。有效率 77.3%。

2. 远期疗效　对痊愈者随访 5 年以上的有 11 例，其中完全保持正常者有 6 例，又有轻度和中度下垂者有 5 例，但均较治前为轻，说明针刺治疗本病有一定远期疗效。

山东中医学院附属医院针灸科：《全国针灸针麻学术讨论会论文摘要》（一）45 页。1979，6 月

（四）胃及十二指肠溃疡

【针灸法】

病例　共 204 例。其中十二指肠球部溃疡 192 例，胃溃疡 12 例。病程 10 年者最多，有 35 例，占 25.7%；5 年者有 29 例，占 21.3%。住院病人（有手术指征者 11 例，有多次出血史者 71 例），于大量出血时均给予输血、补液和止血剂等；对身体特别虚弱者，部分病人给予中药扶正养血。一般不再用特效药物。门诊病人中，在饮食方面嘱病人在原有条件下注意吃软食。

治法

1. 取穴 ①静穴：在第 6～12 胸椎之间两侧外缘 1.5～2.0cm 压痛最显著之处是穴。如 6～12 胸椎之间无压痛点，则应向第 6 椎之上寻找痛点。②安穴：在髂骨前上棘与后上棘之间、髂骨上缘之下 3～4cm 有压痛处是穴。③主治：右侧静穴与安穴主治十二指肠溃疡，左侧静穴与安穴主治胃溃疡、胃炎、胃下垂。

2. 操作 对体实疼痛剧烈之初期治疗患者，多泻少补；对体虚或后期患者，则少泻多补。静穴之针刺方向，宜向脊柱内侧作 75 度角斜刺，针刺深度应视胖瘦而定，一般刺入 3～4cm，反复以捻针法、振颤法交替使用，以不断强化刺激。在治疗初期，对实证或胃痛剧烈者，针刺时间可稍长些，一般不超过 10 分钟，平均在 3～5～7～10 分钟左右，不留针。针刺感觉与疗效有一定关系，当针刺静穴后，有一种痠重感觉由背部直穿到前腹部或胃肠区，同时感到胃蠕动，有音响，继有胃内舒适，疼痛解除之感，继之感到胃内放松，似无胃存在感。有此种感觉时疗效最为显著。在针刺后，感到痠重向下肢放散，或直达足部，此种感觉一般效果亦好。针刺后，痠重感向两肋或一侧肋部穿过，此种感觉多无显著效果。

3. 疗程 10 日为 1 疗程。第 1 疗程每日针治 1 次，一般连续 2 个疗程，已够 2～3 个疗程后（根据症状与体征消失情况而定），进行 X 线复查，如未治愈，再继续针刺；如已治愈，则巩固 1 疗程，隔日针治 1 次。治疗时如有发现肋间神经痛者，可在第 4、5 胸椎旁压痛处针刺，即可缓解。

疗效 针治后，192 例十二指肠球部溃疡患者中，显效者有 191 例，仅 1 例无效。12 例胃溃疡患者皆获显著效果。在自觉症状方面，针刺有止痛、解痉之效果，即或最剧烈之胃痛，亦可立即缓解。在 X 线检查方面，十二指肠球部溃疡患者中，在治疗前有龛影者 69 例，治疗后龛影均消失；治疗前

167

排空延长者 25 例，治疗后有 19 例排空正常；治疗前有球部及幽门激惹现象者 176 例，治疗后均消失；治疗前球部有压痛者 86 例，治疗后压痛均消失。12 例胃溃疡患者治疗前均有龛影，治疗后龛影均消失。在随访的 161 例中（3 个月至 1 年），未复发者有 128 例，占 79.5%。

上海市静安区静安医院:《全国中西医结合研究工作经验交流会议资料选编》(内部资料)245 页。1961 年 12 月。人民卫生出版社

【穴位注射法】

病例 共 186 例。均为疗养员。本组大部分病人均为在原医疗单位治疗时间较长，因效果不佳转来疗养之病员。全组病例中，胃溃疡患者 47 例，十二指肠溃疡患者 110 例，复合性溃疡患者 29 例。大多数病人的病程在 4～12 年之间。全组病例除有典型临床症状外，186 例中有 165 例在治疗前后经 X 线钡餐检查，其中 153 例具有溃疡病阳性所见，占 92.7%，有 12 例未发现阳性改变。

治法 除短时间给予镇静、制酸、止痛药外，未用其他药物，开始即用本法治疗。

1. 取穴　脾俞、胃俞。

2. 药物　0.25%～1% 奴弗卡因溶液 20ml，浓度大小根据病情轻重而定。病情重者浓度大，轻者浓度小；治疗开始时浓度大，后期浓度小。

3. 操作　取俯卧位，术者立于病人一侧。穴位皮肤用碘酒、酒精消毒，然后用左手拇、食指固定穴位，作丘疹麻醉或用快速法将装好药物的注射针刺入皮下，待患者无痛感后，使针与皮肤呈垂直角度徐徐刺入，待患者出现痠、麻、胀、沉及传导感时，即将药物徐徐注入，每穴注入 5 毫升，出针后再用酒精棉球消毒即可。4 个穴位操作方法相同，1 次作完，每日 1 次。10 次为 1 疗程。一般作 20～30 次。个别病例，为了巩固疗效，停针 1 周后，再作一疗程。

疗效 186 例中，经 1~4 个疗程的治疗，痊愈者 97 例，占 52.2%；近愈者 78 例，占 41.9%；好转者 11 例，占 5.9%。龛影消失率为 90.9%。疼痛在第 1 疗程内减轻者有 122 例，占 65.6%；疼痛消失者有 65 例，占 34.9%。第 2 疗程内疼痛减轻者有 24 例，占 12.9%；疼痛消失者有 77 例，占 41.4%。疼痛消失者共 164 例，占总病例的 88.1%。疼痛未能消失者 22 例，其中 2 例中途因故退院，其余均减轻出院。在 X 线钡餐检查时，发现单纯性贲门痉挛狭窄 2 例，十二指肠溃疡合并胃下垂 3 例，十二指肠愈合后形成憩室者 3 例，胃黏膜脱出者 5 例。因此，疼痛未能消失，可能与合并症有关。

旅大傅家庄职工疗养院富文阁：《针灸杂志》，1965，1：18~20

病例 31 例。其中十二指肠球部溃疡 24 例，胃溃疡 2 例，胃炎 4 例，腹型癔症 1 例。年龄 20 岁以下者 7 例，20~30 岁者 14 例，30~40 岁者 8 例，40 岁以上者 2 例。病程 2 年以内者 11 例，3~5 年者 12 例，6~10 年者 6 例，10 年以上者 2 例。所有病例均无选择条件。

治法

1. 取穴　静穴[1]（在第 6 胸椎下旁开 0.5 寸处之压痛点，胃溃疡在左侧，十二指肠球部溃疡在右侧）、安穴[2]（在髂前上棘之上 1cm 凹窝处的压痛点）。

2. 药液　胎盘组织液。

3. 操作　以 2ml 注射器（5 号半针头）抽入胎盘组织液，一般每穴注射 0.5~1.5ml，1 日 1 次，10~15 次为 1 疗程，中间停针 2~3 天。2~3 疗程后作钡餐检查。

疗效 十二指肠球部溃疡 24 例中，临床症状消失者 10 例，好转者 12 例，无效者 2 例。胃溃疡 2 例，均好转。胃炎 4 例中，临床症状消失者 2 例，好转者 2 例。腹型癔症 1 例好转。X 线征象改变，经 2~3 个疗程后，十二指肠球部溃疡 24 例中，有 10 例消失或痊愈，12 例好转，2 例无效。胃溃疡 2

例好转。远期疗效尚待观察。

按：［1］［2］与前条胃及十二指肠溃疡文中取穴部位不同。

中国人民解放军 153 医院内科：《天津医药》，
1974，3：125～126

附 1：溃疡病等所致剧烈胃痛

【穴位注射法】

病例 共 20 例。男 16 例，女 4 例。其中剧烈疼痛者 15 例，比较剧痛者 5 例。在原因方面，胃与十二指肠溃疡者 10 例，胃炎者 5 例，胃痉挛者 1 例，服镇痛片与 A、P、C 者 3 例，因吃有刺激性食物者 1 例。

治法

1. 取穴　足三里。

2. 药物　安痛定或阿托品。

3. 操作　穴位皮肤常规消毒后，按穴位注射法操作要求，将药液注入穴位。

疗效　20 例中，注射安痛定者 17 例，注射阿托品者 3 例。注射后立即止痛者 16 例，在 3 分钟内疼痛完全消失者 4 例。

宁永礼：《哈尔滨中医》，1960，10：78

附 2：溃疡病压痛点

病例　共 688 例。其中胃溃疡 408 例，十二指肠溃疡 244 例，复合性溃疡 36 例。全组病例均经 X 线检查证实。

方法　在上腹部的疼痛区，以食指与皮肤呈 90 度角进行触诊，检出最明显的压痛点，其直下经钡餐透视，证实即为病灶之所在。

结果

1. 胃小弯溃疡的压痛点　以任脉为最多，共 290 例；其中又以鸠尾为最多，占 54 例；中脘、下脘、建里、上脘、巨阙、水分等逐次减少。

2. **胃体部溃疡**　左肾经占 111 例，其中窦穴（左商曲与右肓俞之间）占 39 例。右胃经只占 7 例。

3. **十二指肠球部溃疡**　压痛在球穴（右商曲与右肓俞之间）、右太乙和右滑肉门。

4. **高位球部溃疡**　压痛点在右不容、右承满、右梁门、右阴都、右石关、右商曲。

5. **复合性溃疡**　压痛点等于两者之和。

6. **背部压痛点**　胃溃疡 358 例，十二指肠溃疡 237 例，复合性溃疡 34 例。胃溃疡压痛点在鸠尾者 54 例，反应在膀胱经督俞压痛阳性者占 93%。球穴和滑肉门 156 例，反应在胃俞压痛阳性者占 96%。

7. 同时，上述说明从胃和十二指肠球部联系腹壁经脉，再以"居髎"联系胆经传至末梢。经穴上的痛感程度与病灶距离经穴的远近和大小有关。

8. **胃溃疡压痛程度在膀胱经和胆经居髎穴或胆经的传导等**，表现为左强右弱；十二指肠溃疡则呈现左弱右强。因而认为经穴压痛点可作为溃疡病病灶部位的诊断手段之一。

刘宽仁等：《中华医学杂志》，1964，8：532

（五）急性胃肠炎

【电针法】

病例　共 65 例。本组病例大部为青壮年患者。

治法　除有严重脱水者即时给以补液外，均用电针治疗，未用其他药物。

1. **取穴**　①主穴：天枢、足三里（均双侧）。②配穴：发烧者加合谷（双），恶心者加内关（双），"心口"胀痛者加中脘，腹泻严重伴有转筋者加小肠俞、承山（均双侧）。

2. 操作　用强刺激，必须有痠、麻、胀、困的针感，以达抑制目的。用陕卫式 7 型电针机给以电刺激：腹部穴位给以抑制作用较强的脉动电流，远隔穴位给以偏重兴奋作用的感应电流。每日治疗 1 次，每次电针 30 分钟；10 分钟行针更换电极 1 次。

疗效　65 例患者，均在治疗 1～3 次后痊愈。其中治疗 1 次痊愈者 42 例。全组病例平均治疗次数为 1.3 次。对腹痛、呕吐，大多数患者可立即消失，顿觉轻快。

按：针灸对急性或慢性胃肠炎有显著效果，一般针灸法亦有良效，但临床报告甚少。针灸对本病之治疗：

（1）急性或慢性胃炎：常用穴位可以中脘、建里、足三里等为主穴；以胃俞、胃仓等为配穴。有呕吐者加用内关或合谷；有发烧者加用曲池。

（2）急性或慢性肠炎：常用穴位可以天枢、关元、足三里等为主穴；命门、腰阳关、大肠俞等为配穴。有发烧者加用曲池。

（3）如为急性胃肠炎：可参照以上两者取穴。呕吐不止者可点刺金津、玉液；吐泻不止者可用三棱针点刺曲泽、委中出血。

（4）操作：一般可用中等刺激或较重刺激，留针 15～30 分钟。单用灸法亦有良效。对虚寒性者用灸法更佳，一般可用艾卷温和灸法，每次选 1～2 穴，每穴灸 5～15 分钟。疗效甚佳。

（焦国瑞：《针灸疗法》在职干部业务学习参考材料第 57 页。1955 年 5 月。河北省卫生厅翻印本。）陕西省中医研究所、西安市红十字会医院：《针灸杂志》，1966，2：30

（六）幽门梗阻

【针灸法】

治法　针灸治疗本病，一般多依据患者的临床症状选穴。

例如，由于急性发作而引起的腹痛、呕吐，可用中脘、内关、足三里、金津、玉液等；在急性发作得到一定程度缓解，而症状渐趋稳定时，则可轮番使用梁门、气海、中脘、足三里、脾俞、胃俞、三阴交、曲池、合谷，以期收到健胃、助脾、益气、扶正的功效。

疗效　共3例。经针灸治疗后，1例之幽门梗阻及胃扩张症有显著疗效，患者不但在主观症状上有显著好转，且在X线检查时，亦显示了满意效果，扩张之部位有明显之缩小。第2例针灸后，幽门痉挛松弛，钡剂易于通过，而无胃滞留现象。第3例针灸后，幽门梗阻亦有好转，特别是在X线透视下，先后针刺中脘、气海以及曲池、合谷、足三里等穴以后，则发现胃中滞留之钡剂已部分通过幽门，胃之蠕动波明显加深。由此可以看出，针灸治疗显然可以改善胃之蠕动及幽门括约肌之挛缩现象。但是，必须强调指出，幽门梗阻的部分患者，其发生梗阻之原因乃系恶性肿瘤所致，因此对于疑似肿瘤之患者（特别是对年龄较老的或发生幽门前溃疡的患者），必须密切注意观察，并不应放弃手术治疗，以免在临床选择病例时发生混淆，延误病人的生命。

举例　患者，男性，51岁。住院号38108。因3天来上腹膨满，吞酸及呕吐而于1955年9月16日第2次入院。患者自20多岁起，经常有反复性上腹部疼痛、吞酸、嗳气及膨满感病史。至1953年9月27日因反复呕吐及全腹疼痛入院。诊断为十二指肠溃疡并发穿孔。患者在行穿孔部单纯缝合术后，于同年10月23日出院。其后上腹部经常出现烧灼感，并时常发生呕吐，约每月发生1～2次，多在晚间发生，吐物均为食物。第二次入院前3日，发现吐物中呈咖啡样。现病史中，大便正常，未发现柏油样便，食欲减退。入院时，化验检查：血、尿、粪常规均正常；大便潜血阴性；肝、肾功能试验正常；胃液分析呈高酸曲线，并示美蓝排空时间迟延。胃肠钡剂X线

173

检查显示有十二指肠球部变形，幽门痉挛，继发胃扩张，在食入钡剂3小时后，在胃内仍有90%以上的滞留。经纠正脱水及一般对症治疗后，自10月1日起进行针灸治疗。10月1日至14日进行第1疗程；10月28日至11月10日进行第2疗程。于11月10日又进行X线检查，发现在服钡剂3小时后，胃中尚余约10%之钡剂，大部进入小肠内。出院后，自11月25日至12月8日进行第3疗程；12月23日至次年1月5日进行第4疗程。在第4疗程结束后，胃扩张现象已显著进步，自觉无任何症状。1956年2月3日胃肠X线检查，发现胃已较前大为缩小，在服钡剂后2小时半胃已空虚，无钡剂残留。

孙振寰、黄大有等：《中医杂志》，1957，2∶67

（七）慢 性 肝 炎

【穴位注射法】

病例 共54例。其中慢性肝炎51例，早期肝硬化1例，急性肝炎治疗4个月后肝功仍严重损害者1例。病程4个月者1例，6个月至1年以内者11例，1～2年者18例，其余均在2年以上。治疗前大部患者均有程度不同的自觉症状。其中肝大者37例，脾大者6例。全部病例均有明显的肝功损害。本组病例在接受本法治疗前，均曾用过多种中、西、草药进行较长时期的治疗而无效。

治法

1. **取穴** 主穴分2组。一组为至阳、足三里；二组为肝俞、胆俞、脾俞、胃俞；配穴取中都、中封、肝炎、太冲、章门、期门。两组穴位可隔次交替使用；第二组穴位可根据不同症状选用，主穴、配穴各取1穴。

2. **药物** 肌苷酸钠。

3. **操作** 每次剂量为200～400mg，平均注入各穴，隔日1次，5周为1疗程，停针1周，可继续下1疗程。辅助用药：

一般病例同时口服维生素，个别病例同时注射维生素 B_{12}、复方维生素 B、肝剂等。

4. 全组病例治疗 2 个疗程者 30 例，治疗 3 个疗程者 17 例，治疗 4 个疗程者 6 例，治疗 5 个疗程者 1 例。

疗效 痊愈者 11 例，占 20.4%；显效者 11 例，占 20.4%；好转者 18 例，占 33.3%；无效者 14 例，占 25.9%。有效率为 74.1%。认为本法疗效优于静脉注射及肌肉注射的疗效。每次剂量 400mg 者比 200mg 者为好。疗程以穴位注射 2 周，停药 1 周，再穴位注射 2 周为 1 疗程可能较好。穴位注射后，个别病例于注射局部可有胀痛或局部发红，1～2 天即可消失，无其他不良反应。

广州市第八人民医院门诊部：《新医药通讯》，1972，2：15～17

病例 共 20 例（均为迁延性、慢性肝炎）。男 12 例，女 8 例。年龄为 13～53 岁。除 1 例合并十二指肠球部溃疡外，均无合并症。病例选择标准是：①病程一般在半年以上；②反复出现症状（如肝区痛、乏力等）；③肝脾肿大伴有压痛；④肝功能检查结果正常。

治法

1. 取穴 共分四组，每组二穴，第一个为主穴，第二个为配穴。第一组穴，肝俞、中都；第二组穴，脾俞、地机；第三组穴，肾俞、三阴交；第四组穴，胃俞、足三里。

2. 药物 50% 丹参注射液。

3. 方法 每天注射一组穴位，每穴注入 1ml。如第一天用左肝俞、右中都，第二天即用右肝俞、左中都。四组穴位各注射 1 次，共为 8 天。32 天为 1 疗程。本组均经治疗 32 天后分析疗效。

疗效

1. 肝脾回缩情况 20 例均有肝大，其中 2～4cm 者 14 例，治疗后完全回缩，6 例明显回缩，4 例部分回缩。20 例亦均有

175

脾大，治前平均大 1cm 强，治后 13 例完全回缩，5 例明显回缩，2 例部分回缩。

2. 症状改善情况　①肝区痛：治疗前明显者 20 例，治疗后消失者 14 例，好转者 4 例，无改善者 2 例。②腹胀：治疗前明显者 17 例，治疗后消失者 11 例，好转者 5 例，无改善者 1 例。③乏力：治疗前明显者 18 例，治疗后好转者 17 例，无改善者 1 例。④食欲不振：治疗前明显者 9 例，治疗后好转者 8 例，无改善者 1 例。

北京部队总医院中医科、内一科：《新医药学杂志》，
1977，10：30

（八）肝炎后综合征

【耳针法】

病例　共 26 例。年龄 20～30 岁者 18 例，30～40 岁者 8 例。病程在急性肝炎治愈后本症持续在 1 个月以内者 10 例，1 个月以上至 3 个月者 5 例，3 个月以上至半年者 5 例，半年以上至 1 年者 3 例，1 年以上者 1 例；患慢性肝炎痊愈后本症持续在 1 年以上者 2 例。全组病例均经确诊急性或慢性肝炎治愈后出现肝区疼痛、胁肋胀闷不适、周身疲困、食欲不振；体检无肝脾肿大，肝功能正常者。

治法

1. 取穴　耳穴阳性反应点（系用宇宙牌 434 型经络测定仪，探测时以指针偏转超过正常基数，耳机发现"沙沙"声，同时患者感到探测点有强烈灼痛处是穴。探测从耳甲腔开始，由内向外）。

2. 操作　①毫针：用 30 号 5 分长的毫针或螺旋形"揿针"。用毫针时，针刺深度视耳壳软组织的厚度，用直刺法，以不穿透为度。针刺时可出现灼热剧痛感。反应点过多者，每侧不超过 3 针，在主要反应点上针刺（以内脏区反应点为主）。留针 20 ~ 30 分钟，亦可延长至 1 小时。一般用平补平泻法，体质壮实者多采用泻法（强刺激）。②揿针：在用毫针 2 个疗程效果不大时使用。在反应点上将揿针刺入，用胶布固定，每侧埋针不超过 2 枚，埋针时间每次 24 ~ 48 小时。埋针部位以内脏主要反应点为主，但肝脏反应点为必须埋针穴位。

3. 疗程　10 日为 1 疗程，一般每日或隔日 1 次。

疗效　26 例中，未满 1 个疗程者 13 例，满 1 个疗程者 8 例，满 2 个疗程者 4 例，满 3 个疗程者 1 例。其中痊愈者 15 例，显效者 6 例，进步者 5 例。未满 1 个疗程的 13 例中，痊愈者有 12 例，另 1 例显效；满 1 个疗程的 8 例中，治愈者有 2 例，显效者有 3 例，进步者有 3 例；满 2 ~ 3 个疗程的 5 例中，只有 1 例治愈，2 例显效，2 例进步。26 例中，肝脏反应点阳性者 23 例，其次为胃、肾及皮质下区之阳性反应点较多。

新疆生产兵团农 5 师第二医院陈勤：《针灸杂志》，
1965，1：24 ~ 25

177

（九）习惯性便秘

【针刺法】

病例　共 40 例。男 16 例，女 24 例。年龄以 20 ~ 40 岁者为多。

治法

1. 取穴　第 1 次取支沟、足三里；第 2 次取大肠俞；第 3 次取天枢、丰隆。均为双穴。

2. 操作　采用轻刺激兴奋法，以促进肠蠕动。对肠痉挛性便秘，用重刺激泻法。在下针后找到痠、麻等感觉时，用捣针法刺激 3 ~ 5 分钟即行起针。也有部分病例留针 15 分钟，或单独用艾卷灸两侧大肠俞 5 ~ 10 分钟，每周治疗 3 次，6 ~ 12 次为 1 疗程。个别病例单灸大肠俞亦有效，但不宜灸天枢穴，以免引起大便燥结。针灸期间停用泻药。

疗效 一般病程较久者收效较慢，反之则疗效较快。排便间隔日数，在治疗后均缩短，针后于当日排大便者9人。由针前5～6天缩短至针后的1～2天排便1次者，均作为有效。全组病例，有效者36例，无效者4例。针治次数最少者4次，最多者20次。

乔志勇：《江西中医药》，1960，2：26

（十）腹　泻

【针刺法】

病例 共40例。男19例，女21例。年龄3岁以下者20例，4～15岁者7例，16～70岁者13例。

治法

1. 取穴　脐中四边穴。此为经外奇穴，在脐之上下左右各开1寸处。患者取仰卧位，以中指同身寸量穴。

2. 操作　用28～30号毫针，以四穴上下左右为序进针。成人一般针3～5分深，小儿针2～3分深，不留针。根据病情的寒热虚实，灵活运用针刺手法。对虚寒性患者采取缓刺捻转半分钟，对实热性患者采取急刺捻转10秒钟左右。对急重病人可每日针治1次，病情较缓和者可间日针治1次。

疗效 全组病例，经治疗后，痊愈者占85%，显效者占7.5%，好转者占2.5%，无效者占5%。针治1次治愈者达67.6%，其中仅1例五更泻和1例伤食泻，经8次治愈。此4穴对治疗顽固性的五更泻亦颇有效。

阎洪臣：《江苏中医》，1961，9：29

病例 共55例。年龄2个月～1岁者47例，1～5岁者5例，20岁以上者3例。病程1～5天者37例，5天～1个月者14例，1～2个月者3例，6个月者1例。有食积或受凉等诱因者45例，脾胃虚弱者7例，肾阳虚者3例。

治法

1. 取穴 ①主穴：腹泻穴（在神阙下5分，气海上1寸处）。②配穴：针主穴1次不愈者，配用足三里、天枢、中脘。

2. 操作 腹泻穴针3~8分深，用补法，不留针。

疗效 针治1次全愈者47例，针治2次全愈者8例。全部治愈。

魏重黎：《上海中医药杂志》，1965，10：23

【耳针法】

治法

1. 取穴 左侧耳舟"肩关节穴"或"阑尾$_2$穴"。呕吐者加内关（双），发热者加曲池（双）。

2. 操作 耳穴沿耳舟皮下向上平行刺入1寸左右，捻转约5分钟，病人渐感耳廓似热水烫一样，肉眼亦可见耳廓发红。一般留针12~24小时，最长36小时。留针期间若有腹痛或便意，患者可自行捻针5分钟，多可立即消除。每隔1~2小时捻针1次，可少发生或不发生腹痛和便意。体穴用强刺激，不留针。

疗效 共50例，除有2岁以下者4例无效外，其余均治愈。

人民解放军6919部队卫生队：《新医学》，1974，10：532

（十一）便 血

【艾炷灸法】

病例 用艾炷灸法治疗本病3例，全部有效。举例如下：

例1 朱××，男，52岁。于1959年3月2日就诊。主诉肛门出血，约1月余。大便脱肛，出血如线状喷射，大便不秘结，肛门不痛。便后压迫肛门，可以还纳。体检：精神不振，贫血，脐下丹田下陷，按之无力，肛门、直肠，未发现异常，亦无痔疾。治疗经过，曾用维生素C、K及仙鹤草素等止

179

血药物，均未收效。于 3 月 8 日又来复诊，即采取灸命门 7
壮，灸后病人去解大便，脱肛情况有所改善，大便出血仍呈线
状喷射，第二日灸治同前。11 日来诊时说"灸后精神好转，
行路也较有力，但大便时肛门仍然出血如注"。后来，除灸命
门外，加灸百会 7 壮。3 月 31 日就诊时说"上次灸后，第 2
天大便时仍然出血，但不是喷射，仅是点滴出血。到第 3 天即
不再出血，精神体力均大有好转"。要求继续施灸。又灸百会
1 次，迄未再发。

例2 殷××，男，36 岁。主诉：大便出血，鲜红色，肛
门不痛，大便经常硬结，已有 3 年。曾内服西药卡斯加尔，大
便虽然不硬，但便时仍然下血。体检：贫血，不脱肛，亦无痔
疾。治疗经过：灸百会 7 壮。当日排大便 3 次，第 1 次排便出
血即减少很多，第 2、3 次排便均无出血。次日又灸百会 7 壮。
以后出血停止，前后共施灸 3 次。5 个月后随访未见复发。

吴国森：《上海中医药杂志》，1962，4：18

三、循环系统疾病

（一）高 血 压 病

【针刺法】

病例 共 15 例。年龄在 35～61 岁之间。病程平均为 3
年。

治法

1. 取穴 人迎。

2. 操作 用 32 号 1.5 寸毫针刺入穴位，针深 1 寸左右。
留针 5 分钟。隔日 1 次，5 次为 1 疗程。

疗效 针刺前平均血压为 193.2/107.9mmHg。治疗后平
均血压为 168.1/97.5mmHg。其中显著下降者 2 例（治疗后舒
张压下降20mmHg 以上），轻度下降者 9 例（舒张压下降 11～

19mmHg，或舒张压不降或下降不及 10mmHg，而收缩压下降超过 20mmHg 者），下降不显著者 4 例（舒张压下降不及 10mmHg 者）。在临床症状方面，消失者 8 例，改善者 7 例。

陈剑勇：《浙江中医杂志》，1960，3：120。

病例 共 13 例。男 6 例，女 7 例。年龄在 48～61 岁之间。均为发病 2 年以上之原发性高血压患者。其中 4 例病人的舒张压在 78～96mmHg 之间，其余 9 例均在 100mmHg 以上，最高者为 130mmHg；收缩压除 1 例为 156mmHg 外，其余 12 例均在 170mmHg 以上，最高者为 224mmHg。13 例均有头胀、眩晕、心悸、失眠等症状。

治法

1. 取穴 绝骨、三阴交。

2. 操作 对于不同类型的高血压，根据补虚泻实的原则，用以上 2 穴施用补法或泻法。①补法：进针缓慢，针感轻微，并向四周扩散约 1 寸左右，留针 15 分钟，每隔 5 分钟用同样手法捻针 1 次。②泻法：进针较快，针感强烈，并向下扩散，留针 15 分钟，每隔 5 分钟用同样手法捻转 1 次。

疗效 全组病例，恢复正常者 5 例，显效者 5 例，有效者 3 例。平均治疗次数为 6.3 次。自觉症状亦随血压之下降而逐渐消失和改善。

李栋森：《浙江医学》，1961，4：173。

病例 共 221 例。均为原发性高血压患者，不包括合并严重心肾疾患的病例。诊断标准以成人收缩压高于 140、舒张压高于 90mmHg 为标准。

治法

1. 取穴 共分 5 组：①单刺人迎组。②梅花针组。③中封、阳辅组。④降压穴组。⑤人迎加配穴组。头晕、目眩配行间、阳辅；心跳、气短、失眠配神门、大陵；嗜睡、倦怠、记忆力差配涌泉、束骨；便秘、四肢麻木配二间、商丘。

2. 针法　人迎穴用 31 号细针轻度捻入约 1 寸深；以见针柄随动脉搏动为标准，配穴均以中等手法以产生痠麻胀感为度。

疗效

1. 单刺人迎组 157 例，有效率 76%。

2. 梅花针组 10 例，有效率 70%。

3. 中封、阳辅组 14 例，有效率 57%。

4. 降压穴组 7 例，有效率 57%。

5. 人迎加配穴组 33 例，其中全愈者 8 例，显效者 12 例，进步者 10 例，无效者 2 例，有效率 94%。痊愈系指血压降至正常范围以内，并经过 1 个月至 2 年观察，血压未见上升者；显效系指血压显著下降者；进步系指血压部分下降者。

曹一鸣等:《天津医药杂志》，1960，3:224

病例　共 30 例。均为确诊高血压病患者，且经多种中西药物治疗效果不显著，而转来门诊作针灸治疗之患者。其中 I 期者 5 例，II 期者 24 例，III 期者 1 例。

治法

1. 取穴　以双侧调压点（线）为主，并根据血压下降幅度配以或不配以内关穴。定穴时，嘱病人采用坐位，侧面向医务人员，注视正前方。调压点（线）位于耳垂水平线后，胸锁乳突肌前 1/3 与中 1/3 交界处，并自此至该肌之前、中 1/3 交界处以下 0.5～3.0cm 之内均可作为针刺点。

2. 操作　用直刺法，遇骨后稍退出。针刺深度成人一般 2～3cm。行小幅度轻捻转 2～3 次，以后根据血压下降情况每隔 5～15 分钟，再小幅度捻转 2～3 次，留针 1～2 小时后起针。起针时转捻退出。针感可放射至同侧头部，并伴随有头部"清凉"感。每日 1 次，10 次为 1 疗程。停针 3～5 日，可重复针治。针治时，应注意垂直进针后，针尖不宜向前偏斜，不宜大幅度提插，以免损伤附近之颈内动脉及颈内静脉。

3. 观察方法　针刺前休息 15～30 分钟，然后测血压，随即进行针刺治疗。在针刺后 5～30 分钟至少测血压 2 次，并于起针前再测 1 次。

疗效

1. Ⅰ期高血压 5 例，全部恢复正常。Ⅱ期高血压 24 例，其中恢复正常者 8 例，显效者 3 例，有效者 7 例，无效者 3 例，升高者 2 例，晕针者 1 例。Ⅲ期者 1 例，恢复正常。有效率为 80%。血压升高者占 6.7%。

2. 在治疗中发现，凡有效病例，均于针刺 5 分钟至半小时内就开始有不同程度的血压下降。凡针感放射至头部并有"清凉"感的，即使血压下降幅度不大，但其头晕、头痛、"脑子不清楚"等症状也都有不同程度的减轻。

3. 疗效标准　正常，系指血压降至正常者。显效，系指收缩压虽未降至正常，但较针前降低 20～40mmHg；舒张压较针前降低 20mmHg 以上。有效，系指收缩压较针前降 20～40mmHg 及/或舒张压降低 10～20mmHg。无效，系指未达以上标准者。

解放军总医院新医科：《防治肺心病、冠心病、高血压病座谈会资料选编》（第 2 辑）〔内部发行〕，108 页。1972 年 7 月。人民卫生出版社。

病例　共 203 例。男 123 例，女 80 例。年龄 18～20 岁者 10 例，21～30 岁者 20 例，31～40 岁者 27 例，41～50 岁者 76 例，51～60 岁者 47 例，61～70 岁者 21 例，71 岁以上者 2 例。自觉症状方面有头晕、头痛、头昏、头胀、失眠、心跳、气短、四肢疼痛及感觉异常等 29 种之多。全组病例中，有部分病人作了心脏、眼底及尿液检查：心脏 X 线检查者 183 例，其中有 118 例显示心脏扩大或主动脉变宽、延长等硬化现象。眼底检查 127 例，其中有 82 例显示动脉变细或银丝样病变、痉挛、动静脉交叉受压、视网膜轻微出血、视神经乳突水肿等异常变化。尿检 152 例，其中蛋白阳性、红细胞出现、白细胞增多者有 41 例。本组病例，绝大多数为经过各医院治疗无效，患病时间较长的脑力劳动者。

治法　本组病例均以曲池、合谷、内关、足三里、三阴交、行间等为主穴。另按以下分型根据临床症状选用配穴：

1. 心脏型者　对其心跳、心慌、心痛、气短，配神门、心俞、肝俞、血海等。

2. 脑型者　对其头痛、头晕、头昏、耳鸣、视力障碍、失眠、急躁、记忆力减退等，配翳风、风池、太阳、百会、攒竹、睛明、印堂、列缺等。

3. 肾脏型者　对其尿中蛋白、红细胞阳性、或并有白细胞多数出现，以及头痛、头晕、失眠、急躁等，配肾俞、气海、关元、大肠俞等。

4. 混合型者　对其头痛、头晕、头胀、耳鸣、视力障碍、失眠、急躁、忧郁、记忆力减退、四肢感觉异常、心跳、气短、大便秘结、恶心、浮肿、腰痛等，配肾俞、委中、血海、风池、太阳、睛明、脑空等。

疗效

1. 203 例中，Ⅰ期高血压 72 例，有效率 88.8%；Ⅱ期高血压 58 例，有效率 72.3%；Ⅲ期高血压 68 例，有效率 69%。全组病例，显效者 52 例，有效者 53 例，进步者 52 例，无效者 46 例，总有效率 77.3%（显效系指血压恢复正常，自觉症状消失或显著减轻。有效系指血压下降 20mmHg 以上，自觉症状消失或显著减轻。进步系指血压下降 10mmHg 以上，自觉症状显著减轻或部分减轻。无效系指血压下降 10mmHg 以下，自觉症状减轻或未减轻以及症状减轻而血压下降不显著）。

2. 血压与症状的改变方面，203 例中，血压与症状均无改变者 20 例，占 9.8%；血压下降而症状无大改变者 47 例，占 23.2%；症状显著进步或消失而血压下降不明显者 38 例，占

184

18.7%；症状与血压均有明显进步者98例，占48.3%。以症状或血压单独好转者为多。

3. 针治对自觉症状有良好效果。本组病例29种症状，均可减轻乃至消失。其中尤以头痛、头晕、头昏、耳鸣、失眠、四肢感觉异常、心跳等效果良好；对其他症状虽也有疗效，但不如前症疗效为高。

中医研究院针灸研究所：《中医研究院研究资料汇刊》

（第1辑），103页。1959年11月。科学技术出版社

【穴位注射法】

治法

1. 取穴　足三里、曲池。

2. 药物　1%奴弗卡因15ml。

3. 操作　垂直进针，依次深入，深度为6～10mm。足三里穴注入10ml，曲池注入5ml。左右交替穴注。每2～3天1次，10～20次为1疗程。

疗效　共25例。包括Ⅰ、Ⅱ、Ⅲ期高血压和妊娠高血压。其中血压降至正常者有20例，血压下降接近正常者4例，1例稍有降低。经1次治疗血压降至正常者有9例，其余均在2～10次治疗后降至正常，且多在1～3次治疗后，睡眠转佳，头晕、头痛等症减轻。

张进：《中级医刊》，1960，3：28

【梅花针综合法】

病例　共147例。男90例，女57例。年龄最小者17岁，最大者76岁，其中以41～60岁者为最多，有86例。全组病例中有30例合并肺结核、溃疡病、糖尿病、偏瘫等。有84例进行了眼底检查，其中78例有程度不等的眼底动脉变化。有69例进行了心血管检查，其中55例有病理变化（主动脉增宽及左心室扩大者40例，主动脉增宽者15例）。有70例进行了尿常规检查，其中50例有为数不等的蛋白，25例有为数不等

185

的红细胞，个别患者有管型及尿糖。脊柱检查，均能在脊柱两侧发现异常（结节、条索、压痛），尤以胸椎 5～9 为最多，其次在颈椎、腰椎、骶椎，亦可发现异常。

治法

1. 刺激部位，基本上分为 4 种。①颈骶椎两侧，乳突部，气管两侧，臀部两侧，头部。此部位一般用于血压较高，心跳加快的患者，为治疗高血压最常用的部位。它具有镇静及缓解症状的作用，且有降低血压的效果。②脊椎两侧重点刺激颈椎、骶椎、气管两侧及乳突部，一般多用于血压降至正常或接近正常，自觉症状并已缓解或患者合并其他疾病，如消化、生殖系统疾病者。③刺激颈骶椎两侧，气管两侧，另加刺曲池、内关、足三里、三阴交、太冲、行间等穴，取穴可根据患者自觉症状及体征酌情选用。④体质肥胖患者，一般除用颈骶椎两侧、气管两侧和乳突部外，加刺腹部以消脂肪。⑤除以上刺激部位外，可根据病情酌予选择局部刺激，如耳鸣者加刺耳区，消化不良者加刺上腹部。有时可以四肢末梢放血。

2. 操作　一般采用轻度弹刺或中度弹刺，不宜过重刺激。7 次为 1 小疗程，21 次为 1 大疗程。作完 1 个疗程，可停针 1～2 周。在治疗中没有严格要求病人停止其他疗法，治疗前服用药物者，治疗后仍可继续服用，经治疗后血压逐渐下降，患者往往减少服药量，或停止服用。

疗效　经治疗后，血压一般均有不同程度下降。下降幅度最大者，收缩压达 98mmHg，舒张压下降达 40mmHg。全组病例中，显效者 34 例，好转者 85 例，无效者 28 例，有效率为 80%。治疗次数最少者为 7 次，最多者为 114 次，其中以 15～21 次者为最多。

中医研究院刺激神经疗法治疗所：

《中医杂志》，1959，12：17

【穴位离子透入法】

病例 共 100 例。全组病例年龄在 70~90 岁之间，病史在 1~5 年者有 82 例，5~20 年者有 18 例。

治法

1. 取穴 人迎（位于颈总动脉、颈外与颈内动脉分叉处静动脉窦的前边，与喉头结上后方和廉泉穴平行中间的空阔处）。

2. 操作 选定穴位后，给以 3~5 毫安电流的输送，施用药物为盐酸普鲁卡因与溴梧桐，作阳极导入。10 天为 1 疗程。

疗效

1. 全组病例均在门诊治疗，治疗期间停用降压剂。本组病例中，治疗 1 个疗程者有 82 例，2 个疗程者有 13 例，3 个疗程以上者有 5 例。治疗后有效者占 77%，无效者占 23%。

2. 治疗过程中发现绝大多数病人经 2~5 次治疗后，自觉症状均有显著改善，如头晕、眼花、颈痛、心区压迫感等，都随治疗次数的增加而逐渐改善或消失，同时血压也随之下降。

3. 经 1~3 个月复查，血压仍稳定不变，甚至继续下降者亦达 62%~71%，特别是自觉症状的改善其效果更为显著。疗效标准：舒张压下降 20mmHg 者为显效；舒张压下降 10mmHg 或收缩压下降 20mmHg 者为有效；舒张压原在 100mmHg 左右，治疗后降至 90mmHg 以下者亦为有效。

上海市第十人民医院放射理疗科：

《天津医药杂志》，1962，3：174

（二）阵发性心动过速

【针刺法】

病例 患者某，女性，43 岁。住院号：13419。诊断为不全流产。入院后行刮宫术，经过顺利，出血不多，但手术时患者情绪较紧张。术毕抬回病室，患者诉有头晕、心慌、心前区疼痛。内科会诊，患者面色苍白，表情痛苦，神志清楚，能平卧。心音呈胎音调，心律规则，心率每分钟 184 次，心界不扩大，脉搏无短绌现象，血压 98/70mmHg，肺底无啰音。诊断为阵发性心动过速。即予以颈动脉窦挤压，并压迫眼球，均未见效，始作针刺治疗。

治法

1. 取穴　大陵、神门、膻中、巨阙。

2. 方法　用普通手法，不留针。针刺后，约 3 分钟，前述症状即告消退，心率恢复为每分钟 84 次。术后第 4 天出院。观察 4 个多月未见复发。

按：针灸对阵发性心动过速确有疗效，但临床报告甚少。编者治疗此症，除本文报告的穴位外，还常用内关、通里、神门、足三里等，每收良效。

王铣春：《中医杂志》，1962，11：32

【耳针法】

病例　患者王某，男性，30 岁。住院号：29093。患者于1952 年起即有阵发性心悸，常因情绪激动或疲劳而发作，但发作时间短暂，约 10 数秒钟即停止。1957 年因发作加重而住院诊治，经心电图检查，诊为不完全右束支传导阻滞及右心室肥厚。1960 年 2 月 5 日，患者因阵发性心跳复发再度入院后，即用奎尼汀、鲁米那等治疗。3 天后心悸发作停止，但仍感右上腹阵发性疼痛，不向它处放射，因疑有肝炎之可能，经用茵陈五苓散等 18 剂后，一切症状消失，于 1960 年 3 月 29 日出院。离院不久，突又复发，返院复查，述有心悸、恶心、呕吐、全身出汗、面色苍白，脉搏每分钟达 200 次，无间歇及不整，血压 104/72mmHg，当即行颈动脉压迫，病情稍好转，脉搏每分钟 160 次；但 10 分钟后又心跳加速，脉搏及心跳测不清，约每分钟 240 次，给以鲁米那 0.1g 及 25% 硫酸镁 10ml 肌注，仍无效。乃试用耳针疗法，术前用"感应电诊断器"测定心区、脑区、内分泌区及近口区均有按痛及响声，即取左耳

4 穴、右耳 3 穴（未刺近口区），5 分钟后脉搏为每分钟 130 次，15 分钟后为每分钟 84 次，一夜安静入睡。休息 5 天出院未见复发。

王承斌：《中医杂志》，1961，4：147

（三）心律不齐

【针刺法】

治法 选用手少阴心经的通里穴和足太阳膀胱经的心俞穴，作为治疗本症之用穴。治疗分以下 2 组：

1. 实验组 为正常人，共 30 例。经针刺上述穴位之后，观察到心电图有不同程度的改变，其中有改变者占 73.3%，在此之中，40% 的患者显示迷走神经兴奋所产生的抑制作用，20% 显示有调整窦房结的作用。

2. 治疗组 共 28 例。其中：①风湿性心脏病 11 例，1 例有期外收缩，10 例有心房纤颤。10 例心房纤颤中伴有室性期外收缩者 7 例。经针刺后，期外收缩全部消失，而心房纤颤则无 1 例消失。②高血压心血管病 4 例，有室性及房性期外收缩者 3 例，1 例为完全性右束支传导阻滞。经针刺后期外收缩均消失，而束支传导阻滞无改变。③动脉硬化心脏病 2 例，均有期外收缩，其中 1 例并有心房纤颤。针刺后前者消失，后者无改变。④单纯期外收缩 11 例。针刺后有室性及室上性期外收缩消失者各 1 例，其余未消失。⑤可见针刺疗法，对本组中有器质性心脏病伴有期外收缩者均获疗效，而对单纯期外收缩之疗效则仅为 18%，对心房纤颤及束支传导阻滞则无效，全部病例对针刺均无不良反应，50% 的病人针刺后感觉舒适，心悸减轻，心率减慢。

卢少贤等：《湖南医学院学报》，1959，4：78

病例 共 100 例。男 72 例，女 28 例。年龄 30 岁以下者 11 例，31～40 岁者 18 例，41～50 岁者 40 例，51～60 岁者 25

189

例，60 岁以上者 6 例。病程在 1 年以内者 20 例，1～4 年者 50 例，4～10 年者 27 例，10 年以上者 3 例。本组心律失常的病因以冠心病为主。全组住院 16 例，门诊 84 例。针刺同时并用抗心律失常药物者 10 例，其中 3 例随着针刺疗效的出现而逐渐停药，1 例在疗程休息期间配合应用平脉合剂（苯妥英钠、利眠灵、奎尼丁、普鲁卡因酰胺），1 例仅于晚睡前服安定 5mg，5 例针刺无效，故抗心律失常药物未予停减。

治法

1. **取穴** 主穴取心俞、厥阴俞、身柱、神道、至阳；每日取一对俞穴和一个督脉穴。配穴取内关、心平（在手少阴心经肘横纹下 3 横指处）、膻中、关元、气海、气穴（冲脉穴）、足三里、阳陵泉、三阴交、太谿；每日取二穴，左右交替使用；内关、心平可选用一穴；其余可按中医辨证取穴。

2. **手法** 针背部俞穴时，针尖向前内与皮肤呈 45 度角，或将刺入点移至脊柱旁开一横指与皮肤呈 75 度角刺入，针刺深度 1.5～1.7 寸。其他穴位按普通针刺方法针刺。多数情况使用轻、中刺激手法，一般在患者有痠、麻、胀感时，即施以刮针手法 1～3 分钟，术毕起针。

3. **疗程** 每日针治 1 次，15～20 天为 1 疗程。疗程间停针 3～5 天。

疗效

1. **临床疗效** 显效者 31 例，改善者 59 例，无效者 10 例。在主要症状中，以胸闷改善较显著，占 91.7%；心悸次之，占 90.4%；心绞痛有效率占 81.3%。

2. **心电图疗效** 111 例次（100 例中有 11 例具有两种心律失常改变）心电图有效率 46.8%（其中显效率 27.9%），无效 53.2%。

3. **不同类型心律失常的针刺疗效** 属冲动起源异常者 64 次，有效率 64.1%（其中显效 40.6%），以房室性期前收缩疗效较满意，永久性心房纤颤及交界区并行心律，针刺后未见一例有效。64 例中，病变在窦房节及心房者 22 例，有效率72.7%；在心室者 36 例，有效率 63.9%；在交界区者 6 例，有效 2 例。属于冲动传导障碍者 47 例，有效率25.5%（其中显效 10.6%）。第Ⅰ度房室传导阻滞疗效较好，其余均不理想。说明本组针刺的穴位和手法，对冲动起源异常者的疗效优于冲动传导障碍者（$P < 0.01$）。

4. 病因与疗效的关系　全组中属冠心病者 84 例，心电图有效率44%（其中显效率27.4%）；属功能性者 13 例，有效率53.8%（其中显效率30%）；心肌病疗效较差。

中国人民解放军第163医院、株州市第一人民医院：
《全国针灸针麻学术讨论会论文摘要》
（一）38 页。1979，6 月

病例　共 46 例。选择病例的条件是：患者自觉心悸、胸闷或心前区痛、气短。脉搏 100 次/分以上，或 60 次/分以下，或有促、结、代脉，心脏听诊为心律失常。再经休息 30 分钟后，经心电图检查为确诊指标。

治法

1. 取穴　主穴取内关、神门；配穴取夹脊胸 4～5（或厥阴俞、心俞）、列缺。每次选用 1～2 穴，交替使用。失眠加安眠穴，高血压加三阴交、太冲。

2. 操作　取卧位，针刺以补法为主（弱中刺激），留针5～15 分钟。虚实相兼者，用补泻结合刺法，留针时短促地加强刺激几次。内关穴直刺 5～8 分，以得气为度，如感传向近端扩散到胸部尤佳。神门穴从尺侧屈腕肌腱之尺侧凹陷处进针，向大陵穴透刺 0.8～1 寸。夹脊胸 4～5 穴直刺 1 寸左右（或厥阴俞、心俞，向脊柱斜刺 1～1.2 寸）。列缺穴向近端横刺 0.8～1.2 寸。

3. 观察方法　6～8 次为一疗程，疗程前后均用心电图检查为判断疗效的指标。当次观察，分为针前3分钟、留针过程和出针后5分钟，作三次心电图观察。

疗效

1. 46例中，属于激动起源失常者40例，其中痊愈10例，显效15例，有效15例。属于激动传导失常者6例，自觉症状虽有好转，但心电图复查均无改变。所有病例，疗程最短者针治2次，最长者针治14次。总有效率为87%（95%可信限：74%~95%）。

2. 疗效标准　痊愈指自觉症状消失，心脏听诊、脉搏、心电图均正常。显效指自觉症状基本消失，只偶感轻微不舒，心脏听诊、脉搏基本正常，心电图显著改善。有效指自觉症状好转，心脏听诊、脉搏、心电图均好转。

高镇五、虞晓真等（浙江中医学院针灸研究室、
浙江省中医院针灸科）：《全国针灸针麻学术
讨论会论文摘要》（一）38页。1979，6月

【针刺临床研究】

针刺对心律失常的研究，近年来受到了重视。本文在前人固定穴位观察针刺效果的基础上，采用固定心律失常项目，寻找有效穴位等方法，进行了心电图观察下的穴位筛选，获得了一些新的资料。摘要如下：

1. 针刺室性早搏的消减作用　在器质性心脏病合并室性早搏二联律等112例中，针后早搏消减的有效率为72.6%；在无器质性心脏病16例有效率为12.5%。常用穴位有：足三里、三阴交、条口、承山等。在有效穴位上施用电针或穴位注射可延长针效。本法适用于洋地黄中毒等情况的治疗。

2. 针刺对房性早搏的消减作用　穴位针刺对房性早搏、二联律等均有明显的消减作用，有助于防止各种房性心律失常。曾观察48例频繁房性早搏，其有效率为73.8%。一般可先后施用左或右侧合谷穴，配用曲池、足三里等穴，效果较

好。

3. 针刺可以缓解阵发性房性心动过速，使其心室率减慢或恢复窦性心律　曾观察 12 例，其有效率为 66.7%；共针治 55 例次，有效率为 41.8%。针刺足三里、三阴交、不容（左）、八髎等穴均可有效。其疗效和压迫颈动脉窦相仿。在经验丰富的针灸医生施用本法可较药物疗法更为方便。

4. 针刺对心房颤动的复律作用　针刺可使部分早期或阵发性心房颤动恢复窦性心律。于 32 例的 48 次观察中有效率为 60.4%。本法比药物及电击复律均为安全、方便，但初学者有时不易掌握。所用穴位有心俞、曲池、大椎、俞府、膻中、三阴交等穴。有的病例针一个穴位后立即复律，有的则须针刺多个穴位后才可复律。对于慢性心房颤动 39 例（共 89 例次）中，针后复律者只有 1.1%，其原因有待进一步探讨。

针刺治疗心律失常的规律和机制尚有待阐明。有时针效可变，而且维持时间不长，凡此均有待改进和提高。初步认为针刺对心律的调整作用基本上是一种由针刺穴位所引起的体表——内脏性反射活动。此种针效易受病人条件以及针灸医师的经验等因素所影响。认为针效很可能具有外源性负反馈的作用，符合控制论原理，值得进一步探讨。

林景明（鞍钢铁东医院）:《全国针灸针麻学术讨论会
论文摘要》（一）39 页。1979，6 月

（四）风湿性心脏病

【针刺法】

病例　共 30 例。男 13 例，女 17 例。年龄最小者 17 岁，最大者 62 岁。30 例中，有的发生心脏瓣膜闭锁不全，收缩期杂音特别显著，且有一部分发生心力衰竭，如呼吸困难、气短、咳嗽、发绀、端坐呼吸、不能劳动、心脏节律反常、肝脏肿大、腹水、手足水肿等症状，部分患者经 X 线透视或拍片

193

检查，发现有心脏扩大等症状。

治法

1. 取穴　主要穴位有内关、合谷、大陵、神门、通里、心俞、大椎、膏肓、肺俞、肩井、神藏、乳根、膻中、足三里、三阴交、曲池等。一般每次治疗选用 2~4 个穴位。在配穴方面，由于风湿性心脏病多数存在着风湿症，因此，除主要治疗心脏病外，还须配合选用治疗风湿病的穴位。

2. 操作　采用不用押手捻转进针法，一般多用平补平泻抑制手法，留针 20~30 分钟。

疗效　经治疗后，30 例中，痊愈者 8 例，占 26.7%；接近痊愈者 9 例，占 30%；减轻者 8 例，占 26.7%；结果不明者 4 例，占 13.3%；死亡者 1 例，占 3.3%。有效者共 25 例，占 83.3%。痊愈系指心力衰竭证候完全消除，能恢复正常工作；接近痊愈系指患者在轻度劳动时不感呼吸困难、心跳气短，能担任较轻工作，但不能过劳；减轻系指一般心力衰竭症状较未针灸前有所减轻；结果不明系指患者就诊 1~2 次后未来诊治者；死亡 1 例，虽经针灸后有所减轻，但复发后未来就治，经转住内科治疗无效死亡。全组病例中，针灸次数最多者为 53 次，最少者为 1 次，有 6 例针灸次数在 5 次以下。

方云鹏：《上海中医药杂志》，1957，9：419

病例　共 104 例。年龄在 9~48 岁之间，其中 15~40 岁者有 82 例，占 77%。病程为 4 个月~22 年，其中 5 年以上者有 61 例，占 58.6%。既往有心衰史者 71 例，占 68.2%。入院时有心肌炎者 40 例，占 38.4%。有风湿活动者 66 例，占 63.4%。有心房纤颤者 45 例，占 43.2%。听诊病变在二尖瓣者为最多，共 72 例。二尖瓣合并主动脉瓣病变者 26 例。心功能 I 级者 11 例，II 级者 34 例，III 级者 47 例，IV 级者 12 例。

治法

1. 针刺组　①取穴，分为 3 组。第 1 组穴：心俞、内关、

194

足三里。第2组穴：ⓐ厥阴俞、神门、三阴交；ⓑ膻中、神门、三阴交；ⓒ厥阴俞、间使、三阴交。第3组穴：ⓐ心俞$_1$[1]、心俞$_2$[2]、间使（或郄门）、阳陵泉；ⓑ巨阙、间使、阳陵泉；ⓒ颈椎旁穴[3]、阳陵泉、心脏点[4]。以上3组穴位交替使用（3组疗效无明显差别）。②操作　用强刺激法，以得气为度。不留针，或留针5～10分钟。每日治疗1次，连治12次为1疗程，疗程间停针3天。

2. 针刺药物综合组　对心功能为Ⅲ、Ⅳ级者，多同时配用强心药。除少数病例必要时用过狄戈辛或西地兰外，其余均为自采的红花夹竹桃叶，1日剂量为0.05～0.1g，间断使用。并根据病情进行必要的中西药物对症处理。

疗效

1. 经上述治疗后，显效者45例，占43.2%；好转者49例，占47.1%；无变化者6例，占5.8%；死亡者4例，占3.9%（1例突发脑栓塞，1例合并重症流感、肺炎）。

195

2. 认为凡能坚持力所能及的活动锻炼者，疗效一般都较好；针感强者比针感弱者疗效高；新针加内服夹竹桃叶者较单纯针刺的疗效为高。

3. 在对症处理上　①对利尿消肿，应用过双氢克尿塞、氨苯喋啶、安体舒通、呋喃苯氨酸等，以呋喃苯氨酸的疗效较好。②对咯血的治疗，用维生素B_1（每日100mg）穴位注射，取穴肺俞、孔最、脾俞，每日1次，止血效果显著。③胸闷显著者，在心俞或厥阴俞注射樟脑注射液1ml，效果较满意。④对期前收缩，可针刺少府或中渚透少府，一般均有效。⑤对肺瘀血所产生的湿性啰音，刺肺热穴见效比较迅速，但作用时间维持不久；对于干性啰音针刺新止喘穴[5]，效果也较好。⑥针刺内关或心脏点，对迅速调整心率（不论心动过速或过缓）有良好作用，但维持时间只有2～8小时，为延长其针效时间，在针眼上敷贴自制的夹竹桃膏药，有的病人可延长疗效达 24 小时，但病例尚少。

按：[1] 心舒₁，在第 2、3 胸椎之间。[2] 心舒₂，在第 4、5 胸椎之间。[3] 颈椎旁穴，在第 5、6 颈椎旁开 5 分处。[4] 心脏点，在少海穴下 3 寸处。[5] 新止喘穴，在神门穴与大陵穴联线之中点。

长沙市新医站黄友德等：《新医药学杂志》，1973，10：17～19

（五）冠状动脉粥样硬化性心脏病

【针刺法】

病例　共 106 例。男 87 例，女 19 例。年龄 40 岁以下者 7 例，41～49 岁者 38 例，50～59 岁者 38 例，60～74 岁者 23 例。病史 2 年以下者 47 例，3～5 年者 23 例，6～8 年者 18 例，9～12 年者 11 例，13～15 年者 5 例，16～20 年者 1 例，21 年以上者 1 例。全组病例中合并高血压者 79 例，占 75.3%，心肌梗塞者 3 例，糖尿病者 8 例，脑血管意外者 2 例。全组病例在接受本法治疗前，应用硝酸甘油片、地巴唑者 48 例；应用低分子右旋醣酐静脉点滴者 11 例；应用 ATP、辅酶 A 注射者 20 例；服用降压药物者 40 例；应用 "681" 静脉点滴者 9 例；绝大部分病人应用降胆固醇药如益寿宁、路丁、维生素 C 和中药等，少数病人应用血管舒缓素。接受本疗法同时，大部分病人使用降低胆固醇类药物。诊断及疗效判断标准，均按北京地区防治冠心病协作组制定的标准。

治法

1. 取穴　主穴：心俞、厥阴俞。配穴：内关、间使、通里、足三里；亦可辨证取穴。

2. 操作　每次取主穴 1 对、配穴 1 对（或 1 侧）。针背部穴位时，左穴以左手持针，右手食指在椎间定向；针右穴时则反之。针尖斜向脊柱方向，与皮肤呈 45 度角，速入皮肤然后缓慢进针，直抵脊柱横突根部，可提插寻找敏感点，深度为 1.5～2 寸，施予轻、中刺激，或轻刮针柄 1～3 分钟，根据病

196

人耐受限度，予以增减，不留针。勿直角刺入，以免发生气胸。每日1次，12～15天为1疗程。疗程间停针3～5天。

3. 针感 主穴多有自背部向前胸传导之闷压、憋气感，有如双侧胸部加压紧闷感，部分病人有心脏受牵拉感，拔针后，胸部有豁然开朗的舒适感。

疗效

1. 对临床症状的疗效 ①对心绞痛等症状的疗效：106例中有心绞痛者103例，有效率94.2%，显效率42.7%。有气促者68例，针后消失者34例，减轻者31例，有效率95.6%。有心悸者47例，针后消失者25例，减轻者19例，有效率93.6%。②对血压的影响：于针刺前后即刻测量血压者278例次。收缩压下降者151例次（其中下降10～20mmHg者82例次）；上升者66例次；不变者61例次。舒张压下降者152例次（其中下降10mmHg者118例次）；上升者53例次；不变者73例次。总的趋势以下降者为多。

2. 对心电图疗效的观察 106例中，103例有针治前后心电图的对照检查。其中心电图正常者6例，节律紊乱者21例，缺血型改变者76例。针后总有效率为66.9%。根据针刺对心电图S-T段的影响，说明针刺可以改善心肌缺血的状况。

3. 疗效与疗程的关系 多数病例可在1个疗程出现疗效，但对1～2个疗程无效病例不宜放弃新针治疗。本组曾有个别病例于4～5个疗程收效的。疗程结束后，以缓慢停针为好。在随访病例中，有心电图S-T、T波降低者，再经针治1～2个疗程后，心电图又复好转，这提示间隔一定时间再度进行针治，可能对巩固疗效更有好处。

4. 远期疗效的观察 对53例病人进行了随访。治疗后2～10个月随访组临床疗效巩固者占55%；11～24个月随访组临床疗效巩固者占69.6%。这说明新针远期疗效不因停针

197

的时间过长而降低。

中国人民解放军第 163 医院：《新医药学
杂志》，1973，8：11～16

病例 共 631 例（均为冠心病心绞痛患者）。男 436 例，女 195 例。年龄 40 岁以下者 48 例，41～50 岁者 251 例，51～60 岁者 218 例，61～70 岁者 7 例。病程 1 年以内者 235 例，1～2 年者 129 例，2～5 年者 177 例，6～10 年者 60 例，10 年以上者 30 例。在合并症方面，有高血压病者 332 例，有陈旧性心肌梗塞者 29 例，有气管炎者 30 例，有脑血管意外者 17 例，有糖尿病者 10 例。

治法

1. 分型 按针刺治疗冠心病的特点，分为阴虚、阳虚、气虚、痰阻、血瘀五个基本类型。如各型症状相兼者，谓之兼型，如气虚痰阻型等。

2. 取穴 主穴分两组，交替应用。第一组取心俞（或第 5 胸椎旁夹脊穴）、巨阙、心平（少海穴下 2 寸）。第二组取厥阴俞（或第 4 胸椎夹脊穴）、膻中、内关。配穴，阴虚型配三阴交或太溪；阳虚型配关元或大椎；气虚型配气海或足三里；痰阻型配丰隆或肺俞；血瘀型配膈俞或血海。

3. 手法 背部穴针尖斜向脊椎，勿透壁层胸膜，免致造成气胸，得气后刮针 2 分钟，四肢穴直刺，要求有痠、麻、胀、走窜等得气感觉后，留针 20 分钟。

4. 疗程 每日或隔日针治 1 次，10 次为 1 疗程，疗程间休息 3～5 天，共观察 3 个疗程，以后酌情巩固。

疗效 心绞痛病情分级及心电图疗效标准，均按 1974 年全国冠心病、高血压病普查预防座谈会进行。

1. 针刺对心绞痛的疗效 631 例中有心绞痛者 506 例，针刺后，显效者 219 例，占 43.3%；改善者 242 例，占 47.81%；无效者 45 例，占 8.89%；总有效率为 91.11%。根据临床经验，心绞痛疗效出现时间，绝大多数在 1~2 个疗程。

2. 针刺对心电图的疗效　631 例中，针刺前心电图有变化的 583 例，针刺后，取得显效者 146 例，占 25.04%；改善者 244 例，占 41.85%；无效者 181 例，恶化者 12 例，共占 33.11%，总有效率占 66.89%。虽然有些病例在针刺后能立即取得即时疗效，但多数病例，心电图疗效比症状疗效出现的较晚，因此，是否延长疗程，更能提高心电图疗效，尚有待进一步观察。

3. 针刺对其他症状的疗效　协作组中有的单位对胸闷、心悸、气短等症状，进行了观察。结果：①胸闷 110 例中，显效 28 例，占 25.45%；改善 70 例，占 63.64%；无效 12 例，占 10.91%。有效率为 88.09%。②心悸 103 例中，显效 30 例，占 29.13%；改善 52 例，占 50.49%；无效 21 例，占 20.39%；有效率为 79.62%。③气短 98 例中，显效 40 例，占 40.82%；改善 44 例，占 44.90%；无效 14 例，占 14.29%；有效率为 85.72%。

4. 硝酸甘油停减情况　本组病人针刺治疗前用硝酸甘油者 249 例，治疗后停减者 219 例，停减率为 87.95%。

5. 劳动力恢复情况　针刺前后对于劳动力情况有明确记载的共 158 例，其中全休者 108 例，半休者 50 例。针后全休改为全日工作者 14 例，改为半日工作者 54 例；半休改为全日工作者 44 例，共有 112 人劳动力有了不同程度的恢复，占 70.88%。

6. 根据上述临床资料，结合中医研究院针灸经络研究所在针刺对心功能影响的研究中，发现针刺内关能使冠心病心绞痛病人的射血时间延长，心血输出量增加，降低心肌耗氧量，加强心收缩性，降低前负荷，改善左心室顺应性。北京同仁医院、上海第六人民医院在研究针刺对冠心病患者超声心动图的影响中，也发现针刺可增加冠心病患者的心血搏出量，提高左

199

心室后壁搏幅。据此，认为针刺治疗冠心病的疗效是肯定的，它不但可以缓解心绞痛，改善心电图，同时也可改善冠心病患者的心脏功能状态。

全国针刺治疗冠心病协作组：《新医药学
杂志》，1978，3：41

【穴位贴药法】

病例　共40例。经门诊短期观察，初步认为有较好的效果。

治法

1. 取穴　内关、膻中、心俞等。

2. 药物　用活血止痛橡皮膏（安庆市第二制药厂制，内含大黄、独活、丹皮、苍术、白芷、荆芥、川芎、当归、加皮、乳香、没药、干姜、南星、桂枝、冰片、山奈、细辛、陈皮、半夏、胡椒、辣椒等24味）。

3. 方法　使用时，于双侧内关穴各直贴1张，膻中穴横贴1张，左侧腋前线第五肋间水平上（心电图胸导程 V_5 处）横贴1张，心俞、厥阴俞各横贴1张。共贴6张。24小时后去掉，隔日1次。15次为1疗程。40例均为1~1.5疗程。治疗时均未加用扩冠、降压药物，只建议适当体力活动，控制高脂饮食。

疗效　40例中，有心绞痛者29例，显效20例，改善2例，无效7例。心电图40例中，显效27例，改善8例，无效4例，加重1例。副作用有局部痒感。

安徽太平县人民医院：《中华医学杂志》，1976，5：286

附1：针刺对健康人心电图的影响

【针刺法】

方法　利用心电图描记仪，在18名男性健康者身上观察以平补平泻手法针刺双侧内关穴及其对照点（掌侧腕横纹后

2.5 寸，掌长肌腱的尺侧）前后所引起的心电图变化。

结果 针刺内关穴及其对照点，均能引起心跳频率的改变。但：①针刺前心率减慢者（51 次以下），针刺后心率增快；针刺前心率较快者（75 次以上），针刺后心率减慢；针刺前心率在中等度之间者（51～75 次），针刺后心率的改变不一，有的增加，有的减少，其改变的量也不及针刺前心率较快或较慢者为大。②针刺内关后的心率改变比其对照点为显著。③针刺后心电图上 T 波止点至下一 P 波起点间的时间距离——"T-P 间段"，随着心率的增减而变化。心率增加者，此段缩短；心率减慢者，此段延长。认为针刺对人体生理作用和治疗机制之一，很可能就是因为针刺具有调节机体或器官活动的作用。

杨纪曾等：《成都中医学院学报》，1959，4：41～45

【针刺临床研究】

为探讨针刺 12 经原穴对正常人心动电流的影响及其对心经和心包经有无特殊性，从而说明经脉原穴与内脏的关系。

方法 以针刺 12 经原穴对 36 名健康人（性别不拘，年龄在 18～59 岁之间）心动电流的影响进行详细的观察。操作时间均在白天。共分 12 个经组，每组 3 人，每人作 1 次。均以 28 号不锈钢毫针和相对恒定的中等刺激强度针刺同名双穴。按针刺直前、针刺直后、针刺后 5 分钟行针和起针直后 5 分钟四个步骤描记心电图，对比分析均以标准第 2 导联为准。

结果

1. 针刺各经原穴对正常人心动电流均有影响，主要表现在心率、心律、P 波高度、R 波高度、T 波高度、S 波深度、Q-T 间期等几个方面，均未超出正常范围，而对心电位、S-T 段和各波的方向未现任何影响。

2. 针刺原穴，可使心率减缓，P 波与 R 波变小，使 T 波增高或降低，这些变化可归纳为负性的频率作用及正性的肌力作用。这些正是治疗心脏病所要利用的"好"作用。这些变化与临床运用针刺治疗心脏病所获效果一致。其中影响较为显著的不是心经和心包经的原穴，也不是与之相表里的小肠经和三焦经的原穴；而是胃经、肾经、肺经和胆经的原穴。

3. 针刺原穴对心动电流的影响，系通过对心脏的即时作用、持续作用及重积作用等来实现的。但是，这还不能否认经络联系的存在，因为文献记载经络多体现在病理情况下，气血在经脉的循行有一定时间上的规律性。因此，应该考虑到阐明经络形态与联系的研究工作，在病理情况下进行意义更大。

裴廷辅等：《哈尔滨中医》，1959，12：65～68

附2：针刺对心脏病患者心电图的影响

【针刺法】

病例　共132例。其中冠心病29例，其余均为风湿性心脏病患者。

疗效　在心电图观察中，疗效显著的项目有以下几项：

1. 降低心率解除心动过速　①快速心房纤颤：本组病例均伴有急性心衰或强心剂剂量不足所致的快速心房颤动。统计28例风心病患者，年龄在18～59岁之间。主要用穴有：足三里、内关、间使、郄门、心俞、三阴交、痛灵（在手背三、四指间指丫上2寸处）及八髎等。针前心率平均为110.0±6.56次/分，针后15分钟降为平均90.1±5.66次/分。针后15分钟比针前平均降低20.5次/分。持续时间大都为10～30分钟，个别病例维持时间较长。②室上性心动过速：常见者多为房性心动过速，大都为阵发性，有时持续时间较长。当药物及压迫颈动脉窦或眼球等手技无效时可试用针刺。本组观察4例，其中2例针效较好。针穴：不容、足三里、条口、三阴交、八髎等。进针后，有时心率立即降至正常，有时呈阶梯式逐步下降。持续时间长短不等，有时不易巩固。③窦性心动过速：本组多为合并风湿活动、风湿性心肌炎、心衰或左房高压等症状。穴位针刺加药物病因治疗效果较好。本组共 8 例。用穴与上组相仿。针后除 3 例针效不恒定外，另 5 例均有明显的心率降低，平均降低次数为 18.5 ± 3.21 次/分，维持时间在 24 ~ 48 小时左右。

2. 清除多种过早搏动（早搏）　①房性早搏：房性早搏往往为心房颤动出现的先兆，常出现于二尖瓣高度狭窄及手术后或复律后的病人。除用强心剂或心得安等药物治疗外，亦可施用针刺治疗。本组观察 12 例，除 4 例针效较差外，另 8 例均有一定疗效。所用穴位有泽前、列缺、曲池、膻中、巨阙、乳根等。手法用中等强度或较强刺激，有时给予维生素 B_{12} 穴位注射以延长针效。但针效维持时间长短不一。②室性早搏：常见的室性早搏，多为强心剂过量或心肌应激性过高所致，有时呈二联律。针刺效果比较满意。所用穴位有心俞、膻中、巨阙、三阴交、足三里、俞府、八髎等。本组观察 32 例，包括间位性室性早搏 3 例。针效良好者 15 例，有效但不稳定者 10 例，效果不著者 7 例。

3. 降低二尖瓣 P 波　二尖瓣狭窄病员由于心房内压增高，往往呈现典型的二尖瓣 P 波。穴位针刺后心率减慢，有时伴同出现 P 波高度降低，宽度也稍有缩短。本组观察 10 例，有 6 例明显降低。所用穴位有合谷、神门、通里、膻中、巨阙、内关、心俞、足三里等。此种作用有时可维持 12 ~ 24 小时。

4. 缓解心肌劳损或冠脉供血不足　针刺能减轻或消除风湿性心脏病的心前区疼痛以及冠心病的心绞痛。在心电图上主要反映为 ST-T 波的变化。针刺后，ST 段的降低往往出现即时性的抬高或复原情况；T 波由倒转平或转为正向，而且可以维持一段时间。本组风心病心前区痛 19 例中，有 6 例伴有心电图 ST-T 波变化。另有 5 例虽有 ST-T 波变化，但不伴有心前区疼痛，属于一般的心肌劳损。全部心前区疼痛病员经过 1 ~ 2

203

个疗程的针治后，均有所缓解或消除。在 11 例 ST-T 波变化的病员中，有 5 例于针后表现明显的即时性 ST-T 波复原情况。此外，在部分冠心病心绞痛病员，心电图亦描记出类似的情况。

5. 减轻房室传导阻滞　在适当的穴位上进行针刺，可以减轻房室传导阻滞。解除一度或二度房室传导阻滞比较常见，而解除三度房室传导阻滞则比较少见。在 5 例完全性房室传导阻滞中曾有 1 例恢复窦性心律。

6. 早期心房颤动的心律转复　本组观察 9 例，心电图证实恢复窦性心律者有 4 例。基本肯定早期阵发性心房颤动，有可能因针刺适当穴位和给予适当手法而恢复窦性心律。所用穴位有间使、泽中（曲泽下 2 寸）、侠白、痛灵、乳根、神封、至阳、三阴交等。有于针后当时恢复的，也有经针刺 1～2 天后恢复的，均未使用任何复律药物。关于这方面的规律尚有待逐步探索。

报告指出：关于心脏病的针刺疗法，在心电图观察下，针刺后可以引出多种即时性的心电图变化，有一定临床实用价值。但针刺用于心脏病多种症状的治疗尚在早期阶段，不少问题尚未完全解决。目前存在的问题主要有：①针治心脏病的规律和原理尚不明确，不易理解，不易运用；②针效的个体差异性较大，可重复性不够高，临床上不好掌握；③针效维持时期不够长，有待改进。

报告认为：针治心脏病具有经络学说和现代医学科学依据，为一种经济、简便、迅速和有效的治疗手段，可以弥补药物以及手技等治疗的不足，而且副作用较少，在某些方面甚至较优于药物治疗，值得深入研究并加以改进和提高。

鞍山市曙光医疗队：《新医药学杂志》，1974，4：34～39

附3：针刺对冠心病人心电图的影响

【针刺法】

病例　共 100 例。全组病例均按 1974 年冠心病、高血压病普查预防座谈会规定标准进行。于 1975 年 11 月对全组病人在心电示波下连续观察了针刺对冠心病患者心电图的影响。

方法

1. 取穴　主穴取膻中透鸠尾、内关、足三里。配穴取通里、曲池、神门、乳根、间使、郄门等。

2. 手法　中等刺激。膻中穴针刺时加轻捻转及刮针法。以补法为主，行针 20 分钟。上肢诸穴均有沉、重、热感，膻中穴得气后有豁然开朗感。

3. 观察方法　用 XS 心电示波器（上海制），在 24 小时内连续观察。

结果　全组病人中有 30 例于针刺 1～20 分钟后，心电图有明显好转，ST 段有不同程度的改善，尤以 T 波变化显著（T 波由倒置变为直立）。但有 3 例 T 波倒置反而加深。67 例未发现即刻变化。观察的结果是：①针刺后 ST 段及 T 波正常者 23 例；②T 波改善者 5 例；③ST 段改善者 4 例；④T 波倒置加深者 3 例。

北京市冠心病协作组：《全国针灸针麻学术讨论会
论文摘要》（一）34 页。1979，6 月

附4：针刺对冠心病人左室功能的影响

【针刺法】

病例　分穴位组及对照组两组进行。

1. 冠心病穴位组　均按 1974 年全国冠心病会议制定的诊断标准，共 100 例，男 57 例，女 43 例。年龄最小者 32 岁，最大者 72 岁。

2. 对照组 ①冠心病非穴位组，共25例，男21例，女4例。②正常人穴位组，共40例，男16例，女24例，均为无心血管系统疾病的健康人。

方法

1. 取穴 主穴取膻中、巨阙、内关、心俞、厥阴俞；配穴取上脘、幽门、足三里。

2. 手法 用补法，即兴奋法。强刺激，慢捻，颤动，针下得气即止。留针15分钟。厥阴俞、心俞，用点刺法。

3. 观察方法 用武汉市无线电研究所和武汉电子仪器三厂制做的 XZY-3、4 型心脏功能检查仪。超声频率2.5兆赫。接受形象通过长余辉示波管直接观察，通过双电子束短余辉示波管进行摄影记录。

4. 检查项目 左心室功能改变包括左心室舒张末期内径及收缩末期内径以及左心室后壁搏动幅度等。

结果

1. 100 例冠心病患者针前测得左室后壁搏动幅度为6.84 ± 1.43mm，每搏量为 65.59 ± 17.63ml，每分搏出量为 4.95 ± 1.47L/min，排血指数 2.96 ± 1.04L/min/m^2，与正常人左室后壁搏幅9.89 ± 1.92mm，每搏量88.61 ± 18.06ml，每分搏出量6.26 ± 2.02L/min，排血指数 4.00 ± 1.01L/min/m^2 相比较，显著降低。针刺后冠心病人左室后壁振幅8.78 ± 1.57mm，每搏量81.72 ± 20.9ml，每分排血量6.28 ± 1.84L/min，排血指数3.75 ± 1.06L/min/m^2，与针前比较有非常显著的差异（$P < 0.001$）。正常人针后与针前无明显差异（$P > 0.05$）。说明针刺可改善冠心病人的左室功能。

2. 25 例冠心病人针刺非穴组，针前左室后壁搏幅 7.22 ± 1.05mm，每搏量63.91 ± 28.06ml，每分搏出量4.25 ± 1.52L/min，排血指数 2.56 ± 0.93L/min/m^2，针后各项指标较针前无显著性差异（$P > 0.05$），与针刺治疗穴位组的针刺效果对比，有非常显著的差异（$P < 0.001$），说明本组取穴对主治本病有一定效果。

刘福载、王一中等（北京市同仁医院、北京市第二医院）；《全国针灸针麻学术讨论会论文摘要》

（一）34 页。1979，6 月

附 5：针刺对冠心病心绞痛病人心输出量的影响

【针刺法】

近年来临床实践表明：针刺对冠心病心绞痛不仅能缓解临床症状，还能改善患者的缺血性心电图和左心功能状态。为了进一步了解针刺的作用部位，采用 1966 年 Kubicek 氏首先提出的颈-胸电极导联阻抗式放大器（RGA-5）与 RM-86 导记录仪，从体表测量无创式心输出量。对冠心病心绞痛具有典型临床症状，心电图有 ST-T 缺血性改变的患者 35 例，针刺内关穴进行观察：针前，进针得气后捻针 2 分钟，留针 15 分钟起针后即刻共记录 3 次，每次记录 20 个左右的心动周期，分析 10 个左右波，求其平均值，在相同条件下，不给针刺的自身对照，纸速为 100 毫米/秒。结果摘要如下：

冠心病心绞痛病人的心脏每搏出量（ΔV）和每分输出量（CO），与心脏指数（CI）= $1.11 + 0.02\Delta V$，$\gamma = 0.69$，CI = $0.52 + 0.49CO$，$\gamma = 0.88$，均为高度相关性。每搏出量（ΔV）、每分输出量（CO）与 HI、RZ 间期、心率等均无明显相关性。

冠心病心绞痛病人的心脏每搏出量，针前为 62.53ml，针后平均减少 1.76ml（$P < 0.4$），无统计学意义。每分输出量针前为 $4.24L^3$，针后平均减少 $0.26L^3$；心脏指数（CI）：针前为 2.56，针后平均减少 0.13；心率：针前为 68.57 次/分，针后平均减少 2.26 次。上述三项指标经统计学处理均相差显著

（$P < 0.05$）。

冠心病心绞痛不给针刺对照组，心脏每搏出量、每分输出量、心率、心脏指数等项变化，均无统计学意义（$P > 0.1$）。

通过无创式心输出量测量法观察到：针刺内关穴使冠心病心绞痛病人的心脏输出量减少。认为针刺内关穴对冠心病、心绞痛有一定的临床疗效，很可能是改善了病人的冠脉流量，而与测量阻抗式心输出量的关系不大。

心输出量取决于每搏出量和心率，而每搏出量的改变取决于心肌收缩力。本组实验，冠心病人针刺内关穴后，心率减慢明显，心脏每搏出量变化很小。因此，针后心输出量下降其主要原因在于心率减慢所致。冠心病患者因为心缩力不足，往往在自我调节过程中，以增加心率来提高心输出量，这种代偿结果，却导致了心室充盈障碍、心肌耗氧量增加。而且，在一定范围内的心率增快，可使心输出量增加；但超过一定范围的心率增快，则使心输出量减少。因此，针刺使冠心病心绞痛病人心率减慢，可使心室舒张期能够充盈完全，因而有可能使冠状动脉血流在舒张期的供应有所好转，心肌营养因之得到改善，所以此种针刺效应，可能是一种有利于机体的调整作用。

唐照亮等（安徽中医学院针麻经络研究室等）：

《全国针灸针麻学术讨论会论文摘要》

（一）36 页。1979，6 月

（六）无 脉 症

【针刺法】

病例　共 30 例。其中 8 例为住院病人。全组病例中，单侧性右侧的患者较少见，大多数患者均可听到两侧颈动脉的血管杂音，往往右侧颈部较为明显。此系血管管腔因炎症引起狭窄的变化，或由于该部侧枝循环的形成而发生的，因此也可引起脑贫血现象。除阵发性头晕、眼黑甚至晕倒等症状出现之外，最显著的为眼底症状。由于眼底血管血液循环障碍引起血管（动静脉）吻合、乳头上血管增生、增生性视网膜炎、玻璃体及视网膜出血。亦有视网膜周围血管闭塞，以致视网膜剥离、白内障、虹膜萎缩、瞳孔散大、球结合膜及巩膜血管扩张。病人常因眼病而求治于眼科，结果发现本病。

治法

1. 取穴　主穴为内关、太渊、尺泽；辅穴为神门、风池、肩井等穴。对其他较敏感的穴位，如合谷及下肢穴位，最好不用。在治疗过程中，在各个病人身上曾多次针刺足三里之后，致使脉搏、血压又复消失或减弱。

2. 操作　用较轻而短暂的刺激，使之发生一定的感觉，以痠、麻感为最好。感觉之传导不要很远和强烈，也不能作很久的留针，一般不超过 15 分钟，以能触及脉搏为适度。若刺激太强，非但效果不好，而且可使已唤起之脉搏消失。

疗效　本病的病原，现在尚不明了，以往被认为是一种无法治疗的病症。国外曾经应用过颈动脉神经丛及颈动脉体部分摘出术，据称有效，但在改善症状以后又能恶化，甚至死亡。曾试用颈部封闭疗法，但效果不著。现在一般学者疑本病为胶原类疾病，应用 A. C. T. H 及 Covtisone 治疗，亦未见确效。本组病例，应用针刺疗法治疗后，获得较好的疗效。在住院 8 例病人中，有 1 例获得显效，3 例效果良好，4 例效果较好（其中 1 例回家后不久，得急病死亡）。其余病例，经针刺治疗后，亦扪得脉搏，测得血压，有了一定好转。

过中方：《针刺治疗无脉病》，江苏人民
出版社。1959 年 5 月

患者某，女性，25 岁。住院号：15342。患者于 1958 年 9 月 22 日因 1 年来两上肢痠麻无力，桡动脉触不到而入院。本例因有：①两手发麻发冷无力及痠痛，立起时头晕、眼前发黑；②两侧桡动脉脉搏触不到；③两上肢血压测不出；④两上

209

肢桡动脉与肱动脉描记不出波形等体征，而诊断为本病。

患者经住院 20 天检查确诊之后，于 1958 年 10 月 11 日转门诊治疗，并辅以维生素 B、C 口服。针刺穴位；以曲池、内关、合谷为主穴；以太渊、云门、足三里、大椎、肩井、风池、手三里、曲泽为配穴。针刺手法，采用兴奋法，留针 20 分钟左右。自 1958 年 11 月开始至 1959 年 1 月共 3 个月，针治 20 余次，于 2 月因妊娠停止针治。于 4 月 16 日足月分娩，母子平安。产后 6 月 29 日检查，仍自觉两上肢发麻，头晕、脉搏触不清，复又开始针刺，至 8 月 7 日检查，两上肢麻木减轻，仍有头晕，两手桡动脉可以触及，血压左侧 70/50、右侧 60/50mmHg。至同年 10 月又经过 30 次左右针治，全年共针 50 余次。10 月 26 日检查，两上肢已不麻木，手不凉，工作能力恢复，作一般劳动手不疲劳。10 月 9 日进行桡动脉搏示波器描记检查，两侧桡动脉搏波形恢复正常。

孙诚：《黑龙江医刊》，1960，5:38

四、血液系统疾病

（一）再生障碍性贫血

【针灸法】

患者张某，男性，6 岁。于 1961 年 9 月 16 日入院。病儿于 1 月前面色逐渐苍白，食欲减退，全身出现浮肿；十多天前开始发热，四肢、腹部疼痛；5 日前全身皮肤出现散在性点状紫癜，齿龈每天出血，精神萎靡。既往身体一贯健康，家族无慢性咳嗽吐血及出血病史。

入院检查：体温（肛探）37℃，营养不良，发育中等，精神困倦，神志清醒，表情淡漠，面色苍白，颜面部轻度浮肿，眼睑粘膜、口腔黏膜、齿龈及全身皮下可见 0.2～0.3cm 大小之散在性紫癜，巩膜无黄染，齿龈糜烂，颈软，胸部对称，心尖区可闻轻度吹风样收缩期杂音，肺无异常，腹部微胀。肝下缘在肋下6cm处，脾在肋下3cm边缘处，表面光滑，无压痛。肠鸣音正常。四肢轻度浮肿，关节活动正常。神经无病理反射。化验：红细胞120万个，血色素22%，白细胞11,000个，中性48%，淋巴52%，血小板12万个，出血时间27分钟以上，凝血时间0.5分钟，网织红细胞0.7%，血型为O型。骨髓检查：幼淋巴29%，淋巴细胞69%，中性分叶细胞2%。特征：全片核细胞极度减少，淋巴细胞相应增多，未见巨核细胞。肝功能：黄疸指数5单位，凡登白直接反应（－）、间接（±），麝香草酚浊度试验4单位，碘试验（±），脑磷脂（＋），硫酸锌13单位，血清铁110.2μg，G、P、T27.15单位/1毫升37℃1/2小时。大便蛔虫卵0~1，隐血试验（－），小便正常。X线胸部透视未见异常。

治疗经过：入院后即用维生素K、铁剂、维生素B_{12}治疗，并以青霉素抑制感染，少量多次输血（10天共输600ml），无效。入院第3天发热，体温（肛试）弛张在37~40℃之间，血涂片未发现疟原虫，精神食欲不佳，未再发现新出血点，但肝脾继续肿大，肝在肋下6cm、剑突下7.5cm，脾在肋下4cm。自入院第6日起加用A、C、T、H5mg，混入5%葡萄糖液500ml静脉滴入，连续3天，体温逐渐降至正常，但肝脾仍无明显缩小。9月27日，血象仍无明显进步，乃改用针灸治疗。针刺取足三里、膏肓、曲池、三阴交、命门，用毫针捻转进针，约2~3mm，留针4~6分钟，每日1次。每10天在腰骶正中线尾骨上2横指处施灸1次（艾卷距皮肤约1cm，用回旋灸法，每次灸10分钟）。针灸3天后，食欲增加，精神明显好转，肝明显缩小，在肋下3cm、剑突下4.5cm；脾仍未缩小。已能下床玩耍。7日后检查，脾在肋下2.5cm处，血象明显好转，红细胞343万个，血色素46%，白细胞4,100个，中性65%，淋巴35%，血小板17万个，出血时间4.5分钟，

211

外貌及日常活动已恢复正常。20 日后检查，发育良好，红细胞 400 万，血色素 74%，白细胞 8，000，中性 70%，淋巴 7%，嗜酸性 2%，血小板 17 万。骨髓液检查：涂片核细胞呈正常范围内之高再生，粒红比例为 2.3：1，除见极少数的巨核细胞外，其他细胞均呈正常再生。共针 24 次，灸 3 次。于 10 月 21 日治愈出院。

李荣藩：《广东中医》，1962，4：26

（二）热带嗜酸性白细胞增多症

【针刺法】

患者马某，男性，34 岁，职工，江苏人。1959 年 2 月 19 日入院。自诉：咳嗽、气闷已 34 天。患者自 1959 年 1 月 17 日患感冒，当时有发烧、咳嗽、全身不适、无力、食欲不振等上呼吸道感染症状，数日退烧；但咳嗽、气急、咯白色粘痰，并未停止，咳剧时气急，活动时气促，休息时哮鸣，持续未减轻而入院。既往史：患者 16 岁时发现有心脏病，无下肢浮肿及阵发性呼吸困难情况；无伤寒带菌者，吐血、慢性咳嗽史；无过敏病史，下水史；无痢疾史，家族中无同样患者。体格检查：发育尚可，营养中等，皮肤色泽正常，无发绀情况，可闻得哮鸣音，周身淋巴结未见肿大，巩膜有充血情况，颈柔软，咽喉无充血。两肺布满哮鸣音，背部有中等之水泡音；心界向左扩大，心尖部有粗糙收缩期杂音，向左胸下传导，心率规则，腹壁柔软，肝脏肋下缘刚可触及，有触痛，四肢正常，膝反射正常。化验检查：白细胞 38，800，中性多核 16%，杆状 1%，淋巴 17%，单核 1%，酸球 65%，酸球绝对值 34，450；大便镜检蛔虫卵（＋），小便及痰未见异常；静脉血幼丝虫未找到；骨髓涂片未找到任何病原体；大便孵化 2 次阴性；康、华氏反应阴性。骨髓分类：髓母细胞 1%，前髓细胞 0.5%，中性杆状细胞 2.5%，分叶核细胞 1.5%，酸性髓细胞 9%，酸性后髓细胞12%，酸性杆状细胞19%，酸性分叶核细胞23.5%，淋巴细胞12%，大单核1%，红血球母细胞0.5%，嗜碱性红血球1.5%，多色性红血球14%，正色性红血球1%，浆细胞0.5%，有核细胞计数30，000，白红二血球4.8：1，全片找到巨核细胞8~10只，周围无血小板形成。X线拍片检查：两肺纹理增深，散布有直径0.1~0.5cm之斑点状阴影，边缘模糊，分布对称，而以近肺门部为多。心形略向左扩大，EKG正常。

入院后给予麻黄素、氨茶碱、抗组织胺片，咳嗽、气闷减轻。2月25日流鼻血，周身发痒，皮肤有米粒大小之红丘疹，两肺仍有明显之哮鸣音。2月27日驱蛔虫，3次大便阴性。于3月13日试用中药抗喘丸，每日1次，每次1分，临睡服用，因有反应不能继续服用。于3月14日改用海群生100mg，每日3次，共7日，服后症状略有改善，但晚上仍有气喘发作。乃于3月22日使用针灸治疗，间日1次。针刺穴位是：合谷、足三里、手三里，血象逐渐恢复正常，症状消失。血象改变情况：①施用海群生期间（3月2日~3月21日），白血球由54，000降至39，600，酸球由89%降至82%，酸球细胞绝对值由39，000降至33，840。②进行针刺治疗期间（自3月24日~4月23日），白血球由59，200降至4，600，酸球由90%降至15%，酸球细胞绝对值由52，000降至730。于5月2日出院。

洪家淳等：《江苏中医》，1961，4：39

（三）白细胞减少症

【针灸法】

病例 共68例。男44例，女24例。年龄最小20岁，最大71岁。住院患者59例，门诊患者9例。因放疗、化疗引起者30例，原因不明者29例，脾功能亢进引起者6例，药物引起者 2 例，再障贫血 1 例，均为经多种药物治疗无效者。治疗前白细胞在 2 千以下者 16 例，2～3 千者 19 例，3⁺～4 千者 33 例。

治法

1. 因放射线或化学药物治疗引起者　①取穴：主穴取肋缘穴（锁骨中线与肋缘交点下 5 分处）。配穴取足三里（双）或三阴交（双），每日 1 次，12 次为 1 疗程。②手法：进针 5 分后，轻捻或慢提插至局部有痠胀感即可，再用艾条灸 15～30 分钟。

2. 原因不明及脾功能亢进引起者　①取穴：主穴取脾俞、肾俞、肝俞、膈俞（均用双侧），每次取 1 对穴。配穴取足三里（双）、大椎、血海（双）、三阴交（双），每次取 1～2 对穴。②手法：根据患者胖瘦决定进针深度，一般进针 1 寸深后，以轻捻转、慢提插法，至出现痠胀感为宜。主穴加艾条灸 20～30 分钟。每日 1 次，12 次为一疗程。

3. 疗效不佳者可配耳针　取穴为肝、脾、肾、内分泌、肾上腺、交感。留针 30～60 分钟，每日 1 次，12 次为 1 疗程。

疗效　经用上法治疗后，白细胞恢复至 5 千以上者 36 例，4 千以上者 11 例，较原基础提高 500 者 15 例。在停止治疗 9 个月后随诊 12 例，疗效巩固者 9 例。

中国人民解放军广州部队总医院理疗科：
《新医药学杂志》，1977，7：封 3

五、泌尿生殖系统疾病

（一）慢性肾炎

【耳针法】

治法

1. **取穴**　耳区肾穴（双侧）。先用探针或探查器寻找痛点。痛点务求准确，避免假阳性。

2. 操作　用 5 分长毫针捻转刺入，留针 4～6 小时。每天1 次。针治期间一概未用利尿药物。

疗效　用本法共治疗 5 例。治疗后，5 例患者浮肿全消，自觉症状消失，除 1 例尿蛋白（＋）、沉渣红血球 0～1/高，其余 4 例尿检皆为阴性，已达治愈效果。住院日数均未超过 6 周。举例如下：

患者张某，男性，14 岁。住院号 3789。于 1960 年 3 月 24日入院。主诉：全身浮肿已多日，自诉于入院前 10 多天，开始睑肿且逐渐加重，以致眼睑不能睁开，继而颈部、胸部、阴囊及下肢先后浮肿；同时尿量减少，有时整天无尿。入院前 3～4 天，因周身浮肿加重、不能平卧、呼吸困难而入院。既往有面部浮肿史已 2 年。检查：一般情况较差，端坐神清，颜面高度浮肿，眼睑因浮肿严重而致开合困难。下颌及颈部高度浮肿，而致颈、颌部转动不灵。体温 37℃；血压 120/80mmHg，体重 35.5kg，全身有可凹性水肿。心肺（－）。腹部高度膨隆，腹壁有指压痕，无静脉曲张，腹水征(＋＋＋)，肝脾（－）。阴茎因高度水肿而弯曲，阴囊肿胀如新生儿头大小，表面光亮。化验检查：尿蛋白（＋＋），透明管型 1～2/高，红血球 2～3/高，脓球 3～4/高；胆固醇 725.9mg%；血浆蛋白总量 5.68g%，白蛋白 2.56g，球蛋白 3.12g%，非蛋白氮 27.3mg%；酚红试验，2 小时共排 65%。眼底检查：肾炎型眼底病变，肾炎性网膜血管病变。入院诊断为慢性肾炎肾变性期。

治疗经过：一般肾炎护理。忌盐食。开始用丝瓜络利尿，服后疗效不显，并引起呕吐而停药，改用耳针治疗。针后次日排尿 1100ml，以后一直保持 1，000ml 上下，最高达 1900ml，4 天后体重减轻 1.5kg，2 周后体重减轻 1.5kg，浮肿全消，共住院 42 天出院。出院时无任何自觉症状，体重 24kg，全身无

215

浮肿。尿蛋白（＋），红血球 0～1/高，白血球 1～2/高；酚红试验，2 小时共排 100%。胆固醇 259.5mg%。

徐州市卫生局：《全国中西医结合研究工作经验交流
会议资料选编》（内部资料），253 页。
人民卫生出版社，1961，12

（二）急性睾丸炎

【针刺法】

病例　共 13 例。

治法

1. 取穴　三角穴、关元、归来、三阴交。三角穴位于脐轮左右侧的下方，距脐斜下约 2 寸，为肾经四满穴与胃经大巨穴之间的略上方。取穴法，以细篾丝一根，横量患者口角间之长度（以口角边缘为限），将口角之长度记下，再在脐轮左右分开斜量，成为三角等度，作下标记便是该穴，针刺深度0.8～1 寸。主治睾丸炎及副睾丸炎。

2. 操作　取仰卧位，先针三角穴，再针关元、归来（病侧）、三阴交（病侧）。用指切法将针刺入，手法宜轻，徐徐捻转，使病人感到痠、热、胀、麻的感觉，即行留针，10 分钟后再捻针 1 次，这时给予稍强烈的刺激，使感觉向肿大的睾丸及阴茎放射，有这种针感时效果比较显著。健侧用中等手法，即平补平泻法，留针 20 分钟，待患者针感消失或减弱时，再捻针 1 次，继续留针 20 分钟，待感觉消失即行拔针。一般针刺时间为 50～60 分钟。个别体质较壮病情较重的患者，施用手法要重，针感程度也要较强，留针时间也要较长。因此，留针时间有长达 80～90 分钟以上者。针刺后，嘱患者卧床休息 5 分钟，再离开诊室。

疗效　13 例中除 1 例因畏惧针刺未能继续针治外，其余12 例经随访观察均经针刺治愈。治愈例中，针治 1 次者 10

例，针治 2 次者 2 例。

许少承：《中医杂志》，1959，12：57

病例 共 8 例。均确诊为睾丸炎。本组病例均经应用抗菌素，因疗效不显而用针刺治疗。

治法

1. 取穴 太冲、大敦、气海、关元、三阴交。每次选 3 ~ 5 穴。

2. 操作 用泻法。偏寒者，得气后留针 15 ~ 20 分钟，针后加用灸法。偏湿热者，单用针刺法，不用灸法。隔日治疗 1 次，6 次为 1 疗程。不愈者可考虑进行第 2 疗程。

疗效 治疗后，痊愈者 6 例，显效者 2 例。治疗次数，一般不超过 10 次，平均治疗 6 次左右。

荷泽地专公费医疗门诊部宋文超：《针灸杂志》，1965，1：35

附 1：睾丸炎及附睾炎

【针刺法】

治法 取穴以任脉及肝经穴位为主，并配以辅助穴位。常用穴为大敦、太冲、气海、归来、三阴交、关元、曲泉、中封、合谷等。

疗效 共用本法治疗 6 例，门诊 5 例，住院 1 例。全组病便，除针治外未用其他辅助药物，均获全愈。兹举例如下：

例 1 某男，28 岁，已婚。森林工作者。患者于 1959 年 3 月 1 日开始头痛，呕吐 2 次，1 天后好转。3 月 3 日开始腰痛，但仍坚持工作，到 14 日腰痛剧烈，不能起床。16 日开始发烧，两侧腮腺红肿发亮，高热到 40.5℃，于 19 日抬到卫生所住院。每日注射青霉素 2 次，到 22 日高热及腮腺肿胀均已消退，但两侧睾丸开始肿痛、发热，疼痛厉害，仰卧、侧卧均不能，只能跪床作膝胸卧位睡，使睾丸悬空，疼痛才能稍有减轻。到 3 月 24 日睾丸更为肿大，疼痛更加厉害，乃转我院诊

217

治。检查：体温 37.2℃，脉搏每分钟 80 次。神志清楚，痛苦表情，两腮肿胀已消退，五官胸腹未见异常，两侧阴囊肿胀、发红，双侧睾丸肿大如鸡卵，有明显触痛，附睾亦稍肿大，有触痛。两侧鼠蹊淋巴腺稍大，有触痛。其他无异常改变。白血球计数分类：总数 8,000，中性 35%，淋巴 65%。诊为双侧急性睾丸炎。入院后，即针气海、归来（双）、三阴交（双）。到晚上自觉疼痛减轻，每日针上述穴位 1 次，次日即起床行走。住院 5 天，睾丸完全恢复正常出院。

例2　某男，35 岁，干部。患者于昨晚发病，先发冷，后发热（40℃），以后两侧睾丸肿痛作胀，今日上午更为加剧。5 年来，每年都要发作 1～2 次，每次均须住院二三日，注射青霉素即愈。此次来诊在门诊进行针灸治疗。检查：神志清楚，体温 39℃，脉搏每分钟 90 次，白血球 12,000，中性 83%，淋巴 17%，两侧阴囊红肿，两侧睾丸与附睾均比正常肿胀约 2 倍，精索亦增粗，有明显触痛。两侧腮腺不肿大。以往住院曾多次查找血丝虫，均未找到。诊断为双侧急性睾丸及附睾炎。针治取穴：气海、归来（双）、三阴交（双）。针治 1 次后，当即疼痛好转。以后每日针治 1 次，于次日体温降至 37.5℃，肿胀消退很多。3 天治愈。

徐玉渊：《中医杂志》，1959，7：66

附2：睾　丸　痛

【针刺法】

病例　共 40 例。多为中年或青年患者，病程由数日至十数年不等。

治法

1. 取穴　分为 2 组。①第 1 组取气海、关元、中极、曲骨；配穴用大敦、行间、太冲、中封、三阴交、阴陵泉。②第 2 组取曲骨、气冲、冲门。单侧痛者，只在单侧穴位针刺。

2. 操作　均用重刺激，留针 10 分钟，每日或隔日治疗 1 次。

疗效　40 例中，痊愈者 23 例，占 57.5%；进步者 11 例，占 27.5%；无效者 6 例，占 15%。不少病人于起针之后，症状立即减轻。本组病例治疗次数，1～3 次者 22 例，4～6 次者 11 例，7～10 次者 5 例，10 次以上者 2 例。

欧阳乾：《天津医药杂志》，1961，11：480

（三）急性附睾炎

【针刺法】

病例　共 22 例。年龄自 18～33 岁。局部均有不同程度红、肿、疼痛和下坠感，约半数患者疼痛放散至大腿内侧、腹股沟及下腹部；少数患者有发热。病程为 3～40 天。9 例有复发史，复发次数最多者达 6 次。22 例均为单侧发病。附睾一般比健侧增大 1～3 倍，质硬有触痛。并发症计有睾丸炎 9 例，精索炎 19 例，睾丸鞘膜积液 7 例，精索结节 7 例，伴有轻度精索静脉曲张 1 例。本组病例的病因，除 1 例经精索结节活体组织检查证实为血丝虫感染所致外，其他均为原因不明之非特异性感染。

治法

1. 取穴　常用的主穴有三阴交、关元、行间、足三里、阴陵泉、曲骨；配穴有中极、阳陵泉、悬钟、归来、大敦等。每次取穴 3～4 个，交替使用。

2. 操作　捻转进针，用中强刺激或强刺激，留针 30～60 分钟，每日治疗 1～2 次。对发病日数较长者、炎症浸润较广的均辅以支持阴囊、卧床休息及热敷等措施，4 例辅以普鲁卡因腹股沟皮下环处封闭。全组病例均未使用抗菌素及磺胺等药物。

疗效　经治疗后，痊愈者 14 例（症状完全消失，睾丸肿胀恢复正常），基本痊愈者 7 例（症状完全消失，附睾仍稍有肿大），无效者 1 例（症状及触痛减轻，附睾肿胀较治前略有缩小）。大多数患者经治疗 1～2 天后，发热及疼痛消失，病情好转，睾丸肿胀可于 10 天左右消退。并发睾丸炎的 9 例中，7 例全愈；1 例症状消退，但睾丸仍略有肿大；1 例睾丸略缩小，但质坚，且仍有触痛。并发精索炎的 19 例中，16 例全愈；3 例疼痛消失，惟精索稍有肿大；继发睾丸鞘膜积液的 7 例中，5 例全愈，2 例尚有少量积液；精索结节 3 例及精索静脉曲张 1 例，均无改善。早期正确治疗对疗效有直接影响。本组患者病程在 10 天以上的 8 例，针刺效果不满意，多辅以其它疗法，其平均治疗日数为 16.9 天；病程在 7 天以内的 14 例，平均治疗日数为 10.4 天。

王真光等：《中华外科杂志》，1962，5：274

（四）结核挛缩性膀胱

【针刺法】

患者赵某，女性，21 岁。住院号 53611。因腰痛、尿频 2 年，血尿 2 周，于 1958 年 11 月 10 日入院。追溯病史，于入院前 2 年无明显诱因，开始腰痛、尿频，逐渐加重，初起每日十几次，近半年来每日尿次可达 20 余次，尿呈黄色，有大量黏稠脓性分泌物，偶尔发现肉眼血尿。入院前 2 周开始血尿呈持续性，为全程肉眼血尿，时暗时鲜，仍伴有腰痛、尿急、尿频，并有午饭后发烧，但无盗汗、咳嗽、咯血史。自觉体重减轻、无力、食欲欠佳。查体：一般情况尚佳，发育良好，营养中等，头、颈、心、肺，无异常所见，腹部平坦柔软，肝脾未触及，亦未触及包块。左侧肾区有压痛及叩痛，左侧沿输尿管走行及耻骨上均有压痛，腹水征（－），肠鸣音正常。外生殖器、脊柱、四肢无异常。病理反射（－）。化验检查：血-红细胞 337 万，血色素 66%，白细胞 6,100，中性 75%，淋巴

25％，NPN52.6mg％，二氧化碳结合力66.2容积％。PSP试验—第1小时30％、第2小时10％，尿酸36％，肌酐1.5mg％。高田反应（＋），麝香草酚浊度4，硫酸锌浊度试验30。尿—蛋白（＋＋），红细胞50个以上/HP，白细胞5～6个/HP，结核菌培养（－），24小时尿结核菌集菌检查3次（－）。大便—虫卵（－）。胸部透视—心肺无异常所见。入院后诊断：右侧肾结核及尿路结核，左侧肾盂积水，结核瘢痕挛缩性膀胱。

治疗经过：入院后，患者尿频加重，每日约20余次，每次只有20ml左右，仍伴有血尿、腰痛、尿急，入院第3天每次尿量约数ml，有时急不能待，有尿失禁现象，每日入厕无法计数，严重影响睡眠及休息，痛苦异常。经服用颠茄合剂、温水坐浴等，均无效，乃施用针刺治疗。取穴中枢、关元、阴陵泉，用泻法，留针30分钟，针后尿次即明显减少，每次尿量增加。每日针治1次。经数次治疗后，每次尿量可达100ml。从前膀胱容量只仅20ml左右，因不在50ml以上，无法进行膀胱镜检查。此次膀胱容量已达100ml左右，乃进行膀胱镜检，确诊为本病。此后，仍继续针治，每日1次，取穴肾俞、委中、关元、中极、三阴交、阴陵泉、足三里等穴。手法仍用泻法，留针30分钟。配穴采取局部与远隔部位相结合方法。尿频比以前明显好转，每日最少可达7～8次。针刺后无肉眼血尿。并用链霉素0.5g，每日2次肌注；雷米封100mg，每日3次口服。1959年2月25日行右肾摘除，病理诊断为肾结核。切口愈合后出院。

报告指出，结核瘢痕性挛缩膀胱，目前尚无手术以外的疗法，针刺确为一种有效方法。报告认为针刺对本病之所以有效，不是因为瘢痕的好转，可能是结核炎症刺激引起的挛缩部分，通过神经反射机制的结果。

韩宝善：《哈尔滨中医》，1960，1：47

221

（五）尿　频　症

【耳针法】

病例　共 12 例。本组病例除 1 例为产后膀胱括约肌麻痹引起漏尿外，其余均无泌尿系器质性疾患，尿常规检查全部正常。患者因夜间尿频而严重影响睡眠。

治法

1. 取穴　用耳针探测仪在耳的膀胱区探测过敏点，过敏点处即为针刺穴位。

2. 常规消毒后，将耳针刺入，用胶布固定，留针 48～72 小时。间隔 24 小时，再行第 2 次针治。3～8 次即能收效。

疗效　治疗后，6 例痊愈，5 例症状减轻，1 例无效。随访 8 个月的有 7 例，每晚小便稳定在 0～2 次，亦无尿急。举例：患者孙某，男性，51 岁。因传染性肝炎入院。主诉尿急、尿频 1 年半，每晚小便 8～11 次，尿量少，严重影响睡眠，白天亦如此。既往无膀胱及肾脏疾患。检查：尿常规无异常，尿糖（－），氯化物 380mg/100ml，24 小时尿量 1,600ml。治疗：经过耳壳膀胱区埋针 4 次，每晚小便 1～2 次，尿急症状消失。

张忠和：《中医杂志》，1962，11∶29

（六）遗　尿　症

【针刺法】

病例　共 80 例。男 55 例，女 25 例。年龄 11～15 岁者 40 例，5～10 岁者 26 例，16～21 岁者 14 例。在发病原因方面，自幼遗尿、先天不足者 57 例，占 71.25%；病后失调、气虚不摄者 15 例，占 18.75%；原因不明者 8 例，占 10%。

治法

1. 取穴　以关元、三阴交为主穴；气海、中极、内关、神门、百会、肾俞为配穴。主穴每次必用，配穴视患者病情选用，如小便频数、白昼遗尿者，加气海、百会；对初针及畏针而病情较甚者，前2次治疗可只取主穴、待习惯后再逐步增加穴位。

2. 操作　用速刺法迅速穿透皮肤，逐渐捻入，到一定深度后以针感扩散为度。关元、三阴交、气海、中极4穴的针感，达到阴部或会阴部时，即行留针，时间以不少于30分钟为度。出针时略加轻捻，轻提慢出。每日针治1次，连续7次为1疗程，观察5天再针第2疗程。对病史较久者，即使在针完第1疗程已基本好转的病例，也应针完第2疗程，以巩固疗效。针腹部、头部穴位用32号较细的毫针，四肢穴位用30号毫针，均用1.5寸针。对于虚寒型患者，于第2疗程宜用艾卷温灸肾俞穴。

疗效　80例中，治疗后显效者43例，占53.75%；进步者30例，占37.5%；无效者7例，占8.75%。显效系指基本痊愈，整个疗程内无尿床现象，或白昼小便失禁现象消失，晚上能警觉自行小便；进步系指尿床次数显著减少或偶有尿床现象，警觉程度好转；无效系指无明显进步。

严定梁等：《浙江中医》，1960，5：216

病例　共94例。男51例，女43例。年龄4～15岁者80例，16～44岁者14例。全组病例，根据主要症状分为3型：①甲型：主要为嗜睡、沉睡，大脑皮层对皮质下中枢抑制过深。②乙型：主要表现为膀胱壁末梢感受器功能减弱，致使排尿控制性不强，或有尿频现象，多半有梦尿或惊醒。③混合型：同时具有甲、乙两型的症候。

治法

1. 取穴　①甲型者，取曲骨、中极、三阴交、百会、印堂。②乙型者，取曲骨、中极、三阴交。③混合型者，除上述两型用穴外，同时采用针上加电（电量按具体情况而定）

223

10~15 分钟[1]，针完后在曲骨、中极放置 2 枚"警卫针"[2]，针刺达到腹膜，留针 24 小时（当尿液充满膀胱时，腹部的"警卫针"即自动加强刺激）。

2. 操作　留针 30~60 分钟，"警卫针"留针 24 小时。

疗效　94 例中，经治疗后，痊愈者 84 例，显效者 4 例，进步者 2 例，无效者 4 例。其中甲型病例约占 20%，一般针 5~10 次可以治愈；乙型病例约占 70%，一般针 1~5 次可以治愈；混合型病例约占 10%，一般针 10~20 次可以治愈。

按：[1] 原文为"针上加电 10~5 分钟"。"5"疑为"15"之排误。按针刺通电时间，除因病种而有差异外，对电流强度、体质强弱、年龄大小等，亦有不同。此点，可参阅有关电针操作方法。

[2] 观察文意，"警卫针"乃系埋针一类之刺法。文中对留针 24 小时的具体方法及注意事项未曾谈及。此点，可参阅有关留针一类的方法。

陈旭光：《江西中医药》，1960，11：17

病例　共 85 例。男 54 例，女 31 例。年龄最小者 3 岁半，最大者 62 岁。其中 3 岁半~4 岁者 2 例，5~10 岁者 29 例，11~18 岁者 45 例，19 岁以上者 9 例。病程 5 年以下者 27 例，6~10 年者 50 例，11 年以上者 8 例。多数患者自幼年即有此症，少数病人从 5~8 岁起发病，个别患者系成年以后发病。大部分患者每晚遗尿，少数患者每周遗尿 3~5 夜，个别病例间隔时间更长一些。多数病人每晚遗尿 1~2 次，少数遗尿 3~5 次。部分病人兼有其他肾虚见症，如头晕、腰痠、腿软、记忆力减退、白天多尿等；成年病人则因患此症致使精神受到威胁，从而加重了病情。

治法　主穴：肾俞、关元、三阴交、中极。配穴：足三里、阴陵泉、膀胱俞、太冲、百会。每次用 2 个主穴，或选加 1~2 个配穴。主穴分为 3 组：①三阴交（针）、肾俞（灸）；②三阴交（针）、关元（灸）；③三阴交（针）、中极（灸）。

具体运用时有以下 3 种情况：a 单独应用 1 组主穴；b 两组主穴交替应用；c 主穴与配穴并用。三阴交穴可左右交替应用，每次只针 1 侧。每日治疗 1 次，5 次为 1 疗程。

疗效 显效者 39 例（治疗 1 个疗程者 8 例，2 个疗程者 18 例，3 个疗程以上者 13 例）；减轻者 41 例；无效者 5 例（治 1 个疗程者 3 例，2 个疗程者 2 例）；有效率 94.1%。

中山医学院第一附属医院中医科：《新医学》，1972，11：37

病例 共 12 例。儿童 9 例，成人 3 例。11 例为夜间遗尿，1 例（成人）为昼夜尿失禁。

治法

1. 取穴 小趾尿点（原文未定穴名，在插图中注明"经络点"。穴在小趾屈侧远端屈趾横纹的中点处）。

2. 操作 用 5 分长毫针，施用捻针法，当针尖接触到骨面时，捻转角度加大，病人可感到剧烈疼痛，儿童感到小腹发胀、发热时为止。留针 30 分钟，于中间行针 1 次。每日或隔日治疗 1 次。

疗效 一般经 1 次治疗可以痊愈。12 例中，施针 1 次者 8 例，3 次者 3 例，5 次者 1 例（此例为成人尿失禁）。

中国人民解放军总字 135 部队卫生处刘继民：
《新中医》，1974，6：46～47

【耳针法】

病例 共 16 例。男 9 例，女 7 例。年龄 5～10 岁者 5 例，10～15 岁者 10 例，15 岁以上者 1 例。

治法

1. 取穴 在耳壳膀胱区、皮质下区或内分泌区，以探针探测，在敏感点处定穴。

2. 操作 常规消毒后，以强刺激手法捻入进针，每次留针 1 小时，隔日 1 次，5 次为 1 疗程。间歇 1 周，进行第 2 疗程，直至痊愈。必要时留以皮内针，用胶布固定，隔 3～7 日

225

换 1 次。

疗效 16 例中，治愈者 11 例，进步者 4 例，无效者 1 例。针治次数，最少者 3 次，最多者 14 次，平均 6.5 次。

周鲁基：《浙江中医》，1960，5：218

【穴位注射法】

治法

1. 取穴 会阴。

2. 药物 硝酸士的宁注射液。

3. 操作 局部碘酒酒精消毒，皮下注射 2ml。每日 1 次，10 次为 1 疗程。

疗效 共 14 例，均为男性病人。临床疗效尚好。经数年随访，仅 1 例于治疗后 3 个月复发。

山西晋城矿务局医院刘生祥：《新医学》，1974，3：139

【撳针法】

病例 共 18 例。男 11 例，女 7 例。年龄 4～10 岁者 7 例，11～18 岁者 11 例。病程自幼遗尿者 8 例，4 岁时发病者 4 例，5～13 岁者 6 例。

治法

1. 取穴 命门、长强、三阴交（双）。每次全用。

2. 操作 穴位皮肤消毒后，用撳针刺入穴内，用胶布固定，勿使胶布移动或浸湿。

3. 观察 埋针后如当夜仍有遗尿，应检查撳针是否脱落，穴位是否准确。如当夜不再遗尿，埋针一般不动，可持续埋针 3～5 日（冬季可埋针 7 日）。起针后复发者，仍按前穴埋针。身体过于虚弱或病程较久者，可以多埋针几次。

疗效 18 例中，痊愈者 14 例，好转者 2 例，无效者 2 例。远期疗效，随访巩固。

沙市中医院针灸科董世昌：《针灸杂志》，1966，1：22

226

（七）尿 潴 留

【针灸法】

病例 共6例。其中急性肾炎2例，膀胱括约肌痉挛、脓毒血症、下肢瘫痪、脑炎各1例。

治法

1. 取穴 以小肠俞、膀胱俞、次髎、气海、关元、中极、阴陵泉、三阴交为主穴；并酌情加用足三里、水道、涌泉、曲泉、曲骨、大肠俞等2~4穴。

2. 操作 先针腰骶部穴位，再针腹部及下肢穴位，待有针感后，再行捻转给予短促强刺激数下，然后留针5~15分钟，并在留针期间行捻转术1~2次。气海、关元、中极三穴的针感直达阴部。对少年儿童病人应减少用穴及留针时间或不留针。出针后，在骶部、腹部各穴加用艾卷熏灸3~5分钟。

疗效 除1例膀胱括约肌痉挛患者针灸2次外，其余病例均经针灸1次后排尿正常。

胡一麟：《浙江医学》，1962，1：23

病例 共8例。男6例，女2例。成人3例，小儿5例。其中由流行性脑脊髓膜炎引起者3例，由脑血管病变引起者1例，由脊髓前角灰质炎（婴儿麻痹症）引起者2例，由麻疹合并肺炎引起者2例。全组病例，尿潴留时间均超过15小时，其中有3例超过24小时。

治法

1. 取穴 以关元、三阴交为主穴；以中髎为辅穴。

2. 操作 采用单刺泻法，每5分钟捻转刺激1次，留针30~60分钟。

疗效 8例中，有6例只针1次，于针后5分钟自行排出小便。另2例于第1次针后未见效果，隔2小时进行第2次针治后，自行排出小便。8 例病人直至病愈，未再出现尿潴留。

盛灿若:《哈尔滨中医》，1960，1:43

治法　由于全组病例的尿潴留系因多种疾病所致，故于治疗时须严密观察。针刺治疗是在膀胱充盈数小时不能排出小便，且在未插导尿管的情况下施针，故针后 40～50 分钟尚不排尿时，应临时插管导尿；等下次膀胱充盈时，再行针灸。不愈者反复施行，直至痊愈。针治方法如下：

1. 取穴　①主穴：中极、关元、三阴交。②穴位配合：主穴每次均用。另外，对脑脊髓疾患所致者，加大椎、百会；产后尿潴留，只取主穴；腹部手术所致者，因腹部刀口不宜施针，故不用中极、关元，另加膀胱俞、阴陵泉。

2. 操作　因神经麻痹所致者，用补法，留针 10～15 分钟，中间捻针 1～2 次；并配合艾条灸，隔日 1 次。其他疾病所致者，用泻法，留针 20～25 分钟，中间捻针 2～3 次，每日 1 次（必要时可重针 1～2 次），不灸。

228

疗效　共 106 例。其中 1 次痊愈者 82 例，占 77.3%；5 次以上痊愈者 6 例，占 5.7%；无效者 3 例，占 2.8%。在排尿时间上，绝大部分病人在针后 30 分钟内能排出小便。全组病例中，流行性乙型脑炎 50 例，针 1 次排尿者 46 例，2 次排尿者 4 例。产后尿潴留 20 例，均针 1 次排尿。脑膜炎 12 例，针 1 次排尿者 4 例，针 2 次排尿者 2 例，针 3 次排尿者 1 例，针 4 次排尿者 2 例，针 5 次以上排尿者 2 例，无效者 1 例。脑血管疾患 7 例，针 1 次排尿者 2 例，针 3 次排尿者 2 例，针 4 次排尿者 1 例，针 5 次以上排尿者 2 例。脊髓炎所致 6 例，1 例无效。手术后尿潴留 4 例，均治愈。脊椎骨折 4 例，1 例无效。精神因素所致者 3 例，均治愈。

荷泽专区人民医院许志新:《针灸杂志》，1965，1:12～13

【艾卷灸法】

病例　共 12 例。年龄除 1 例为 6 岁者外，其余为 19～50

岁。发病原因，脊髓灰质炎者6例，晚期血吸虫病、上消化道出血、肝昏迷及横贯性脊髓炎各2例，前列腺炎及结核性脊髓蛛网膜炎各1例。尿潴留持续时间为1~36天，平均为14天。大部分患者由于反复导尿，均有膀胱炎症状；6例尿培养，均有大肠杆菌或副大肠杆菌生长。治疗前，除1例仅局部温罨包外，其余11例均反复进行过针刺、红外线照射、新斯的明注射等治疗。

治法

1. 取穴　命门、关元。

2. 操作　用艾卷灸雀啄法，每天2次，每次5~10分钟。

疗效　施用灸治后，除1例未效外，其余均恢复正常排尿。其中治疗后4小时恢复排尿者3例，2天内恢复排尿者4例，3天内恢复者2例，有2例于艾灸后膀胱频频收缩，排尿淋漓，开始时每次尿量仅10~20ml，于6天后才恢复控制排尿。

朱克明：《浙江医学》，1962，3：116

【穴位敷药法】

病例　共8例。包括由各种疾病引起的尿潴留患者。病程1天者5例，2天者2例，3天者1例。

治法

1. 取穴　中极。

2. 药物　甘遂。

3. 操作　取甘遂30克，研为细末，装瓶备用。用时取甘遂粉3钱、面粉适量、麝香少许（无麝香可用冰片代替），加温开水调成糊状，外敷于中极穴处，面积约2×2寸。

疗效　外敷1次排尿者5例，外敷2次排尿者2例，外敷2次加热敷1次排尿者1例。一般敷药30分钟，小便即可通利。无效时，可继续使用或再加热敷，疗效更快。

四川省三台县康复村医院门诊室：《新医学》，1972，11：35

（八）遗　精　症

【针刺法】

病例　用夜间留针法治疗 2 例遗精症，均获治愈。举例如下：

患者巴某，男性，44 岁。1961 年 9 月 9 日入院。住院号 1072。患者于 10 天前开始腰痛，9 月 2 日晚出现遗精，此后每晚遗精 3～4 次，并有小便困难，腹痛肿胀，头目眩晕，头悸等症状，经在本场医务所治疗无效，转来本院治疗。主穴取三阴交；配穴取中极、关元。手法用强刺激，留针 1～10 小时。从晚 8 时在三阴交、关元、中极穴上进行针刺，到 9 时将关元、中极两穴之针起出，三阴交穴于次日早晨 6 时出针。用上述方法于第 1 次出针后，患者即述腹痛减轻，第 2 天小便不感困难。又以上穴配合谷、心俞、肾俞、命门、足三里，交替治疗 3 天，症状全部减轻。于 9 月 13 日又以上法给予夜间长时间留针，晚上遗精停止，继续以上法治疗 5 天，在治疗中未发现异常现象，于 20 日停止治疗，观察 3 天，症状减轻，遗精停止，于 24 日痊愈出院。经 10 个月随访观察未见复发。

另 1 例每晚遗精 1～2 次，亦用上法治愈。经 7 个月随访观察，未见复发。

李竹芳：《哈尔滨中医》，1962，8：28

病例　共 42 例。年龄 20～35 岁之间。病程 1 年以内者 4 例，1～3 年者 38 例。2 例为滑精，40 例为梦遗。

治法

1. 主穴　八髎。一律用重泻法，即将针刺入应有深度，频频上下捣动，急提慢按约半分钟左右。再依病情配选适当穴位。

2. 配穴　①肾虚不藏者，证见遗泄腰痠、头晕、耳闭、肢冷神疲、脉细弱者，选配关元、中极、命门、肾俞等，交替刺激，均用补法。②肾亏肝郁者，证见多梦失眠、眩晕口苦、情志不爽，脉象关弦尺弱，选用期门、三阴交。③脾肾两虚者，兼见面色土黄，精神萎靡，食欲不振，腹胀便溏，舌苔厚腻，脾肾脉虚，选用足三里、中脘、三阴交，均用泻法。④心肾不安者，症见遗精腰痠，心悸健忘，心烦不眠，舌质红赤，脉沉弱，选用神门、内关。

疗效 42例中，除1例中断治疗作为无效，5例遗泄、腰痠主要症状消失，因体质虚弱改服中药作为好转统计外；其余36例，一切症状消失，均获治愈。

黄海声等：《针灸杂志》，1965，1：48

（九）阳 痿 症

【针灸法】

病例 共9例。本组病例均无器质性病变，全系功能紊乱所致。3例婚前有手淫史，婚后有早泄，精神苦闷，反而日益加重，以致阴茎不能勃起；2例因经常失眠，对性生活冷淡，终至阴茎不能勃起；3例患神经衰弱并有手淫史，以致阴茎勃起困难；1例患神经衰弱兼有慢性前列腺炎。

治法

1. 取穴 主穴取关元、中极、三阴交、曲骨、大赫；配穴取膈俞、命门。每次治疗选主穴2个，配穴1个，交替针刺。

2. 操作 用轻刺法，每5分钟左右捻转1次，留针15～30分钟。每日或隔日针治1次，12次为1疗程。治疗过程中，禁止性生活，禁止饮用咖啡、茶叶等刺激性食物。此外，在治疗过程中发现当针刺曲骨穴时，有2例患者阴茎即时勃时，4例龟头有麻木感，3例无效者则无此现象，故每次均以曲骨为主穴。

疗效 9例中，痊愈者有6例，其中有1例兼服中药。治

231

愈 6 例中，除 1 例病程为 3 个月外，其余病程均在 1～3 年。治疗次数，最少者 6 次，最多者 24 次；一般为 10 次左右。

刘世安等：《中医杂志》，1959，7：42

（十）男性不孕症

【针灸法】

例 1　患者王某，男性，32 岁。结婚已 10 年。患有头痛、失眠等症。化验检查：康、华氏反应阴性，生殖器官发育正常，精子计数 2,250 万/ml，大部分死亡。诊断为神经衰弱，男性不孕症。给予组织疗法（胎盘液注射）约 1 年之久，并服中药参桂鹿茸丸 36 粒。再次检查精子计数为 2,150 万/ml，仍是大部分死亡。女方经妇科检查，证明无病。于 1957 年 12 月 5 日开始针灸治疗。取穴关元、地机、足三里、三阴交、然谷、肾俞，轮流施针 15 次后，停针 2 周，再作精子计数为 4500 万/ml，活力已有半数。又进行第 2 疗程，当针到 14 次后，患者自述爱人已受孕。复作精子计数为 8750 万/ml，活力已大部分正常，仅有 1/10 死亡。

例 2　患者侯某，男性，30 岁。结婚 2 年未孕。患有早泄症。化验检查，康、华氏反应阴性，生殖器官发育正常。精子计数 3,750 万/ml，有 1/3 死亡，并有畸形（双头）。女方经妇科检查，无疾病发现。诊断为男性不孕症及性神经衰弱。于 1958 年 2 月 14 日进行针灸治疗。取穴肾俞、次髎、关元、足三里、三阴交。连针 8 次后，改用中极、三阴交、足三里，针 7 次。前后共针 15 次。停针 15 天。复诊时据述，其爱人已怀孕。复查精子计数为 8000 万/ml，有 1/3 死亡，已无畸形，活力增强，早泄好转。

报告认为，针治本病取穴以关元、肾俞、三阴交为主穴；以地机、然谷、足三里、阴陵泉、气海为副穴。每次取主穴 2～3 个，副穴 1～2 个（常在关元、肾俞针后加灸）。手法宜用轻刺，留针约 10 分钟。以 15 次为 1 疗程。

罗殿俊：《江苏中医》，1959，3：12

病例 张某，男性，42 岁。主诉：自 1949 年 1 月结婚，因饮食起居无规律，于当年 6 月发生失眠，头昏，容易疲劳，肢体困倦，以后常有阳萎，性机能减退。1952 年曾在某地医院门诊检查，发育良好，无性病史，但精液检查未找到精虫。1953 年 3 月及 1955 年 7 月两次在南京某医院检查精液，均未找到精虫。1959 年 5 月又在南京某医院复查，证实确无精虫。自发现本病后，不断进行治疗，服中药等均无效果。1959 年 6 月 15 日进行针灸治疗。经针灸 19 次后，不仅症状消退，且在此后生一女孩。

治法

1. 取穴 主穴取肾俞、精宫（在肾俞穴旁开 1.5 寸处）、关元、气海、中极、足三里、三阴交、血海；配穴取太冲、蠡沟、曲泉、命门、归来、次髎。

2. 操作 手法采用深刺久留，缓缓出针，多用灸法。每次留针 30 分钟，每隔 5 分钟捻转 1 次，用平补平泻手法。肾俞、中极、关元、精宫诸穴，轮番各灸 20 分钟。

吴知行：《江苏中医》，1961，3：37

（十一）针刺用于静脉肾盂造影术

方法 造影前准备及造影剂，同常规静脉肾盂造影。病人腹部不加压。

1. 针刺 病人仰卧，针刺三阴交（双）、昆仑（双）、关元。轻刺，不捻转，留针 15 分钟。针刺入后把病人摆在投照位置上，再静脉注造影剂，两分钟内注完。

2. 摄片时间及体位 注完造影剂后 5、10、15 及 20 分钟各摄片一张，特别注意看 5 分、10 分之湿片。依不同的情况进行辅助处理；如尿路结石合并肾盂积水病人则需延长照片时间。肾盂、肾盏有激惹病人，为排除破坏性及占位性改变，可中途腹部加压 15～30 分钟照片以资对比。病人仰卧在检查台上，除照前后位片以外，还可以转动体位拍照侧位及斜位片。

应用范围　与常规静脉肾盂造影基本相同。对显示尿路细小结石、腹膜后肿块、先天性畸形及早期炎症改变有独特的优点。

显影效果　本组用针刺法静脉肾盂造影 100 例，共 103 人次，造影效果良好和较好者有 80 例次，均可提出诊断意见。显影效果较差和差的有 23 例次，显影差的主要原因为肾功能差。

本组病例证明针刺用于静脉肾盂造影是有效的。此法不仅可以减轻病员的痛苦，而且由于它的表现比较更接近于人体的生理机能状态，比腹部加压法更能真实的显示病理改变，从而可以提高早期诊断率。

武汉市第二医院放射科：《全国针灸针麻学术讨论会论文摘要》（一）第 83 页。1979 年 6 月

六、内分泌系统疾病

（一）甲状腺机能亢进

【针刺法】

病例　共 3 例。均为女性。年龄在 18～32 岁之间。病程短者半年，长者 3 年半。

治法

1. 取穴　分为 2 组。①廉泉（针 3 分）、合谷（针 5 分）、足三里（针 1 寸）、三阴交（针 5 分）、天窗（针 3 分）、臑会（针 7 分）。②天突（针 6 分）、曲池（针 1 寸）、阳陵泉（针 1 寸）、中封（针 3 分）、气舍（针 4 分）。每日取 1 组穴位，两组交替使用。20 次为 1 疗程。

2. 操作 用"透天凉"手法，得气后，反复紧提慢按，结合1吸5呼，至患者有凉感为止。

疗效 3例患者，分别经过15次、20次或3个疗程的治疗后。自觉症状消失，甲状腺肿大消退，突出的眼球恢复正常，基础代谢率由 $^+55\%$ ~75%降至 $^-9\%$ ~ $^+11\%$。

举例 患者，女性，28岁，已婚。于1961年4月15日初诊。甲状腺肿大已2年多。患病以来，渐感眼球突出，心悸失眠，容易激动，手足出汗，月经不调，食欲渐增，身体渐瘦，时有腹泻。舌质红，苔薄白，脉弦数。甲状腺向双侧肿大，右侧肿大6cm，左侧肿大5cm，基础代谢 $^+75\%$。曾服大量同位素和放射线治疗未效。经针治1个疗程后，甲状腺明显缩小，突眼、失眠、食欲均见好转。治疗3个疗程后，甲状腺已不肿大，诸症消失，基础代谢为 $^+11\%$。

成都市城守东大街联合医院针灸科岳子荣：

《针灸杂志》，1966，1:33

病例 共20例。男1例，女19例。年龄最小16岁，最大44岁。病程最短者2个月，最长者7年。全组病例均有郁闷、急躁病史。20例中，有18例诊断为突眼性甲亢，均为住院病例，并均在院外作过治疗。作过实验室检查的有：12例[131]碘吸收率高于正常值，高峰前移；4例 T_4 高于正常；1例 T_3 高于正常；11例BMR高于正常。既往作过甲状腺手术者有3例，服甲嘧者2例，服他巴唑者11例，服甲亢平者2例，作放射性碘[131]治疗者2例。本组病例多为抗甲状腺药物有副反应，手术及碘[131]治疗后突眼加重者，故针前停药较易。另外，根据本组治疗体会，如抗甲状腺药物正在服治疗量期间，每日服甲嘧300mg以上，经针刺2周后即可逐渐停服抗甲状腺药。

治法 一律采用针刺。

1. 主穴 取肿大的甲状腺体中心（相当人迎穴部位），针刺时一手将腺体捏起，另一手持针呈25度角刺入腺体中心部位，手法采用提插补泻法。

2. 配穴　突眼者配丝竹空、承泣、风池；心律快者配内关、神门；易饥、消瘦、多汗者配三阴交、足三里。手法一律采用轻刺、速刺，用平补平泻手法，不重刺，不留针。一般每日针治1次，或间日针治1次。

疗效

1. 20例中，经治疗后，临床控制者10例，显效者4例，有效者6例。疗程最短者22天，最长者124天。疗程长者效果较好。

2. 疗效标准：临床控制系指突眼、高代谢高循环动力症状基本消失，基础代谢率恢复正常。显效系指突眼Ⅱ°—Ⅰ°，高代谢、高循环动力症状基本消失，基础代谢率接近正常。有效系指突眼，高代谢、高循环动力症状及基础代谢率均有减轻。

3. 根据中医的脏象、经络、病机学说和七情病因学说，认为甲状腺机能亢进的形成与郁怒有密切关系，郁怒伤肝后，肝郁气结，郁久生热。一方面肝旺克脾，犯胃，乘心，故出现一系列肝、胃、脾、心症状；另方面肝气郁结，气血阻滞，故形成甲状腺体肿大。所以，治疗当以疏肝通络为主，兼治心与脾胃。针刺手法采用平补平泻法。

栗蕗（北京市西城区中医医院）：《全国针灸针麻学术讨论会论文摘要》（一）62页。1979年6月

【穴位注射法】

病例　男，26岁，已婚。主诉：多食、心热、体瘦，1年多。患者自1962年起，多食、身体消瘦。6个月后，每日食粮2kg多，食后不到2小时又觉饥饿，身体却愈来愈瘦，仅在1年中，体重由66kg，降到51kg。平时心烧如火，倦怠无力，烦躁不安，心跳惊慌，怕热喜凉，吸烟后病情加重，为此断了烟酒。完全丧失工作能力，到外地治疗未效。于1964年6月10日来院治疗。检查：精神萎靡，瘦弱烦躁，痛苦表情，面

236

部微现潮红。基础代谢$^+$34%，空腹血糖117%，糖耐量试验显示偏低，两次试验空腹血糖后增高量均系7%，体重102斤。诊为甲状腺机能亢进（中医诊为中消症，胃火亢盛）。

治法 1. 取穴 取循经俞穴压痛有敏感反应者：脾俞^{卌}、胃俞^{卌}、肝俞^{卄}、心俞^{卄}、中脘$^+$。

2. 药物 维生素 B_1。

3. 操作 用5号空心针头每穴注入药液5～15mg，每次注射5～7穴，隔日1次，7次为1小疗程；停针3日，再行第2疗程。15次为1大疗程，停针5日。按补泻手法，虚补实泻。如泻肝俞，得气后用雀啄法点刺3～5下，再注入药液15ml，缓慢拔针，不闭针孔，如补脾俞，得气后推药适量为止（维生素 $B_1$5mg），速拔针，即闭针孔，用棉签按压即可。

疗效 治疗后，病情逐渐好转，经治疗1个月，即完全恢复工作，每日食量减少至1.2～1.3斤，体重恢复到114斤，精神愉快，体力增强，基础代谢恢复到$^-$1%。经1年随访，疗效良好。

安阳市人民医院经络科边玉桂：《针灸杂志》，1966，1：32

（二）皮质醇增多症（柯兴氏综合征）

【针灸综合法】

病例 共14例。男2例，女12例。年龄16～25岁者4例，26～35岁者8例，47、49岁者各1例。病程在2年以内者3例，3年者5例，4年者5例，14年者1例。本组病例之诊断系根据典型的临床表现（如满月脸、肩背脂肪丰厚、多毛症、紫纹、高血压、高血糖、低血钾、骨质疏松等）结合尿内17羟、17酮升高，血液嗜酸性细胞减少，12例做了腹膜后充气造影，6例并经肾上腺手术病理证实，13例诊断为肾上腺皮质增生型皮质醇增多症（其中1例为脑下垂体瘤），1例为左肾上腺皮质腺瘤性皮质醇增多症。在致病诱因方面，有4

例起病或复发与妊娠有关，其中 2 例并有明显精神受刺激因素，1 例服用激素后引起，1 例经肾上腺一侧全切除对侧切除 90% 手术后缓解半年，"因多量服用人参等补药复发"。本组病例在接受本疗法前，有 1 例经钴[60]放射治疗（垂体瘤患者），临床未见改善；另 5 例曾做过肾上腺切除，其中 3 例病情缓解 2～6 个月后复发，2 例始终无变化。另 2 例曾经中药针灸治疗，病情缓解 6～10 个月后复发。

治法

1. 知热感测定　参照赤羽氏知热感测定法，于患者十二经井穴处，以线香火距穴位皮肤 1～2mm 均匀移动烘烤，同时记数香火移动至患者有痛感或热感时的次数，即表示该经穴的知热感灵敏度。经逐一测完各经井穴并记录结果，然后进行左右对比，凡左右同名经穴知热感相差一倍以上，即认为该经平衡失调，应考虑为病经。知热感迟钝的一侧（香火移动次数多）为虚，较敏感的一侧（香火移动次数少）为实。据此，结合临床症状，确定病位，作为经络疗法之依据。病经之出现主要以肾、肝、脾、膀胱等经为常见；但也可同时在风池、新设、大椎、足三里等穴进行针刺。

2. 病经俞穴注射　经上法测出主要病经后，即取该经的背俞穴，酌用维生素 B_1、B_6、B_{12} 或当归注射液、红花注射液等，按虚侧补、实侧泻的手法，以 5 号针头向脊椎方向呈 85 度角刺入，得气后，左右俞穴各注入药液 1ml，虚侧缓慢推药，实侧快速推药。

3. 配穴　根据症状在病经选穴，也可按症状加用配穴，如头晕、头痛、视物模糊、睡眠不安，可配新设下 5 分、风池、安眠$_2$；高血压配新设、风池、合谷、曲池、足三里、人迎、太冲、大椎；下肢浮肿选水分、中极、复溜；心慌心跳配神门、内关、通里；月经紊乱配关元、血海、三阴交；腹胀配足三里。针刺手法以捻转与小提插相结合，按虚补实泻结合体质和针感强弱进行刺激。

4. 辅助治疗　可适当配合中西药综合治疗，如降压药、利尿药、补充钾盐、中草药辨症施治、体育锻炼和耳穴埋针等。

5. 疗程　穴位注射及针刺，一般每日 1 次，10 天为 1 疗程，停针 3 ~ 5 天后，再作知热感测定，检查新的病经进行治疗，可连续治疗 10 个疗程以上。

疗效

1. 全组病例用本法治疗的时间，最短 3 月，最长 1 年，平均12.4 个疗程后，大多取得不同程度的疗效。其中近期治愈者 3 例，显效者 2 例，好转者 9 例。近期治愈系指自觉症状及主要体征基本消失，尿 17 羟、17 酮及血象、血液生化达正常范围；显效系指自觉明显好转，主要体征有三项减轻二级以上，或尿 17 羟、17 酮血液生化接近正常；好转系指治疗后有进步。

2. 对于皮质醇增多症的治疗，特别是肾上腺皮质增生患者，至今尚不能满意的解决，虽有报告个别患者偶可自愈，但一般不经治疗，平均 5 年内死亡。外科治疗，作肾上腺次全切除后，约有 1/3 患者复发，如作双侧完全切除又需终生用激素代替治疗，有人更认为有促进垂体瘤发展的危险。内科治疗国外应用 O. P′-D. D. D，使肾上腺皮质退化萎缩，或用 tviparuol 阻断胆固醇的代谢，减低皮质醇的合成，据说有一定成效，但毒性大，疗效小，未能令人满意。故本法不失为治疗本病的有效疗法之一。

中国人民解放军第 181 医院二内科：

《广西中医药》，1978，1：18

（三）更年期综合征

【针刺法】

病例　共 30 例。本组病例年龄最小者 40 岁，最大者 60

岁，其中以 40～50 岁者为最多。30 例中，有 3 例尚未停经，7 例月经周期紊乱，20 例已经停经，停经时间最短者为 4 个月，最长者达 20 年。全组病例均经过门诊进行系统的理化检查，只 1 例 X 线透视为主动脉炎，其余 29 例均无异常发现，但病人自觉症状甚为严重。主要症状有头痛、头晕、失眠、腹痛、腹胀、腰痛、腿痛、背麻、心悸、气短、发烧感、食欲不振、精神忧郁、不正常出血、尿频、胃痛等。

治法

1. 取穴　主穴用大椎、关元、气海、中脘、肾俞、合谷、足三里；配穴为曲骨、印堂等。

2. 操作　以主症配用主穴，先后顺序施针（只针不灸），只补不泻，留针 20～30 分钟。

3. 疗程　每日或隔日施针 1 次，根据病人具体症状而定。

240

疗效　30 例中，经用本法治疗后，有 27 例自觉症状全部消失；另 3 例中，1 例好转，1 例效果不明，1 例无效。有效例中，有 1 例因患此症，7 昼夜不能睡眠，不进饮食（进食即吐），经第 1 次针灸后，即于当晚进食，且安然入睡，以后继续施针 4 次，症状完全消失。

谢克，等：《中华妇产科杂志》，1960，1：25

七、运动器官疾病

（一）关　节　痛

【针灸法】

治法

1. 取穴　腕骨穴。本穴为小肠经之原穴。在第 5 掌骨外缘与钩状骨之间的陷中。痛在左侧者，取右侧穴；痛在右侧者，取左侧穴；痛在正中者，取双侧穴。如右侧疼痛严重者，先取左侧穴；左侧疼痛严重者，先取右侧穴。

2. 操作　采用泻法。留针时间可在 1 小时左右；留针时间过短时疗效较差。对妇女、老人、小孩，应酌情缩短留针时间。针刺深度为 3~5 分，未用灸法。

3. 本法对肩、背、腰及膝腘部之疼痛，均有疗效。

疗效　用本法治疗肩、背、腰和膝腘部之疼痛数十例，收到显著疗效。

按：关节痛是一种很常见的症状，引起此症的原因很多，各种不同原因引起的关节痛的好发部位、疼痛性质、体征和理化检查所见也各有不同。针灸治疗某些类型的关节痛，如风湿性关节炎、关节神经痛、关节扭伤和老年性关节痛等，都有较好的效果。临床治疗此症甚多，但报道者甚少。针灸治疗本症，首先要明确诊断，以便于总结。

吴国森：《中医杂志》，1959，9：67

（二）腰　腿　痛

241

【穴位注射法】

病例　共91例。男62例，女29例。年龄15~30岁者39例，31~50岁者47例，51岁以上者5例。本组病例中，慢性腰劳损70例，急性腰劳损3例，肥大性脊柱炎5例，腰椎间盘突出6例，先天性腰骶椎畸形4例，坐骨神经痛3例（原因不明）。

治法

1. 取穴　多选用腰部、腰骶部及骶髂关节部压痛点，在压痛点处常可扪到"痛性结节"或"痛性反应物"。痛性结节，多在第2或第3腰椎横突附近（相当于肾俞或气海俞附近），呈半球状，小的有花生米大小，大的如指头，质中等度硬，于腰肌松弛时较易扪到。痛性反应物，常于腰骶部及骶髂关节臀大肌附着处扪到，呈卵圆形或条索状，小的如黄豆大小，大的可有花生米大小，较硬，有明显压痛。

2. 药物　以25%葡萄糖溶液为主药，对精神紧张的患者可加入1%普鲁卡因。

3. 操作　确定注射部位后，进行穴位皮肤消毒，用30ml注射器吸入药液（用8~9号〔新号〕注射针头），以左手食指扪准注射部位，右手持注射器垂直快速刺入皮肤，直达"痛性反应物"内。注入药液后，患者有胀麻痠痛感。快速出针，针眼用棉球轻压片刻。每次可注射2~3处，每处注入药液10ml。隔日注射1次，3次为1疗程。

疗效

1. 治疗后，在随访的73例中，显效者35例，占47.9%；有效者33例，占45.2%；有效率占93.1%。

2. 按病种统计，慢性腰劳损54例中，显效者23例，有效者27例，无效者4例，有效率92.6%。急性腰劳损3例，均获显效。肥大性腰椎炎4例，显效者2例，有效者2例。先天性腰骶椎畸形4例，均获显效。坐骨神经痛2例，显效者1例，有效者1例。腰椎间盘突出6例，显效者2例，有效者3例，无效者1例。

3. 治疗次数　在上述73例有效者的68例中，注射3次以内有效者占68.4%，注射6次以内有效者占94.1%。因此，若经6次注射未见好转时，应按病情考虑其他疗法，以免延误。

4. 91例中，有7例出现不同程度的合并症。其中2例于注射后发热；5例出现虚脱症状，休息片刻后即恢复；2例出现皮下血肿；1例出现血尿（原有多囊肾），于注射3次后出现肉眼血尿，未能排除注射操作因素。因此，注射时以达腰椎横突附近为宜，勿刺过深。

中山医学院第一附属医院外科门诊：

《新医学》，1971，3：28~29

（三）慢性风湿痛

【穴位注射法】

病例 共 22 例。均为男性患者。年龄在 18～68 岁之间。病程最短者为 3 个月，最长者达 32 年，其中 10 年以上者有 5 例。全组病例，一般均有长期慢性下肢关节疼痛，第 1 次发病多因劳累、受寒、冰水浸袭及受潮湿等发病，疼痛与气候变化有密切关系，冬天及阴雨天症状加重。他觉检查无阳性所见。

治法

1. 取穴　承扶、委中。

2. 药物　酒精奴弗卡因液。配制方法，95% 酒精 100ml 内加入 2% 奴弗卡因液 12ml。

3. 操作　用 2ml 注射器，8～10cm 长的针头。患者取俯卧位，按无菌操作要求将针头垂直刺入承扶穴 4～6cm 深、委中穴 3～4cm 深（针刺深度尚须依患者的胖瘦加以调整），每侧注射药液 0.7～1.0ml，视病程长短决定药量（若为 1 侧疼痛，即注射 1 侧）。在进针后同侧下肢有触电样针感，证明刺中神经，此时将针体稍向外退 0.5～1.0cm，即推入药液。在推药时有胀性之麻痛感，1～2 天后可自行消失，无其它不良反应。每隔 3～4 天注射 1 次。

疗效 一般于注射 1～3 次后，疼痛即逐渐消失全愈。22 例均未超过 3 次。其中 1 例于治疗后 9 个月复发。

解放军某卫生所：《哈尔滨中医》，1960，3：32

（四）风湿性关节炎

【针灸法】

病例 共 352 例。男 228 例，女 124 例。年龄大部分在 20～50 岁之间。全组病例中，有半数以上的患者病情与气候变化有关，阴天寒冷时症状加重。临床症状中，有痛感者 352

243

例，其中痠痛者 131 例，胀痛者 44 例，冷痛者 30 例；有运动障碍者 110 例。全组病例中，除关节病变外，尚有合并心脏病者 4 例，有轻度肺结核者 3 例。侵犯部位大部分为多关节，且以大关节为多，其次为肩肘关节，少部分为小关节。

治法

1. 取穴　①肩胛及肩肘部者，主穴取肩髃、肺俞、曲池、合谷；配穴取支沟、后溪、尺泽、曲泽、天府、肩髎。②腕指关节者，主穴取外关、曲池、合谷；配穴取阳谿、阳池、阳谷、中渚、八风、十宣、鱼际、经渠、太渊。③脊柱关节者，主穴取风府、大椎、腰俞、肺俞、厥阴俞；配穴取环跳、委中、昆仑。④下肢关节者，主穴取肾俞、大肠俞、八髎、腰俞、环跳、阳陵泉；配穴取血海、风市、伏兔、阴市、行间、解谿、委中、承山、窍阴、八邪、绝骨、昆仑、然谷、内庭、太冲、至阴、照海、中封。以上各穴，根据病灶部位及病情轻重，每次以循环方式取主穴 1～2 个，配穴 1～3 个。

2. 操作　用捻转法进针，待产生麻胀痛感并向四周或向上下扩散时，停止进针，并留针 10～15 分钟。隔日或每日施针 1 次。重症者先针健侧，后针患侧；待病情减轻后，可少针患侧。轻症者也可只针患侧，不针健侧。对痠痛软麻者，多灸少针；胀痛者只针不灸。

疗效　352 例中，经针灸治疗后，有效率达 92.3%。一般平均治疗 8 次以后，能使症状减轻或消失。

重庆市第一中医院：《中医杂志》，1957，7：370

【穴位注射法】

治法　1. 取穴　①下肢者，取足三里、外膝眼、阳陵泉、血海、风市、环跳、条口、悬钟、昆仑。②上肢者，取外关、曲池、肩髃、手三里。③腰痛者，取肾俞、命门、至阳。每次取穴不宜过多，交替使用。

2. 药物　鲜姜注射液。制法：取鲜姜 50g，切碎，用 5 倍量注射用水浸煮 1 小时，热滤；滤渣再加 5 倍量水浸煮 1 小时，热滤，合并两次滤液，减压浓缩至 50ml，加 3 倍量 95% 酒精，静置过夜后滤除沉淀，滤液回收酒精，置水浴上蒸发至 25 毫升，放冷，加 4 倍量酒精，静置过夜，滤除沉淀，回收酒精后，在水浴上蒸尽酒精，取注射用水稀释至 1，000ml，加入氯化钠 8g，溶解后，经 3 号垂熔玻璃漏斗过滤，灌封，灭菌。每安瓿 2ml。

3. 操作　用 4～5 号针头，在选定穴位上按肌注法进针，每穴中速注入药液 0.3～1.0ml，使局部有痠、麻、胀或触电感，每天或隔天治疗 1 次。

疗效　共 38 例。全愈者 14 例，显效者 15 例，有效者 6 例，无效者 3 例。另用本法治疗小儿麻痹后遗症 6 例，基本治愈、显效、有效各 2 例。

吉林省营城子卫生院：《全国中草药新医疗法展览会资料选编》（内部发行），628 页。

1972 年 1 月，甘肃省卫生局印

【电针法】

病例　共 307 例。男 244 例，女 63 例。年龄在 15～40 岁以上，但以 21～30 岁者为最多，有 167 例，占 54.4%。临床症状以关节疼痛为主，发病部位有膝、腰椎、肩胛、四肢、肘、髋、踝等关节，而以膝关节（118 例）及腰椎（117 例）为最多。

治法

1. 取穴　均根据局部及循经取穴法则进行。一般取穴为：①肩肘关节，取曲池、尺泽、肩髃、少海、天井、阿是等。②腕掌指关节，取合谷、间使、阿是等。③脊柱，取肾俞、八髎等。④下肢关节，取足三里、膝眼、阳陵泉、承扶、委中、环跳等。

2. 操作　电压用 0.7～1.0 伏特，通电时间为 20～40 分钟。

疗效 307 例中，治愈者 78 例，占 25.4%；减轻者 202例，占 65.8%；无效者 27 例，占 8.8%；有效率 91.2%。治疗次数，一般为 6～24 次，平均为 12 次。

陕西省医院内科：《上海中医药杂志》，1959，12：20～22

（五）类风湿性关节炎

【耳针法】

病例 共 500 例。本组病例在以往均经过较长时期的服药、理疗、针刺等法治疗，因疗效不显而采用耳针疗法。

治法

1. 取穴　在耳壳探查压痛点，以痛点处作为针刺点。

2. 操作　用强刺激手法。

疗效 全组病例，经本法治疗后，有效率为 83.9%。从本组病例分析中，耳针对腰背部位、老年性患者以及病程在 2年以上的患者，其效果不如四肢部位、年轻患者及病程较短的患者疗效为理想。

上海市耳针协作小组：《上海中医药杂志》，1962，2：20

【穴位注射法】

病例 共 62 例。包括风湿症 56 例，类风湿性关节炎 6例。

治法

1. 取穴　①主穴取阳陵泉、小肠俞，每次治疗取 1 穴。②配穴取曲池、绝骨、环跳、阿是，每次治疗取 1～2 穴。

2. 药物　蜂毒（北京市制药二厂出品）。

3. 操作　①注射前先作皮内试验。②试验性治疗：第 1次剂量用 0.25% 奴弗卡因 1ml 加蜂毒 3 个单位；第 2 次用奴弗卡因 2ml 加蜂毒 6 个单位，注入预定穴位中，如无反应再开始正式治疗。③正式治疗：每次用 0.25% 奴弗卡因 2～4ml 加蜂毒 10 个单位，连日或隔日注入穴位，连续注射 200 个蜂毒单位为 1 疗程。停针 2 周后，可作第 2 疗程。

疗效

1. 风湿症 56 例中，效果满意者 10 例，显效者 28 例，无效者 18 例。

2. 类风湿性关节炎 6 例，均无效果。

3. 本组病例，蜂毒用量最多者为 450 单位，少者为 200 单位。治疗过程中只有 1 例局部出现水肿。认为用蜂毒制剂治疗比"活蜂螫刺"及自制蜂毒组织液安全性大，副作用小。

唐天禄：《上海中医药杂志》，1964，11：28

（六）梅毒性关节炎

【针灸法】

病例　共 32 例。男 26 例，女 6 例。年龄以 20～40 岁者居多。主要症状为关节疼痛，夜间加剧，发病部位包括肩、肘、腕、髋、膝、踝，以及全身关节，其中以膝关节为多。病程最短者为 5 个月，最长者达 16 年。一般在 10 年左右。针灸前检验，康氏反应全部为阳性，其中强阳性者 8 例，阳性者 21 例，弱阳性者 3 例。

治法

1. 取穴　以大椎、肩井、曲池、阳陵泉、气海、八髎等为主穴；以肩髃、内关、内庭、绝骨、委中、环跳、昆仑、天应为备用穴。各穴轮换使用。一般不配用其他穴位，如发现其他急症，可随症加减。

2. 治则　①对体质健壮、关节肿痛的"气实毒盛"之初期阶段，多属实症，宜用重刺激，久留针，捻转角度大，刺激次数多，留针时间一般为 15～30 分钟，以达"实则泻之"的目的。②对病期较长，体质素虚，喜温热或按揉患部自觉舒适的患者，虽然关节疼痛，亦多属虚寒，宜用轻刺激，短留针

（一般为 3 ~ 5 分钟），重用灸法，以达"虚则补之"的目的。③对不虚不实的患者，采用"平补平泻"手法。

3. 操作　常规消毒后，用 28 号不锈钢毫针，先刺病变附近处穴位，后刺远隔处穴位；出针后再灸大椎、天应等穴各 20 ~ 30 分钟。大椎为治疗本病的主穴，灸时将艾卷点燃，艾火离皮肤约 1 寸许，灸至 20 分钟左右，皮肤潮红，此时患者自述全身轻松舒适，热感随督脉上达头鼻部、下至腰骶部，并沿腋下随心经与小肠经，放散到小指尖，得此反应即可停灸。肩井为胆经之要穴，容易晕针，务宜浅刺，获痠麻感后即停止进针。曲池穴得麻感后，即向左或向右一个方向捻转，此时麻感能上达肩部，下达指尖。阳陵泉穴待刺入真皮后即将针尖朝向胫骨后方，此时患者有一种胀麻感或触电感，上达臀、腰部，下至足蹠部，即停止捻转。气海为任脉穴，入针 8 分后，即行提插手法，其感觉能上达胸部、下至生殖器。针灸治疗，隔日 1 次，12 次为 1 疗程。每当针灸 1 疗程后，停针 1 周，复查后再考虑进行第 2 疗程或第 3 疗程。

疗效

1. 治疗后，痊愈者 18 例，好转者 9 例，无效者 2 例，效果不明显者 3 例（针 3 ~ 5 次未来复查）。

2. 针治次数，痊愈例中，针灸 1 个疗程者 4 例，2 个疗程者 7 例，3 个疗程者 5 例，4 个疗程者 2 例。

3. 疗效标准，痊愈者指症状消失，运动正常，康氏反应阴性；好转者指症状减轻，康氏反应由阳性转为阴性或弱阳性。针灸后，康氏反应转为阴性者 22 例，弱阳性者 7 例，阳性者 3 例。

魏扬震：《江西中医药》，1960，1：15

（七）肩关节周围炎

【针灸法】

治法

1. 取穴　肩髃透极泉。

2. 操作　术者在摸到肩髃穴后，用双指押手法固定穴位。先用轻刺激手法，垂直刺入 0.6 ~ 1.0 寸深，待病人感到产生痠重感后，稍停 3 息；再用重刺激手法向极泉穴方向垂直刺入 3 ~ 4 寸深，以针尖几将达于极泉穴为止，然后在固定的位置上，施用"烧山火"手法，不断捻转，使病人的痠感从上臂透过肘关节、再从肘关节透过腕关节达于五指。这时传导敏感的病人，可以立刻感觉整个上肢发热出汗。进针的深度应根据病人的胖瘦强弱而定，刺激的轻重也要看病人的耐受程度作标准，但必须使痠感达到五指后出针（无论虚症或实症，均不留针，一般捻 1 ~ 2 分钟即可）。出针后立即在原位上拔大火罐 1 只，拔罐 10 分钟取下。

3. 一般属于神经麻痹疾患的肩凝症，不必再针其他穴位。如果肩背臂臑部有顽固性压痛点者，应在肩髃穴出针后，再针压痛点，留针 10 ~ 30 分钟，直至压痛消失出针。

249

疗效　共用上法治疗本病 40 例。治疗后，38 例症状消失，2 例改善。针治次数为 1 ~ 8 次，其中针 1 次者 5 例，2 次者 8 例，3 次者 6 例，4 次者 10 例，5 次者 5 例，6 次者 2 例，8 次者 4 例。病程长者或年老者，针治次数较多，反之则收效较速。

凌煦之等：《浙江中医杂志》，1960，2：82 ~ 84

病例　共 45 例。年龄最小者 32 岁，最大者 79 岁，多数在 50 ~ 60 岁之间。病变部位，右肩 32 例，左肩 11 例，双肩 2 例。病程最短者 15 天，最长者 2 年零 4 个月，多数为 3 ~ 10 个月。

治法

1. 取穴　主穴：条口透承山。配穴：肩臂外前廉痛者，配合谷、臂臑或肩髃。肩臂内前廉痛者，配肩内俞、列缺或尺泽。肩臂外后廉痛者，配臑俞、腕骨。

2. 操作　用2寸毫针，由条口穴向承山穴方向刺入，施以捻转重泻手法，进针1.5~1.8寸，边捻针边嘱病人活动患肢，5分钟后起针，一般一次即可治愈。若起针后，患者仍感肩部微痛者，可视其疼痛部位加用配穴，留针10~15分钟。

3. 注意事项　①由于采用捻转重泻手法，针刺时又系坐位，故应特别注意发生晕针。②留针时间以5分钟为宜，最长不超过10分钟，否则会给患者造成腿痛，行动不便，此后遗反应可延续3~4天，重者可达十几天。

疗效　54例中，仅有4例疗效不巩固，少数病例经2~3次治疗后症状消失，绝大多数病人经针治1次疼痛消失，抬举自如。有13例于治疗后半月至3个月进行随访，情况良好，疗效巩固。

天津市第三医院中医科胡学曾：

《针灸杂志》，1966，1：18~19

治法

1. 取穴　锁骨上窝中点上方1cm高处。

2. 操作　术者站在患者的对面，用左手拇指压在锁骨下动脉之上，右手持针在锁骨上窝中点上方1cm高处，沿拇指爪甲略向后内方刺入3~5分（不可向下刺入太深，以免刺伤胸膜引起气胸），此时患者即觉触电样针感传至手指，术者缓慢地前后捻转针柄5~7下，然后出针，稍加压力，按摩针孔，并让病人作举臂、内旋、外旋、穿衣、摸头等动作，以了解针效。

疗效　共50例。其中痊愈者42例，好转者7例，无效者1例。治疗次数最少者1次，最多者10次。以1次治愈者占多数。

河南省巩县人民医院新医疗法室：

《新医药学杂志》，1974，10：466

附1：肩 痛 症

【电针综合法】

治法

1. 病人采取坐位，两腿屈成直角，从条口直刺透承山（条口穴在犊鼻穴至解谿穴的中点处），当针感麻至足背时以电针机通电20~30分钟。施针时嘱病人作上举、擦背、攀对侧肩膀、内旋、外旋、梳头、脱衣等动作，动作由缓渐快，直至针毕。

2. 针后，肩痛不减时，配肩穴透极泉、肩后穴透肩前穴。上臂痛点不减时，配肩髃、肩髎、曲池、阿是，通电10分钟。

3. 隔日针治1次，治疗时注意休息，并配合中药。

疗效

1. 肩部痹症49例，治疗后痊愈者35例，显效者10例，有效者4例。治疗次数1~5次者42例，5~10次者4例，10~30次者3例。

2. 肩部伤筋10例，治疗后痊愈者8例，显效者2例。治疗次数均为1次。

浙江省镇海县中草药研究推广小组：
《赤脚医生杂志》，1972，2:43

附2：颈肩腕综合征

【隔姜灸法】

本症系指从颈部到肩腕一带的疼痛和麻木，有关节运动障碍并妨碍睡眠之症候群。认为本病常发生于中、老年，一般40岁左右者易患肘关节周围炎，50岁左右者易患肩关节周围炎。本病为针灸的适应症。

治法

1. 取穴　①在肩部者，取肩髃、肩井、臂臑、臑会、云门。②在肘部者，疼痛剧烈时取后谿、曲池、三里、小海、五里等。③除上述穴位外，还可选用天柱、风池等项部穴位，斜方肌外缘中点，肩关节前面中央部阿是穴等。④根据作者经验，在背部取穴可选用膈俞、肝俞、脾俞、肾俞、大肠俞、命门、阳关，在腹部取穴可选用滑肉门、天枢、大横、中脘、水分、关元，并可酌加患侧的膏肓、膈关，以及患侧颈部、关节部、上腕部的 10 个左右特别显著的压痛点。

2. 操作　将艾绒作成拇指头大的艾炷备用。施灸时先将小姜片放在施灸的穴位上（姜片的厚度约为 6mm，直径约 15mm）再将艾炷放在姜片上点燃。一般在腹部穴位灸 2 壮，在患部穴位灸 2~3 壮。

疗效

1. 肩关节运动障碍者 29 例，治愈 11 例，占 38%；减轻 14 例，占 48%；无变化者 3 例，占 10%；恶化者 1 例，占 4%；有效率为 86%。

2. 认为肩关节运动障碍的病例中，大部分为颈椎症候群和肩关节周围炎。前者由于斜角肌收缩，压迫了颈臂神经丛和锁骨下动脉，由于血行障碍又加重了肌肉挛缩，造成恶性循环；而后者，由于肩关节周围软组织的老年性退化性病变，加之其它诱因引起肌腱的断裂、组织液的潴留和钙质沉着，疼痛剧烈，限制肩关节的运动。对本症施用隔姜灸法，由于末梢血管的扩张，改善了血循环，肌紧张得到缓解。另外，由于血运的改善，可增加组织的活性，促进了炎症的消退。在治疗过程中，还观察到有的病例自觉疼痛的缓解和肩关节运动量的改善并非平行，甚至有相反的情况。

《日本针灸治疗学会志》，1970，2:35。引自《中医药研究参考》（内部资料），1973，5:56。中医研究院情报资料室

（八）增生性颈腰椎综合征

【针刺法】

病例 共 240 例。男 130 例，女 110 例。包括各种类型增生性颈腰椎综合征。

治法 根据疼痛部位及临床表现选用穴位。

1. 颈椎综合征 取三焦经的支沟、天髎；胆经的风池髎肩井（有后枕痛者加目窗）；督脉的陶道、大椎、哑门；大肠经的合谷、曲池、肩髃；小肠经的后溪、臑俞、肩外俞。留针 12~20 分钟。疗程按病人的反应而定，但不超过 8~12 次。

2. 增生性腰椎综合征 取脊椎两旁（棘突旁开 2 指）和棘上的压痛点；膀胱经的上髎、次髎、中髎、下髎、秩边、昆仑、申脉；胆经的环跳、侠溪。

疗效

1. 治疗后，效果优良者占 87.5%，其中疼痛显著缓解者占 37.5%，无效者占 12.5%。大部分病人在治疗第 1 天疼痛消失或基本好转。

2. 按病种统计，其中：①颈臂神经痛 65 例，效果优者 25 例，良者 35 例，无效者 5 例。②颈后交感神经综合征 4 例，效果优者 2 例，良者 1 例，无效者 1 例。③脊柱冠状综合征 21 例，效果优者 8 例，良者 6 例，无效者 7 例。④颈性偏头痛 5 例，效果优者 3 例，良者 1 例，无效者 1 例。⑤腰痛者 39 例，效果优者 20 例，良者 13 例，无效者 6 例。⑥脊柱源性坐骨神经痛 81 例，效果优者 46 例，良者 30 例，无效者 5 例。⑦腰脊间盘脱出症 25 例，效果优者 15 例，良者 4 例，无效者 6 例。

3. 50% 的患者经 1 年随访，疼痛消失，无功能障碍。

4. 在腰$_4$~骶$_1$水平的 25 例腰椎间盘突出患者中，有 19 例效果良好，并以病程不到 1 年者疗效为最好。这些患者可免

253

作外科手术。

罗马尼亚，Traian Cracium. Am. J. Acupuncture 2（2）：
102～104，1974。江蓠译，方宗仁校摘。引自
《中医药研究参考》，1975，3：51。
（内部资料）。中医研究院情报资料室

（九）脊椎关节炎

【针刺法】

病例 共33例。本组病例多为畸形性胸、腰、骶椎关节炎（包括风湿性和类风湿性两种）。年龄最小者14岁，最大者49岁。病程最长者达20余年。

治法

1. 取穴 大椎、风门、肝俞、大杼、脊中、命门、肾俞、关元俞、膀胱俞、次髎、秩边、环跳、曲池、委中。

2. 操作 采取"进火补"手法，即：嘱患者呼气一口，随呼进针1分，找到感觉，将针急插慢提3次，让患者自鼻孔吸气，口中呼气3次（自然呼吸）；再进针2分，作同样的急插慢提3～5次，把针摇动（如有痠胀热感觉，即将针慢慢提出，急按其穴）。如无痠胀热感，再进针2分，作同样的急插慢提3～5次，即将针慢慢提出，急按其穴（有时不利用呼吸也可）。隔日针治1次。

疗效 33例中，痊愈者14例，显效者7例，进步者10例，无效者2例。针治次数，最少者14次，最多者132次。一般在20～60次之间。

郑魁山：《中医杂志》，1956，8：426

（十）扭　　伤

【针刺法】

病例 共300例。年龄最小者16岁，最大者57岁，其中

254

以 20～30 岁者为最多，占 51%。扭伤部位包括颈、肩、肘、腰、膝、踝等处，其中以踝关节扭伤为最多，占 33.7%。病程最短者 1 天，最长者 1 年，其中以扭伤后 5 天以内就诊者为最多，占 38.7%。

治法

1. 全组病例均有局部功能障碍，发病时间短者，局部有肿胀疼痛，或皮下瘀血。全部病例均采用针灸治疗。如有表皮破伤，宜先局部消毒、包扎；有骨折、脱臼者，须先行整复，再进行针治。

2. 取穴 ①颈部扭伤者，主穴取风池、肩井、大椎、肩中俞；配穴取百会、天柱、身柱、合谷。②肩部扭伤者，主穴取肩井、肩髃、风池、巨骨；配穴取曲池、天宗、秉风。③肘部扭伤者，主穴取曲池、手上廉、少海；配穴取肩髃、外关、手三里。④腕部扭伤者，主穴取阳谿、阳池、大陵、外关、腕骨；配穴取后谿、内关、养老、合谷、液门。⑤腰部扭伤者，主穴取肾俞、上髎、大肠俞、志室；配穴取委中、命门。⑥膝部扭伤者，主穴取阴陵泉、阳陵泉、足三里、犊鼻；配穴取血海、风市、上巨虚。⑦踝部扭伤者，主穴取解谿、申脉、照海、三阴交、绝骨；配穴取侠谿、内庭、然谷、承山。

3. 操作 捻转进针，留针 20～30 分钟，中间每隔 10 分钟捻针 1 次，以加强刺激，使持续有痠胀感为度。肿胀及瘀血部位，不宜针刺，但可在肿胀的周围进行皮内浅刺五、六处，以促进局部血液循环。另外，还可按经络循行部位在远隔处取穴，并进行深刺及施用较重手法，对帮助消肿效果较为显著。如局部没有肿胀瘀血或病程较久的患者，则局部选穴可用深刺法（但不得超过规定深度），并适当选用阿是穴。腰、肩部扭伤，针后配合拔火罐疗效更好。

疗效 治疗后，痊愈者 243 例，占 81%；有效者 40 例，占 13.3%；无效者 17 例，占 5.7%。病程愈短，疗效愈好；

255

但本组病例中，病程在半年至1年者2例，均获治愈；病程在2年以上者12例，有3例痊愈，6例有效。痊愈243例中，经针治1~5次者有224例，占92.2%。

煤炭工业部干部学校医务室郭荫楠等：
《针灸杂志》，1965，1：15~16

【电针法】

病例 共22例。男20例，女2例。年龄以20~30岁者为多。扭伤部位包括腰部、胸部、颈部、肩部，其中以腰部及胸部为多。

治法

1. 取穴 以叉气穴为主穴（本穴在第二、第三掌骨小头之后的陷中，即手背侧第二、三掌指关节后陷中，直刺或向上斜刺5~6分深）。配穴按扭伤部位选取：腰部扭伤者，配肾俞、次髎、大肠俞；胸部扭伤者，配内关、章门；颈部扭伤者，配肩井、风池；肩部扭伤者，配曲池、肩髃、肩井。每次施针时，除主穴外并选用配穴1~2个，每日或隔日轮流用之。一侧疼痛者，于患侧取穴；中间疼痛者，于两侧取穴。

2. 操作 叉气穴用抑制法，重刺激，待痠困麻感传至手臂、胸部、腰部，病人自觉疼痛大减时留针，用电针机通电15~30分钟。

疗效 经用上法治疗后，22例全部有效，其中治愈者19例（治疗次数为1~2次），进步者3例。

贾文清等：《中级医刊》，1959，9：623

八、地 方 病

（一）地方性甲状腺肿

【针刺法】

病例 共510例。男180例，女330例。年龄在11~60

岁之间。全组病例不包括 10 岁以下儿童及伴有其他较重疾病之患者。一般无明显症状，部分患者表现程度不同的呼吸困难、多汗、干咳、性情急躁或咽下困难等。本组病例中，弥漫型者 472 例，结节型者 11 例，混合型者 27 例。共分 4 组治疗。

治法

1. 甲组共 454 例，其中弥漫型者 417 例，结节型者 10 例，混合型者 27 例。主穴为天突、气舍，根据腺肿的不同程度，进针部位较原来穴位适当提高，其中Ⅱ度者提高 1 寸，Ⅲ度者提高 1.5 寸，Ⅳ度者提高 2 寸。配穴为合谷、列缺、天井、翳风。其中弥漫型者配合谷，混合型者配列缺，结节型者配天井，如肿势延及耳下时配翳风。手法以泻为主，每 10 分钟行针 1 次，留针 30 分钟，隔 1～2 日针治 1 次，3 次为 1 疗程。Ⅱ度者针治 1 个疗程。Ⅲ度以上者连续针治 2 个疗程。

2. 乙组共 23 例，均为弥漫型。取穴为膻中、太渊、足三里。用平补平泻手法，隔日针治 1 次。疗程及留针时间同甲组。

3. 丙组共 15 例，均为弥漫型。采用京Ⅰ型经络测定仪，在同一条件下，测定患者的十二经原穴，根据测定数值，判断十二经之主要虚实偏差，按本经五腧穴"补母泻子"法取穴，借以达到调节平衡。每天针治 1 次，共针 6 次。留针及行针时间同前。

4. 丁组共 18 例，其中弥漫型者 17 例，结节型者 1 例。取穴巨骨、臑会，针法同乙组。

疗效

1. 于疗程结束后，绝大部分患者的颈围均有不同程度缩小，各种症状也相应地得到改善或消除，总有效率为 72.74%；其中甲组为 71.59%，乙组为 86.96%，丙组为 93.33%，丁组为 66.67%。各组疗效，以调节平衡组为最高，

257

循经取穴组次之, 巨骨、臑会组最低。

2. 针后经过 1 个月复查, 除一部分患者颈围继续缩小外, 约有半数患者仍维持原来的缩小程度, 但也有少部分患者在疗程终了时颈围未变者, 于复查时发现缩小。

山西省地方性甲状腺肿防治研究小组:《全国中西医结合研究工作经验交流会议资料选编》(内部资料), 240 页。1961 年 12 月。人民卫生出版社

病例 共 90 例。病程最短者半年, 最长者 14 年。

治法

1. 取穴 不论何型均采用天突、天柱、合谷、翳风四穴; 另外, 在甲状腺局部的四周各刺 1 穴。针治时, 通常采用坐式屈肘拱手位, 对初诊的年老、体弱及过于敏感的患者则采取侧卧位。

2. 操作 天突穴向后下方刺 1.5 寸深, 天柱穴刺 3~5 分深, 合谷穴刺 5 分深, 翳风穴刺 3 分深。治疗时备用长短 2 种毫针。长针 5~7 寸, 用于甲状腺肿局部的针刺; 短针 1.6 寸, 用于其他 4 个穴位。施术时, 按常规消毒, 以右手持针缓慢捻入穴内, 达到适当深度后, 以找到痠麻沉重及触电样针感为适度, 留针 30~40 分钟后, 以轻捻慢提、边捻边提方式将针退出。其次, 在甲状腺肿局部的四周进针, 方法是以适当长度的毫针, 从肿物四周的健康组织向肿物的中心刺入。病程长者, 每日针治 1 次, 一般 15 日左右可以治愈; 病程短者, 隔日针治 1 次, 一般经过针治 5 次左右可以治愈。坐位施术, 应注意防止晕针。晕针时可按晕针进行常规处理。

疗效 全组病例, 经本法治疗后, 痊愈者 72 例, 进步者 14 例, 减轻者 4 例。治疗次数, 最少者 3 次, 最多者 8 次。

李青玉等:《中医杂志》, 1959, 7:49

【针刺综合法】

病例 共 80 例。均为结节型地方性甲状腺肿患者。全组病例用三种针法治疗。

治法

1. 结节周围针法 用 28～31 号不锈钢毫针（毫针长度为5 分、1 寸、2 寸），进行常规消毒后，于腺肿结节周围，选择几个针刺点，捻转进针，深度一般为 3～5 分，针刺数目的多少可按腺肿结节的多少及大小而定，留针 10～20 分钟后起针。

2. 皮内针法 于常规消毒后，按皮内针刺法将针徐徐刺入皮内，刺入后可让患者活动，以使针刺部位不觉疼痛为原则。针刺的多少以腺肿结节多少及大小而定，一般情况下，每个结节针刺 1 针，大者 1～3 针，留针时间一般为 20 分钟左右。

3. 皮肤针（梅花针） 常规消毒后，在腺肿周围或结节上选一至数点进行叩打，每点以叩打 3～5 下为宜，叩打的轻重，可根据年龄之大小、体质强弱等灵活掌握。

4. 针刺的间隔及疗程 每周治疗 2 次，10 次为 1 疗程。疗程完毕后停针 10 天，再针下一疗程。

疗效

1. 用皮肤针法治疗者共 30 例，其中痊愈者 5 例，占14.7%；显效者 19 例，占 55.9%；有效者 10 例，占 29.4%。

2. 用皮内针法治疗者共 21 例，其中痊愈者 2 例，占9.52%；显效者 14 例，占 66.66%；有效者 5 例，占 23.8%。

3. 用结节周围针法治疗者共 25 例，其中显效者 15 例，占 60%；有效者 9 例，占 36%；无效者 1 例，占 4%。总有效率为 98% 以上。

4. 为了观察针灸效果，同时另选 41 例结节型患者，应用碘剂、中药五海丸等药物治疗，结果针治的疗效不亚于药物的疗效。

中国医学科学院陕西分院地方病研究所：

《陕西医药卫生》，1959，2：133

附：针刺对地方性甲状腺肿患者
碘利用率的影响

【针刺法】

为了观察针刺对地方性甲状腺肿患者碘利用率的影响，对患者进行了针刺前后的甲状腺碘[131]有效半减期和患者尿中无机碘排出量的检查。

结果

1. 对 48 例接受针刺治疗的地方性甲状腺肿患者的腺体碘[131]有效半减期检查的结果表明，在经过针刺以后，患者甲状腺中碘[131]的有效半减期有延长的趋势。在未经针刺的患者，约有 85% 病例的半减期在 4～8 天内，而进行针刺组的患者，95% 的患者半减期为 5～9 天，最多的次数出现在第 7 天和第 8 天。

2. 对 12 例地方性甲状腺肿患者的尿碘排出量检查的结果，可以看出针刺引起的尿中无机碘排出量的显著下降。在针刺前，每日的碘排出量约在 80～100μg 之间，而针刺期间下降到每日 50μg 左右，并且在针刺停止以后的 3 日内，仍未看到有恢复的趋势。由于未进行继续测定，目前还无法估计针刺的这种效应能持续多久。从统计学处理表中所列的数字，可以说明针刺前任何一天的均数和针刺后相比较，其 P 值都在 0.001～0.0001 之间，呈非常显著差异。

上述结果，说明针刺提高了机体及甲状腺对碘的利用率。

乔健天：《中华内科杂志》，1962，6：352

（二）大 骨 节 病

【针刺综合法】

病例 共 200 例。本组病例包括前驱期 25 例，第 1 度患者 71 例，第 2 度患者 66 例，第 3 度患者 38 例。治疗方法包括针灸、拔火罐和内服马前子丸。

治法

1. 针灸 ①取穴：根据疼痛部位在局部取主穴，在远隔部位取配穴；同一穴位每天只针1次，同组各穴分别轮换使用。膝关节疼痛者，取膝眼、鹤顶、阳陵泉、足三里、阴陵泉、行间、内庭、委中、承山等；踝关节疼痛者，取解谿、昆仑、照海、悬钟、太谿、丘墟、三阴交、太冲等；肘关节疼痛者，取曲泽、曲池、少海、内关、外关、合谷等。此外，环跳、肩髃、肌缩（在哑门穴下1横指处）、大椎、大杼等穴，对上下肢及全身各关节疼痛均有明显作用。②操作：进针后用泻法，即强刺激法或抑制法。留针约为10~15分钟，留针期间行针2~3次。③灸法：多用艾卷灸或针柄灸。以灸至局部皮肤微红，有温热发痒和舒适感时为止。④疗程：每天针灸2~3次，8~12次为1疗程。

2. 拔火罐与按摩 ①拔罐部位：一般在挛缩关节的周围或屈侧上下同时用几个火罐排成直线拔罐，或在针刺孔穴处拔罐。②拔罐方法：用面作成中央薄、边缘稍厚的薄饼，直径略大于罐口，贴于皮肤上，然后用脱粒的玉米棒切成小块，蘸上煤油点燃后放在饼的中央处或投入罐内，将罐口紧按于贴在皮肤的面饼上，吸紧后放置10~15分钟，即可取下。③按摩：在患有挛缩的肢体关节处进行揉搓，并帮助进行连续的伸展运动（应柔缓渐进地进行），每次时间约5~10分钟，于拔火罐后进行，并鼓励患者经常作自行按摩或伸展运动。④治疗次数及疗程，与针灸相同。

3. 内服中药 ①处方：马钱子（带皮炒。蒸至发"虚"）680g，闹洋花300g，生乳香180g，生没药180g，麻黄180g，僵蚕120g，麝香3g，广木香120g，牙皂120g。②制法：除麝香外，其余八味药混合研细，将少部分药末与麝香混合研磨均匀作成"胎"，然后于上述药面水摇成丸，或制成1.5g重之

261

药丸，或如桐子大之药丸。③用法：每日 2 次，每次 2 丸，早晚用温开水送下。小儿用量酌减，孕妇禁用。

疗效

1. 200 例中，经针灸综合治疗 1 个疗程后，治愈者有 165 例，占 82.5%；显效者 26 例，占 13%；进步者 7 例，占 3.5%；无效者 2 例，占 1%；有效率为 99%。疗效标准，痊愈系指关节疼痛基本消失，关节运动灵活自如，关节轻度屈曲者完全伸展，重度屈曲者伸展度增加 10 度以上；显效系指关节疼痛大部消失，关节运动灵活，屈曲的关节伸展度增加 1 ~ 5 度；进步系指关节疼痛有部分消失或减轻，关节运动有改善。

2. 为了说明针灸与内服中药的疗效，列举了该所 1958 年经用针刺 1 ~ 2 个月不能完全消除关节疼痛的患者进行分组治疗。一组为针灸、火罐、按摩组；一组为服药组，其中又分大剂量组（每天 12 丸）与小剂量组（每天 6 丸）。经 1 个疗程观察，用针灸火罐按摩治疗的 15 例患者，治愈率为 79.9%，显效率为 13.3%；单纯服药治疗的 17 例患者中，全愈者有 1 例，进步者有 4 例，无效者有 10 例，加重者有 2 例。报告认为，针灸综合治疗本病，内服药不占主要地位。

中国医学科学院陕西分院地方病研究所：《陕西省针灸论文报告会及针灸经验交流会议汇集》

（内部资料），648 页。1959 年 4 月。

中国医学科学院陕西分院编

（三）克 山 病

【针刺综合法】

病例 共 23 例。本组病例系根据临床症状和体征，并经克山病防治人员集体诊断确诊为急性循环衰竭型克山病，部分病例经心动电流图证实。

治法 全组病例均以针刺辅助综合疗法，按症取穴，进行针刺。

1. 主穴取内关、足三里、中脘、金津、玉液、发际、合谷、人中、百会；配穴取十宣、上脘、涌泉、支沟、太阳、丝竹空等。以上各穴，除人中、涌泉，施以短促的强刺激，金津、玉液，点刺出血外，均施以中等强度的刺激。留针15分钟，好转后按不同情况分别巩固疗效。

2. 对急性循环衰竭型克山病较为多见且较为严重之症状，则以下列穴位进行针刺：①得病初期有头痛、头晕、心跳、恶心、呕吐者，以内关、足三里、中脘、太阳、发际为主穴，以十宣、尺泽、合谷、丝竹空、神门、风池、风府、天柱等为配穴。②心区难受不安者，以内关、中脘、足三里为主穴，以上脘、支沟、心俞、涌泉为配穴。③反复呕吐不止者，取内关、中脘、足三里、金津、玉液为主穴，以大陵、间使、上脘、中冲等为配穴。④胸闷腹痛较剧者，以内关、足三里、中脘、天枢为主穴；以支沟、胃俞、胆俞、公孙、神门、内庭为配穴。⑤呼吸困难者，取天突、膻中、肺俞。⑥出现心性脑缺氧综合征（阿-斯氏证候群）时，以人中、十宣、涌泉，刺至出血，直到症状缓解；如无效时，可酌配合谷、内关、神门、百会、厉兑；如稍安静则可留针15分钟。⑦末梢循环衰竭，有畏寒、出冷汗、四肢拘紧者，针刺合谷、内关、三阴交、足三里、十宣、神门、涌泉、百会等。

疗效 经针治后，23例中，治愈者有16例，占70%；好转者有4例，占17%；无效者3例，占13%；总有效率87%。针刺对急性循环衰竭型克山病的大部症状收效虽较明显，但对急性循环衰竭型克山病后期较为严重的症状，如心性脑缺氧综合征，则收效并不显著，仅能得到一时的缓解，所以应以综合治疗为主。

刘致一等：《吉林卫生》，1960，8：521

九、中毒及药物反应

（一）中毒性头痛

【穴位注射法】

病例 共50例。本组病例之诊断依据为：

1. 长期井下工作（5年以上），或有炮烟中毒史，而无其它有关疾病者；

2. 疼痛在额部并向两侧放散，由轻而重，逐渐加剧；嗅到浓味炮烟症状加重，有时伴有眩晕、恶心、呕吐；

3. 一般检查无阳性发现，血压、体温正常。

治法

1. 取穴 天井。取穴时，曲肘，右手按于左肩头，取右侧天井穴；左手按于右肩头，取左侧天井穴。

2. 药物 盐酸硫胺注射液0.05g（2ml），0.5%奴弗卡因2ml（1次用量）。

3. 操作 患者正坐，穴位常规消毒，用无菌5ml针管、20~24号针头，吸入药液后，与皮肤呈垂直角度刺入穴内，深度为针头的2/3，得气后缓缓注入药液。注射时，患者口中可嗅到药味，头部有清凉感。出针后用胶布贴敷针孔。每日注射1次，两侧交替注射。6次为1疗程。一般为1~3个疗程。疗程间停针5天。

疗效

1. 50例中，治愈者43例，占86%；好转者5例，占10%；无效者2例，占4%。

2. 疗效标准 痊愈系指症状完全消失,半年以内正常工作无复发者;好转系指症状虽然完全消失,但在井下遇有较浓炮烟仍有轻微头痛;无效系指经3个疗程的治疗,未见好转者。

王日清：《山东医刊》，1962，1：22

（二）中毒性无尿症

【针灸法】

病例 共3例。其中1例为升汞中毒，无尿时间已达110小时，针治未效。2例为磺胺噻唑中毒，针治后均获治愈。

举例 患者汪某，男性，24岁。诊断为磺胺噻唑中毒所致无尿症。主要临床症状为：浮肿、腹部膨胀、腰部剧痛。化验检查：尿中有脓球、血球、蛋白、透明管型、非蛋白氮增高、磺胺结晶。无尿时间达80小时。针灸前曾用抗菌素、维生素、利尿剂、热敷、咖啡因治疗，第2次导尿仅获尿液3ml，患者烦躁不安，病情危笃，乃决定试用针灸。先针气海穴，针感达到尿道，经捻针加强针刺感应后起针；又刺双侧阴陵泉，感应达到两鼠蹊部，进行捻转缓捣手法后退针；再针腰部两侧三焦俞、肾俞，入针后腰部两侧有沉重痠胀感，施以捻转平补平泻法，留针15分钟；另加拔火罐4只，起罐后患者感到腰部轻快异常，腰痛消失。针后约4小时，排尿400ml，晚7时半又排尿400ml，当晚继续小便3次，总尿量达2000ml左右。次日患者恢复正常排尿，痊愈出院。

唐天禄：《江西中医药》，1960，3：27

（三）中毒性末梢神经炎

【针灸法】

病例 男性，36岁。因患慢性细菌性痢疾口服呋喃西林，2天共服600mg。10天后出现两下肢股部麻木，逐渐蔓延到足趾，并有灼痛感，不能行走，夜间不能入睡。确诊入院后，即服用维生素 B_1，治疗7天未见好转。经加用针灸后，即时见效。针治3次后，两下肢麻木及烧灼感明显减轻。共治疗28天，针治20次。痊愈出院。

治法 取穴大敦、隐白（出血）、太溪、涌泉、太冲、三阴交等。

马光冉：《江苏中医》，1965，6：39～40

（四）慢性苯中毒

【针灸法】

病例　共24例。本组病例中，接触苯的时间，从数年到十数年不等，主要病理变化为不同程度的生长不良性骨髓象，白血球减少；并有眩晕、耳鸣、胫痠、食欲不振、懈怠无力，以及咽痛、唇干等症状。患者面无润色，脉象濡软。其中部分病例，曾作ACTH治疗，但未见效果，或暂时有效，其后又有反复。

治法

1. 辨证　根据慢性苯中毒的症候，认为本病是气海、血海、水谷之海和髓海不足及精气两伤的阴虚症。部分患者虽有神疲、眩晕的阳虚症状，乃是阴中之阳虚，归根还是属于阴虚范畴。无论阴虚或阳虚，都是由于真阴败坏所致。因此，归属于肾阴不足的阴虚证。

2. 施治　在上述辨证的基础上，根据《内经》"形不足者温之以气，精不足者补之以味"的治虚法则，以补益气血，充其阴分。其处方组成为：①取绝骨、气海、血海、膈俞、大杼等穴，用紧按慢提法针刺，得气后留针15分钟，隔日1次。②取绝骨、膈俞、肝俞、脾俞、隐白、足三里、三阴交、冲阳等穴，刺法同上，每日1次。灸太冲5壮，每日2次。③取曲池、足三里等为主穴，取百会、太阳等为配穴，刺法同上，每日1次。灸大椎、膈俞、太冲等穴各5壮，每日2次。④取穴及针灸方法，同第③，但在针刺主穴中加气海、血海。⑤取气海、血海、足三里、曲池、太溪等为主穴，取百会、太阳、中脘等为配穴，刺法同上，每日2次。灸大椎、膈俞、绝骨、太冲等穴各5壮，每日2次。⑥针刺取穴及手法，同第⑤，惟灸法改为隔姜灸，灸到皮肤起泡为止。（第 1～5 组处方的灸法，均采用无瘢痕温灸法，灸至皮肤有灼热感后约 5 秒钟，到患者不能忍受时为止）

疗效

1. 24 例患者，在治疗前、开始治疗后 2～6 周、治疗结束时及结束后 4～10 个月，均作骨髓穿刺检查。除其中 1 例曾作胸骨穿刺外，其余各例均始终在同一髂骨前上棘穿刺。根据骨髓象及有核细胞、巨核细胞计数等方面的变化，综合分析以判定治疗效果。经针灸治疗后，24 例中有 16 例痊愈，2 例好转，6 例无效。

2. 痊愈 16 例中，14 例的骨髓象由生长不良变为正常，2 例由生长不良变为增生。在痊愈的 16 例中，有 11 例在治疗结束后 4～10 个月进行了复查，骨髓象仍然正常者有 6 例，3 例由治疗后的恢复正常进一步发展为增生；2 例则又回到未治疗前的生长不良。

3. 关于针灸治疗后产生疗效的时间，从现有材料分析，在针灸后 12 天左右已能见到骨髓象好转现象（在治疗后 12 天前未进行骨髓穿刺检查，故 12 天以前骨髓象是否有变化，尚未掌握资料）。

4. 从临床观察中，看来处方⑥所产生的疗效最快，所治的 3 个病例全部有效，其中 1 例只治疗 12 天，骨髓象即从生长不良变为正常；另 1 例治疗 14 天后，从生长不良变为增生。

5. 针灸治疗对改善慢性苯中毒骨髓象变化，虽然有一定效果；但是，对周围血象变化及自觉症状的改变，还不够明显，有待进一步研究。

上海市杨浦区中心医院针灸科：《上海中医药杂志》，1962，2：26

267

（五）一氧化碳中毒

【针刺法】

病例 共24例。本组病例之诊断根据为：①有一氧化碳接触史；②发生地点，一氧化碳在空气中的含量测定；③患者症状体征的存在；④每个病人均经中西医会诊。24例患者中，昏迷者有20例，头痛、头晕者有24例，恶心者有11例，呕吐者有3例，胸闷者有12例，肌肉震颤者有6例，舌卷缩者有4例，脉搏减少者有5例，脉搏增快者有6例，颜面潮红者有16例，瞳孔散大者有1例，颜面苍白者有2例，出冷汗者有1例，流涎者有2例，烦躁不安者有1例。

治法 除有合并症者配合其他疗法治疗外（如烫伤或并发感冒），均采用针灸治疗。

1. 取穴 涌泉、人中。

2. 操作 常规消毒后，用毫针捻转刺入（人中穴针3分，涌泉穴针5分），施用强烈短促的刺激手法，进针后迅速捻转捣动，待患者恢复知觉后起针，一般不必再针，病人于针后应卧床安静休息片刻。

疗效 24例病人，经针治后全部治愈。全组病例于24小时内恢复工作者6例，36小时以内恢复工作者8例，48小时以内恢复工作者10例。24例中在针后4分钟以内说话者有22例，在10分钟以内说话者有2例。全组病例均在4分钟内恢复动作。

张树铭等：《黑龙江医刊》，1960，2：30

病例 李某，男性，26岁。入院时伴随者代述：昨晚12时入睡，室内生火炉，煤气很重，加之门窗紧闭，当日早晨5时发觉同室4人均煤气中毒，其中1人已经死亡。检查：入院时患者昏迷不省，口吐大量白沫，面色晦黯，二便失禁，瞳孔反射迟钝，心跳微弱，脉细而弱，每分钟90次，呼吸浅，每

分钟 30 次，体温 36.8℃，血压 100/70mmHg，呕吐食物约
300ml，二氧化碳结合力测定 46.5%。治疗：当日即注射咖啡
因、可拉明，吸入大量氧气，肌肉注射青霉素 20 万单位，静
脉注射 25% 葡萄糖液 100ml。5 小时后，患者仍处于昏迷状
态。同日下午 4 时半，诊脉细涩，因喉中痰液过多，影响氧气
吸入，即针刺人中、素髎、丰隆等穴，针后患者立即咳嗽打
嚏，咳出黄粘痰数口；继刺中冲放血少许，患者面色逐渐转
红，再用强心剂，氧气吸入及中药二陈汤加减治疗，3 天后病
人逐渐清醒，住院 1 个月出院。出院时有精神迟钝，两下肢行
动无力，脚有轻度浮肿，但心肺均正常。

张逸松：《上海中医药杂志》，1962，1：36

（六）食 物 中 毒

【针灸法】

病例 共 37 例。男 19 例，女 18 例。均为金黄色葡萄球
菌所致之食物中毒患者。发病经过为，某食堂购来一批熟驴肉
（曾在该店放置 12～16 小时），于当日上午 11 时零售给职工
及家属食用。进食 2 小时半至 4 小时后，即先后发病，以呕吐
为主，其次有腹痛、恶心、腹泻、头昏、乏力及四肢厥冷等症
状，乃急诊送来治疗。潜伏期最短者为 2 小时半，最长者为 4
小时，平均为 3 小时。临床症状有呕吐者 36 人，腹痛者 28
人，恶心者 25 人，腹泻者 22 人，发烧者 7 人，头昏者 6 人，
发冷者 5 人，虚脱者 3 人，头痛者 1 人。血压方面，收缩压
90mmHg 以下者有 3 人，90～100mmHg 者有 6 人，其余患者的
血压均在正常范围。在血象方面，有白细胞计数者 3 人，其总
数分别为 9，900、14，000、20，600/mm^3，分类中的中性多
形核白细胞分别为 80%、86%、88%。白细胞计数较高者，
认为可能与失水有关。在细菌培养方面，经取用患者所食之熟
驴肉，和 1 例患者的呕吐物及 5 例患者的大便，作厌气培养、

269

动物接种及一般培养，均培养出溶血性金黄色葡萄球菌。

治法

1. 37 例患者均采用针灸治疗，未用磺胺、抗菌素及其他药物，均获得显著疗效。其中有 5 例因失水较明显，乃配合输液治疗。

2. 针灸方法　腹痛者针中脘、足三里；腹泻者针关元、天枢；呕吐者针内关。留针 10～20 分钟，用泻法（强刺激）后，仍有血压降低、四肢厥冷者，即灸神阙，用艾条灸 15 分钟至 2 小时，旋灸时间须视病人具体情况而定。

疗效　全组病例中，有 29 例在针后 10～20 分钟即停止恶心呕吐，腹痛明显减轻，除 2 例恢复较慢外，其余均停止腹泻。对血压过低者，灸神阙后，血压均有明显上升。

山东医学院附属医院内科：《陕西省针灸论文报告会及针灸经验交流会议汇集》（内部资料），682 页。1959 年 4 月。中国医学科学院陕西分院编

病例　共 83 例。男 56 例，女 27 例。年龄绝大多数在 20～40 之间。临床主要症状为：有呕吐者 82 例，占 98.7%；腹泻者 81 例，占 97.5%；腹痛者 77 例，占 92.7%；恶心者 59 例，占 71%；发热者 14 例，占 16.8%；恶寒者 13 例，占 15.6%；里急后重者 42 例，占 51%；四肢厥冷者 27 例，占 32.5%；乏力者 78 例，占 94%；头晕者 8 例，头痛者 3 例，转筋者 3 例，虚脱者 3 例。体温 37～38℃ 者 11 例，39℃ 以上者 3 例，其余均在正常范围。血压：收缩压在 90mmHg 以下者 7 例，90～100mmHg 者 18 例，其余均在正常范围。本组病例，分别由吃驴肉、猪肉拌黄瓜凉菜所致。全组病例中，有 53 例在呕吐物和可疑食物中，培养出金黄色葡萄球菌。

治法

1. 取穴　①腹痛者针中脘、足三里；②呕吐者针内关；

③腹泻者针天枢、关元；④四肢厥逆、血压降低者灸神阙；⑤转筋者针委中、承山。

2. 操作　得气后用提插补泻的泻法，加重刺激，约1分钟左右，留针20～30分钟，在留针期间，每隔10分钟行针1次，待病情减轻时出针。小儿及老年人，多用单刺法。灸神阙，最好用艾炷隔盐灸，也可用艾条灸15～60分钟，待四肢转温，血压上升为止。

疗效　全组病例，完全采用针灸治疗，未用磺胺、抗菌素或中药。仅有11例病人，因明显脱水，给生理盐水500ml静滴，其中8例在滴注10分钟后，突然发冷战栗，即停止滴注。经针灸10～30分钟后，大部分病人的腹痛、呕吐、腹泻、恶心，明显减轻，仅脱水较严重者和有输液反应者，恢复较慢。一般均于2小时内恢复正常。血压降低者，于施灸后血压升至正常范围。

山东医学院附属医院针灸科臧郁文：

《针灸杂志》，1966，2：25～26

271

（七）肠原性青紫症

【针灸法】

病例　共3例。均为儿童。在抢救140余名患有肠原性青紫症的患者时，根据其症状首先对每个重症患者作了急救处理，注射尼可拉明、樟脑水或安纳咖，同时针刺人中、合谷、中冲、筑宾等穴，接着便用生理盐水和抗坏血酸根据病人年龄大小分别进行200～1000ml、5～100ml的皮下或静脉注射。经以上措施处理后，除4名严重患儿因不及救治死亡外，其余患者情况亦无显著好转。后经找出"肠原性青紫症"的诊断依据后，决定除继续针灸和加大抗坏血酸用量外，立即进行美蓝注射。对所有严重患者都注射了10%美蓝溶液3～5ml（症状较轻的成人，均给以0.2g之美蓝口服）。当进行了上述治疗后，多数患者均逐渐好转，但有3例儿童却继续恶化，出现呼吸迫促、心音低弱现象。根据上述4例死亡儿童的情况，预示这3例儿童亦将死亡。在此情况下，经施用针灸，使3例垂危儿童得救。病例如下：

例1　顾某，男孩，7岁。因急救措施后，病情继续恶化，心音逐渐低微，口唇发绀程度亦渐加重，呼吸困难，有窒息现象出现，经撬开牙关，施行人工呼吸后，仍不见好转，经试针双侧涌泉后，听诊证明，心音立即增强，但出针后不久，又见低微下去，遂又用强刺激以留捻手法针刺会阴、次髎、涌泉、印堂等穴，捻针期间情况即见好转，留捻约1小时，竟出人意料地清醒过来，终至呼吸平稳，心音正常，进流食半碗而愈。化验所见：白细胞总数25，400，中性73％，淋巴24％，酸性3％，血色素53％。

例2　李某，男性，6岁。经急救措施及注射美蓝后，病情未见好转，呼吸迫促益形显著，吐出几乎未嚼的青菜类食物约2，000ml，泻下亦约有2，000ml与吐物相同的未消化的大便，心音逐渐低弱，瞳孔散大。经用强刺激手法，针刺会阴、涌泉、素髎等穴后，心音逐渐增强，呼吸逐渐好转，留针旋捻约半小时，心音正常，呼吸平稳，神志清醒，并要水喝。出针后即告痊愈。化验所见：白细胞总数18，000，中性44％，淋巴52％，酸性4％，血色素63％。

例3　李某，男性，10岁。病情与例1相仿。虽经注射美蓝、葡萄糖盐水、尼可拉明、抗坏血酸等，但病情却继续恶化，昏迷不醒，瞳孔散大，大便失禁，呼吸困难。经用强刺激针刺会阴、涌泉、素髎、足三里等穴，留针约半小时后，上述症状逐渐好转，终至消失。约经一刻钟即行苏醒。进流食半碗而愈。

郑德生等：《中医杂志》，1959，7：63

用针刺治疗因食用处理不当的白菜而引起的肠原性青紫

症，收到较为满意的效果。

治法

1. 取穴　人中、合谷（双）。

2. 操作　用粗针施以速刺法，不留针。

效果　于针刺后15分钟，自觉症状显著好转或发绀消退，有近1/3的患者可在5分钟内迅速好转。次日绝大多数患者全愈。有的病例经美蓝治疗后1小时半以上仍严重头晕、头疼、嗜睡和卧床不起者，经针刺后5分钟自觉症状全消。有的病例于针刺后当时好转，但经15～30分钟后又出现头晕、头痛者。在针治本病的过程中发现，自觉症状的消退比发绀的消退为快，对成人的疗效似较小儿更佳。一般对于轻症、中等症可单用针刺，对于重症患者、尤其已经昏迷而服药有困难时，则先刺人中、合谷、十宣，待清醒后再口服美蓝或维生素C。

黄孝宝：《中华内科杂志》，1962，1：24

273

（八）青霉素过敏反应

【针刺法】

病例　蔡某，男性，32岁。因作青霉素过敏试验，皮内注射0.25%普鲁卡因青霉素溶液100单位，刚注射完毕，局部即发红发痒，继觉头晕，心中难受，咽喉发紧，呼吸困难，口唇、手指发绀，右前臂试验处皮肤呈暗红色，连及胸部。

入院后，当即静脉注射25%葡萄糖溶液80ml，皮下注射肾上腺素1支，同时针刺内关、神门二穴，未见效果。因病情危急，即再针刺人中、内关、太渊（左）等穴，患者即稍有汗出，皮肤青紫消退，呼吸、脉象逐渐平稳，神志逐渐清醒而脱险。

张逸松：《上海中医药杂志》，1962，1：36

病例　共23例。男13例，女10例。年龄自21～48岁。全组病例中，有6例为过敏性休克；3例为作皮肤过敏试验为阴性，但在注射青霉素后发生过敏反应；1例是在作皮肤过敏试验时发生过敏反应。患者症状，一般是在注射后5分钟内发生头昏目眩、心慌、恶心、出汗，或皮肤起荨麻疹、搔痒；重者于注射后突然晕倒，脉搏微弱，血压测不到。

治法

1. 取穴　主穴为内关、曲池、血海、足三里；配穴为合谷、三阴交。

2. 操作　内关穴用补法，三阴交、足三里先泻后补，其余各穴均用泻法。

疗效　23例中，除1例用过尼可拉明外，均未用任何药物。全组病例，经过针刺后，多在5分钟后，迅速好转，1小时后症状全部消失。

举例　患者杨某，女，30岁。因注射青霉素后突然晕倒，抬来急诊。患者因患慢性肾盂肾炎、慢性胆囊炎，约在25分钟前注射青霉素20万单位，约20分钟后，突觉心慌心跳，全身不适，继而呼吸困难，随即晕倒。患者1年来经常接受青霉素注射，最后1次是在4天前，均无任何不良反应。检查：神志不清，皮肤湿润，脉搏不能触及，血压测不到。诊断为青霉素引起过敏性休克。立即以针刺抢救，约5分钟后患者神志清醒，表情恐惧，仍述心慌、恶心，再加强内关、人中、曲池、血海4穴针刺后，症状逐渐好转，1小时后症状完全消失，脉搏、血压恢复正常，自动步行回家。

王可祥：《中医杂志》，1963，6：224

（九）链霉素中毒

【耳针法】

病例　550例，男316例，女234例。年龄1周岁6个月～80岁，以30～60岁占绝大多数。全组病例均有眩晕、颈硬及平衡失调，其中严重平衡失调者有123例，不能起床活动。合并有恶心者 209 例，呕吐者 116 例，耳鸣者 88 例。全组中有 469 例作了前庭功能检查：两侧均正常者 35 例，一侧或两侧功能有不同程度损害者 297 例，两侧均损失者 137 例。本组病例链霉素用量最少者为 1g，最多者为 120g，其中以 5 ~ 30g 发生中毒者最多。550 例中有链霉素中毒家族史者 20 例。链霉素中毒主要损害内耳的前庭系和耳蜗系。损害前庭者常发生头昏眩晕、恶心呕吐及平衡失调等症状；损害耳蜗者，重者可招至完全性耳聋。链霉素对中枢神经系统也有广泛的毒性。长期以来对它无满意疗法，本组用耳针法收到了较好之疗效。

治法 均单纯用耳针治疗。

1. **取穴** 主穴：肾、皮质下、肝，每次治疗全用。主要作用为消除头昏眩晕及平衡失调。配穴：耳鸣耳聋取外耳、神门；失眠多梦取额、枕、神门、心；头痛取额、枕、太阳；呕吐取胃、交感；颈硬取颈。根据病情每次取配穴 1 ~ 3 个。肝穴只取右耳，其余均取双耳。

2. **手法** 定穴后垂直进针，勿刺透耳软骨。进针后强刺激捻转。肾穴用双针刺法：在耳穴先直刺一针，再于周围找一敏感点，针体以 45 度角刺向肾穴中心。每日 1 次，留针 2 ~ 4 小时，中间捻针 2 ~ 3 次，12 次为 1 疗程。疗程间停针 2 ~ 3 天。症状消除后再巩固一疗程。5 个疗程不愈者为无效。治疗中应避免感冒，急性期注意休息，慢性者宜渐进性地进行体力锻炼。

疗效

1. 前庭功能变化 290 例中，完全恢复者 94 例（32%），大部恢复者 124 例（43%），无变化者 12 例（5%）。

2. 临床症状变化 550 例中，完全消失者 282 例（51%），大部消失者 237 例（43%），无变化者 31 例（6%）。

3. 对链霉素中毒症状自然代偿时间问题，各种意见不一（5 天 ~ 5 年不等），也有认为链霉素中毒所致前庭功能一旦丧

275

失即难以恢复。本组结果与以往文献相比，恢复较快，似能说明耳针之疗效。

4. 经耳针治疗，症状及前庭功能恢复后，须作巩固治疗 1 个疗程，否则可出现反复。本组病例经随访证明，凡经巩固治疗者，远期疗效均属满意。

铁岭地区医院耳针治疗链霉素

中毒研究小组：《辽宁医药》，1978，2:22

（十） 冬眠灵药物反应

【针灸法】

病例　共 50 例。本组病例均为用氯普吗嗪（冬眠灵）治疗精神分裂症及歇斯底里患者的药物反应。出现的症状主要有三叉神经及副神经痉挛、腹泻、小便困难、拒食、视力模糊、衄血、失眠多梦、鼻塞、肌张力增强、面部呆滞、动作迟缓而不协调且有震颤、流涎、吞咽困难、言语不清、头昏痛、恶心、呕吐及焦虑状态。

治法　主穴为合谷、血海、曲池、三阴交。

疗效　治疗后，症状消失者 33 例，占 66%；显著改善者 7 例，占 14%；改善者 5 例，占 10%；无效者 5 例，占 10%。有效率为 90%。治疗过程中，发现针刺治疗皮炎、皮疹，比停减冬眠灵或用西药治疗，症状消退的更为迅速。

精神病院：《苏州医报》，1960，创刊号：136~140

（十一） 氯硫二苯胺药物反应

【梅花针法】

病例　共 23 例。本组病例均为经常服用氯硫二苯胺所产生的帕金森氏综合征药物反应。在治疗精神病时，经常或大量服用该药时，可产生一些副作用，其中以巴金森氏综合征很为常见，表现为病人四肢肌张力增强，行动不便，说话不灵活，流唾液，常影响日常生活之行动。遇有上述情况，以往都用莨菪碱（Scopolamine）治疗，但此药需长期服用，过量时可致中毒。

治法

1. 刺激部位　常规部位及肌张力增高之局部。

2. 操作　大部分用重刺法。

疗效　经用梅花针治疗后，有效率达87％，其中显效者占48％。

侯沂等：《中华神经精神科杂志》，1959，2：91

十、其　　他

（一）日　射　病

【梅花针法】

病例　共40例。其中10例进行了比较详细的观察。经梅花针治疗后，取得了满意效果。

治法

1. 刺激部位　常规刺激脊椎两侧，重点刺激5～8胸椎，汗闭者加刺4～7颈椎，头痛、眼花者加刺前额区，有维生素B_1缺乏症者加刺腰骶部。

2. 操作　除重点刺激部位施用重刺手法外，其他部位均为轻刺。

疗效　经2次治疗后，自觉症状均有显著好转，其中降热者5例，头痛眼花消失者7例，汗闭消失者8例；再继续治疗至第5次时，自觉症状全部消失，恢复劳动。经1月随访，无1例复发。

徐明烜：《江西医药》，1961，8：32

（二）高 山 反 应

【针刺法】

病例 夏某，男性，24 岁。为新到职工高山养路工人（山高海拔 4889 米）。于 1962 年 11 月 20 日由附近山下扛木杆至山顶工作 1 天，傍晚 7 时许自觉头痛、心累、气紧、上腹部压迫闷胀感。即时给予口服苯巴比妥 0.06g，1 小时后，头痛稍有减轻，其他症状仍然持续，并逐渐增剧，至深夜 12 时，患者自述心慌，气闷难受，呼吸迫促，颜面潮红，心跳加速，六脉洪数，头部又现剧烈头痛。检查：体温 38.1℃，脉搏每分钟 120 次（充实有力），心音增强无杂音，肺呼吸音略粗糙，腹软无压痛，其他未见异常。诊断为高山反应不全症。

取双侧内关，施用泻法。于针刺 5 分钟后，症状明显减轻，留针 20 分钟后，全部症状消失，脉搏趋向和缓。次日已能照常工作。

刘天瑞：《中医杂志》，1963，11：416

（三）营养障碍性浮肿

【针刺法】

病例 共 50 例。

1. 本组病例，经分析原因，并非营养摄入之缺乏，主要是由于消化道机能障碍所致。如：①发生于大批急性肠炎之后，多数或部分患者在肠炎痊愈后 1 周内发生轻重不等之浮肿症状。②受凉或其他原因所引起的慢性腹泻，先有慢性失水现象，而后即出现浮肿症状。③在痢疾流行之后，特别是慢性病例，容易引起浮肿。④发病者多为年老体弱及原有慢性病患者。⑤浮肿病患者中有一部分病例患有肠道寄生虫病。

2. 以往对本病的治疗是采用改善营养、休息、补充维生素、葡萄糖以及利尿和驱虫等疗法，虽属有效，但疗效较慢，复发较多。乃针对发病原因分针刺治疗组；维生素 B_1 及葡萄糖治疗组；驱虫治疗组；利尿治疗组。经过 1 周观察，证明以针刺治疗效果最快，故以后对本病即采用针刺治疗。

3. 本组病例，按其病情分为轻、中、重三型：①轻型者，主要包括手足麻木感，两下肢有轻微压陷性浮肿，小便正常。共 17 例。除饮食禁盐外，允许照常劳动。②中型者，除上述症状外，还包括下肢浮肿高出于足面 4 分以上，浮肿达于膝下并有水泡或破溃者。共 9 例。除饮食禁盐外，只允许轻微劳动。③重型者，除上述症状外，兼有阴囊、颜面及全身浮肿，共 24 例；其中 8 例心脏有轻重不同的非器质性病变。除饮食禁盐外，严格卧床休息。

治法

1. 取穴　常规用穴为足三里、天枢、关元。配穴为对颜面有浮肿者，将足三里改为阳陵泉，或加用上廉；对下肢浮肿严重者，可加刺三阴交和上廉。

2. 操作　一律用强刺激，采用捻转手法进针，待有痠麻胀感时停止进针，再行 1 次强捻转即停针不动，留针 15 分钟以上。每日 1 次。

279

疗效　针治后，大多数患者睡眠良好，消化道机能好转，食欲增加，消化力增强，在浮肿消退过程中，小便增加，原有浮肿的阳性体征全部消失，劳动力显著提高，自觉健康状况日见好转。经 2 个多月观察未见复发（因肠炎再引起的病例除外）。为使患者健康状况逐步改善，对寄生虫等疾病应作进一步治疗。50 例中，有 2 例患者因针刺水分穴，小便次数显著增多，因而有轻度失水现象。其中 1 例体质较强，未予处理自愈；1 例因年老体弱，给输生理盐水 1，000ml 而愈。50 例中，针治 1 次痊愈者 9 例，2 次痊愈者 29 例，3 次痊愈者 4 例，4 次痊愈者 6 例，7 次痊愈者 2 例（此 2 例均因不能少盐饮食）。

陈士方：《中级医刊》，1959，3：193

病例　共 302 例。本组病例，除个别较重的病人收住病房进行综合治疗外，其余全部采用针灸治疗。全组病例共分 3 类：

1. 轻度者，共 195 例。一般有头晕、疲倦、畏寒、两腿痠胀、沉重无力、食欲亢进、大便秘结或下泻、小便频数量少、两脚有水肿。

2. 中度者，共 94 例。除具有轻度者症状外，还有胸闷、气促、下肢麻木及水肿，并有轻度营养不良和贫血现象。

3. 重度者，共 13 例。除上述症状均有加重外，并伴有全身水肿，精神萎靡等。体征方面，有 25% 左右的病例，有营养不良现象，面色苍白（但不一定贫血）。一般的有上颚反射迟钝，较重的有心脏二尖瓣区有吹风样杂音，第二音低弱，第一音相对增强。个别患者有肠充气及呼吸音粗糙等。

治法

1. 取穴　一般取天枢（双）、关元、阳陵泉（双）、足三里（双）。

2. 操作　每天针 1 次，每次留针 20～30 分钟。

3. 在治疗过程中，采取绝对忌盐，分别类型决定忌盐期限，一般为 15～60 天不等。

疗效　治疗后，单用针灸治愈者共 289 例（重度者 11 例，中等者 90 例，轻度者 188 例），占 96.1%。有 11 例经针治十数次以上未获显著效果，追查原因发现有肠寄生虫及丝虫病，经进行病因治疗后，再行针治亦愈。另 2 例因伴有钩虫病及重度贫血且兼年龄过大并发肺水肿心力衰竭，虽予综合治疗，仍未得救。有效病例，大部分经 4～6 天可获痊愈。经 3 个月观察，一般情况良好。只个别不能坚持忌盐者乃有复发，但再经针治仍然有效。

张治卿：《中医杂志》，1959，12：32

（四）针　刺　消　炎

【针刺法】

病例　本组包括各种需用抗炎治疗的患者 481 例，其中采用针刺抗炎者为408例，占84.8%，专用抗菌素治疗者73例，占15.2%（多为年老体弱、儿童及危重败血症和结核患者）。

治法

1. 适应症　①各类创伤清创术后。②各类炎症抗感染和治疗。③各类病理性疾病术后的预防感染和治疗。

2. 取穴原则　①循经取穴和神经刺激点取穴相结合。②远端取穴和近端取穴相结合。③病变部位取穴和疾病伴随的症状取穴相结合。

本组病例按照炎症部位取用的穴位是：①头面颈部：主穴取合谷、列缺；配穴取足三里、风池、曲池。②胸部：主穴取内关、大椎；配穴取足三里、三阴交、合谷。③乳腺：主穴取内关、膻中；配穴取少泽、足三里、合谷。④胃肠道：主穴取足三里、合谷；配穴取曲池、三阴交、中脘。⑤胆道：主穴取足三里、胆俞；配穴取阳陵泉、合谷、内关。⑥胰腺：主穴取足三里、合谷；配穴取阳陵泉、日月。⑦阑尾：主穴取足三里、合谷；配穴取阑尾穴、曲池。⑧泌尿生殖系：主穴取三阴交、关元；配穴取足三里、肾俞、膀胱俞。⑨上肢：主穴取肩髃、曲池；配穴取手三里、足三里。⑩下肢：主穴取足三里、阳陵泉；配穴取风市、三阴交。⑪有高热者，可配曲池、大椎。

3. 针法　一般用26～30号毫针，针尖指向患处，深度以达敏感层使针感向患处传导，用中强刺激，得气后，提插捻转半分钟即可出针；也可用"626"治疗机刺激。对一般有创面者还可由创面底部透针。本组针刺强度的应用范围是：①强刺激：用较大幅度、较快频率、提插或捻转手法。使病人有较强的感觉并向四处和远端放散。用于体质较强而耐受较好的急性炎症和高热感染重病患者。②中刺激：提插或捻转的幅度和频率均为中等，使病人有中等度感觉，有时向四周放散。用于一般炎症及术后预防感染。③弱刺激：用较小幅度，较慢的提插

281

和捻转，以得气为度。使病人仅有轻微的感觉。用于体质较弱、耐受较差、精神紧张、敏感性大或妊娠患者。④重症患者6小时针1次，一般患者12小时针1次。应用时间最短者为2～3天，最长者为15天，一般在1周以内。外伤的抗炎较其它患者要长些；但针刺时间太长，敏感性会降低，作用即不显著。

疗效

1. 针刺抗炎用于外伤的预防感染和治疗方面　应用针刺抗炎治疗的89例中，有些伤势较重，伤情较复杂，如开放性颅脑伤、开放性骨折、不全断掌、不全断臂和烧伤等。根据伤情的轻重，分别在手术室、急救室和外科室清创，然后按照受伤部位和伤情进行针刺抗炎治疗。本组病例，平均针刺9.5天。平均住院2.5天。疗效优者72例（81%），良者8例（8.9%），一般者4例（4.5%），无效者5例（5.6%）。全组病例仅用青霉素20支，链霉素5支。

2. 针刺抗炎用于炎症疾病非手术治疗方面　针刺抗炎用于各类炎症者共119例，其中以急腹症为多。有些患者病情复杂危急，如胃十二指肠穿孔、急性胆道感染、胰腺炎、肠梗阻等。个别病人体温达40.5℃，白细胞总数19000～20000/mm^3，中性达91%，甚至血压降至"0"，处于严重休克。本组病例针刺抗炎的效果，优良者占98.2%，有效者达99.1%，平均针刺6.7天，平均住院14.4天。对已形成脓肿的患者，应在手术治疗后，再用针刺抗炎为好。对胃十二指肠溃疡穿孔的治疗，除采用针刺抗炎外，还需配合胃肠减压，半卧位，维持水电解质平衡及其他处理。针刺抗炎成功的9例胃十二指肠穿孔，均为空腹时发生者，对食后穿孔是否可行，有待进一步实践。

3. 针刺抗炎用于术后预防感染和治疗方面　本组包括对普外、骨科和妇科等20多种不同疾病手术后用针刺预防和治疗感染共 200 例，优良率为 94.5%，有效率为 96.5%，平均针刺 6.2 天，平均住院 17 天。在 200 例中仅用抗菌素 199 支，其中包括 4 例术后并发肺炎所用的 124 支。在开展针刺抗炎初期，对 2 例急性化脓性阑尾炎术中污染严重，因怕感染，在术后进行针刺抗炎的同时静滴氯霉素，结果切口感染裂开；以后又遇到几例化脓性阑尾炎，术后单用针刺抗炎，切口一期愈合，这是否提示针刺抗炎与氯霉素有拮抗作用，有待进一步研究。

中国人民解放军第二一九医院：

《新医药学杂志》，1977，10：41

283

第三章 外科疾病

一、一般外科病

（一）淋巴腺结核

【三棱针划刺法】

病例 共44例。包括结节型、粘连型、脓肿型和破溃型。

治法

1. 取穴 肺俞、膈俞、肝俞、胆俞、脾俞、胃俞、肾俞。

2. 操作 消毒后，用2%奴弗卡因局麻，再以消毒之三棱针速刺，使针尖达于肌膜层，纵行划动9次，划隔约为1.5cm，以划破少许肌膜为度。每日针治1次，每次只取1对穴位，连续21天为1疗程，疗程之间停针1周。

疗效 治疗后，显效者26例，占59.1%；好转者10例，占22.8%；无效者7例，占15.9%；恶化者1例，占2.2%。其中以结节型、粘连型效果较好。

黑龙江省祖国医药研究所针灸经络研究室淋巴结核
研究组：《黑龙江中医药》，1965，1:35~39

【火针法】

病例 共50例。男29例，女21例。年龄最小者13岁，最大者51岁。病程在1年以内者41例，1~5年者6例，5~10年者2例，10年以上者1例。50例中，局部有肿大淋巴结者31例，溃破与肿大淋巴结同时存在者15例，形成瘘管者4例。

治法

1. 用具　普通缂鞋用大钢针3枚，酒精灯1个，并备置局部麻醉用药（奴弗卡因或氯化乙烷）。

2. 操作　局部用碘酒、酒精消毒，即行局部麻醉。用左手固定肿大的淋巴结，将钢针在酒精灯上烧红后，快速刺入淋巴结内，停针半分钟拔出，外部以无菌纱布包扎。（针刺时注意避开血管及神经干，刺时切勿过深，以防伤及深部组织，刺针时须将针刺入淋巴结的中央区，如果肿大粘连成团者，可在肿块四周刺灼，针刺距离约为1～2cm，面积大者，肿块的中央部也可刺灼）

3. 注意事项　①每次针治的刺入点，应交错进行。②刺灼期间，患者如有发热反应，可每隔7天刺灼1次，无反应者可2～4天刺灼1次。③有溃破和瘘管者，针后须撒布瘰疬散，外以凡士林纱布和无菌干纱布包扎。据传授者云，如贴瘰疬膏效果更佳，但本组病例未贴用此膏。

附：①瘰疬散配方：黄丹2.1g、冰片9g、青粉6g、麝香0.06g、铜绿3g。痒者加明矾，痛者加苦矾各少许，研和即成。②瘰疬膏配方：臭椿树枝、枣树枝、花椒枝、桑枝、槐树枝，各等量，浸满于500g香油中，烧开后待树枝成棕色滤过，再烧开加入黄丹250g，烧至滴在水底中沉下成珠即可。用时按结核的大小，刺灼后将药膏放在布上贴于结核处。

疗效　50例中，痊愈者48例，2例获得显效后未再治疗。

山东嘉祥县人民医院：《中华外科杂志》，1959，4：365

【穴位注射法】

病例　共100例。其中以浸润型者最多，有51例；溃疡瘘管型者次之，有29例，发病部位，以单侧颈部者为最多；此外尚有腋下、腹股沟及股部受累者。

治法

1. 取穴　①颈部、下颌、锁骨上下淋巴结受累者，取百劳、天井、肝俞；②腋下淋巴结受累者，取百劳、肝俞、肩髎、天井；③腹股沟、股部或髂窝淋巴结受累者，取百劳、三阴交、居髎、维道。

2. 操作　用异烟肼 100mg 加 0.5% 普鲁卡因至 10ml（1% 的注射液），每穴注入 1.5ml，间日 1 次。

疗效　全组病例中，治愈者 40 例，好转者 16 例，有效者 15 例，无效者 9 例，不明者 20 例。均配合抗痨药物或消瘰丸或外科处理。痊愈病例平均治疗 23.18 次，其中以溃疡瘘管型最好，浸润型伴有热或寒脓疡者次之，硬结型无 1 例治愈。并认为治疗不应中断，最好在 4 个月内争取达到基本痊愈。

林英乔：《福建中医药》，1965，1：35

【穴位挑割法】

治法

1. 取穴　取正坐位或俯卧位。从第 6 至第 9 胸椎旁开 1.5 寸，根据经络循行路线寻找阳性点（压痛点及针头样之小红点）为挑割部位。

2. 操作　常规消毒，进行局麻，用手术刀片向外划破表皮约 2 厘米长，将白色纤维——挑断，以挑至脂肪处为止。术毕用缝针缝合，敷以消毒纱布。相隔 1 月挑割 1 次。轻型者 1 次，中型者 1~3 次，重型者 2~4 次，不超过 4 次。用本法治疗时，停用其他疗法。

疗效　共 104 例（包括溃破者）。其中轻型者 28 例，均治愈。中型者 68 例，治愈者 66 例，显效者 2 例。重型者 8 例，痊愈 6 例，显效 1 例，有效 1 例。

江苏启东县天汾公社医院倪振华等：《新医学》，1974，5：233

（二）急性淋巴管炎

【针灸法】

病例　共 138 例。男 84 例，女 54 例。年龄最小者 7 岁，最大者 56 岁，平均 22 岁。全组病例均有手或足部的皮肤外伤破损病史，多在皮肤损伤后数小时至 3 天内发生感染所致的红、肿、热、痛等症状，部分患者肢体功能受到障碍，同时大部分病灶感染化脓，然后从感染处的皮肤上开始出现丝状条形向躯干方向蔓延而成本病，除红丝形成外，主要表现为患部肢体不同性质的疼痛及发烧、发冷、头痛、头重、头昏、恶心、呕吐、便干、烦躁、全身不适、疲乏无力等。全组病例在发病 1 日内就诊者 83 例，2 日内就诊者 36 例，3 日内就诊者 18 例，5 日内就诊者 1 例。在接受针灸治疗前施用过其他治疗（主要为中西药物）而未获痊愈者有 78 例。

治法 用毫针和艾卷，取红丝附近或两旁的经穴 3 ~ 5 处，另加红丝头部和根部的阿是穴两处，按各穴的进针深度进行针刺，得气后，再用点燃的艾卷施灸，使艾火离开皮肤 3cm 左右，以患者有舒适的热感为度，从红丝的头部开始向根部缓慢移动施灸 15 ~ 20 分钟，将原来细的红丝灸成一条红而宽的带，随即起针。嘱患者休息 15 ~ 30 分钟再离开诊室。

疗效 全组 138 例，经用上法针灸 1 次治愈者 109 例，占 78.9%；2 次治愈者 18 例，占 13.04%；3 次治愈者 7 例，占 5.07%；经 4 ~ 5 次治疗后，虽症状减轻、红丝消失，但原发创口未愈合者 4 例，占 2.9%。由此可以看出针灸有很好的抗炎作用。

金安德（甘肃省中医院）:《全国针灸针麻学术讨论会论文摘要》(一) 73 页。1979，6 月

（三）血栓闭塞性脉管炎

【艾灸综合法】

病例 共 58 例。本病是一种比较难治的病症。全组病例均为男性住院病人。年龄在 21 ~ 51 岁之间。病程最短者为 7 天，最长者为 5 年（均从患部溃烂时算起）。全组病例均具有：①出现间歇性跛行；②肢端有慢性缺血体征，并有典型坏

死、溃疡未愈合的第三期患者；③多并有迁延性静脉炎。全组病人均除外糖尿病、血管硬化、肢端动脉痉挛及其他血管栓塞性疾病。

治法　分艾灸组与中药辨证组，两组均以青中年患者为多，局部伤面处理完全相同。

1. 艾灸组　在患肢踝关节周围取穴（如复溜、太溪、中封、商丘、昆仑、光明、丘墟、照海、申脉）以及血海、肾俞、委中、承筋等。每次灸至有舒适感为度。每日灸2～4次，可教病人自灸。本组有2例在并发感染时加用过抗菌素。

2. 中药辨证组　①热毒蕴结型：养阴清热、解毒通络，用四妙汤或知柏地黄丸化裁：银花、当归、黄柏、知母、生地、玄参、丹皮、白芍、红花、桃仁等加减。②寒湿凝滞型：温经散寒、除湿蠲痹，用当归四逆汤化裁：桂枝、当归、白芍、细辛、木通、甘草、黄芪、白术、茯苓、大枣、制川乌、制草乌等加减。本组有3例并发感染加用过抗菌素。

3. 局部治疗（两组均用本法）：①黄马酒：黄连30g，马前子60g，加75%酒精5,000ml，浸泡一周使用。②加味芍药膏（适用于急性期伤面）：白芍30g，甘草15g，当归15g，黄芪30g，党参30g，生地20g，川芎20g，玄参20g，血竭15g，白蜡30g，黄蜡30g，蓖麻油500g，鱼肝油1,000g，熟猪油500g（其中中药共煮去渣加黄白蜡溶融，最后加1/3九华膏冲洗）。③白油膏（适用于中晚期伤面）：甘石30g，密陀僧30g，上片1.5g，生猪油500g，共捣如泥。用法：先用生理盐水洗净伤面，次用黄马酒涂擦伤面周围，再以上述药膏纱布覆盖伤面，最后用黄马酒浸湿纱布包扎，每日换药1次。

疗效

1. 止痛效果　中药辨证组28例，优者15例，良者13例。艾灸组30例，优者24例，良者6例。

2. 伤口愈合效果　中药辨证药，优者11例，良者17例。

艾灸组优者 22 例，良者 8 例。

3. 疗程　中药辨证组 28 例中，不足 6 个月者 21 例；艾灸组 30 例中，不足 6 个月者 25 例。两组病例的病程、病情和疗程均较接近。

4. 经过治疗，死骨脱落，伤面在 3 个月内愈合者为优，3 个月以上愈合者为良。

彭厚荣等（重庆市中医研究所）：《全国针灸针麻学术讨论会
论文摘要》（一）73 页。1979，6 月

（四）腱 鞘 囊 肿

【针刺法】

病例　共 21 例。男 8 例，女 13 例。年龄最小者 6 岁，最大者 50 岁。病程最短者 2 周，最长者 7 年。发病部位在腕或足背部。本组病例中有 10 例作过热敷、涂抹药膏、外敷中药、理疗、内容物抽出和施用压碎法等。

治法　先用酒精于囊肿及其周围作皮肤常规消毒，用 1 寸长之医针于囊肿四周向囊肿中心刺入，刺入深度以不超过囊肿下层之囊膜为宜。进针后，连续施以进退捻捣数次，直至出现痠麻胀等针感后出针。不须留针。每次于囊肿周围共刺 4 针。针刺后囊肿逐渐变软缩小。囊肿较小者，一般在针治第 2 次后即明显缩小，第 3 次即可消失。缩小后，再次施针时即在缩小囊肿之边缘刺入。一般隔日针治 1 次。

疗效　全组病例，经 3～7 次针治后，全部治愈。其中 1 例于 20 天后，囊肿部又微有隆起，经再针 1 次后治愈。另 1 例于 4 个月后，囊肿部又有隆起，经再针 1 次后治愈。

徐信琦：《吉林卫生》，1960，8：523

病例　共 14 例。男 9 例，女 5 例。年龄在 20～40 岁之间。病程 1 年以内者 4 例，1～2 年者 7 例，2 年以上者 3 例。发病部位，左腕者 5 例，右腕者 8 例，双腕者 1 例。囊肿直径

289

均在 1.5～2.5cm 之间。半数以上患者有腕部无力感或微痛，每逢阴天或劳累后尤为明显。发病原因除 4 例是明显的发生在提取重物、挫伤和劳累之后外，其余 10 例均无明显诱因。

治法　囊肿局部进行常规消毒后，在囊肿的正中及其四周各刺入 1 针，针尖均刺向囊肿的中心，针深以刺破囊壁为度。用捻转法进针，同时加刺患侧的外关穴和列缺穴（针尖向上斜刺 5～7 分），留针 20～30 分钟，每隔 10 分钟捻转 1 次，以增强刺激。隔日针治 1 次。

疗效　除 1 例无效外，其余 13 例分别经过 5～10 次治疗后，均获治愈。治愈例中有 11 例分别经过半年至 1 年半的随访，均未复发。

郭荫楠等：《中医杂志》，1963，8：288

病例　共 16 例（包括腱鞘囊肿和关节囊肿）。男 12 例，女 4 例。年龄以青年患者居多。发病部位，在腕背者有 12 例，在右踝者 1 例，在膝部者 3 例。囊肿数目每例只有 1 处，仅 1 例有 2 处。囊肿大小，直径 1cm 以内者 2 例，1.1～2.0cm 者 6 例，2.1～3.0cm 者 6 例，3.1～4.0cm 者 2 例，5～6cm 者 1 例，最大者为 20cm。病程最短者 5 天，最长者 3 年。

治法　在患部附近取穴，进针后至病人产生痠麻重胀感时为止。隔日针治 1 次。留针 1 小时。

疗效

1. 针治后病人感觉轻松，局部充血囊肿逐渐缩小。16 例患者于针治后，囊肿完全消退，仅其中 1 例在停针后 1 个月消退。疗程为 4～22 次，全部治愈。有 8 例经随访观察半年，其中有 2 例复发。

2. 本法复发率虽高，但并不高于手术治疗之结果。认为针刺治疗本病复发率高之原因，是因为针刺的疗效只限于改善局部血液循环，调整代谢功能，从而促进囊肿内容的吸收；但对囊肿本身，不一定在囊肿内容消失后即能恢复到原来的位置，因而在恢复原来的工作后，就有再发的可能性。即使如此，因本法简便，痛苦少，治愈率高，无后遗症，还是值得推广的。

黄兴主：《江苏中医》，1962，5：15

治法

1. 取穴　囊肿局部。

2. 操作　局部常规消毒，以左手拇指、食指固定囊肿，用1～1.5寸毫针，在囊肿四周及中央各刺1针，要刺入囊内，反复施用提插手法，使患者产生痠麻胀感，留针30分钟，每隔5分钟行针1次。

疗效　共38例。均施针3次以内治愈。

方吉庆：《山东医刊》，1964，7：36

【三棱针法】

治法　将囊肿常规消毒后，术者一手掐持囊肿，一手持三棱针对准囊肿之高点处迅速刺入，但勿透过囊肿的下层，然后快速拔针；同时以掐持囊肿的手指用力掐挤囊肿（拔针与掐挤要同时进行），使囊内的胶性黏液全部排出，局部擦净，常规消毒后包扎即可。

疗效　用本法共治疗9例。均1次治愈。

齐齐哈尔机床厂李洪福：《新医药学杂志》，1973，2：21

（五）腱　鞘　炎

【穴位注射法】

治法　1. 取穴　在肿胀的腱鞘上，于压痛最明显处取阿是穴。

2. 操作　穴注部位行常规消毒后，缓慢注入安痛定注射液2ml，或0.25%盐酸普鲁卡因液4ml，或5%～10%葡萄糖注射液2ml。如1次未能彻底治愈，可在隔日再按上法进行第2次治疗，即可治愈。注射后，疼痛和肿胀可能加重，但次日即可缓解或消除。

疗效 用本法共治疗 52 例。多数患者 1 次治愈，仅少数病例治疗 2 次。

吉林省伊通县伊丹公社毯子大队卫生所：
《新医药学杂志》，1973，7：封 3

（六）发 际 疮

【针刺法】

疮疖生于后头部及项部发际以上者，称为发际疮。此病每因失治或治疗不当而缠绵不愈，甚至有连续数年之久者。本病用针刺治疗可获较好之疗效。

治法

1. 取穴 ①主穴：本病为风热湿邪上壅，多属阳证、实证，故以泻热为主。取穴以大椎、曲池、合谷为主。②辨证配穴：ⓐ风热者加风池、风府；ⓑ热盛者加外关；ⓒ湿盛者加阴陵泉；ⓓ疮在督脉者加陶道、百会；ⓔ疮在太阳经者加委中、昆仑；ⓕ疮在少阳经者加足临泣、丘墟。

2. 操作 用提插捻转泻法。大椎穴用直刺法，深 0.5 ～1.0 寸，使针感上达头顶，下及肩胛。曲池穴针刺 1 ～1.5 寸，使针感达于肩部附近。留针时间，一般为 20 ～30 分钟，每 5 ～10 分钟行针 1 次。于病灶附近周围严密消毒后进行单刺，针与皮肤表面呈垂直刺入，用慢按紧提手法，轻度捻转，不留针。

3. 疗程 治疗初期，每日针治 1 次，7 次为 1 疗程。如未痊愈者，继续针治时，可改为隔日 1 次。

疗效 共用本法治疗 11 例。痊愈者 10 例（症状完全消失，疮面恢复正常，不痛不痒），显效者 1 例（疮面恢复正常，痒痛消失，仅在局部皮下尚有硬节未完全消散）。疗程1 ～2 个月者 2 例，经针治 2 次治愈；病程 3 ～4 月者 6 例，针

292

治6～10次后，痊愈5例，显效1例；病程5～6月者3例，经针治11～15次痊愈。

辽宁中医学院针灸教研室马瑞麟：《针灸杂志》，1966，1：25～26

病例 共18例。包括多发性毛囊炎、疖、蜂窝织炎等，为颈后化脓性皮肤病。本组病例均为使用各种抗菌素治疗无效时采用针刺治愈的。

治法

1. 取穴 主穴取大椎、陶道、风池、天柱、完骨、新建（在第四、五颈椎之间旁开1.5寸，针8分～1寸）；配穴取束骨、侠溪、至阴、京骨、丘墟、足窍阴、足临泣、足通谷。

2. 方法 每次除使用主穴外，还选用一定的配穴。先取大椎、陶道，用慢按紧提手法，直刺约0.5～1.0寸，使针感上传至头顶、肩及肩胛。再取病灶周围的风池、天柱、完骨、新建等穴，用提插捻转手法，得气后继续捻针，加重感觉；最后取远隔配穴，用速刺法。各穴均不留针。每日1次，7次为1疗程。未愈者，第二疗程时可隔日1次。

疗效 18例中，痊愈者17例（症状完全消失，局部组织恢复正常），显效者1例（痛痒消失，疮面恢复正常，但在局部皮下尚有硬结未完全消散）。全组病例中，有15例经2年多随访未见复发。

中国人民解放军39231部队医院熊新安：《新医药学杂志》，

1978，2：35

（七）肩 疮

【针刺法】

病例 共12例。肩疮是农村较常见的一种病症。系因长期肩挑负重，压伤皮肤，致使肩部皮肉气血瘀阻凝滞，形成肩疮。症状表现，轻者局部红肿疼痛，重者红肿溃烂，经久不愈，反复发作，痛苦异常。一年四季均可发生，但以夏季为多。如不及时治疗，对身体和生产劳动都有一定影响。

治法

1. 取穴　担肩穴（以病人的中指为长度，从肩髎穴循肩直上尽处，约在肩胛骨的上方，天髎穴稍右的陷中，当小肠经与胆经之中间处）。

2. 操作　针 5 分深，产生凉感后即为突出的现象，留针10～15 分钟，每隔 5 分钟捻针 1 次。若肩疮生长在穴位上，则在附近斜刺，针尖朝向原穴位深处亦效。

疗效　共 12 例。治疗 1 次痊愈者 6 例，2 次痊愈者 2 例，3 次痊愈者 4 例。其中有 7 例针感循三焦经方向放散，2 例循小肠经方向放散。

朱辉：《江苏中医》，1964，6：39

【穴位挑割法】

治法

1. 取穴　命门穴（或稍上、稍下亦可）。

2. 操作　一般在清晨时，于命门穴或其稍上、稍下处，可见到绿豆大的紫色瘀血点（其他时间不很明显），即在此处挑割；如无瘀血点时，即挑割命门穴。方法用缝衣针 1 枚，系上粗线约 5 市寸长，将针、线煮沸 20～30 分钟消毒，再用碘酒、酒精作常规消毒。左手拇食指将紫色瘀血点捏起，右手持针，用力将针由右向左透过紫色点的下面，将线两端折拢稍向外拉，此时线上即有白筋出现，随即用消毒刀片将白筋割断，针线即自行脱落，割时并无疼痛感觉。割后在局部涂以红药水即可，也可在挑割处贴以胶布。

疗效　挑割后，1、2 天肩疮即萎缩结痂而逐渐愈合。一般只需 1 次即可痊愈，且不复发。

湖南省慈利县中医院吴贤任：《中医杂志》，1966，5：19

治法

1. 取穴　背腰部的紫色颗粒。检查时，患者取坐位，暴露背腰部，检查两肩胛骨内缘中间及脊柱两旁的皮肤上，有排列不规则、摸之碍手的黑紫色如米尖大的颗粒。病程长的，颗粒可蔓延到髂嵴上腰肌两侧。

2. 操作 局部及术者两手用酒精消毒，术者用左手拇、食指捏起颗粒及附近皮肤，使呈条状隆起，右手持煮沸消毒过的穿好线的缝衣针（用1号缝衣针，线长约25cm，以丝线为佳），从颗粒下面穿过，当颗粒位于线的中点时，左手持针，右手捏紧线的尾端，以同一方向朝术者的身边用力一拉，以拉断颗粒为度。如此，将所有颗粒一一拉断，施术即告结束。术后局部微有热痛感，1天后自行消失。另外，在检查时尚应注意，除颗粒之外，是否还有突出皮面的如米尖大的白黄色的小点，如有，暂时可以不挑，待其过几天后长成为突出皮面的颗粒时，再按前法拉断。治疗次数，以不再出现颗粒为止。急性发作期，局部有红肿热痛者，可内服清热凉血、解毒消肿的药物。治疗期忌食辛辣刺激性食物。治愈后避免挑担半月左右。

疗效 共15例。均治愈。随访1年未见复发。

广东省澄海县外砂公社李厝大队五小队王镇高：
《中医杂志》，1966，5：19

（八）多发性疖肿

【耳针法】

治法

1. 取穴 两耳壳的肺穴，一侧的肾上腺穴，另一侧的相应部位，如生于面颊部时取面颊穴，生于颈部时取颈穴。

2. 操作 探准穴位后，常规消毒，用揿针刺入，以不穿透耳壳为度；有疼痛、烧灼、痠胀感者疗效较佳。针毕用胶布固定，留针1周。留针期间，患者可自行按压耳针，以增强刺激。

疗效 用本法共治 10 例，均获满意疗效。

（九）鸡　　眼

【艾炷灸法】

治法

1. 用具及材料　消毒盘 1 个，无钩镊子 1 把（挟艾炷用），20ml 注射器 1 个，0.25% ~ 0.5% 奴弗卡因溶液适量，艾炷，火柴，线香。

2. 灸治部位　在鸡眼处施灸。

3. 麻醉　用 0.25% ~ 0.5% 奴弗卡因溶液 10 ~ 20ml，注射于鸡眼之周围，作局部浸润麻醉，整个鸡眼根部亦须充分麻醉，阻断感觉。注射方法自正常皮肤处将注射针穿刺达到相当于根部附近为止，边进边推入药液；鸡眼对侧亦作同样之注射。

4. 体位　麻醉后片刻，病人取俯卧位，使足掌向上，以便于施灸。

5. 操作　用不加药料的细艾绒，制成比鸡眼略小的艾炷，置于鸡眼上施灸，待燃至鸡眼表面时去掉，再换 1 个艾炷；如此，灸 4 ~ 5 个艾炷。

6. 施灸当时不觉疼痛，以使鸡眼呈焦枯状态为度。一般到第 5 日时，绝大多数病人于焦枯的鸡眼周围，见有液体渗出于皮内与健康组织划分鲜明的界线，用镊子或小刀沿焦枯鸡眼的边缘稍加剥离即易脱掉。鸡眼脱掉后，可视具体情况敷以磺胺软膏或仅贴敷纱布，可作 2 ~ 3 次复查换贴敷料，一般在灸后 20 天左右，可无疤痕残留痊愈。此法呈延时稍久，但灸后仅有微痛或无痛，亦不影响劳动。

疗效 共 45 例。治疗后，痊愈者 26 例，进步者 11 例

（鸡眼大部脱落或部分脱落，自觉症状减轻），8 例效果不明（只灸 1 次未来复诊者）。其中以灸治 1~2 次者疗效最好。经 4 个多月观察，仅有部分病例复发。

李维仁：《中华外科杂志》，1956，12：946

（十）下肢静脉曲张

【针刺法】

治法

1. 取穴　阴陵泉、阳陵泉、三阴交、足三里、上巨虚、解溪、申脉、照海、内庭、委中、绝骨。各穴轮换针刺，每次选用 4~5 穴，每隔 1~2 日针治 1 次，连续治疗 15 次，停针 10 天（轻者 15 次可以治愈）。每治疗 2 次时，在腘窝浅静脉部及细静脉曲张部点刺出血 1 次，并在较大的静脉曲张的周围施以皮肤浅刺（刺入约半分深，留针 15~30 分钟）。

2. 操作　用捻针进针法，以产生痠麻沉重针感为度，留针 15~30 分钟，每隔 10 分钟捻针 1 次，以加强刺激。

疗效　用本法共治疗 5 例。治疗后，3 例基本治愈，2 例显效。

举例　患者杜某，男，44 岁。自述于某年 5 月间骑自行车远行之后，即觉两下肢发胀，5 天后发现两下肢青筋突起，平卧时消失，易感疲劳，每到下午，则两腿麻木不仁，发冷，脚心干燥无汗。曾诊为两下肢静脉曲张症，建议手术治疗，患者未予接受。病情继续发展，至同年 9 月因下肢静脉曲张周围红肿疼痛，曾注射青霉素 10 余次，肿胀渐消，但曲张的静脉不见好转。于同年 10 月 8 日开始针灸治疗。当时检查两下肢静脉曲张隆起，膝下外侧及两踝骨下方尤为显著，皮肤呈现紫蓝色而干燥，稍有脱屑现象。经针灸 3 次后，症状显著好转，下肢自觉松快，肿胀消失，下肢由发凉而转温，脚心潮润有汗。共治疗 18 次，症状完全消失，隆起的静脉大都平复，只留有稍暗色的皮痕。

郭荫楠等:《中医杂志》,1959,7～9:71

(十一) 破 伤 风

【针灸综合法】

病例 共8例。本组病例之临床症状,均有咽肌紧张、阵发性痉挛、牙关紧闭、颈项强直、角弓反张。7例有下肢强直,多汗。4例有背肌紧张。3例有呼吸迫促。2例有胸肌紧张。但无1例有神志昏迷现象。

治法

1. 取穴 ①主穴,取百会、大椎、风府、筋缩、颊车、风池、曲池、合谷、委中、承山。这些主穴,大多数每次都用,最少每次应用6个以上,但其中有些穴位,如风池、颊车等,由于病人侧卧时不能两侧同时进行,故均为交换体位时轮流进针。②辅助穴位,取前顶、后顶、强间、身柱、哑门、上关、下关、大迎、天突、膻中、中脘、气海、命门、大杼、肺俞、肝俞、肾俞、大肠俞、腰俞、环跳、阳陵泉、三阴交、昆仑,这些穴位可视病人具体情况酌予选用,并非每人每次都用。在临床上除上述穴位外,还应用了其他穴位。③急救穴,取人中、少商、涌泉,此穴仅在痉挛发作强烈而持久,以致面色青紫,四肢厥冷,虽用其他诸穴而不能缓解时用之。

2. 操作 均采用强刺激法,于发作期间则多采用间歇捻转,即下针后每隔3～5分钟加捻1次。本组病例留针时间为2小时,最长者达20小时,如患者因体位不能改换而不能忍受时,可于起针后稍停片刻再行进针。

3. 辅助治疗 8例中有4例除针灸外,并配合使用0.1%奴弗卡因,加在5%葡萄糖生理盐水中作静脉点滴及水化氯醛灌肠;有3例使用了青霉素(注射与口服);有2例因高热使用了酒精擦浴;有1例使用了可拉明和咖啡因,心腔内注射肾上腺素及氧气吸入等疗法；但无1例注射过破伤风血清。

疗效 本组病例中，经治疗后有5例治愈，3例死亡。死亡病例中，有2例为2天死亡，1例为入院后23小时内死亡；此3例病人于入院时症状极为严重，强烈阵挛，几无间歇。经对照文献，本组之死亡率较一般报告为低。

苏北人民医院针灸科：《中级医刊》，1957，1∶33

病例 用针刺综合疗法治疗本病12例。年龄最小者为6岁，最大者为61岁。另有15例病人亦为采用综合疗法治疗，但未加用针刺疗法。结果，用针刺综合疗法治疗之12例，全部治愈；未加用针刺之综合疗法治疗的15例中，有7例死亡。由此，可以看出本病配合针灸治疗，可以显著提高疗效。报告指出，在报道本组病例时，又用针灸综合疗法治愈本病4例，且有1例为儿童头部破伤风。据病理分析，年龄过大与太小之患者易发合并症，致遭意外，但本组病例却未产生任何并发症。报告指出，以往对本症的治疗，偏重于抗毒血清方面，并主张采用大剂量治疗。本组27例中，注射抗毒血清最多之1例为11万单位，结果死亡；注射最少者为2万单位，甚至有1万单位也未注射的病例而痊愈。据此，报告认为对本病的治疗，不应偏重抗毒血清方面，应采取综合治疗以改善全身状况，如针灸、青霉素注射、补液、镇痉剂。同时认为本病一经发作应立即治疗。7例死亡病例中，1例为入院3小时死亡，1例为入院后3天死亡，3例为入院后1天死亡，2例为入院后2天死亡，这些病例都是在家中耽误了治疗时间。

疗效 针灸综合治疗12例情况：例1，男，21岁。住院20天。针地仓、合谷、阳白，共6次；青霉素肌注及施用颈部封闭疗法。结果治愈。例2，男，32岁。住院11天。针阳白、迎香、四白，共3次；青霉素肌注，抗毒血清2万单位肌注。结果治愈。例3，男，61岁。住院11天。针地仓、合谷、阳白，共2次；青霉素肌注，抗毒血清5万单位肌注。结果治

299

愈。例4，男，15岁。住院23天。针合谷、曲池、足三里、尺泽、手三里，交替取穴，每次用3~4穴；抗毒血清5万单位肌注。结果治愈。例5，男，6岁。住院14天。针合谷、地仓、下关、颊车，共2次；青霉素肌注，抗毒血清8万单位肌注。结果治愈。例6，男，57岁。住院10天。针下关、颊车、阳白；青霉素肌注，抗毒血清2万单位肌注。结果治愈。例7，男，46岁。住院16天。针百会、后顶、风府、手三里、下关、昆仑，各留针20分钟，共5次；抗毒血清4万单位肌注。结果治愈。例8，女，35岁。住院25天。针颊车、下关、合谷、手三里、大椎，共8次；青霉素肌注，抗毒血清2万单位肌注。结果治愈。例9，男，10岁。住院26天。针下关、颊车、手三里、百会、强间、风府、大椎等穴；抗毒血清6万单位肌注。结果治愈。例10，女，36岁。住院19天。针合谷、颊车、大迎、地仓、听会，各留针5分钟；抗毒血清4万单位肌注及颈部封闭。结果治愈。例11，男，41岁。住院15天。针颊车、下关、听会、合谷，共3次；抗毒血清8万单位肌注，青霉素肌注。结果治愈。例12，男，18岁。住院14天。针治同第11例，共针4次；抗毒血清2万单位。结果治愈。

王重九：《浙江中医杂志》，1959，3：113

病例 用针刺综合疗法治疗破伤风26例。年龄最小者7岁，最大者52岁。受伤部位以足部为最多共16例，手指部3例，下肢部4例，头部1例，扁桃体1例，子宫1例。潜伏期最长者为62天，最短者为2天，平均为15.5天。发病日期，2~4天者15例，5~8天者10例，11天者1例。26例中，并发咳嗽痰涎者11例，创口感染者13例，呼吸困难缺氧者7例，腹痛者2例，肺炎者2例，便秘者6例。

治法 以针刺为主。轻型病例仅用针刺，较重者则以封闭、镇静剂、青霉素、补充液体和少量破伤风抗毒血清等综合治疗。如创口未愈或尚有炎症、化脓者，则施以扩创或折指手术并以含氧药液作湿敷。针灸治疗：

1. 取穴　百会、大椎、身柱、至阳、筋缩、命门、腰阳关、委中、足三里、颊车、三阴交、合谷、内关为主穴；以后顶、风府、陶道、悬枢、脊中、肾俞、大肠俞、承山、昆仑、下关、环跳、阳陵泉、手三里为辅穴。

2. 操作　全组病例，一律采用重刺激留针手法，每次留针时间分别为 48 小时、24 小时、12 小时、1～2 小时不等，留针时间最长者可达 72 小时以上。初次针治可留针 24 小时以上，以减轻患者痉挛状态，以后可根据患者症状减轻情况，分别继续留针若干时间，留针总时数，因人而异，个别病员留针 7 次，共达 181 小时左右。一般说，最初留针 48 小时是起决定性作用的。

3. 体位　破伤风患者因肌肉强直，甚或角弓反张，无论侧位或俯位，虽便利于督脉针刺，但患者殊感不适，经改用"正位卧针法"后，患者感到满意。方法是：将患者轻轻侧卧；自颈以下至背中部进行皮肤消毒；以 28 号 1.5 寸长的不锈钢毫针，按穴位捻转刺入一定深度；将留于体表外的针体连同针柄向上或向下弯成直角，使之与脊背平面呈平行状态；覆以消毒纱布用胶布条固定；最后，轻轻将患者移成正卧位。

疗效　26 例中，痊愈者 23 例，死亡者 3 例。治疗天数，最短者为 1 天，最长者为 20 天。其中 1～3 天者 2 例，6～10 天者 15 例，11～14 天者 8 例，20 天者 1 例。23 例治愈病例的住院天数，最短的为 10 天，最长的为 27 天，平均为 16.2 天。多数患者于 10～15 天痊愈出院。从本组 26 例病人的治疗过程中，认为仅有牙关紧闭、肌肉紧张、项背强直，而无角弓反张及高热等症象的患者，单用针刺治疗即可痊愈。但对较重病人则需补充液体，使用青霉素及镇静剂等。同时，认为脱水、肺炎、缺氧及营养不良等为本症危险的并发症；在有感染之创口

301

施行扩创、消灭病灶亦属必要。

病例　用针灸配合药物治疗破伤风 10 例。全组病例均经中西医会诊，根据典型症状及必要的理化检查确诊为本病者。

治法　除以针灸为主配合中药治疗外，并根据病情需要进行一些辅助治疗，如患者营养较差或有脱水者，则给以营养药物或输液等。

1. 针灸　以风府、风池、大椎、合谷、行间、内关、颊车、下关、天枢等为主穴；以足三里、三阴交、髀关、地仓、关元、气海、天柱、中脘为配穴。体位取侧卧位、仰卧位或半卧位。手法用强刺激或中等刺激，进针快，捻针角度大，刺针深浅可按一般规定灵活掌握。留针 20～30 分钟以上，时间愈长愈好；必要时应用电针，每日 1～2 次。

2. 中药　处方：制南星 5，4，3（单位为钱；第 1 个数是大剂量，第 2 个数是中等剂量，第 3 个数是小剂量；以下均同）；羌活 5，4，3；天麻 5，4，3；附片 5，4，3；姜蚕 6，5，4；蝉蜕 8，5，4；全虫 2.5，2，1；钩藤 5，4，3；白芷 4，3，2；琥珀 1，0.6，0.5。上药除琥珀研粉用药液冲服外，其余各药均用水煎熬。10～15 岁者用小剂量，5～10 岁者用中剂量的 1/2，2～4 岁者用小剂量的 1/2，1 岁以下者酌减。每日服 3～4 次，或 2 小时服 1 次，或在抽搐停止时多次频服。

疗效　经治疗后，9 例痊愈，1 例死亡。死亡病例因发作期太长，于入院当日约 4 小时左右经救治无效死亡。

（十二）软组织炎

【电针法】

病例　共 59 例。其中蜂窝织炎 41 例，丹毒及类丹毒 5 例，淋巴管结炎 3 例，血栓性静脉炎 2 例，疖 2 例，痈 1 例，乳腺炎 4 例，深部脓肿 2 例。

治法

1. 在病变四周取 4 ~ 8 穴，以细毫针向炎症中央斜刺，深达皮下或肌层，得气后通脉动电 30 分钟，每日 1 ~ 2 次。如有发热，则针刺合谷、曲池，用泻法留针 20 ~ 30 分钟。

2. 疖、痈、蜂窝织炎、丹毒，均在病变四周取穴；淋巴管结炎、血栓性静脉炎，沿病变走行方向相平行的部位取穴。

疗效 以蜂窝织炎及丹毒收效最快，46 例全部治愈，均未用其他药物，电针 1 次即见疼痛、红肿减轻，3 ~ 5 次即获痊愈。淋巴管结炎、血栓性静脉炎，也在 5 ~ 7 天完全治愈。乳腺炎于炎症早期能使浸润硬块消退，脓肿已成者则无效；对其他深部脓肿亦无效，全经切开引流治疗。对疖、痈应用电针，可见红肿及疼痛改善，但未能明显缩短病程。认为电针对早期炎症浸润疗效显著，对已有脓肿形成者则作用不大。

朱阿林：《中华外科杂志》，1960，2：190

（十三）精 索 囊 肿

【针刺法】

病例 共 19 例，其中精索上部囊肿 10 例，下部囊肿 9 例。

治法 用 2 寸毫针刺入囊肿内壁，行多方向提插 10 ~ 20 次，用强刺激手法，不留针。1 ~ 2 天针治 1 次，直至积液完全消失。

疗效

1. 精索上部囊肿 10 例，经治疗后积液全部消退，针治次数为 1 ~ 20 次，平均 5.5 次。囊肿积液消退时间为 1 ~ 30 天，平均 12 天。随访时间最短者 3 年 1 个月，最长者 4 年半，平均 3.7 年，均无复发。精索下部囊肿 9 例中，3 例囊肿积液部分消退，6 例囊肿积液消退后于 2 个月至 3 年复发。

2. 初步认为，精索上部囊肿，疗效巩固，以针刺治疗为宜。精索下部囊肿，针刺疗效较差，以手术治疗为宜。

唐山开滦煤矿医院外科赵文生：《中华医学杂志》，1976，4：234

（十四）痔　病

【针刺法】

报告认为，痔病虽出现于局部，但应考虑到全身"气"的失调。认为大多数病例属于阴盛，其中又可分为"阴维脉偏盛"和"阴跷脉偏盛"，而多数病人是属于后者。根据"诸病皆因于气"的认识，痔静脉瘀血乃是由于气血失调所致。由于阴偏盛，膀胱经、督脉和任脉的气的运行减慢或停滞，通过支脉，影响到肾经、脾经和大肠经。

治法

1. 阴维脉偏盛者　①此类病人除阴维脉偏盛外，常伴有冲脉偏盛。阴维脉交会穴内关、郄穴筑宾以及冲脉的交会穴公孙，都有压痛。膀胱经偏盛时，承筋、承山有压痛。脾经偏盛时，商丘有压痛。②治法以泻法针双侧内关、筑宾90秒钟。以泻法针双侧承筋、承山、上髎2~3分钟。有肛门瘙痒者用补法针会阴、长强。脾经偏盛者，以泻法针商丘2~3分钟。如孔最穴有压痛，即以泻法针刺该穴。最后再以泻法针双侧冲脉交会穴90秒钟。

2. 阴跷脉偏盛者　①此类病人常伴有任脉偏盛，两经的交会穴照海和列缺有压痛。膀胱经偏盛时，承筋、承山有压痛；有时会阳、飞扬有压痛。脾经偏盛者取商丘；大肠经偏盛者取大肠俞；大肠经偏虚者取曲池。②治法以泻法针双侧照海90秒钟。以泻法针双侧承山、承筋2~3分钟。伴有肛门瘙痒时，以补法针会阴（中线略偏左）、长强（中线略偏右）。脾经偏盛者，以泻法针商丘2~3分钟。大肠经偏盛者，以泻法针大肠俞。大肠经偏虚者，以补法针曲池10~15分钟。肺经孔最穴有压痛时，以泻法针该穴2~3分钟。最后以泻法针肺经交会穴列缺90秒钟。

3. 上述两种类型病人，如有剧痛时，在最初2次治疗中，于针刺长强、会阴前，用1.2mm粗针给充血痔放血。

4. 每周治疗1次，共治疗9~12次。

疗效 共20例。其中疼痛、肛门瘙痒和静脉瘀血完全消失者有8例；疼痛、肛门瘙痒完全消失，但尚有部分静脉瘀血者10例；疼痛部分改善、瘙痒完全消失、静脉瘀血减轻者2例。其中4例有中度直肠脱垂者，1例不再脱垂，2例改善，1例无效。

罗马尼亚，Constuntin Raut.（1974）. 黄楠译，方宗仁校摘。

引自《中医药研究参考》，1975，3：52

附：痔 出 血

【电针法】

治法

1. 取穴 ①主穴：取痔俞（在命门穴旁开1寸许处）、会阳、长强、承山等。②配穴：便血者加二白；脱肛者加气海、肾俞。

2. 操作 每次取2~3穴。一般用稍重之刺激。如有便血，二白穴或承山穴之刺激量应稍轻。得气后通电，刺激量以病人能耐受为度，每穴通电5分钟。每周治疗2~3次。

3. 部分病例因出血过多，配服中药。

疗效 共治28例。其中25例有便血者，不论内外痔或混合痔，大都经1~2次治疗获得止血效果。在消缩痔核方面，在复查的12例中，对内痔效果最佳（5例中4例治愈，1例显效），对外痔与混合痔效果较差（外痔5例中，1例显效，4例进步；混合痔2例中，1例显著，1例进步）。

吴刚：《江西医药》，1964，11：480

（十五）脱　　肛

【针刺法】

病例　共35例。均为男性患者。病程一般都较长。大多数肛门脱出后不能自行缩回。脱出长度以3～4cm者为多。

治法

1. 取穴　共分3组。第1组，针百会、足三里（双）、长强、承山（双）；第2组，针长强、承山（双）、环门（位于肛门的两侧，即3点、9点位置，当赤白肉际分界处。采用胸腹式卧位取穴，针1.5寸深，对治疗脱肛，到最后仅有少许不能缩回者有显效）。第3组，针长强、环门（双）、承山（双）、百会。

2. 操作　用补法，留针3～5分钟。隔日针治1次。

疗效

1. 用第1组穴治疗10例，有4例治愈，6例好转；后者经加针环门穴后，又有4例治愈。

2. 用第2组穴治疗16例，有14例治愈，1例好转，1例无效。

3. 用第3组穴治疗9例，有6例治愈，3例好转。

4. 总有效率为97.1%。对22例治愈患者，进行了1～12个月的随访，未见复发。

吕兴斋：《江西医药》，1964，2：109

【电针法】

治法

1. 取穴　①主穴：取提肛穴（伏卧位，穴在肛门两侧，自中央旁开0.5寸，即3点、9点处）。②配穴：取长强、命门、次髎、大肠俞、承山、委中等。大便不规则者加天枢、足三里。每日配合3次坐浴。

2. 操作　提肛穴针刺1.5～2.0寸深，针尖向同侧腹股沟方向直刺，中等刺激，通电 20～30 分钟。患者有重度酸麻胀感，并向周围扩散。

疗效 用本法治疗 13 例，有效 12 例。另 11 例未用提肛穴作对照，结果 7 例有效。

杨永清：《上海中医药杂志》，1965，5：32

二、急 腹 症

（一）胆道蛔虫症

【针刺综合法】

病例 共 271 例。年龄 1～10 岁者 13 例，11～20 岁者 42 例，21～30 岁者 61 例，31～40 岁者 87 例，41 岁以上者 68 例。本组病例多在发病几小时或 3～5 日内就诊，其中 3 日内就诊者 155 例，占 57.2%；10 日以上就诊者 21 例，占 7.8%。全组病例，除典型腹痛外，有局部肌紧张者 23 例，占 8%；有恶心呕吐者 189 例，占 69.8%，有吐虫者 69 例，占 24.7%。在 104 例中，白细胞计数超过 10,000 以上者有 70 例，占 69.2%；部分患者有体温升高。

治法

1. 体针 ①取穴：以中脘、上脘为主穴；右侧腹痛者加右梁门；左侧腹痛者加左梁门；疼痛散射至肩背者加痛处阿是穴。②操作：用强刺激，留针 20～30 分钟。

2. 梅花针 对 8 例妊娠患者采用电梅花针治疗，即将梅花针通以较强的电流（电压最高为 10～15 伏），于痛处皮肤轻轻叩打。

3. 驱虫 疼痛消失后，立即驱虫.

疗效 经针刺结合药物驱虫后，临床治愈者 231 例，占 85.2%；好转者 32 例，占 11.8%；无效者 8 例，占 3%。针治本病疗效较佳，一般针 3～5 次可以治愈。本组病例中，有

60 例曾注射阿托品、古列兰、安痛定等，17 例曾注射阿托品吗啡、杜冷丁等，腹痛未能缓解，经用针刺治疗后，除 2 例未能止痛外，均在针后止痛。

吉林医科大学针灸科王健秋等：《针灸杂志》，1965，1：17

【耳针法】

治法

1. 取穴　耳迷根（穴在耳背根部中点，当耳壳外拉时可见一凹陷处即是）。

2. 操作　消毒后用毫针对准耳道方向刺入，得气时有蚁走感、耳热感、耳胀感。针刺深度约 5 分左右，留针 5 ~ 10 分钟。一般先针 1 侧，如病人于 5 分钟内仍未止痛，可再针另 1 侧，留针 10 ~ 15 分钟，多可奏效。

疗效　共治 3 例。均有良好的镇痛及镇静效果。

中国人民解放军 6392 部队 21 分队卫生员何循真：
《新医学》，1972，6：55

308

（二）胆 石 症

【电针加服硫酸镁】

病例　共 219 例，男 81 例，女 138 例。年龄最小 16 岁，最大 75 岁，以 45 ~ 60 岁者最多。诊断依据是：①病史：有反复发作的右上腹痛，伴有发冷、发热、恶心、呕吐等病史，或以往有行胆管取石术的病史。②体征：巩膜黄染，肝区叩痛，右上腹有不同程度的腹肌紧张和胆囊胀大等。③化验：黄胆指数增高，凡登白氏试验直接反应阳性。谷-丙转氨酶均有轻度增高，其他肝功化验均无明显改变。白细胞计数大多增高到 1 万 ~ 2 万/mm³ 以上，杆状核细胞增多。因急性胆管梗阻及胆系感染造影不够成功，故胆管结石、胆囊结石尚不能清楚地分开。

治法

1. 体位　取平卧位。

2. 取穴　日月（右）、期门（右）。上腹痛剧和胆囊胀大者加配右侧巨阙透腹哀、胆俞。

3. 方法　进针后接 G6805 治疗仪，用疏密波，通电 60 分钟，电流量调节到患者最大耐受量为度。一般每日 1 次，疼痛重者也可每日 2 次。

4. 起针后给予口服 33% 硫酸镁 40ml。对合并有中毒性休克、脱水、酸中毒等情况，给予相应的处理，且同时仍可针刺治疗。

5. 针刺后留取每次大便，用冲淘法淘石。

疗效

1. 219 例中，排石者 185 例，占 84.5%；未见排石但症状体征消失者有 30 例，占 13.7%。总有效率 98.2%，单服硫酸镁 73 例的排石率为 27.4%[按]，两者有显著差异。因入院时即有休克，经抢救不见好转而改用手术者 4 例，手术率 1.8%，其中 2 例术后死亡。

2. 本组病例以第一次排石时间计算，排石时间均在针刺治疗的 12 天内，其中 2~4 天排石的有 140 例，占排石病人的 75.7%。多数病人排石可持续 1~3 天。有 1 例排石达 10 天之久。结石最大者为 4.5cm×3.5cm×3.5cm。

3. 本组患者以往曾作过胆管取石手术者 93 例，未作过胆管手术者 126 例，两者针治均可排石，且疗效差异不大。

4. 本组 219 例中，急性发作期 168 例，排石者 165 例，占 98.2%；稳定期 51 例，排石者 20 例，占 39.2%。

5. 排石预兆：排石前，病人感觉在右上腹阵发性疼痛加重，体温升高，胆囊肿大者，在针刺前不能清楚地触到胆囊，但针刺后即可清楚地触到胆囊。对针刺前已触到的胆囊，则针刺后其胆囊质地坚硬。这些都说明针刺后，胆囊有剧烈的收缩。待疼痛突然消失时，很可能结石已排至肠道内，此时更应

309

注意仔细从病人的每次大便中淘石。

6. 本组手术适应症：①对感染严重且伴有休克的病人，应用积极抢救措施，且同时可作针刺治疗，经过积极的抢救不见好转，甚而有恶化趋势者，以手术治疗为宜。②对反复发作多次住院治疗，症状消失终不见排石者，可能也存在有某种原因，因而结石不能排出，对这类病人应考虑适当时机手术治疗（但也有例外情况）。

按：本段内容参见《全国针灸针麻学术讨论会论文摘要》（一）第3页。1979年6月。

山东省文登中心医院针刺治疗胆石症研究小组：

《新医药学杂志》，1977，8：13

（三）胆石症胆囊炎

【针刺法】

病例　共14例。住院病人10例，门诊病人4例。诊断系依据临床体征、全身症状、化验检查、胸腹透视拍片结果及屡次发作病史。住院病例中，右上腹部阵发性疼痛紧张者10例，发冷发热者9例，腹胀、恶心、呕吐者10例，食欲减退者10例，巩膜黄染者10例，肥胖体质者4例，胆囊触痛征阳性者10例，胆囊过敏征阳性者4例，胆囊肿大者2例，并发胆囊蓄脓者2例，术后残留胆沙者2例，白血球总数增高者7例，肝功能正常者8例，小便三胆正常者10例，黄疸指数高于正常者10例，胸透正常者10例，腹透发现胆石者1例。10例住院病人中，病程1年者2例，2年者1例，4年者3例，10年以上者3例，30年者1例。

治法

1. **取穴**　①腹部穴，取章门（脾之募穴）、期门（肝之募穴）、日月（胆之募穴）；②背部穴，肝俞（肝之俞穴）、胆俞（胆之俞穴）；③四肢穴，足三里（胃经之合穴）、合谷（大肠

310

经之原穴)、太冲（肝经之原、俞穴）、阳陵泉（胆经之合穴）、行间（肝经之荥穴）、足临泣（胆经之俞穴）。

2. 操作　患者先采取仰卧位、后采取俯卧位或左侧卧位。对主穴章门、期门、日月、肝俞、胆俞，均采用皮内推针法，在穴位表层上施按摇重震刮针术，每穴施用手法约 5 分钟。对于四肢穴位，每天取 2 穴，用普通毫针深刺久留（约半小时左右），以达活血镇痛目的。一般每日治疗 1 次，疼痛剧烈者可 1 日施针 2 次。1 周左右可以治愈。针治过程中可以不用抗菌素及止痛药。

疗效　住院 10 例病人中，有 2 例因肝功能不佳内服中药，有 6 例曾用其他疗法无效，然后改用针灸治疗。经针灸后，患者自觉轻松愉快，疼痛减轻以至消失。平均针刺 3 天后，食欲增加、疼痛消失、体温下降、脉搏增快者亦恢复正常，白血球总数及分类恢复正常，黄疸指数恢复正常，巩膜黄染消失。10 例中有 1 例于针前发现胆石，经 7 天针治后胆石消失。平均住院 1 周。凡经针治的病人未见复发。

张子文等：《中医杂志》，1959，7：27

（四）急性胰腺炎

【针灸法】

病例　共 4 例。报告指出，本病为一种严重的急腹症，在临床上并不少见。指出以往对本病的治疗多采用手术疗法；近数年来则多采用内科保守疗法，除非胰腺化脓或形成弥漫性腹膜炎时，才行外科疗法。本组病例，采用单纯针灸治疗，收到良好效果。

治法

1. 取穴　以府舍、章门、期门、足三里为主穴；以神阙、行间、中脘、上脘为配穴。

2. 操作　患者取平卧位，用泻法，针体垂直刺入，至病人感到有酸麻胀感为度，留针 30～60 分钟，每 10～15 分钟行针 1 次。针后再以艾卷灸之。经针灸 1～2 次后，症状显著好转；对个别症状严重病例，则可每日针灸 2～3 次，或每隔 6 小时针灸 1 次，疗效更为显著。

疗效 经本法治疗 4 例，全部治愈。针治 1～2 次后，症状大为减轻，一般于 4～7 日治愈。

举例 患者，男性，46 岁。住院号 38815。于 1958 年 11 月 14 日因急性腹痛入院。主诉为上腹疼痛，恶心，呕吐 10 余小时。于今晨起床后，感到上腹疼痛，尤以进食后疼痛增剧难忍，呈持续性，并有呕吐，但大小便正常。查体：体温 36.9℃，脉搏每分钟 80 次，血压 130/90mmHg。患者急性病容，坐卧不安，出冷汗，意识清楚。巩膜及皮肤不黄。头、项、心、肺，均正常。上腹有明显压痛及腹肌强直，肝脾未触到，无包块，肠鸣音存在，无移动性浊音。四肢、脊柱及神经系统无阳性发现。化验检查：白血球总数 17,000，中性 97%，小淋巴 3%，血清淀粉酶 128 单位（温斯楼氏方法），尿淀粉酶 2048 单位。诊断为急性胰腺炎。治疗：入院后即行针灸治疗。取穴，府舍、章门、期门、中脘、足三里。针灸 1 次后，腹痛及上腹痛大为减轻，腹肌变软，尿淀粉酶下降为 1024 单位，针灸 5 次后，腹痛消失。化验检查，白血球数正常，血清淀粉酶降为 64 单位。于住院第 5 日痊愈。

陕西省医院内科：《陕西医药卫生》，1959，2：140

（五）溃疡病急性穿孔（急性期）

【电针综合法】

病例 共 41 例。男 36 例，女 5 例。年龄 20～73 岁。均经 X 线和腹腔穿刺等检查确诊为本病。胃及十二指肠急性穿孔是溃疡病严重并发症之一。中西医结合非手术疗法在穿孔急性期，应用针刺疏通气血，缓急止痛，调动人体抗病能力，促进穿孔闭合，为第二期服用中药继续治疗创造条件。在近万例的资料中表明，约有 60%～70% 的患者可取得较好的近期疗效，对一些患者进行随访，远期疗效也较满意。本文对 41 例患者急性期治疗过程中的动态进行了观察。

治法　以针刺为主，辅以有效的胃肠减压、半坐位和常规输液，不给任何止痛药物，一般不给抗菌素。针刺取足三里或其附近的压痛点（双）、中脘、梁门（双）、天枢（双），恶心呕吐重者配内关。得气后，强手法运针，继而电针 1 小时，两次针治间隔为 4 小时。

疗效

1. 疗效标准　经 1～2 次针治后，腹痛明显缓解，压痛局限，腹壁松软，板状腹解除，肠鸣恢复或有排气、排便，穿孔已经闭合，可安全服用中药者，为疗效佳；症状未见明显缓解，或出现反复，需行手术治疗者，为疗效差。

2. 41 例中，疗效佳者 26 例，占 63.4%；疗效差者 15 例，占 36.6%。

客观指标动态观察：

（1）呼吸运动曲线：治疗前，患者腹痛剧烈，中焦郁闭，不敢用力呼吸，呼吸运动频率加快、幅度减小，腹式呼吸幅度减小尤为明显，甚至出现摒气等紊乱波形。第一次电针结束时，呼吸波幅明显增大，尤其腹式呼吸波幅的增大，在疗效佳组有显著的统计学意义，而疗效差组这种变化则不明显，呼吸频率虽略有下降，但无统计学意义。呼吸运动曲线在针刺后立即显著改善，说明针刺有迅速止痛作用。

（2）腹直肌肌电：穿孔发生后，消化道内容物溢至腹腔，刺激腹膜，反射性引起肌肉强直，患者腹直肌肌电呈持续性发放。针刺后，疗效佳组 17 例患者肌电发放逐渐减少，最终完全消失。腹直肌肌电完全消失时间，平均为 4.7 小时。另 13 例疗效差组患者，腹直肌肌电发放虽可见减少，但不能完全消失。腹直肌肌电的消失，可能标志穿孔已经闭合。腹直肌肌电有可能作为判断患者能否转入第二期治疗或是否需中转手术的间接参考指标。

按：胃、十二指肠溃疡急性穿孔是溃疡病的严重并发症之一。近些年来，在开展中西医结合非手术疗法治疗本病方面，获得了许多进展。其中，在正确选择适应症的条件下，针刺法已成为治疗本病的重要方法之一。但是，由于溃疡病急性穿孔，发病急，变化快，如处理不当，可由于腹膜炎危及生命。故本病的针灸治疗，应在外科条件严密观察下进行。

庄鼎等（中医研究院针灸研究所）、田在善等（天津市
急腹症研究所）：《全国针灸针麻学术讨论会论文摘要》

（一）43 页。1979 年 6 月

（六）急性阑尾炎

【针灸综合法】

病例　共 80 例。男 48 例，女 32 例。年龄最小者 8 岁，最大者 61 岁，以 20～30 岁者为最多。病程最短者 2 小时，最长者 13 天，一般多在 24 小时以内。在体征方面，体温在37℃以下者有 7 例，37.1～37.9℃者有 39 例，38℃以上者有34 例。白血球，最低者接近正常，最高者达 20 000 以上，以10 000～15 000 之间者为最多。临床症状方面，有腹痛者 80例，恶心者 42 例，呕吐者 18 例，寒战者 5 例，压痛者 80 例，反跳痛者 56 例，肌紧张者 36 例，有包块者 12 例。本组病例中，急性单纯型者 46 例，占 57.5%；慢性复发型者 17 例，占 21.3%；限局性腹膜炎者 12 例，占 15%；妊娠阑尾炎 5例。

治法

1. 取穴　以阑尾穴为主穴（在足三里与上巨虚之间）。腹痛较重者加对侧阑尾穴或天枢穴；体温较高者加曲池、行间、合谷等穴。此外，尚可依据症状配用其他穴位（本组病例配

314

用其他穴位甚少）。

2. 操作　用泻法（妊娠者用轻泻法或平补平泻法），主要采用捻转、提插、迎随或透天凉等手法。每日针治 1～2 次或 3 次，每次留针 30～60 分钟，轻型者也可不留针。

3. 灸法　在体温不高，腹中持续隐痛或包块消散较慢者，采用艾灸，每次灸 5～15 分钟；全疗程中用 1～3～5 次。施灸部位为阑尾压痛点（小腹部）或奇穴。

4. 中药　在腹痛剧烈，体温较高，病情继续发展时，可配用中药，所用方剂为加减大黄牡丹汤和加减清肠饮。

疗效

1. 80 例中，有 3 例在治疗好转的情况下，自动要求手术治疗；2 例因针灸疗效不显著，改用手术治疗；6 例因针后发生穿孔，改用手术治疗；手术治疗者共为 11 例，均获治愈。80 例中，单用针灸治疗的有 64 例，其中痊愈者 55 例，占 85.9%；进步者 3 例（自动要求手术者），占 4.7%；无效者 6 例（改用手术治疗），占 9.4%。配合中药治疗者有 13 例，其中痊愈者 11 例，无效者 2 例。配用抗生素治疗者有 3 例，均获治愈。

2. 症状消失情况　腹痛消失时间，最快者 1 小时，最慢者 5 天，绝大部分在 3 天以内。压痛消失时间，最快者 6 小时，最慢者 14 天以上，绝大部分在 4 天以内。白血球恢复正常时间，最快者 1 小时，最慢者 14 天以上，绝大部分在 2 天以内。体温多在 1～3 天降至正常。

3. 治愈日数　治愈的 69 例中，除 1 例治疗 44 天外，其余 68 例最短者为 2 天，最长者为 21 天，平均为 5.2 天。其中单纯性轻型者平均为 3.6 天，复发性轻型者平均为 7.6 天；单纯性重型者平均为 4.4 天，复发性重型者平均为 4.5 天；限局性腹膜炎者平均为 8.4 天。

4. 失败病例的分析　在手术病例中，除 3 例为自动要求手术者外，其余 8 例在手术中发现，2 例针刺效果不显著者，1 例为阑尾后位，1 例为妊娠阑尾炎，仅见阑尾明显充血；针后穿孔的 6 例中，1 例为阑尾根部狭窄且梗阻，3 例有粪石，1 例阑尾与周围肠壁粘连，1 例见阑尾极度充血。

5. 复发病例的分析　治愈出院的患者中，有 4 例复发，再度入院手术治疗。术中发现 1 例阑尾位于盲肠后且尖端与腹膜粘连，1 例阑尾腔闭塞且尖端位于腹膜后，1 例阑尾位于盲肠后且肠壁增厚，1 例阑尾腔有粪石且中段狭窄。

中医研究院针灸研究所，北京协和医院外科、放射科：

《中医研究院学术论文选集》，175 页，1959 年，

人民卫生出版社

病例　共 164 例（包括妊娠期急性阑尾炎 5 例）。均为成人患者。其中单纯型急性阑尾炎（包括急性单纯型及慢性阑尾炎急性发作病例）145 例，占 86.4%。

治法

1. 取穴　以阑尾穴及足三里穴为主穴，或单以阑尾穴为主穴。

2. 操作　留针 1 ~ 2 小时，每日施针 2 ~ 6 次。施针时的取穴方法有：①根据压痛点作为选穴的正确部位；②根据皮肤电阻测定器测定皮肤电阻最低处作为取穴的正确部位；③根据针灸学骨度分寸折量法取穴。

疗效

1. 全组病例各临床类型的治愈率不同，总治愈率为89.6%。其中单纯型急性阑尾炎的治愈率达 93.8%。单用针灸治愈的 147 例，其平均住院日数为 5.8 天。针刺失败的有17 例，占 10.4%；其中 12 例行手术治疗，发现其主要病变为阑尾已有严重病变，阑尾粪石梗塞，或阑尾壁增厚、阑尾组织纤维化等。5 例妊娠期急性阑尾炎全部治愈，无并发症。全组

无 1 例死亡。根据 79.6% 的病例，平均 4～6 个月的随访观察，效果满意者占 86.2%，复发率为 13.7%。

2. 在病程演变方面观察到　①慢性阑尾炎急性发作患者压痛持续不消失时，每于右下腹出现两种特殊体征；②急性单纯型阑尾炎伴有阵发性剧痛者在针灸治疗过程中，病情每易加剧，手术时发现阑尾腔内往往有粪石梗塞；③急性阑尾炎伴有限局性腹膜炎患者，部分病例可单用针灸治愈，部分病例则须采用综合疗法（中药、针灸、抗菌素等并用）治愈，过程中无特殊并发症。

上海第一医学院中山医院：《上海学报》，

1959，5：355～360

病例　共 590 例。其中急性单纯性者 500 例，伴有限局性腹膜炎者 78 例，阑尾包块 12 例。

治法

1. 取穴　①主穴取足三里、上巨虚（或阑尾穴），均为双侧。②配穴，体温超过 38℃ 者加曲池，腹胀者加大肠俞、次髎。

2. 操作　用泻法，留针 1 小时。根据病情轻重，每日针治 1～3 次，直至压痛完全消失。

疗效

1. 近期疗效　全组病例中治愈 356 例，占 60.3%；好转 162 例，占 27.5%；无效 72 例，占 12.2%。无 1 例死亡。有 18 例好转后行手术治疗。平均住院 6.3 天。

2. 随访观察　对治愈及好转之急性单纯型阑尾炎 391 例，经 1 年半的随访，复发率占 42.2%。在随访超过 4 年的 153 例中，复发率为 41.3%。

3. 从临床观察中可以见到针刺能调节肠道蠕动，增强白血球吞噬能力，并促使血浆内加氢皮质素含量增高。由此推测其作用机制可能是促使阑尾腔内积聚物易于排出，并增加机体

317

的抗炎能力，加速炎症的消退。

李洁英等：《中华外科杂志》，1964，增刊号：90～92

病例 共223例。其中用针刺治疗者139例，用抗菌素治疗者84例。两组病例入院时之体温、白细胞计数及腹部体征如下：

1. 体温，38～38.5℃者，针刺组21例（占15.1%），抗菌素组5例（占6%）；37.5～37.9℃者，针刺组47例（占35.2%），抗菌素组33例（占39.3%）；37.1～37.4℃者，针刺组43例（占32.4%），抗菌素组28例（占33.3%）；37℃以下者，针刺组24例（占17.2%），抗菌素组18例（占21.4%）。

2. 白细胞计数，15000～20000以上者，针刺组36例（占25.9%），抗菌素组11例（占13.1%）；10000～15000者，针刺组63例（占45.3%），抗菌素组42例（占52%）；10000以下者，针刺组40例（占28.8%），抗菌素组31例（占36.9%）。

3. 中性白细胞计数 86%～90%以上者，针刺组52例（占37.6%），抗菌素组20例（占23.8%）；75%～85%者，针刺组58例（占41.6%），抗菌素组44例（占52.4%）；75%以下者，针刺组29例（占20.9%），抗菌素组20例（占23.2%）。

4. 腹部体征，压痛明显者，针刺组55例（占40%），抗菌素组20例（占23.8%）。轻度压痛者，针刺组84例（占60%），抗菌素组64例（占76.2%）。有肌痉者，针刺组75例（占54%），抗菌素组39例（占46.4%）。有反跳痛者，针刺组119例（占85.6%），抗菌素组71例（占84.5%）。

5. 按临床症状分类，针刺组139例中，急性单纯性者122例，伴有限局性腹膜炎者17例；抗菌素组84例中，急性单纯性者82例，伴有限局性腹膜炎者2例。

治法

1. 针刺组　①取穴，以足三里、上巨虚为主。②操作，用泻法，每次留针 1 小时。初期治疗每日 3 次，症状减轻后改为每日 2 次；当其他症状消失、右下腹部尚有轻度压痛时，即改为每日 1 次，直至压痛完全消失为止。

2. 抗菌素组　入院后即给予青霉素 20 万单位肌注，每 6 小时 1 次；链霉素 0.5g 肌注，每日 2 次。当体温恢复正常，腹部体征明显减轻时，改为普鲁卡因青霉素 40 万单位肌注，每日 1 次，直至压痛完全消失为止。

3. 护理　两组病人，入院后均予半流质膳食，允许在病区内自由活动。当腹痛减轻，食欲明显好转后，改为正常膳食。治愈出院后，休息 3~5 天，并嘱避免剧烈运动 2 周。

疗效

1. 针刺组　急性单纯性者 122 例，治愈者 64 例，占 52.5%；好转者 40 例，占 32.8%；无效者 18 例，占 14.8%。伴有限局性腹膜炎者 17 例，治愈者 8 例，占 47.1%；好转者 2 例，占 11.8%；无效者 7 例，占 41.1%。

2. 抗菌素组　急性单纯性者 82 例，治愈者 43 例，占 52.4%；好转者 25 例，占 30.5%；无效者 14 例，占 17.1%。伴有限局性腹膜炎者 2 例，无效。

3. 平均治愈日数，2 组均为 4.3 天。6 个月随访结果，以针刺治愈病例效果最好。

4. 针刺或抗菌素治疗无效的 41 例，治疗后症状未见改善或腹痛反而加剧，体征加重，体温上升。其中 39 例于针刺或抗菌治疗 1~9 次（大多数治疗 1~2 次），行阑尾切除术，病理检查所见，34 例为蜂窝织炎性、化脓性或坏疽性（其中 7 例有日本血吸虫病）；另 5 例中，3 例为亚急性，2 例为慢性。阑尾腔内有粪石或粪便者 10 例，有蛔虫者 2 例。1 例阑尾脓肿切开引流，另 1 例经针灸、抗菌素、中药综合

319

治疗。

上海第一医学院中山医院外科教研组李洁英：

《针灸杂志》，1966，2：23～25

病例 共 69 例。男 48 例，女 21 例。年龄最小者 7 岁，最大者 45 岁。病程于发病 3 小时内就诊者 28 例，6 小时以内者 19 例，12 小时以内者 5 例，24 小时以内者 11 例，48 小时以内者 3 例，72 小时以内者 3 例。均经临床确诊为本病。

治法

1. 取穴 面部之小肠反应区，在鼻翼两侧（鼻唇沟鼻翼端之两侧）[按]，当两颧之内。治疗前先用经络测定仪探测该部之最敏感点处，即为小肠反应点。

2. 操作 ①斜刺法：在鼻翼沟内侧 1/3 处，使针与鼻纵沟（水沟）呈 25 度角刺入，深约 2～3 分，病人感觉局部酸麻胀感，即为得气，以平补平泻为宜。②直刺法：针与鼻纵轴成直角刺入，深达 1 分左右，病人针感同前。施用手法完毕后，用消毒棉花及胶布固定，以免医针脱落。一般留针 12 小时（小部分留针 12～24 小时），均收到良好效果。每日针治 1 次。曾有 28 例于针后通电 15～20 分钟，效果非常满意。

3. 辅助治疗 患者入院后，最初禁食或全流食 1～3 天，卧床休息。有少数病人给青霉素、葡萄糖盐水，每日滴注 1000～1500ml。针治 2～3 天后，症状及体征减轻或消失，改为流食或半流食。

疗效

1. 69 例中，除 4 例手术外，其余 65 例均经针刺治疗后，症状及体征消失出院，治愈率为 94.2%。

2. 全组病人除 18 例在门诊治疗观察和 4 例手术治疗外，其余 47 例均为住院治疗。治疗日数，最短者为 1 天，最长者为 7 天，平均住院日数为 3 天。

3. 手术 4 例病人中，2 例阑尾内挟有粪块，1 例因针治 1

320

次后发现有限局性腹膜炎，1 例自愿手术治疗。治愈例中有 2 例复发，仍用针刺治愈。

按：原报告中，小肠反应区之部位，在"挟面王两侧（鼻准之端，属脾）之上"。

陈协和等：《中医杂志》，1961，5：182

治法

1. 取穴　93 例取耳廓大小肠区；19 例取耳廓贲门、食道、耳舟等区。

2. 操作　根据病情每 4 小时至 1 天治疗 1 次，采用泻法，每次留针 30～60 分钟。

疗效

1. 共用本法治疗 112 例，其中治愈者 106 例，占 94.6%；无效者 6 例，占 5.4%。

2. 22 例在针刺前后白血球计数观察中，针前在 10000 以上的 19 例中，有 9 例在针后 24 小时恢复正常，其它病例在 2～4 天内下降至正常。局部压痛，一般在针后 3 天内消失。平均住院日数为 3～4 天。

3. 无效病例中，1 例在手术时见有阑尾粪石梗阻，1 例在手术时发现为移位胆囊炎（右下腹部），这说明耳针尚有一定辅助诊断价值。

4. 治愈标准为，在针刺后体温及白血球计数降至正常，局部压痛消退。

上海市耳针协作小组：《中医杂志》，1959，10：32

病例　共 377 例。本组病例以早期急性阑尾炎为主。

治法

1. 取穴　在耳轮脚上缘及耳舟中段之痛点处。

2. 操作　用强刺激手法，留针 30～60 分钟。

疗效

1. 377 例中，治愈率为 71.8%，有效率为 90.7%。平均治愈日数为 3～4 天。在 1 年中经过随访的 200 例中，远期疗效为 73.4%。

2. 治愈标准为腹痛消退，体温、白血球计数等恢复正常（深部压痛未解者，作为进步）。

上海市耳针协作小组：《上海中医药杂志》，1962，2:20

【穴位注射法】

治法

1. 取穴　右侧足三里或阑尾穴。

2. 操作　患者取仰卧屈膝或屈膝端坐位。穴位常规消毒后，用 5ml 消毒注射器吸入注射用蒸馏水 2～4ml，以较快速度将针刺入 3～4cm，探索穴位刺激点，待有酸重麻胀感时，即将蒸馏水缓慢注入，患者立即感到沉重的麻酸胀感沿胫前外侧传至足背以至足趾。视病情每日注射 1～2 次，直至痊愈为止。

疗效

1. 用本法共治疗 42 例，除 2 例未效改用手术治疗外，其余 40 例均治愈。治愈率为 95.3%。平均住院日数为 4.5 天。

2. 用本法注射后，腹痛立即明显减轻，大部分病例腹痛可在 1～3 天内消失，仅少数患者需 4～5 天。压痛、反跳痛、腹肌紧张，大多数在 1～4 天消失，少数在 6 天消失。发热和白血球增高者，大部在 1～2 天恢复正常。

3. 在治疗期间，患者饮食良好，无呕吐便秘情况。除阑尾穿孔性腹膜炎未用此法外，无特殊禁忌症，亦无副作用。妊娠者及小儿阑尾炎亦经治愈。本法对单纯型急性阑尾炎疗效卓越，对慢性复发性阑尾炎（包括阑尾腔梗塞或粘连）疗效较差，宜考虑手术治疗。至于阑尾穿孔性腹膜炎，仍属手术治疗范围。

4. 2 例无效患者，系因治疗方法掌握不当而复发，手术时所见，1 例阑尾腔粪石梗塞，1 例有粘连。

宋瑞麟等：《中华外科杂志》，1960，1:62～64

（七）各型阑尾炎

【针刺法】

病例 共 1542 例。本组病例系上海市针灸治疗阑尾炎机制研究协作小组，就 20 几个单位所提供的资料进行分析的（提供资料的单位包括教学医院，市、区中心医院，企业职工医院、地区医院等）。全组病例中，成人患者为 1426 例，小儿患者为 116 例。按临床类型区分，单纯型成人患者 1134 例，小儿患者 112 例；慢性阑尾炎急性发作型患者 189 例，均为成人患者；急性阑尾炎伴有限局性腹膜炎 65 例，均为成人患者；阑尾包块成人患者 38 例，小儿患者 4 例。

疗效

1. 各型阑尾炎的临床疗效：①总疗效，各型阑尾炎成人患者共 1426 例，单纯使用针灸治愈者 1201 例，治愈率为 84.2%；小儿患者 116 例，单纯使用针灸治愈者 77 例，治愈率 66.3%。②单纯型患者成人 1134 例中，单用针灸治愈者 1007 例，治愈率为 88.8%；小儿患者 112 例中，单用针灸治愈者 74 例，治愈率为 69.6%。③慢性阑尾炎急性发作型者 189 例成人患者中，单用针灸治愈者 145 例，治愈率为 77.3%。④急性阑尾炎伴有限局性腹膜炎 65 例成人患者中，单用针灸治愈者 22 例，治愈率为 36.8%。⑤阑尾包块 38 例成人患者中，单用针灸治愈者 27 例，治愈率 71.1%；4 例小儿患者中，单用针灸治愈者有 3 例。⑥体征消失情况，腹痛及肌痉一般在针后 24 小时内消失，体温及白血球计数亦趋正常，压痛一般在 2~3 天内消失，平均 4 天左右即可出院。⑦针灸治疗本病的疗效虽相当满意，且有继续提高之可能；但针灸治疗本身也有一定条件的限制。例如，当阑尾腔梗阻不能解除时——如粪石嵌顿，寄生虫梗阻，以及阑尾组织已发生相当程度的破坏时，如化脓坏疽，针灸的治疗作用即不显著。在此情况下，如继续针刺则有发生穿孔的可能。

2. 无效病例分析　无效病例成人患者共 225 例，其中经手术治疗且有较详细记录者有 54 例，手术时发现肯定为阑尾腔内有粪石梗塞、阑尾本身粘连扭曲，或有虫卵沉着、结核性肉芽肿等病变者有 29 例，占 53.6%。

3. 随访观察　对于已经治愈患者之随访病例（包括单用针灸或并用中药、或并用抗菌素者），成人有 880 例，占全部治疗人数的 60.3%，小儿病例仅有 57 例；其中成人复发者有 85 例，复发率为 9.6%，小儿复发者有 2 例，复发率为 3.5%。

作者认为：针灸治疗本病的指征问题：①单纯急性阑尾炎，如能掌握正确的治疗方法，可以得到很高的疗效，但在治疗时应严密观察，因针灸治疗本身尚有一定条件的限制，已如上述。②慢性阑尾炎急性发作之类型、阑尾的病理变化不利于阑尾腔的排空，可能影响针刺疗效，因此某些单位主张手术治疗；但另一些单位曾根据辨证论治另拟取穴处方，获得良好疗效。因此，针刺的治疗原则尚待进一步肯定。③单用针灸对伴有限局性腹膜炎之病例效果不佳，即使加用中药或其它疗法而治愈者，其复发率亦较高，因此可采用即时手术或经综合疗法治愈后进行择期手术。④阑尾包块之病例，针灸疗效与西医所用保守疗法相差不大，因此可使用针灸治疗，但因复发率较高，日后仍宜择期手术。⑤针灸治疗后复发之病例，虽仍可用针灸治愈，但因病理变化关系，仍有再发可能，因此亦宜手术治疗。

根据以上分析，针灸治疗本病虽尚未尽善，但针灸在治疗急性阑尾炎中仍占有很重要的地位。针灸是治疗急性阑尾炎的病因疗法，与过去西医所用的保守疗法性质完全不同。手术治疗虽然彻底，但在实践中可以体会到针灸治疗有许多手术治疗不及之处。首先，针灸治疗可以不受时间、地点、条件的限制，而手术治疗就必须有一定的条件和设备。其次针灸治疗本身很少引起并发症，而手术治疗的并发症则高达 18.1%，由于急性阑尾炎为外科中最常见之疾病，而患者又以青壮年为最多，因此在评价时，对劳动力之影响，亦应予以考虑。再次，手术治疗本身也有一定反指征，或者虽非禁忌，但有可能引起不良后果。譬如，有出血倾向或心力衰竭的病人，如患急性阑尾炎用手术治疗即很可能发生危险。又如妊娠期发生急性阑尾炎，手术治疗引起的早产或流产率可达 15.1%，胎儿死亡率可达 9%，针灸治疗则为此种病人提供了一项既安全又有效的治疗方法，显示了针灸独到之处。

上海市针灸治疗阑尾炎机制研究协作小组：
《中医杂志》，1959，10：14

附 1：妊娠期急性阑尾炎

【针刺法】

病例　共 17 例。其中经产妇 13 例，初产妇 4 例；发生在妊娠第 1 期者 7 例，第 2 期者 6 例，第 3 期者 4 例。

治法

1. 取穴　以双侧阑尾穴、足三里为主穴；腹痛严重者加针曲池穴。

2. 操作　用 26 号 2 寸长不锈钢毫针，以旋捻法进针，进针后施用泻法，留针 2～3 小时，病情轻者留针时间可为 1 小时，于留针期间每隔 15 分钟强化刺激 1 次。按上述常规进行治疗，一般针 3～4 次，炎症即可消退。每日施针 2～3 次。

3. 治疗过程中不须禁食，一般患者均进流质饮食，症状减轻时进半流质饮食，如有脱水现象，应予输液，一般不给任何抗菌素或其他消炎药。

疗效

1. 17 例中，除 2 例针刺无效改用手术治疗外，其余 15 例均获治愈，无 1 例发生流产或早产。

325

2. 临床体征消失情况　腹痛，全部病例于针刺后均有不同程度的减轻，在针后 12 小时内腹痛完全消失者有 4 例，多数均在 2~3 日内消失，最迟者于第 6 日消失。体温，在体温升高 12 例者中，除 2 例手术外，其余多在 12~24 小时降至正常，有 1 例于 48 小时、2 例于 72 小时降至正常。压痛消失情况，较自觉腹痛为迟，其中 24 小时压痛消失者 3 例，2~3 日消失者 7 例，4~5 日消失者 4 例，6 日消失者 1 例；2 例手术患者，针后压痛未有减轻。白血球下降情况，于 24 小时内下降达到正常者有 11 例，48 小时内降至正常者有 4 例。

3. 住院日数，平均为 5 天。

4. 复发病例，有 2 例病人于 28 天及 36 天后复发，再次入院，1 例经手术治疗，1 例经针刺后症状消失出院。

5. 2 例针刺未效患者均于第 1 次针后腹痛稍见减轻，但压痛仍存在，体温、白血球增高，疑有阑尾穿孔而行手术。手术时发现阑尾坏疽穿孔。

6. 报告认为：①针刺对妊娠早期急性阑尾炎(多为单纯型)最为适应。假如阑尾炎症变化已发展到积脓或坏疽程度，针刺似不能发生显著疗效。同时，由于妊娠期阑尾炎在处理上需要周密考虑妊娠情况及妊娠生理，尤其在妊娠晚期，处理更为复杂。因此，在针刺时要严密观察，假如症状不见好转，应根据病情考虑手术治疗为妥，以免阑尾一旦坏疽或穿孔并发腹膜炎时，造成流产或早产。②取穴可以双侧阑尾穴及足三里为主穴，症状严重时加针曲池。局部施针应尽量避免。怀孕 5 个月以下之孕妇，脐下各穴应为禁刺；5 个月以上之孕妇，上腹部穴亦应禁刺，以免刺激子宫收缩造成流产或早产。此外，凡针刺可引起子宫收缩的穴位，如三阴交、合谷、太冲、昆仑、至阴，都应在配穴时注意避免。③本组病例中应用黄体酮者有 4 例。认为黄体酮可减少子宫收缩，对于防止流产或早产有一定价值。

龚松南：《中华妇产科杂志》，1960，1：16

附2：急性血吸虫病并发阑尾炎

【针刺法】

病例 胡××，男，28岁。因患急性血吸虫病，于1959年7月19日入院。在注射锑剂中途（第14针），突然发生右下腹部剧痛、拒按，阑尾点有限局性显著压痛，恶心，大便秘结，右腿不能伸直，体温38.2℃。经中西医会诊，诊为急性血吸虫病并发阑尾炎。即采用针灸治疗。取阑尾穴，每天上下午各针治1次，用强刺激，留针30分钟，每10分钟捻转1次。第1天针后，下腹部疼痛和阑尾点压痛均减轻。第2天继续针刺以上穴位，拒按、恶心好转，右腿稍能伸直，体温37℃。第3天仍按以上穴位针治，所有症状完全消失（未用任何药物）。继续接受锑剂治疗，顺利完成疗程，治愈出院。

邹法轲：《江西中医药》，1960，4:18

附3：阑尾包块

【针刺中药综合法】

治法 以针刺为主，药物为辅进行治疗。

1. 针刺治疗　先针中脘穴，在用捻转法进入皮肤后，即直刺1~1.5寸，弹动针柄2~3下，再用食指、中指夹持针柄，以拇指按针尾，作环形摇动15~20周后，起针；然后再在包块部刺3~5针，先针正中，后针周围，在捻转进入皮肤后，直行刺入块内，用以上环形摇动针柄1~2分钟即可。手法宜轻，猛力深刺易引起腹痛。

2. 中药治疗　用肠痈汤—金银花45g、连翘30g、蒲公英45g、地丁45g、乳香9g、没药9g、赤芍12g、丹皮9g、青皮9g、枳壳9g、广木香6g、甘草9g。此外，大多数患者配合炒盐热敷治疗。

3. 一般针20~30次左右，包块可以消失。

疗效 共用本法治疗 25 例。其中痊愈 16 例，显效 2 例，进步 3 例，无效 2 例，不明 2 例。治愈者经随访 3 ～ 12 个月，未见复发。

王正甫等:《江苏中医》, 1965, 4: 27～29

附 4: 阑尾炎压痛点

【耳穴压痛法】

病例 共 89 例。其中有压痛点 73 例 (有区域记录者 59 例, 无区域记录者 14 例), 无压痛点者 16 例。

1. 痛点分布区域 (以点计算) 在大小肠区者 (耳轮脚上缘) 39 例, 在食道部者 (耳轮脚下缘) 18 例, 在耳舟相当于耳轮脚水平者 20 例, 在耳轮尾者 15 例, 在三角窝者 16 例。痛点数目为 1～16 个, 痛点多者可能是痛点的扩散区。

2. 痛点的程度与炎症的关系 病重者, 痛点剧, 并有痛点感应扩散区; 炎症轻者, 痛点出现亦轻; 16 例慢性和慢性复发性阑尾炎患者, 耳区未见痛点。

3. 痛点的消退与病症好转的关系 从手术治疗和针刺治疗本病的观察中发现, 手术组 15 例中, 有 9 例痛点消退, 时间为 5～7 日, 这可能同腹壁切口及残端处理有关 (其他 3 例伤口局部注射长效麻醉封闭后, 痛点在术后 1 天消失, 但也有个别患者的痛点于术后增加者)。针灸组的 11 例患者, 在针后阑尾炎局部情况好转时, 痛点在 2～3 天中消失。在阑尾炎治疗的过程中有颠波的病例, 耳廓压痛也有轻重波浪样的改变; 另有 1 例阑尾包块患者, 其耳区压痛点消退较慢。从观察中可以看出痛点的轻重与局部体征的关系, 是成正比的, 因此从痛点的程度上, 也可作为推断局部体征程度的参考。

上海市耳针协作小组:《中医杂志》, 1959, 10: 32～36

病例 共 30 例。男 13 例, 女 17 例。年龄为 12～65 岁。全组病例于术前双侧耳壳均有不同程度的压痛, 术后压痛全部消失。本组病例，均作了阑尾切除术，计单纯型阑尾炎 11 例，化脓型阑尾炎 12 例，穿孔型阑尾炎 7 例。

操作　用一端拉直的"回形针"头（将针头磨光滑），在患者双侧耳壳的阑尾穴位轻轻触压即可。此外，①触压时穴位要准，否则准确率会下降。耳壳阑尾穴，位于小肠穴和大肠穴的中间处。②压痛与炎症程度有关，穿孔型阑尾炎压痛最明显，化脓型阑尾炎次之，单纯型阑尾炎压痛较轻。③耳穴触诊有助于急腹症的鉴别诊断。例如，有 1 位女病人患急性下腹疼痛，经耳穴触诊，阑尾穴无压痛，但卵巢穴压痛明显，在开腹探查时发现为右侧卵巢囊肿（约鸡蛋大）扭转，已变紫色，而阑尾无炎症改变。

江苏省兴化县人民医院外科程国炬：《新医学》，1975，5：270

附 5：慢性阑尾炎疗效预测

【针刺法】

通过 30 名正常人和 60 名慢性阑尾炎患者的观察，以针刺前后阑尾的变动作依据，找出以下几条诊断该病较为确切的 X 线征象：①针后阑尾弧度缺乏变动。②针后阑尾分节、气泡或粪石缺乏移动。③针后阑尾粗细缺乏变动。④针后阑尾扭结未见变动（以上 4 项 X 线征象均可引起压痛）。⑤针刺前后随阑尾移动而移动的局限性压痛。如有以上 5 项之 1 者，即可诊断本病。

此外，在用针灸治疗本病 10 例的观察中，结果 2 例治愈，4 例好转，4 例无效。认为疗效的好坏，决定于指征的正确与否，如 X 线征象符合前 4 项者，针刺治疗即无效果。无以上 4 项 X 线征象的慢性阑尾炎患者，如能掌握正确的针刺方法，则可以获得很高的疗效。但须加强随访，以观察远期疗效。

张发初等：《上海中医药杂志》，1965，6：27～30

附6：针刺对正常人阑尾运动的影响

【针刺法】

本组观察针刺正常人阑尾穴对阑尾运动功能的影响 64 例。其中包括第 1 阶段（摸索阶段）14 例，第 2 阶段 50 例。

方法 正常人于口服钡餐后 6～8 小时，选择阑尾充盈者进行检查。于针前、停针半小时期间、起针后 45 分钟内以及起针后 3 小时的时候，进行屡次透视观察并作多次曝光或连续单片摄影。停针半小时期间和起针后 45 分钟内，各观察 3 次。

结果 经过分析了观察的材料之后，认为：

1. 针刺正常人阑尾穴可以引起阑尾蠕动增强，表现为不同程度的阑尾移动、紧张度的改变及排空。双侧同时进针并捻针，比单侧进针对阑尾的作用更加明显。针刺非阑尾穴（昆仑穴）对阑尾运动则无影响。

2. 针刺阑尾穴对阑尾运动功能的影响，可以即时出现，也可延缓出现。强刺激引起强反应。阑尾腔内含有多数大粪石者则不利于排空。基于上述事实，考虑到临床针刺治疗急性阑尾炎时，不一定是针治次数越多越好，针刺强度越强越好，而应该结合病人的具体情况采用不同的针刺方法。

3. 针刺阑尾穴对正常人的阑尾所给予的影响，如果对急性阑尾炎患者也相同，则对针刺治疗急性阑尾炎的疗效机制，则可提供一部分解释。阑尾蠕动增强，可以舒畅血运，排除梗阻，有利于炎症的治愈。

4. 针刺正常人阑尾穴后，阑尾所呈现的运动功能变化，类似迷走神经兴奋的作用，至于经络本质问题，则尚待进一步研究和阐明。

韦嘉瑚等：《中华放射学杂志》，1960，2：88

附7：回盲部扭转

【针刺法】

病例 男，18 岁。因心窝部疼痛并逐渐转至右下腹部已 8 小时，于 1962 年 8 月 10 日急诊入院。患者自诉于 8 月 10 日下午感到心窝部不适，并有疼痛、恶心，但无呕吐。1 小时后，疼痛转至脐周及右下腹部，呈持续性。发病后排便 1 次，便后亦未见好转。晚 8 时许疼痛加剧，右腿不敢伸展，乃来院治疗。体检：体温 38.3℃，白血球 12,700，中性 85%。呈急性病容，呻吟，弯腰，屈右腿。心肺无异常发现。腹部平坦，右下腹部有明显压痛及肌紧张，反跳痛可疑，未触及包块。心窝部压之有不适感。肝脾未触及，肠鸣音正常。其他检查阴性。诊断为急性阑尾炎。入院后，除注射青霉素外，在右侧足三里、阑尾穴及阿是穴各刺 1 针，强刺，留针。针刺当时患者无惧痛表现，留针 5 分钟后，患者感到心烦、恶心、出冷汗及烦躁不安，腹内剧痛，呈阵发性增强，呕吐 2 次，均为少量胃内容物。检查：右下腹部稍内侧有一 10cm×10cm×3cm 之包块隐现于腹壁，压痛明显，叩之转变为浊音，起初怀疑为针刺阿是穴误伤腹壁下动脉而形成血肿，但针刺部位距腹壁下动脉走行尚远，且包块深在腹内，故诊断未确。出针后即作腹部透视，发现肠内有少量积气，无水平面，右下腹部有一透光度减弱之阴影，其部位及大小与体检所见一致。乃行手术治疗。术中发现回盲部（包括一部分回肠及升结肠）呈逆时钟样扭转 360 度，乃复位之。复位后发现阑尾于盲肠左后方，呈急性蜂窝织炎状改变，切除阑尾后结束手术。术后经过良好。病理报告：急性蜂窝织炎性阑尾炎。对上述病例回盲部扭转的发病机制，报告者推想，可能与局部炎症及针刺各穴位促使肠蠕动亢进有关。

李光华等：《中华外科杂志》，1962，12：798

附8：针刺治疗阑尾炎机制

【针灸法】

报告根据急性阑尾炎病因的分析，认为阑尾腔内容物的潴留是发生炎症的一个重要因素，因而设想针灸治疗本病的作用机制，可能因为它能促使阑尾腔潴留物的排空；另方面，机体对于炎症必有一定的防御反应。因此，针灸治疗的另一种作用方式，可能由于它能增进机体的自然防御力。据此设想，进行了以下两方面的观察。

1. 针灸对肠道及阑尾运动的影响

（1）针刺时肠鸣的变化：对18例急性阑尾炎病人于针治时进行了22次较详细的观察。针刺穴位为双侧足三里及阑尾穴，部分病例曾加刺双侧曲池。观察结果，大多数病例于针刺后肠鸣次数均有不同程度的变化，针刺后立即听取时，增加者占81.8%，于起针后听取时，增加者占63.6%。

（2）针刺时阑尾动力的变化：因急性阑尾炎患者，不宜进行X线检查，故观察对象均为无胃肠道器质性病变的健康成人。其中甲组35人，针刺阑尾穴、足三里、曲池，留针1小时；乙组31人，针刺阑尾穴，或阑尾穴和足三里，留针5分钟。观察结果：①弧度的变动，甲组35人中针后弧度有重度变动者13例（37.1%），针刺前仅7例（20%）；乙组针后有重度改变者8例（25.8%），针前仅为2例（6.5%）。②分节气泡移动度，甲组中针后移动4~5mm者20例（57.2%），针前仅6例（17.1%）；乙组中针后为11例（35.6%），针前仅为2例（6.4%）。③肠管大小的变动：两组中针后管腔变细超过1/2以上者为16例，针前仅4例。上述变化，显示针刺对阑尾的蠕动有增强作用。

（3）手术时直接观察针刺对阑尾动力的影响：在各种不同麻醉下（全麻、脊麻或局麻），于手术暴露阑尾后，针刺阑尾穴、足三里，观察阑尾的变化。在 51 例中，见到阑尾有变化者共 20 例。

（4）针刺对肠道蠕动影响的动物试验：在装有腹窗的健康家兔下肢上，相当于人的足三里及阑尾穴部位进行针刺，观察肠道动力及肠壁血管变化。在 63 次试验中，有 59 次可见到肠蠕动增加和血管充血，阳性率为 93.6%，而针刺其他部位时，在 86 次试验中，有 82 次未见到肠蠕动有任何变化，以后又在下肢针刺处的以上部位进行各种可以阻断神经传导通路的手术，如坐骨神经切断术、股神经切断术、股骨切断术等，仅发现当下肢动脉周围交感神经被切断或破坏后，再行针刺则大部分不能激起肠道蠕动。

关于针刺引起肠道蠕动的机制，从以上观察中尚不能得出结论，虽然从动物实验结果看，似乎是和神经反射机制有关，但临床上有许多现象，尚不能完全用神经反射机制来解释。例如在腰麻后针刺下肢穴位，有时仍能引起肠道蠕动的增强。

2. 针刺对机体防御反应的影响

（1）针刺过程中，患者血和尿中肾上腺皮质激素及其代谢产物含量的测定：肾上腺皮质激素中，皮质素及加氢皮质素有抑制细胞炎性反应的作用，因此在急性阑尾炎的治疗机制中可能有一定作用。在 16 例成年患者中测定 24 小时尿内 17 酮类固醇的含量，发现 10 例在针刺后第 1~2 日有明显增加；在 6 例儿童患者的测定中未见增加。另在 11 例患者中测定 24 小时尿内 17 羟皮质酮含量，发现 8 例在针刺后第 1~2 日有显著增加。在 9 例患者中测定血浆加氢皮质素含量，针刺后有 6 例增加。

（2）血嗜酸性细胞计数变化的观察：7 例中，针前水平均在正常范围内或低于正常值，于针后有 6 例见有增高现象。

（3）血清类粘朊及红细胞谷胱甘肽含量的测定：5 例患者的血清类粘朊含量，在针刺前即已增高，针后逐渐回复，或续有增加后再逐步回复，其变化程度和持续时间似与病症严重程度有平行关系。测定 11 例患者的红血球谷胱甘肽含量，发现 7 例在针前即有增加，针后逐日下降。

（4）血中丙种球蛋白及白细胞吞噬能力的测定：10 例血浆丙种球蛋白测定结果，其中 9 例于针刺前已见增高，针刺后持续升高至 3～4 天之久。11 例白细胞吞噬能力的观察结果，有 10 例在开始针刺后，吞噬作用有一显著增强过程，然后回降，其与血球计数恰成反向变化。

以上结果，可以证明在针治过程中机体的防御机制有所活动，但目前还不能说明这些活动，完全是由于针刺所引起。

上海市针灸治疗阑尾炎机制研究协作小组：

《中医杂志》，1959，10：14～18

附 9：针刺对阑尾炎病人血清蛋白的影响

【针灸法】

针刺治疗急性阑尾炎及其他急性炎症的机制目前还不清楚，一种可能作用的方式是增进机体的防御机能。急性阑尾炎虽是一种常见病，但在阑尾炎时期，机体的各种变化很少有可查的材料（特别是有关各种防御性反应）。在研究针灸治疗急性阑尾炎的机制时，对这方面进行观察，不仅能增加对疾病本身的了解，也将有助于治疗机制的阐明。本实验观察针刺治疗急性阑尾炎过程中出现的血清蛋白分次变动情况；同时也观察针刺治疗前后血清蛋白分次的动态。

本实验是以北京协和医院外科住院的急性阑尾炎及慢性阑尾炎急性发作的病人为对象，针刺穴位及手法均按中医研究院和中国医学科学院阑尾炎研究协作组商定的常规，主穴为双侧阑尾穴，手法为迎随、提插法中的泻法。在住院后，针刺治疗前 1 次和针刺治疗后每天静脉穿刺采血，分离血清后进行血清蛋白纸上电泳。纸上电泳采用平面法（自制纸上电泳仪），滤纸用东洋滤纸 51 号，电流 0.5mA／cm，用巴比妥缓冲液（离子强度 0.05），通电时间 4 小时左右。染色采用溴酚蓝，定量采用洗释比色法。观察对象均为单纯针刺治疗的病例，并排除了有其他合并症的病例。

通过 29 例所获得的资料，经过统计学方法处理分析之后，认为：

1. 针刺治疗急性阑尾炎过程中，血清蛋白分次在针刺治疗后的变化情况与针前相比较：①血清蛋白在针刺治疗后有显著减少。②α_1 和 α_2 球蛋白在针刺治疗后均有显著增高。但针后第 3 天的增高转为不显著，其中 α_2 球蛋白的变化较为突出。③β 球蛋白在针刺治疗后第 3 天有非常显著的增高。④γ 球蛋白在针刺治疗后的偏高数值，经统计学处理还不能证明有增高的趋势。

2. 通过针刺治疗阑尾炎过程中血清蛋白各分次的变化情况，初步认为针刺疗法似能缓和急性炎症期的发展，使急性炎症趋向恢复正常。

中医研究院针灸研究所、中国医学科学院实验医学研究所：《中医研究院学术论文选集》，218 页。

1959 年。人民卫生出版社

（八）急性肠梗阻

【穴位注射法】

病例 共 50 例。发病至入院时间为 6 小时～4 天，最长者达 9 天。梗阻原因有手术后粘连、功能性梗阻、单纯性梗阻，9 例为肠扭转、肠套叠。

治法

1. 取穴 足三里、天枢、上脘、中脘、下脘、合谷、气海、大肠俞。腹痛严重者加关元。

2. 药液 0.25%～0.5% 普鲁卡因。

3. 操作　用细长针头，待有酸、麻、困、胀时，将药液推入（腹部穴位针刺不宜过深）。

疗效　治疗后，多数患者于 48 小时内解除梗阻。50 例中，6 例无效行手术治疗。报告认为本法之适应症为：①单纯性机械性肠梗阻或腹腔结核症。②蛔虫性及粪块所致之堵塞性肠梗阻。③动力性肠梗阻。认为应考虑手术者有：ⓐ肠绞窄或伴有中毒休克趋势者；ⓑ先天性畸型或肿瘤压迫者；ⓒ全身情况不佳完全性机械性者；ⓓ穴位注射后达 48～72 小时梗阻未能解除者；④腹痛、腹胀，并有腹膜刺激征者。

李迺泽等：《天津医药杂志》，1965，4：336

附：蛔虫不全性肠梗阻

【针灸法】

病例　共 15 例。均为蛔虫不全性肠梗阻。年龄多在 17 岁以下，病程为 1～4 天。部分病例于应用本法前曾用过颠茄酊、吗啡等解痉镇痛剂无效或收效甚暂者。

治法

1. 取穴　以俞募配穴法为主。主穴取天枢、大肠俞（腹痛不能俯卧者，暂不用）、足三里、阿是穴；配穴取腹结、关元、大横。

2. 操作　速刺进针后，边旋捻、边探索针感，待患者产生酸胀麻等针感后，即施以强烈刺激手法，留针 30～60 分钟。留针期间视病情需要每 5～10 分钟捻针 1 次。阿是穴可配合艾条灸。

3. 痛止后，观察半日以上，如疼痛不再发作，即投予足量的驱蛔药（乌梅丸或汤剂、山道年、驱蛔灵等均可）。

疗效

1. 本组病例，经针治后均立止疼痛，继而诸症缓解。治疗次数为 1～5 次不等，大部患者针治 2 次即能完全止痛，而不再发作,全组病例均获治愈。

2. 针灸能否迅速止痛,与取穴是否得当有重要关系。本组 15 例中,有 1/3 病例曾用过针灸而未能止痛,但经采用俞募配穴法后,即迅速收效。通过临床观察,初步认为本病的治疗,采用俞募配穴法值得进一步研究。

石建华等:《中医杂志》,1963,7:265

病例 共 51 例。其中蛔虫性肠梗阻 44 例,麻痹性肠梗阻 4 例,肠套叠 2 例,粘连性肠梗阻 1 例。

治法

1. 取穴 以天枢、腹结为主穴;以大肠俞、足三里、中脘为配穴。灸神阙。

2. 操作 针治得气后,即作强有力的捻转,留针 30～60 分钟,每 5 分钟捻转 1 次,并加艾灸 30 分钟。

疗效

1. 全组病例中,有 47 例经 1 次针灸,梗阻即行解除。仅 1 例肠套叠,经肠切除术后 60 小时高烧抽搐死亡。治愈率达 98.3%。

2. 针刺疗效迅速,一般针治 3～5 分钟即有肠蠕动及肠鸣,部分病例半小时后有恶心呕吐,2 小时则腹泻,排气。

李贤平等:《福建中医药》,1965,1:10～11

(九) 肠 套 叠

【针灸法】

病例 共 8 例。本组病例均经西医外科确诊。诊断之主要依据是:①阵发性周期性腹痛;②恶心或呕吐;③腹内腊肠样肿块;④粪便中有黏液和血液。前 3 项症状与体征,为全组病例所共有,有 3 例具有黏液血便。所有病例均为住院患者,并在中西医严密观察下进行针灸治疗。

治法

1. 取穴　主穴取关元、气海、中脘、百会、大敦、天枢、三阴交；配穴取合谷、太冲、足三里、水分、阴交、小肠俞、大肠俞、胃俞。

2. 操作　主要采取补法，即重刺激法（《针灸大成》中的"烧山火法"），也配合用泻法，刺激时使患者感到有明显的酥麻重胀为度，否则效果不显。一般留针 2 小时，在留针中每隔 15 分钟捻转 1 次，同时施用雀啄术。针后加艾卷薰灸 1 小时。以后每隔 12 小时施针 1 次，加灸 1 次。疼痛剧烈者每 6 小时 1 次，直至肿块消失后停止针灸。补泻手法应适当配合，如关元、气海用补法，目的是缓解冲任之气滞；大敦用泻法，目的疏泄肝经之气，使之下行以止痛；三阴交用平补法，目的是温下焦以治寒冷；天枢先针后灸，以治肠胃之寒气；中脘针灸并施，以温中暖府；俞穴有助消化，且能"益精气，补脾肾"。

338

疗效　8 例患者，有 6 例经针灸整复治愈，有 2 例因未获满意效果乃行手术治疗。其中患儿娄某，年仅 3 个月，套入肠段又过长（肛诊时可触及套入段之肿块），且已坏死，显非针灸之适应症，经截除坏死肠段进行吻合后，次日情况恶化死亡。另 1 例患儿洪某，9 岁，虽曾施用针灸 4 次，但因不能合作，未能充分留针，只得进行手术治疗；术中发现其套入之肠壁已部分整复，并发现肠壁及肠系膜循环较为良好，只有轻度水肿现象，手术整复极易，非过去在肠套叠手术中所发现套入部分之肠壁及肠系膜多半循环不良，色泽暗黑，至少有局部明显水肿现象者可比，故推测针灸治疗肠套叠，可能是通过高级神经中枢改善肠壁循环，促进肠蠕动而起到整复作用。用针灸整复治愈的 6 例中，最多者针 6 次，灸 6 次；最少者针 2 次，灸 2 次。平均针 4 次，灸 3.6 次。住院日数，最长者 11 天，最短者 3 天，平均 6.8 天。由以上病例中可以看出，发病时间较短者，收效迅速。发病时间长者，收效即较慢。如病儿卢×

×，发病半日，住院治疗 3 天即愈；而患儿周××，发病 10
天，经针灸各 6 次，住院达 11 天始出院。

陈自枢：《中医杂志》，1959，7：36

患儿丁××，男孩，7 个月。门诊号 964164。X 线号
84634。1959 年 4 月 8 日上午 12 时来院急诊。代诉：2 小时来
哭闹不安，不食，腹泻 3～4 次，伴有呕吐。体检：腹软，腹
下有一横行包块长约 10cm，呈管状形，按之患儿不安，肠鸣
音增多。指肛检查，大便内有血。白血球总数 22700，中性多
形核占 69%。临床印象为肠套叠。X 线钡剂灌肠检查，灌至
横结肠右端遇到梗阻，钡柱顶端呈典型之杯钳状充盈缺损，且
与腹部触到之肿块一致，遂确诊肠套叠。

确诊后，即进行水力性复位，应用 Foley 氏导管水柱压
力达 100cm 高度并加以腹部按摩，套入部分逐渐退回达到升
结肠及盲肠部分停止前进，如此持续约 40 分钟，反复灌注 3
次以上仍不能使套叠完全复位。以后停止灌注配合针灸治
疗。针刺天枢（双）、章门（右）、外陵（右）、大巨（右）、
关元、中极、曲骨、足三里（双），并应用电针刺激：天枢
（右）、章门（右）、接脉冲电，足三里（双）、接感应电。
然后继续在原条件下灌肠，大约不到 20 分钟肠套叠完全复
位，钡剂通过回盲部充盈大部回肠。以后继续观察患儿至翌
晨 6 时，一般情况良好，吃奶 4 次不吐，睡眠良好，大便中
已无血液，腹部肿块消失，肠鸣正常，白血球 16200。证实
肠套叠已治愈。

治疗时，一般采用以下穴位：中脘（调理胃肠总穴）、天
枢（大肠募穴）、不容（诱导胃肠）、气海（调气）、三里、
丰隆（引降下行）。加减穴位，可用曲池、合谷、太冲（开通
阻塞）。另外，为了在暗室中操作方便，代替指法旋捻，并增
强刺激效果，应用了电针，在曲池、天枢接以脉动电，在三
里、丰隆接以感应电。经以上针灸刺激，对调理神经系统之机

339

能，缓解肠管及腹肌之痉挛当有一定作用，因而对肠套叠起到了治疗作用。

天津医科大学附属医院中医针灸科、放射学科：

《中医杂志》，1959，7：36

三、手术中并发症

（一）手术中休克

【针刺综合法】

作者介绍用针灸抢救手术中严重休克病人的经验。指出休克是外科经常遇到的紧急情况，严重地威胁着病人的生命，死亡率甚高。在探求和改进治疗休克的过程中，发现针灸百会、内关，有良好效果。报告2例如下：

例1　患者翁某，女，28岁。住院号1166。于1959年3月1日因子宫破裂急诊入院。在乙醚麻醉下施行子宫次全切除术，腹腔内出血1500ml。于手术将终时，病情突变，呈潮式呼吸，全身发绀，四肢冰冷，脉细如丝，血压不能测得，角膜反射、瞳孔对光反射消失。即施行人工呼吸，加速输液，连续注射尼可刹米、麻黄素、安钠咖等，并无好转。半小时后瞳孔散大，口吐泡沫，心跳缓慢无力。当即请中医会诊，给予针灸百会、内关。不久颜面口唇转红，脉搏逐渐加强，瞳孔收缩，呼吸深长，呈叹息声。继续施行人工呼吸、保暖、输液处理，前后抢救3小时，中间虽然几度恶化，但终于脱险，7天后能起床行走，痊愈出院。住院期中未输血。

例2　患者赖某，男，12岁。住院号4025。于1961年3月9日施空肠切除吻合术。术后3小时出现休克。立即输全血280ml，5%葡萄糖液1000ml，正肾上腺素4mg，血压维持于90～108/70～80mmHg。术后12小时再次出现休克，血压不能测及，脉搏每分钟160次。又输入5%葡萄糖液260ml，血压立即回升至 116/80mmHg，继而输以全血 300ml，5% 葡萄糖液 1,000ml，正肾上腺素 4mg 持续点滴。然而，在输血、输液过程中，血压又下降，甚至完全测不到，心跳快而弱，四肢厥冷，大汗淋漓。即针灸百会、内关，约半小时脉搏加强，收缩压 70～80mmHg，出汗停止，四肢渐转温和。数小时后血压维持于 90～96/60～70mmHg，能安静入睡。

治法 百会用雀啄法，温和灸，持续 20～30 分钟。内关穴先行针刺，用兴奋法，不留针；出针后随即施灸，持续 20～30 分钟。作者体会：①灸能温行气血，祛散阴寒，温阳复脉，扶危固脱。在给麻醉第 3 期第 3 级病人施灸时，可很快地回苏至第 1 级，表现呼吸加深、肢体动转等。这些可以说明针灸百会、内关的疗效是显著的。②曾观察到，施灸时情况显见好转，但维持约半小时以后，又有回降的趋势。如例 1，患者的症状好转、恶化，交替出现，曾反复施灸 5 次。因此，在抢救时必须抓紧时机，配合病因治疗和输血、输液、人工呼吸等措施，病人应保暖。切不可认为病情一时改善，放松对病人的观察。③临床上遇到休克虚脱病人，常应用尼可刹米、安钠咖、麻黄素等强心兴奋剂，但往往因为患者周围血液循环衰竭，吸收迟缓，因而不能收到预期的效果。静脉注射则因血管塌陷常有困难。针灸操作简便易行，作用迅速，可弥补这一缺陷。

陈契贤：《中医杂志》，1962，4：30

附：手术中血压降低

【针刺、穴位注射法】

病例 共 108 例。本组病例中，包括乙醚吸入麻醉 64 例，电针麻醉 9 例，强化麻醉（包括冬眠）27 例，硬脊膜外阻滞麻醉 5 例，低温麻醉 3 例。

治法 分 2 组进行。

1. 针刺组　共24例，系用单纯针刺，取穴少商、人中、合谷。开始可单独用少商，采用强刺激不留针；如效果不佳，则并用人中或合谷，用强刺激法，留针5～15分钟。

2. 穴位注射组：共84例，系用5%麻黄素注射液5mg，加生理盐水稀释至0.5ml，作人中穴注射。当针刺入穴位后，应稍施捻捣手法以加强刺激，继而注射药物，效果更为满意。

疗效　1. 针刺组24例中，效果显著者10例，有效12例，无效者2例。穴位注射组84例中，效果显著者41例，有效者32例，无效者11例。全组病例中显效及有效者95例，有效率为88%；无效者13例，占12%（显效系指针刺或穴注后血压上升20mmHg以上，或达到术前水平；有效系指针刺或穴注后血压上升10～20mmHg或接近术前水平）。

2. **诱发病因与疗效的关系**　诱发血压下降的原因与疗效有密切关系。其中以反射性（诸如手术创伤、体位突然改变、胸腹腔剖开时、内脏牵拉、敏感器官刺激等神经机械性因素）及麻醉剂药物所致者效果最佳，中毒性休克次之，由于出血引起的血压下降效果较差。

3. **针刺与穴注后升压效果、维持时间及脉率的变化**　本组95例有效者应用针刺及穴注后，约经1～3分钟血压缓慢上升，平均在20毫米汞柱左右。血压上升后维持时间，在针刺组皆较短暂，22例中有20例均在60分钟以内。穴位注射组73例中，有40例升压后维持60分钟以上，直至术毕。在升压后，血压再度下降者，部分逐渐降至升压前略高的水平，但都能维持稳定。部分患者经重复针刺或穴注后又复上升。穴位注射有效73例中，观察了在升压的同时脉率的改变，结果在人中穴注射小剂量麻黄素后，54例脉率无变化，仅19例脉率上升，次数均在15次以内。故认为对休克及心脏病患者不致引起不良后果。

4. **各种麻醉方法期间低血压应用针刺及穴注后升压效果**

针刺及穴注对各种麻醉方法期中的血压下降均有疗效。麻醉方法本身对升压效果无明显影响。值得提出的是，其中3例低温麻醉患者在降温过程中出现的血压下降，应用针刺及穴位注射都获得了显著疗效。

5. 关于适应症问题　本组对各种因素所致之于手术期间血压下降的治疗结果，95例均有良好的升压作用。在失败的13例中，有8例为术中发生出血，皆在血量未能及时补充的情况下施行针刺或穴位注射的，结果均告失败。另3例患者应用针刺或穴位注射后血压无明显上升，经减浅麻醉后，血压始行恢复，此乃麻醉过深所致。2例反射性低血压发生在体位突然改变时，其失败原因认为是由于技术操作不良所致。综上所述，认为针刺与小剂量麻黄素穴位注射适应于下列情况：①对由于手术创伤、体位改变、内脏牵拉、腹腔冲洗、敏感器官刺激等神经机械性因素所致之反射性低血压效果最为满意，必要时可重复使用。②对麻醉剂，如硫贲妥钠、冬眠混合液等药物影响或神经阻滞麻醉所致暂时性血压下降，其升压效果亦属良好。③中毒性休克所致之低血压，针刺与穴位注射可作为升压的辅助措施。④出血性低血压应在同时补充血量的情况下应用方能奏效。本组4例有效者皆在加速输血的同时应用针刺或穴位注射而获满意结果，并可帮助输血后血压的维持平稳。

黄炳耀等：《安医学报》，1962，2：153

（二）手术中突发性癫痫

【针刺法】

用针刺治疗胸外科手术中突发性癫痫1例，获得疗效。本例系施行胸外科胸膜外乒乓球填充手术病例，在术中癫痫突然发作，症状险恶万分，瞳孔已经完全散大，呼吸临近停止，所有西药注射、输氧等抢救措施，均告无效，乃进行针治，获得治愈。病例如下：

病例 某男，36 岁。住院号 16032。病者患有右侧纤维性肺结核，并有空洞形成。痰中结核菌阳性。曾经治疗，均无显著进步。于 1957 年 1 月 12 日由某结核病防治所介绍来院，施行右侧胸膜外乒乓球填充术。手术前，并作支气管镜检查，证实没有支气管结核。体检：发育中等，营养尚可。瞳孔正常，口腔无龋齿，颈淋巴腺不肿大，甲状腺不肿大，扁桃体无异常。心肺 X 线拍片，证实右上肺有纤维性空洞形成。腹部除脾脏肿大外，余无变化。外生殖器及肛门正常。血压 120/86mmHg。否认治游史。对癫痫不予承认（因患者坚决要求手术，怕说出癫痫不予手术）。化验检查：血色素 10g，白血球 8,640，红血球 385 万。大、小便无特殊变化。痰中结核菌阳性。皮肤奴弗卡因过敏试验阴性。皮肤常规清洁，于 1 月 15 日上午 9 时，在局部麻醉下行乒乓球填充手术。麻醉药刚注射完毕，皮肤切开，分离皮下脂肪时，病人突然大叫一声，继则四肢抽搐，口吐白沫，约每隔 3 分钟即抽搐 1 次，发作间隔越发越短，以至每分钟即发作 1 次，口唇指甲均高度青紫，缺氧严重，一面当即停止手术，立即输氧，同时肌肉注射尼可拉明及麻黄素各 1 支，亦告无效；旋即肌肉注射苯巴比妥钠 0.2g，仍旧抽搐如故，又立即静脉注射苯巴比妥钠 0.2g，此时患者瞳孔已完全散大，对光反应消失，面呈死灰色，四肢皮肤已厥冷，心脏听诊，心音混浊不清，两肺有高度湿啰音，病势垂危，乃进行内外科会诊共同抢救。当即进行针治，取双侧少商、商阳、关冲、足三里等，各留针 5～8 分钟不等，约 15 分钟左右，抽搐完全停止，四肢由冷转热，瞳孔开始缩小，并有对光反应，口唇手指青紫亦告消失。乃进行缝合切口。返回病房后，约半小时即清醒如常，仅稍有头痛。事后询问患者家属，始告知患者有癫痫既往史。住院 7 天拆线，安全出院，无任何后遗症。

王重九：《浙江中医杂志》，1957，6：261

（三）阑尾术中及术后胃区痛

【针刺法】

病例　共 19 例。在阑尾切除术中，多数病人因翻动肠管、刺激肠膜、牵拉肠系膜而发生胃区不适或疼痛，而且常在术后一定时间内继续存在，此为施行阑尾无痛切除术中一直难以解决的问题。经施用针刺法后，收到一定效果。

治法　1. 取穴　足三里（双侧）。

2. 操作　患者仰卧于手术台上，行常规消毒后进行针刺，捻针至产生明显的酸、麻、胀感时，即行留针。术中如患者稍感胃区不适，立即捻针施以强刺激约 3 分钟，或至胃区完全无痛为止。术毕再捻针 1 次后出针。

疗效　19 例中，术中无胃区疼痛者 8 例，轻度疼痛者 8 例，无效者 3 例。术后无胃区疼痛者 9 例，轻度疼痛者 9 例，无效者 1 例。报告指出，无效病例多为慢性阻塞性阑尾炎、阑尾与周围组织有粘连、既往有胃区疼痛史者。另外，与捻针强度及术中产生疼痛时捻针是否及时也有关系。

李菊英：《中级医刊》，1960，6：401

345

四、手术后并发症

（一）手术后头痛

【针刺法】

病例　共 29 例。报告指出，手术后头痛颇为常见，尤其在腰椎麻醉后更为多见，有的病人在用手术治疗的疾病已经痊愈之后而仍感头痛不止，甚至有时患者感到的痛苦甚于手术。治疗手术后头痛，一般多给予阿司匹林等药物，无效时给予静脉注射安息香酸钠咖啡因碱，再无效时则考虑硬脊膜外注射 5% 葡萄糖液或生理盐水 10～25ml，但也有时无效。

治法　治疗本症的最好穴位是以双侧合谷穴为诱导穴；另按头痛部位取用下穴：前头痛者取双侧头维，后头痛者取双侧风池，全头痛者取百会，偏头痛者取太阳、头维。

疗效　29 例中，共针治 53 人次，其中立即完全止痛者有 8 次，大为减轻者 35 次，稍有减轻者 5 次，无效者 1 次。针刺止痛效果迅速，常为一般药物所不及。有的病人在针刺后立即止痛，甚至在留针中几分钟或 1～2 分钟，病人即感头痛迅速减轻乃至完全消失而不愿拔针。针治过程中发现，头痛越剧烈者效果也越显著。曾有 1 例男性病人阑尾术后头痛，经过给予 APC 及安息香酸钠咖啡因碇静脉注射均不见效，大声哭叫，经针刺合谷、头维后，头痛立即大减，15 分钟拔针后头痛完全消失。

杨文质等：《中级医刊》，1959，7：464

病例　共 84 例。本组病例均为较重的腰椎麻醉后头痛患者，这些病人即是平卧时亦有较重的头痛，于坐起或下地时头痛更加剧烈。很多患者曾服用复方醋柳酸，个别患者甚至服用可待因亦无明显效果。

治法　1. 取穴　额部疼痛者取头维、印堂；颞部疼痛者取太阳、头维；枕部疼痛者取风池、天柱；头顶部疼痛者取百会。除按头痛部位取穴外，尚可配用列缺、合谷。

2. 操作　进针后捻转约 1 分钟，然后留针 30～45 分钟；留针期间每隔 5～10 分钟捻转 1 次，每次捻转约为半分钟至 1 分钟。

疗效　经针治后，痊愈者 81 例，另 3 例因急于出院未完成治疗，但亦获有显著效果。平均治愈日数为 2.01 天。针刺对止痛效果极为显著，几乎所有患者都能在针后立即止痛。有的患者于针治后若干小时后可能再发，但疼痛程度较未针前均有显著减轻，经继续针治可使头痛完全消失。在痊愈的 81 例中，针治后头痛立即消失而未再发者有 15 例，占 18.5%；止痛时间持续 6～18 小时者有 29 例，占 35.8%；止痛时间不足 6 小时者有 37 例，占 45.7%。

李绮芳：《中医杂志》，1957，1：30

病例 共 66 例。其中伴有头晕者 18 例，伴有恶心者 22 例，伴有呕吐者 18 例，因症状严重影响身体活动者 16 例。

治法

1. 取穴 以太阳、印堂、丝竹空、合谷、列缺为主穴；以百会、头维、风池、内关为配穴。

2. 操作 取卧位进针时，一律用强刺激手法，捻转进针找到相应的痠麻胀重等针感后，继续捻转捣动，加强刺激，留针 20～30 分钟。

疗效 绝大多数病例，于针后症状即刻缓解，平均 3 天治愈。其中 1 次治愈者 12 例，2 次治愈者 18 例，3 次、4 次治愈者各 11 例，5 次以上治愈者 7 例。

山东省立医院针灸科：《山东医刊》，1960，3：封4

347

（二）手术后伤口痛

【针刺法】

治法

1. 取穴 ①腹部痛者，取三阴交、足三里、阴陵泉、中脘。②头颈部痛者，取合谷、内关。③胸部痛者，取合谷、养老、孔最。

2. 操作 进针后，大幅度捻转，得气后留针 20～30 分钟。或用"626"治疗机给予电刺激。

疗效 用本法共治疗 105 例，其中效果优良者 83 例，良好者 20 例，无效者 2 例。有效率为 98.1%。

中山医学院附属华南肿瘤医院第三病区：

《新医学》，1971，8：36～37

（三） 手术后呃逆

【针刺法】

病例 共 5 例。其中 1 例为原发性紫癜行脾摘除后发生者，1 例为肾结核行肾摘除后发生者，2 例为肠坏死行肠切除及吻合术后发生者，1 例为肾结石患者入院后呃逆 4 天不止。

治法 取双侧膈俞穴，用针刺法。

疗效 5 例患者均在起针前，呃逆完全停止，且未复发。报告指出，手术后找不到原因的呃逆症，在治疗上有时极为困难，给服镇痉剂、增加二氧化碳吸入量、颈封，有时也不一定能够治愈。可见针刺对本病有较好之疗效。

杨文质等：《中级医刊》，1959，7：464

治法

1. 取穴　合谷、内关。

2. 操作　进针后大幅度捻转，得气后留针 20 ～ 30 分钟。或用"626"治疗机给予电刺激。

348

疗效 共治疗 13 例，均获优良效果。

中山医学院附属华南肿瘤医院第三病区：
《新医学》，1971，8：36 ～ 37

（四） 手术后腹胀

【针灸法】

病例 共 16 例。本病为剖腹手术后引起的暂时性肠麻痹，病人常感到气喘、呼吸困难、腹部胀痛不舒、不能进食，以致无法休息。应用针灸治疗本病，获得良好效果。

治法

1. 取穴　分为 2 组。①中脘、足三里；②中脘、日月、商丘。

2. 操作　以上 2 组穴位，均用弱刺激兴奋法。如单用灸法时，时间可稍长。

疗效　16例中，7例立即止痛，4例显著减轻，5例轻度减轻。针灸收效较快，于针灸时可明显见到肠蠕动，且多于灸后10分钟放屁，腹胀缓解，顿觉舒适，即可进食。严重者，可先作针灸，待有肠蠕动后，再给灌肠即能收到满意效果。手术患者施用针灸疗法，不但能促进肠蠕动，使腹胀缓解，而且同时具有止痛作用。

李济民等：《中华妇产科杂志》，1959，1：8

病例　共29例。其中包括阑尾截除术10例，肾输尿管术4例，胃肠手术4例，疝修补术3例，胆囊胆管手术2例，脾摘除术2例，其他手术4例。报告指出，由于腹部及邻近腹部器官的手术对腹膜及肠管的刺激，术后常常发生反射性肠蠕动障碍，轻者肠蠕动迟缓，重者甚至形成麻痹性肠梗阻，使患者感到腹胀、不排气、恶心，甚至呕吐，严重者可导致水分与电解质平衡失调。自从应用胃肠减压以来，这种并发症于预防及治疗上都有了办法；但此法并不能有力的刺激肠管，使之恢复正常蠕动，因此不能很快的解决腹胀问题，同时胃肠减压管的放置不但需要一些特殊装置，而且对病人也有一定痛苦。应用针灸治疗手术后腹胀，不但方法简便，而且收效也较迅速。

治法　取双侧足三里穴，如并用双侧内庭穴，疗效更好。

疗效

1. 全组病例中，针治后效果优良者16例，均在针后2小时内排气，其中4例在拔针时即已排气；有11例只针1次腹胀即消失。好转者有6例，拔针后2小时内虽无排气，但肠蠕动音显著亢进，患者自觉腹胀大为好转。进步者2例，拔针后2小时内既无排气，也听不到肠蠕动音亢进，腹胀不见减轻，但自觉舒服。无效者5例。

2. 5例无效者中，3例为阑尾穿孔并发弥漫性腹膜炎患者，1例为胆囊摘除术并发胆汁性腹膜炎患者，1例为胆囊摘除患

349

者。由此推论,以单纯动力性肠梗阻用针刺治疗的效果最佳。

3. 有 1 例男性门脉高压患者伴有食道静脉曲张,先后曾有 32 次食道静脉曲张出血史,行脾摘除术后,因恐安装胃肠减压管会引起再次出血,故术后未放置减压管。而于术后作预防性针刺治疗,每天 1 次,共 3 天,取穴为双侧足三里及内庭,每次留针 15 分钟,该患者针后未发生腹胀。针刺是否有预防术后腹胀作用,有待进一步观察。

杨文质等:《中级医刊》,1959,7:464

【穴位注射法】

治法

1. **取穴**　足三里(双)。

2. **药液**　新斯的明。

3. **操作**　每穴注入 0.25～0.5mg。于穴位注射后观察排气及排便情况。

疗效　在 47 次治疗中,有 38 次于穴位注射后15～30 分钟出现明显的肠蠕动,并于 20～60 分钟内排气或排便,腹胀明显减轻,12～24 小时后腹胀消失;有 2 次在穴位注射后15～30 分钟肠蠕动开始增强,20～60 分钟排气或排便,24 小时后,仍有轻度腹胀;另 7 例无效。有 8 例于穴位注射后,出现程度不同的腹痛,1 例发生腹泻,余无不良反应。认为施用本法时,应无菌操作,宜在术后 24 小时内应用;腹腔有感染者,宜于术后 48 小时以上应用。

张沛川,等:《天津医药杂志》,1965,10:778

(五)手术后肠粘连

【针刺法】

治法

1. **取穴**　①主穴,取天应(阿是穴)、天枢、大肠俞、足三里。②配穴,便溏者加灸天枢、足三里;便秘者加白环俞、膀胱俞；呕吐者加内关；腰痛者加肾俞。其他可随症加减。

2. 操作　按虚实辨证施用补泻，但必须使针感向四周或循经扩散。留针 20～30 分钟。隔日 1 次，10 次为 1 疗程。

疗效　共用本法治疗 77 例，其中痊愈者 57 例，进步者 13 例，无效者 7 例。有效率 90.9%。

张治寰：《福建中医药》，1965，2:26

（六）手术后尿潴留

【针刺法】

病例　共 86 例。本组病例均为首先经过热敷下腹部或采用更换体位方法，仍不能排尿之患者。

治法　取关元、曲骨、足三里、三阴交、阴陵泉。每次取 1～2 穴。据临床观察，以足三里（双侧）及关元效果最佳。

疗效　全组病例中，经针治后，于半小时排尿者 59 例，占 68.6%；失败者 27 例，占 31.4%。用针刺治疗尿潴留，不仅可以减少导尿的痛苦，而且更可减少泌尿系上行感染的机会。

杨文质：《中华外科杂志》，1959，5:462

病例　共 54 例。本组病例中，大部分是由手术后疼痛引起的。其中：①手术后引起者 36 例，内有局部麻醉者 28 例，腰椎麻醉者 7 例，全身麻醉者 1 例；②由脓毒症或某一局部的化脓性感染引起者 7 例；③因骨折者 6 例，内中 2 例已用石膏固定；④由腹腔炎症引起者 3 例；⑤由膀胱炎引起者 2 例。上述病例都是在 8～12 小时以后发生尿潴留的。

治法

1. 取穴　本组病例中，有 90% 的患者是用关元、曲骨；小部分用中极、三阴交。

2. 操作　用强刺激（即泻法），一般留针 5～10 分钟。

疗效　①全组病例中，有效者 51 例，占 94.5%；无效者

3 例，占 5.5%。无尿病例均施行导尿。②有效例中，针 1 次见效者 47 例，2 次见效者 3 例，3 次见效者 1 例，每次隔 20～30 分钟左右，一般多在起针后 5～10 分钟排尿。留针时仰卧排尿者 5 例，起针 20 分钟后排尿者 3 例。排尿姿式与效果有关，如有的患者须站立才能排尿，有的须到厕所才能排尿。

麦少卿：《中级医刊》，1959，10:696

病例 共 70 例。男 58 例，女 12 例。年龄 7～55 岁。尿潴留时间 1～12 天，其中潴留 1～3 天者 61 例。手术种类包括：普外、骨科、五官、产科和泌尿系。

治法

1. 取穴 主穴取气海透曲骨，左归来透右归来。配穴取阴陵泉、三阴交；腹胀明显者加足三里；导尿管停留时间较久或尿道水肿者，加太冲。

2. 操作 ①针刺不太深，以免刺入腹腔伤及膀胱；但亦不能太浅，太浅则加剧疼痛。进针后，双手快速捻针，持续 1 分钟，不用提插，留针 15～20 分钟，中间再行捻针 1 次。阴陵泉、三阴交用深刺捻转提插泻法。②指压法，右手掌心对准脐部，以中指点按关元穴，左手拇指压于右手中指第 1 节，两手由轻渐重地平稳施加压力，着力点在关元穴；同时嘱患者排尿，如有小便流溢，应继续加压，待其排空后，再缓缓将手松开。此法不宜用于腹部手术患者。

疗效 70 例中，于针后半小时内自行排尿者有 61 例，占 87%。

昆明 202 号信箱医院管遵惠：《新医学》，1974，12:612

（七）肛门部手术后剧痛

【针刺法】

病例 共 5 例。本组病人均为术后剧烈疼痛，经注射吗啡无效而应用针刺治疗者。

治法

1. 取穴　主穴取束骨，配穴取然谷。

2. 操作　进针后施以强烈捻转，留针 30～60 分钟。

疗效　针刺后立即达到止痛要求。兹举 1 例如下。患者，男，48 岁。病人身体健壮，于今年 4 月来院切除痔漏，术后剧烈疼痛，呼喊不已，注射吗啡 2 次，未获减轻。当即针刺 2 侧束骨穴，进针后，患者自觉似有细索样东西从病灶部向下一拉，剧痛立止。留针半小时。直至伤口痊愈，未再疼痛。

陈德馨：《江苏中医》，1962，5：33

（八）甲状腺术后并发声嘶

【针刺法】

病例　患者，女，22 岁。住院号：27673。因患甲状腺机能亢进，行甲状腺次全切除术。患者于就诊时，头痛疲乏无力，身体逐渐消瘦已 3 个月。心悸气喘，颈前部变粗，体重减轻，但食欲亢进，易饿，须经常补充饮食。情绪急躁，容易激动，畏热，多汗，工作时双手经常发抖。既往史无特殊。体检：发育正常，营养中等，神志清醒，合作，表情急躁，无痛苦表情，眼球突出，睑裂不能完全闭合。颈前部有明显对称性包块突出，呈圆形，约 7cm×6cm 大小，硬度中等，表面光滑，可听到收缩期杂音，随吞咽动作上下移动，颈静脉搏动明显可见，未见曲张。气管中正，淋巴结不肿大，心肺正常，肝脾未触及。血红素 11.5 克，红细胞 420 万，白细胞 13,400，中性 72%，淋巴 22%，酸性 2%，单核 4%。大便蛔虫卵 0～1/高。小便正常。基础代谢率 +29%。于 1956 年 8 月 8 日施行甲状腺次全切除术。病理切片报告，为甲状腺显示肥大增生与复旧，符合甲状腺机能亢进之诊断。手术后第 5 天出现声嘶，经其他疗法治疗均未见效。于 1956 年 9 月 5 日（声嘶后第 22 天），应用针刺治疗，2 次即有好转，可以低语，但声音仍有

353

些嘶嘎，经 8 次针刺后，获得治愈。

治法

1. 取穴　天突、廉泉、水突、气海、合谷、鱼际、风池、风门。

2. 操作　用平补平泻手法，隔日施针 1 次。

胡铮：《上海中医药杂志》，1957，11：509

（九）甲状腺术后搐搦

【针灸法】

某患者于甲状腺部分切除术后，出现搐搦，绵延 3 年之久。经用针灸治疗获得痊愈。取穴，以肝俞、脾俞、心俞、肾俞、关元（灸）、气海（灸）、中脘、天突、足三里、大椎、阳陵泉、血海等为主穴，轮换使用；并据病情轮换加用外关、神门、曲池、手三里、合谷、绝骨、承山、八邪、通天、风池。每次至少选用 6 个主穴，施用补法；其他各穴均用平补平泻法；有时加刺行间穴，并于甲状腺的局部相当于人迎、廉泉附近作皮内浅刺，每侧 3～4 针。共继续治疗 3 个月，针灸 38 次而愈。随访 6 个月未复发。

郭荫楠：《中医杂志》，1965，3：31

（十）胃空肠吻合术并发综合征

【针灸法】

病例　共 3 例。报告指出，胃次全切除术对于胃及十二指肠溃疡病有良好效果，但由于术后之生理改变，常可引起一些症状发生，如呕吐胆汁、食后腹胀、头昏眼花、心悸出汗等，称为术后并发综合病征，是胃大部切除后较多见的并发症。虽经不断改进手术方法，避免并发症的发生，但仍不能完全满意，轻者经过一般处理尚能渐趋好转，重者虽多方设法亦难于解除患者之痛苦。经采用针灸治疗后，收到良好效果。兹将治疗 3 例情况，摘要于下：

例 1 胃切除后近段空肠综合病征。患者缪某，女，23 岁。1962 年 1 月 15 日因胃溃疡合并幽门梗阻在本院行胃部分切除术，采用结肠后近段对小弯胃空肠吻合。术后第 4 天进流食，发现患者每天呕吐 1 次黄绿色、味苦、不含有食物之胆汁样液体，约 300~500ml，1 周后每隔 3~4 日或 1 周呕吐 1 次，量较前增多，约 1,500ml，每次呕吐前伴有右上腹胀痛及上腹部饱胀感，吐后即感舒适。诊断为胃切除后近段空肠综合病征；为空肠近段内容物淤积所致。曾注射阿托品，口服普鲁卡因等药达 20 余日，效果不佳，仍反复呕吐。当即采用针灸治疗。每天针灸率谷、内关、足三里、中脘，给予 30 秒钟的重刺激后留针 20 分钟，每隔 5 分钟捻动 1 次，坚持针灸 2 周，无呕吐胆汁现象，改吃普食 20 天无何不适出院。出院后 3 天又来门诊，自诉回去后仍有呕吐多量之胆汁，再次入院用上法针灸 15 天。经随访半年，未再发生呕吐及其他症状。

355

例 2 胃切除后倾倒综合病征。患者邹某，男，50 岁。诊断为胃、十二指肠球部溃疡，于 1962 年 3 月 17 日在全麻下行胃次全切除术、结肠后近段对小弯胃空肠吻合，术后 10 天进普通饮食，进食后胃部膨胀、恶心、心窝部疼痛，有时呕吐，诊断为胃切除后倾倒综合病征。当注射阿托品后，上述症状稍见减轻，但仍时轻时重的反复发作，即采用针灸治疗，在幽门、胃仓、胃俞、商丘 4 穴，给予中等度刺激，针后施以艾条灸，每日 1 次，每次留针 20 分钟。针灸 2 周，症状完全消失。观察 3 个月未见复发。

例 3 胃切除后低血糖综合病征。患者王某，男，38 岁。1962 年 4 月 10 日因十二指肠球部溃疡施行次全胃切除后，行结肠前近端对小弯 Hofmeister 氏胃空肠吻合，术后 10 日感觉头昏、衰弱无力、出汗心悸，持续 2 周，每天或隔天静脉注射葡萄糖液始觉好转，诊断为胃切除后低血糖综合病征。后改用针灸治疗，在眉冲、前顶、通谷、强间 4 穴，给予中等度刺激，针后施以艾条灸，每日 1 次，每次留针 30 分钟，持续 10 天，减去葡萄糖注射亦无头昏等情况，以后症状完全消失，痊愈出院。

秦崇彬，等：《江西医药》，1962，9：22

（十一） 脾切除后血小板过高症

【针刺法】

用针刺治愈脾切除后血小板过高症 1 例。报告指出，晚期血吸虫病巨脾症，每伴有脾功能亢进、白血球减少等症状，在脾切除手术后，血小板突然增加，并发静脉血栓，往往造成不幸死亡。一般临床上，当血小板超出 100 万/mm³ 时，均急用肝素或败坏翘摇素治疗，但实际效果并不完全理想。因此，如何治愈脾手术后血小板过高症，防止血栓形成，实甚重要。经试用单纯针刺本症 1 例，获得满意疗效。

病例 患者徐某，男，18 岁。患血吸虫病已 4 年，肝脾肿大，经常有不适感觉。于 2 月 25 日工作时不慎，为机车挤压左上腹部，当时昏迷 3 分钟，随即发生上腹部剧烈疼痛。乃送县人民医院诊治。检查时脉搏细微，血压测不出，该院以急救车送来我校第二教学医院。当时体检，营养中等，发育较差，神志半清晰，瞳孔中等度散大，对光反应存在，口唇青紫。两肺呼吸音粗糙，可以听出干性啰音，右肺尚有哮鸣音。在左上腹及 8、9、10 肋间，有广泛皮下溢血斑。腹部检查，腹式呼吸不明显，且有腹部膨隆，肝脾不能触及，听诊有肠鸣音消失情况，腹壁静脉怒张。叩诊有明显移动性浊音，腹部穿刺有暗红色血液。全腹部均有压痛，四肢厥冷。肛门及外生殖器无异常。血压不能测出，脉搏细微，每分钟约 180 次。化验室检查，血液 O 型，血色素 9g，红血球 264 万，白血球 21500，中性细胞 84%，淋巴 15%，嗜酸性 1%。诊断意见：

356

日本血吸虫病巨脾症外伤性破裂。

治疗 由于病情危笃，在急诊室立即给以氧气吸入及动脉输血 400ml，同时给以右旋糖酐 500 毫升，内加正肾上腺素 8 克滴注，2 小时后，血压上升至 98/64mmHg，情况好转。皮肤清洁后，在醚麻下进行探腹术，作左腹直肌旁切口，打开腹腔后，有大量渗血，进行自家输血 800ml。脾肿大为 26cm×24cm×22cm，外侧呈三角形裂开，深至脾实质，周围有大量凝血块，乃行脾脏切除术，1 小时后手术完成，手术过程平稳，无任何不适。3 月 6 日，病人感到左上腹气胀，头昏眼花。心肺透视，见左侧横膈运动减弱。血小板检查 104 万 7 千/立方毫米。体温 39℃左右，有静脉血栓形成可能。行支持疗法，无明显好转。3 月 8 日，血小板计数上升为 108 万 7 千/mm³。3 月 9 日用针刺治疗。取大椎、足三里、曲池、章门、内关，各留针 10～15 分钟，次日体温下降至正常，胸部气闷感自述好转。3 月 11 日，再取同穴针刺，留针 15 分钟。病员益感舒适。血小板计数，逐步改变为 97 万、55 万 2 千、31 万 8 千/mm³，于 3 月 16 日痊愈出院。

作者认为，脾切除手术后，由于血小板突然骤增，容易形成静脉血栓，如不及时治疗，或治疗无效时，均易发生恶劣后果。在复习了第二教学医院 150 例脾切除病例，术后发生血小板增高者有 74%，超过 100 万的有 9%，治疗采用肝素或败坏翘摇素，不但费时长，需随时检查凝血酶原时间，而且仍有部分病例，疗效并不满意，仍然发生恶劣后果。近年来，国外文献对此种血小板增高症，治疗方法尚徘徊在肝素等药物之间，并无特殊进展。本例用针刺法获得良好效果，值得继续研究。

王重九，等：《江苏中医》，1962，6：17

五、其　他

（一）输尿管结石

【针刺法】

治法

1. 取穴　肾俞、昆仑、交信、腹结、阳交、关元、阿是穴。

2. 操作　体质弱者用中等度刺激，体质强者用重刺激，留针15～30分钟。在留针时应不断给予刺激，保留痠麻胀等针感。

疗效　用本法共治疗5例，其中3例排出结石，2例未排出。针治后，对腰痛等症状可以很快减轻或消失。同时，还发现个别病例，当针刺肾经的交信穴时，有触电样感觉传到肾区，或有温热感传到腰部，并向前下放射，小腹部有轻微阵发性疼痛及小便次数增多；亦有个别病例在治疗过程中，小便中草酸钙及磷酸盐结晶增加，小便红血球增多。2例在取石手术中，发现针涌泉穴可见输尿管蠕动加速，可能因此而排出较小的结石。

刘世安：《福建中医药》，1965，1：21

（二）中毒性休克

【电针法】

用电针疗法治愈肠梗阻重度中毒性休克1例。患者秦某，男，27岁。因腹痛、呕吐5小时而急诊入院。入院时神志模糊，血压测不到，脉搏微细，腹部有肠型。诊断为急性肠梗阻。经过输血、动脉输液等急救，中毒性休克仍无好转，病情继续恶化。乃于休克状态下剖腹探查。发现回盲部肠系膜扭转36度，整个小肠均扭转胀气，乃进行回肠减压和复位术。术后 1 小时，病人仍处于休克状态，血压仍测不到，前后共输血 1,200ml，正肾上腺素 13 支，以及动脉输液、强心剂等，均无改善。最后采用电针刺激人中、少海，血压立即上升至 138/110mmHg，脉搏转为有力，每分钟 100 次，神志渐清醒；6 小时后，血压又下降为 90/70mmHg，乃再用电针刺激 1 次（穴位同上），血压复又上升至 126/90mmHg，以后维持在这一水平，脉搏每分钟 90 次。次日肠蠕动恢复。第 7 日痊愈出院。

常业基：《江西医药》，1962，4：8

（三）巨 结 肠 症

【穴位注射法】

病例 共 2 例。均为男孩，1 例 4 岁半，1 例 3 岁半。经用穴位封闭法治疗后，均获得显著疗效。兹举 1 例如下。

举例 患儿房某，男，4 岁半。出生后即不大便，经常呕吐，不能进食，腹部极度膨胀。每隔 3~4 日后即须灌肠 1 次，灌肠后可有少许之干粪块便出，腹胀及呕吐减轻，食欲稍增。但过 1~2 日后，症状复又加重，有时还有腹泻现象。4 年多来，上述症状逐渐加重，曾多次住数个医院诊治，均未能彻底治疗。查体：发育及营养均差，全身消瘦乏力。心肺无重要改变。腹部极度膨隆，腹围 75cm，可见明显之结肠型，间或可见微弱之蠕动波，扣之柔软无压痛，肠鸣音轻度亢进。住院后于 11 月 7 日开始作穴位封闭，主穴取胃俞、大肠俞；配穴取合谷、足三里；用 0.25% 奴弗卡因 1~3ml，每日 1 次。第 2 日，患儿即自动大便，且有放屁，以后每日大便 1 次，成形软便，腹围逐渐缩小，食欲增加。连续 12 次封闭后，改为隔日治疗 1 次，又连续治疗 12 次停止封闭，腹围缩为 56cm，仰卧位腹部平坦柔软，全身营养状况已有显著好转。

作者指出，巨结肠症乃系小儿一种先天性疾患。在发现本病百余年来，对其治疗，尚无一完善定论。外科手术对本病虽有一定疗效，但对小儿进行结肠切除，死亡率很高。因此，许多先天性巨结肠患儿，由于得不到妥善治疗，直接影响了身体的健康和生命。至于本病的病因，以往普遍公认的有：①先天性畸型学说：先天性巨结肠是原发的。②肠阻塞学说：结肠先天性屈曲、缩小及其他障碍是原发的；这种障碍继发地引起阻塞以上肠段的膨胀和肠壁肥厚。③目前最普遍公认的神经原性学说：某一段的交感神经和副交感神经机能失调，首先引起肠内容物的排空障碍。根据临床观察，发现患儿无肛门及直肠狭窄现象，仅有直肠极度扩张，因而作者认为本病之病因，可能与神经系统有关，特别是中枢神经及植物神经系统的失调，致使肠壁松弛，肠管蠕动减弱，故采取胃俞、大肠俞、合谷、足三里之穴位封闭，以便增进肠壁的紧张度，使蠕动增强。为观察此种情况，曾对 2 例患儿，在治疗前后利用钡剂灌肠，在 X线下作了对照。治疗前在 X 线下作钡剂灌肠时，发现扩大结肠在 20 分钟内未见蠕动，即以 0.25% 奴弗卡因 1～3ml 作胃俞、大肠俞、合谷穴位封闭，约 5 分钟后即见扩大之结肠开始蠕动，以后每隔 10 秒钟蠕动 1 次，每次蠕动持续时间亦约为10 秒钟左右。因此认为，先天性巨结肠症的穴位封闭疗法，主要为通过神经系统，改进肠管肌肉的紧张力，使蠕动增强，将肠管内积存的粪块和肠气排出。

侯立业，等：《陕西医药卫生》，1959，2：149

第四章　妇产科疾病

一、妇　科　疾　病

（一）痛　　经

【针灸法】

病例　共 33 例。其中重度疼痛者 29 例，中度疼痛者 4 例。平均病程为 3 年以上。

治法

1. 取穴　主要用三阴交、足三里、气海、关元、中极、曲骨、天枢、腹结、肾俞、次髎、中髎、合谷等穴及痛区。应用最多者为三阴交配关元、或中极、或痛区。

2. 操作　用刺入捻转进针法或捻转进针法，当达到一定深度产生痠麻感 4～5 分钟后，疼痛即减轻或消失。留针 30～60 分钟，行针 1～3 次。起针后，用艾卷施以温和灸法 10～20 分钟，以使患者感到舒适松缓为度。

3. 针灸时间　在月经来潮时或来潮前一、二日腰腹胀痛时进行治疗，每日或隔日针灸 1 次。一般多在针灸 2～3 次后治愈。在下次月经来潮时或来潮前，可根据情况再针灸 1～2 次，以巩固疗效。

疗效　全组病例中，针灸后治愈者 27 例，显著减轻者 5 例，减轻者 1 例。平均针治次数为 3.9 次、灸治次数为 2.5 次。本组病例中，一般均不给予药物治疗，或仅给予三溴剂、维生素等作为配合。全组病例中，有些病例合并有子宫发育不良、宫体不正、宫颈炎、贫血、神经官能症、癔病等，但经过

针灸后，虽然子宫发育不良依然存在，但痛经症状则消失。有
1 例合并有癔病性昏迷发作，经针灸后痛经症状消失，癔病也
随之治愈。

申家庆，等：《中华妇产科杂志》，1959，1：12

（二）月 经 过 多

【针灸法】

治法 针灸取穴：气海、大敦、阴谷、关元、太冲、然
谷、三阴交、中极、大都、缺盆、水突、极泉、曲泽、委中。

疗效 共治疗 25 例，其中痊愈者 18 例，显著进步者 2
例，进步者 5 例。

朱琏：《新针灸学》，309 页，344 页。1954 年。人民卫生出版社

【穴位注射法】

治法

1. 取穴　关元俞、胃俞、三阴交。

2. 药液　血见愁、三七当归液（或红花当归液）。

3. 操作　按穴位注射要求，每穴注入 0.5～2ml，每日 1
次。疗程一般为 2～5 次，个别病例须 10 次以上。

疗效 共 448 例（包括各种原因引起的子宫出血，其中
有 25 例配合药物治疗）。经本法治疗后，痊愈者 410 例，好转
者 19 例，无效者 19 例。全组病例中随访 1 年以上的有 69 例，
其中复发的有 19 例（多为流产、子宫内膜增殖、子宫结核
等）。

长春市妇产科医院：《吉林医药》，1973，增刊号

【针挑法】

治法

1. 取穴　于脊柱正中自阳关穴至腰俞穴之间，任选一点
（最好取低位点）。

2. 操作　以三棱针挑破 0.2～0.3cm，深 0.1～0.15cm。

挑后消毒敷盖。挑刺期间，以月经来潮第2天施术为最好。每月治疗1次，连续针挑3个月（3次）。

疗效 共144例。经本法治疗后，显效者83例，有效者46例，无效者15例。对月经量不多，时间延续8~15天者，疗效较好。对功能性子宫出血疗效亦好。本组病例，月经量均比正常者多一倍以上，时间在7天以上。

中国人民解放军广州部队总医院：《赤脚医生杂志》，1973，第1期

（三）月 经 闭 止

【针灸法】

治法 取命门、肾俞、大肠俞、长强、合谷、三阴交、地机、血海、四满、大赫、关元、中极、曲骨、归来、昆仑。

疗效 共治疗17例。治疗后，痊愈者9例，显著进步者3例，进步者4例，无效者1例。

朱琏：《新针灸学》，308页，344页。1954年。人民卫生出版社

（四）白 带

【针刺法】

治法

1. 取穴 1例因兼有遗尿症，除取主穴环跳外，尚配用三阴交及隐白二穴；其余均系单用环跳穴。

2. 操作 采用强烈的捣针手法，使患者感到极度痠麻，使感觉由环跳穴向下扩散，由腘窝直达脚跟，方可收到应有效果，否则不能收效或疗效很低，故针治此病应以强刺激为佳。留针时间为15~20分钟。本组病例除2例施针6次及8次外，其余均为针治3或4次获得痊愈。

疗效 共用本法治疗5例，均获治愈。

余泽仁：《新中医药》，1957，12：573

治法

1. 取穴　①主穴：取四花穴（即膈俞、胆俞）。②配穴：月经不调配关元、三阴交；心悸配内关、神门；腰痠四肢无力配肾俞、带脉、足三里、阴陵泉等。

2. 操作　带下黄赤有热者，酌用泻法；心悸、腰痠、乏力者用补法，或加温和灸。

疗效　共28例。其中治愈者21例，有效者6例，无效者1例。治疗次数最少者1次，最多者6次，一般为3~4次。

陈国安：《福建中医药》，1965，2：33

（五）急性乳腺炎

【针刺法】

治法

1. 取穴　让患者采取坐位，在两肩胛骨之间，第4~7胸椎两旁，可见到毛孔向内凹陷处，约小米粒大，数目7~10个不等，此即为针刺部位。

2. 操作　用1寸长毫针，消毒后刺入凹陷的小坑内，入皮内约1~2分深，行强刺激法，不留针，逐一刺完。一般以针刺对侧为宜（即病左刺右）。

疗效　共13例。均获治愈，其中针治1次痊愈者2例，针治2次痊愈者8例，针治3次痊愈者3例。本法在未化脓前施用，效果最好。

韩喜生：《中级医刊》，1965，9：580

【针灸法】

病例　共58例。全组病例均为未溃脓者。全身症状具有恶寒发热、头晕、心烦、口渴、便燥；局部症状，乳房有红肿热痛及光滑硬核，或红肿热痛消失，但仍有硬核。

治法

1. 双穴组　①取穴：天宗、肩贞（均为患侧）。②操作：取坐位，体温高者取侧卧位。用直刺（前后方向，切忌向躯体方向斜刺），泻法（重刺激），得气后留针，并以艾卷灸针柄30～40分钟，每5分钟提插1次。在提插中，有的针感向肩胛和乳房扩散；灸法以灸至局部红润面积3×3～4×4（cm²）为度。针刺必须避免损伤内脏。

2. 单穴组　①取穴：肩枢（在肩贞之上，肩髎、臑俞之下，约当肩髎与肩贞连线之中点处）。②操作：取坐位，体温高者取侧卧位。用2～2.5寸毫针直刺，施以泻法（重刺激），得气后留针，并以艾卷灸针柄30～60分钟，每5分钟提插1次。有的针感可向肩胛、乳房扩散；施灸程度同前。

疗效

1. 双穴组38例，其中痊愈者28例，显效者2例，好转者3例，不明显者5例。

2. 单穴组20例，其中痊愈者19例，无效者1例。

3. 针灸次数，最少者1次，最多者8次，以3次以内者为多。

365

旅大市沙河口区中西医联合诊所：《针灸杂志》，1966，2：38

治法

1. 取穴　膻中、曲池（或合谷，均为双侧）。

2. 操作　用抑制法（泻法）或重刺激。每次留针30～60分钟，每隔10分钟捻针1次，以加强刺激。膻中穴、或曲池穴、或合谷穴，加灸20～40分钟；也可在双侧曲池穴（或合谷穴）用电针机通电十几分钟。灸疗可与针刺同时进行，也可先针后灸。每日针灸1次，病情较重者可1日针灸2次。灸疗时要使病人感到很热，但不可灸起水泡（如出现水泡，要防止感染）。

疗效　共50例。均系单用针灸治疗，全部治愈。急性乳腺炎，一般1～2次可愈，最多3次；亚急性乳腺炎约需7次左右。对已化脓者，则须切开排脓。

邢羽生：《针灸杂志》，1966，1：23

病例　共102例。其中妊娠末期发病者2例，初产妇47

例，经产妇 53 例。发病部位以右侧乳房为多，计有 68 例。病程最短者 48 小时，最长者为 6 天；其中以 2 天以内者为多，计有 76 例。全组病例，表现患侧乳房增大，均有红肿、硬块、压痛。全身症状有畏寒发热、周身不适、头痛、食欲不振、口苦、腋下淋巴结肿大，体温最高者 40.2℃（腋下），大多数为 38～39℃。

治法

1. 取穴　以肩井、膻中、足三里为主穴；有畏寒发热者加曲池。

2. 操作　先针肩井（双侧），深达 2～3cm，用捻转提插手法[1]，待有针感后，继续行针加强刺激，约 3～5 分钟，以病人能耐受最大限度为限；然后针膻中[2]、足三里（双侧），仍用捻转提插手法，待有针感后留针 15～30 分钟，每 5 分钟行手法 1 次。每日治疗 1 次。

3. 辅助疗法　嘱患者局部热敷。授乳不完，用吸乳器排乳。有化脓倾向者，加用青霉素肌注。

疗效　102 例中，痊愈者有 97 例。已化脓经切开排脓者 5 例，其中 4 例痊愈，1 例后遗乳瘘。治疗次数，最少者 1 次，最多者 10 次，平均为 3 次。

按：（1）据编者经验，肩井穴应注意掌握针刺深度，用提插法时尤应注意，否则易引起晕针或其他事故。

（2）膻中穴，皮下组织甚薄，直针无法深刺，如拟加强刺激，可用皮下刺法。

广东省尖峰岭林业局山荣农场卫生所刘孝经：

《新医药学杂志》，1974，5∶28

【皮肤红斑刺血法】

病例　共 8 例。均用"背部皮肤红斑刺血法"治愈。此为江苏泰州一带民间疗法。

治法

1. 红疹部位　在患者的背部，一般出现于第 7 颈椎以下至第 12 胸椎以上的部位，红疹的大小约为 0.5cm，不高出皮肤表面，颜色鲜红，指压不褪色，稀疏散在，数量不等。8 例中，红疹最少者仅 1 个，最多者 12 个，平均为 6 个；红疹部位一般以患侧背部为多，健侧较少。

2. 放血方法　皮疹局部常规消毒后，在红疹处进行针刺，并以手挤压使之出血少许。所有红疹处均须针刺放血。只针 1 次，不必进行第 2 次。

疗效　8 例患者，均获治愈。本组病例的发病时间从 3 ~ 60 小时不等，平均为 19 小时。其中除 1 例在施用本法前，曾用过青霉素，1 例用过针刺，1 例于放血同时并用磺胺，1 例并用青霉素外，其余 4 例均为单独应用本法。全组病例，经施用本法后，体温下降时间平均为 5 小时左右；局部红肿消退时间及疼痛消失时间平均为 9 小时。

上海市纺织工业局第二医院：《上海中医药杂志》，1962，2：22

367

（六）乳腺增生

【针刺法】

病例　共 130 例，其中男性 1 例。双侧乳腺增生者 113 例，单侧增生者 17 例。增生类型：小叶性增生者 65 例，砂粒样增生者 25 例，囊性增生者 25 例，巨块性增生者 14 例，其他 1 例。年龄最小者 10 岁，最大者 50 岁，以 41 ~ 45 岁者为多见。文中指出，本病是妇女的一种常见病，多认为是一种癌前病变，我国已将本病列为妇女乳腺癌前病变的一种。据有关资料，认为本病的发病机理，多与内分泌失调和精神因素有关。中医多认为与肝气郁结、痰湿凝聚有关。本病目前尚无特效疗法。

治法　分三组治疗。

1. 针刺组　分两个穴组治疗。胸组穴取屋翳、足三里

（均双侧）、膻中；背组穴取天宗、肩井、肾俞（均双侧）。两组穴交替使用，每日1次，中等刺激。肝气郁结者去肾俞加肝俞；肝火者去足三里加太冲；肝肾阴虚者用肾俞；月经不调者去足三里加三阴交；胸闷肩困者加外关；气血亏损者用足三里。肝火盛者重刺太冲，气血亏者用轻刺法，留针20～30分钟，留针期间运针2～3次。8次为1疗程，停针2～3天后，进行下一疗程。三个疗程结束后复查。

2. 豆提物注射组　用豆提物注射液，每周穴位注射1次，4周为1疗程。取穴天宗或足三里，均为单侧。

3. 西药组　用睾丸糖衣片，每日3丸，连服3周，中间停2～3天，经期停药。

疗效

1. 针刺组20例，痊愈10例，显效8例，有效1例，无效1例。

2. 豆提物注射组18例，痊愈2例，显效5例，有效4例，无效7例。

3. 西药组20例，痊愈1例，显效3例，有效9例，无效7例。

针刺对免疫功能的变化：作者对针刺组20例患者和豆提物注射组15例患者，分别进行了治疗前后细胞免疫功能变化的实验观察（活性E-玫瑰花结形成率、总E-玫瑰花结形成率、淋巴细胞转花率），结果表明两组患者在治疗前细胞免疫功能均呈偏低现象，治疗后则有明显增高。从临床效果看，针刺组优于豆提物注射组，后者作为免疫原有增强免疫防御系统的作用是可以理解的，而前者是非免疫原性的，它之所以能够提高机体的免疫功能，可能不但具有激活机体的免疫作用，同时还可能调整了中枢神经系统，使受损的机体的机能状态有所改变，因而显示出临床疗效的增高。针刺能使乳腺增生的肿块缩小或消失，可能是清除了衰老和增生的细胞，同时限制了乳部细胞过度增生，从实验研究针刺能激活巨噬细胞处于活跃而吞噬指数提高的资料，也可说明此点。

郭诚杰等（陕西中医学院附属医院等）：全国针灸针麻学术讨论会资料。1979，6月

（七）慢性囊性乳腺病

【针刺法】

治法

1. 取穴　以乳根为主穴；以耳壳内分泌、乳腺为配穴。

2. 操作　乳根穴的针刺方向，是向上和向外上与胸壁平行针刺，手法用大幅度捻转。

疗效　共65例。治疗后经8个月观察，痊愈者44例，好转者19例，无效者2例。在44例痊愈者中，针治次数最少者为5次，最多者为33次。

举例　患者牛某，女，37岁。1968年9月感到左乳疼痛，半年后加剧。来院诊治时，取活体组织检查，诊断为慢性纤维性囊性乳腺病，经服抗癌片无效。1969年10月，右乳也感到疼痛。1970年3月开始用针刺疗法。经治疗9次后，两侧乳腺内肿物均消失，乳痛显著减轻。针治13次后痊愈。

北京医学院：《全国中草药新医疗法展览会资料选编》（技术资料部分），585页。1972年1月，甘肃省卫生局印

（八）慢性盆腔炎

【针刺法】

病例　共42例。本组病例，年龄在20～39岁之间。病程最短者为1个月，最长者为6年，其中以1～3年者为最多。42例之盆腔阳性症状，以两侧为多，有9例伴有肿块。全组病例中，在门诊治疗者21例，住院后又在门诊治疗者11例，住院治疗者10例。42例中，过去一般均用过磺胺类药物或抗

菌素治疗，大部分病人用过电疗；住院患者中，多数用过组织疗法、蜡疗、封闭、肾上腺皮质酮等疗法。经用针灸治疗后获得良好效果。

治法

1. 取穴　主穴：关元、中极、归来、水道、三阴交、蠡沟、中都；配穴：有肿块者加患侧府舍；上腹痛或气胀者加腹结、天枢、气海；下腹痛部位较大者加气冲；有腰痛、腰痠者加肾俞、次髎；腰痠严重者可加八髎、委中；白带多者加地机、阴陵泉、带脉；月经过多者加照海、内庭、行间。

2. 操作　温针，每日 1 次，留针 20 分钟。20 次为 1 疗程。轻者可隔日 1 次。痊愈后，巩固治疗 10 次；隔日 1 次或 1 周 2 次。月经来潮时照常进行针治，但不用温针，留针 30 分钟。针后一般均无反应，大多数患者感到疲倦好睡，少数病人在初次针灸后感到腹胀。

疗效　42 例中，治愈者 23 例，占 55%；好转者 15 例，占 36%；无效者 4 例，占 9%。其中 9 例有肿块者，治疗后消失者有 3 例（肿块在 4cm×3cm×3cm 以下），显著缩小者 6 例（肿块较前者为大）。痊愈后之患者，怀孕者有 3 例。42 例中，平均治疗次数为 40 次，痊愈病例的平均次数为 38 次，好转病例的平均次数为 39 次，无效者在 41～70 次以内。有肿块的针灸次数均在 40 次以上。

蒋迪仙，等：《中华妇产科杂志》，1960，1:27

治法

1. 取穴　以关元、水道、足三里、三阴交为主穴。配穴方面，伴有子宫粘连者，加针中脘；伴有手、脸浮肿者，加针曲池；伴有两腿行动隐痛者，加针曲泉；伴有气虚无力者，加针列缺；伴有烦渴、掌心发热者，加针外关；伴有便秘者，以天枢、水道二穴轮流配用；伴有腹胀者，加带脉、气海。

2. 操作　进针找到适当针感，如针刺关元穴应使痠麻感直达阴道，针刺水道穴应使针感直达两侧附件部。手法要慢按轻捻，提插轻匀，留针 15～20 分钟。在停针时，患者可觉得腹内有一阵阵像发病时腹痛一样的感觉，效果最佳。

3. 注意事项　针时不直刺发炎部位，不直刺包块部位，不在月经期施针。

疗效　共用本法治疗 26 例。针灸后，痊愈者 15 例，占 57.6%；进步者 8 例，占 30.7%；有 3 例因惧针中途停诊。

王文石：《中华妇产科杂志》，1960，1：29

【穴位注射法】

病例　共 380 例。其中包括盆腔炎 38 例，输卵管炎 226 例，子宫旁组织炎 98 例，附件炎症包块 18 例。

治法

1. 取穴　维胞或气穴、阳性反应物、脾俞；有腰痛者加上髎或中髎。

2. 药物　维生素 B_1 25mg，用生理盐水稀释至 5ml。

3. 操作　针刺深度不超过 1cm，每穴注入 0.5ml，每天 1 次。如用穿心莲交替应用时，每穴注入药液 5ml，每次注入 2～4 穴。4～7 天为 1 疗程，必要时可作第 2 疗程。

疗效

1. 380 例中，症状或体征完全消失者 21 例，占 5.5%；明显好转者 189 例，占 49.8%；好转者 162 例，占 42.6%；无效者 8 例，占 2.1%。有效率为 97.9%。

2. 按主要症状及体征统计：腹痛 340 例中，显效者 182 例，占 53.7%；好转者 153 例，占 45.2%；无效者 5 例，占 1.1%。腰痛 240 例中，显效者 133 例，占 55.4%；好转者 101 例，占 42.1%；无效者 6 例，占 2.5%。白带 78 例中，显效者 29 例，占 37.2%；好转者 48 例，占 61.5%；无效者 1 例，占 1.3%。附件或子宫组织压痛 110 例中，显效者 36 例，占 32.7%；好转者 64 例，占 58.2%；无效者 10 例，占

371

9.1%。附件增粗或子宫旁组织增厚85例中，显效者24例，占28.2%；好转者44例，占51.8%；无效者17例，占20%。盆腔包块18例中，显效者6例，占33.3%；好转者8例，占44.5%；无效者4例，占22.2%。

中山医学院第一附属医院妇产科：《新医学》，1971，8：33

（九）女阴瘙痒症

【针刺法】

治法

1. 取穴　阴廉、曲骨、会阴。

2. 操作　用旋捻法，中等度强刺，每日或隔日1次，4次为1疗程。一般一个疗程可以治愈。

疗效　共6例，均获显著疗效。

举例　患者某，27岁。门诊号17703。主诉自1959年以来，外阴瘙痒剧烈，持续已有1个多月，常因瘙痒造成失眠，虽经治疗但未收效。在妇科门诊检查时，见阴部发赤，湿润，呈炎症现象，并有指搔痕迹，白带较多。阴道分泌物经化验检查2次均为阴性。经采用上法针灸1个疗程后，症状全部消失。

王克守：《中华妇产科杂志》，1960，1：31

（十）子宫不正

【针灸法】

病例　共10例。本组病例均为子宫后倾、后屈，其中2例临床印象有后粘连。

治法

1. 取穴　以中脘、阳池为主穴；以中极、胞门、子户等为配穴。

2. 操作　针灸并用。

疗效 治疗后,痊愈者 8 例,无效者 2 例。

1. 8 例治愈病例,治疗次数为 8～20 次,每日 1 次,连续治疗 1 周后,内诊检查 1 次。在针灸方法上,施灸多于针刺。有一远路病人,因往返就诊不便,经使用"皮内针法",效果亦较好。

2. 2 例子宫有粘连者,在开始治疗后,症状有好转,但子宫位置无显著改变。说明针灸治疗后位子宫,对可活动者有效。

3. 8 例治愈患者,在疗程中经内诊检查,子宫位置逐渐由后位转为生理性前倾位。一般的继发症状,如痛经、腰困、腰痠、便秘、月经不调等,亦逐渐消失。最短者,有在针灸 2 次后即有显著改善,平均针灸 6～8 次后,症状完全消失。

李强安,等:《中医杂志》,1959,7:52

(十一) 子 宫 脱 垂

【针刺法】

病例 共 29 例。本组病例中,病程最短者 7 个月,最长者 14 年,其中以 5～10 年者为最多。29 例中,下垂至阴道口者有 7 例,脱出者有 13 例,全脱者有 9 例。全组病例除 3 例无合并症外,其余均有合并症,其中有白带者 15 例,有风湿病者 4 例,有月经不调者 3 例,有腰痛者 3 例,有咳嗽者 3 例,有闭经者 1 例,子宫发炎出血者 1 例。

治法

1. 取穴 ①第 1 天主穴为曲骨、横骨(双)、气冲;配穴为太冲、昆仑、三阴交、足三里、下巨虚。②第 2 天主穴为命门、尾椎;配穴为下极俞。③第 3 天主穴为命门,不用配穴;但如分泌物多、夜间尿多者,可配下极俞。

2. 操作 ①第 1 天,病人取仰卧位,先取太冲、三阴交、昆仑、足三里、下巨虚、曲骨、横骨,依次进针。用捻转法,只补不泻,一般留针 10～20 分钟。留针时不断让病人作深呼吸,医生用消毒纱布滴上甘油托住下垂之子宫颈,趁势徐徐上

373

托，不论下垂程度轻重，均可当时托回。起针后用月经带样的无菌布带束住。②第2天，先检查子宫缩回情况，如已完全缩回，可让病人俯卧，先针命门、尾椎，再针下巨虚，留针5分钟，只补不泻。如子宫尚未完全缩回，则需先针曲骨，留针3~4分钟，然后再取俯卧位针命门、尾椎等。③第3天，如病人一般情况良好，亦无下垂感觉，即只针命门；如阴道分泌物过多，可按上法处理。

3. 疗程 暂以3天为1疗程。从疗效情况看，均系当时缩回，且疗效巩固，3日中无1例再度脱垂。

疗效 经1次针治后子宫即缩回未再脱垂者有10例，针治2次后完全缩回者有5例，针治3次后，全部病例均达到完全缩回；同时部分合并症状亦随之消失。全组病例均曾服用菟丝汤（菟丝子、续断），但单用菟丝汤虽也有一些效果，则不能收到迅速而显著之疗效。

湖南安乡安成公社卫生院：《中医杂志》，1959，7：51

374

治法

1. 主穴 止垂[按]、百会、少府、曲泉、气海、关元、大敦、肝俞、肾俞、腰阳关、膀胱俞。

2. 配穴 水道、三阴交、阴陵泉、风骨、天枢、脾俞、命门、八髎等。

3. 操作 针后加用灸法，腹部穴与背部穴交替应用。

疗效 共41例。均获治愈。

按：止垂穴，在第11肋下约5.5寸处，即维道穴向里1寸处。针治时，用3寸长毫针斜向鼠蹊部稍内侧向横骨两边刺入。留针1小时（根据患者体质强弱而定）。此穴有立即收缩子宫下垂之效。报告中介绍之4个病例，治愈次数分别为6次、8次、16次、25次。

吴桥县庙镇乡卫生院李汝钧：《河北省针灸技术经验交流会议
资料汇选》（内部发行），230页。河北省中医研究院等

病例 共106例。其中Ⅰ度者16例，Ⅱ度者32例，Ⅲ度

者58例。

治法

1. 取穴　第1组穴，维胞、关元、三阴交（或阴陵泉）；第2组穴，曲骨、关元、阴陵泉（或三阴交）；第3组穴，维胞、曲骨、三阴交（或阴陵泉）。每天应用1组穴位，第1、2组穴交替应用；如果疗效不佳，即取第3组穴轮流使用。

2. 操作　维胞穴进针后沿腹股沟直刺2～4寸，大幅度捻转，患者即有会阴部抽动感，子宫徐徐向上。留针30分钟，每隔3～5分钟捻转1次。曲骨针刺2～3寸，大幅度捻转，留针30分钟，间断捻转。其余穴位按一般针法。巩固疗效期间，宜用中、弱刺激。

3. 注意事项　子宫脱垂并有感染者，应先控制感染，然后进行针刺治疗。有严重腹水、门静脉压高，下腹部患恶性肿瘤，恶液质及高热患者，均不宜进行针刺治疗。

疗效

1. Ⅰ度子宫脱垂16例中，痊愈者14例，显效者2例。

2. Ⅱ度子宫脱垂32例中，痊愈者26例，显效者3例，好转者2例。

3. Ⅲ度子宫脱垂56例中，痊愈者42例，显效者11例，好转者5例。

雁北军分区毛泽东思想宣传医疗队：《全国中草药新医疗法展览会资料选编》（内部发行），588页。1972年，甘肃省卫生局印

【电针综合法】

病例　共30例。本组病例，年龄在21～55岁之间。病程2年以内者6例，2～10年者14例，11～17年者10例。脱垂程度，Ⅰ度者8例，Ⅱ度者12例，Ⅲ度者10例。局部充血者5例，糜烂者6例，并有溃疡者1例，有疼痛者15例，有白带者25例，有出血者11例，行走困难者17例。

375

治法

1. 取穴　循经取穴：以任脉、肝、肾三经为主，分为以下5组。①第1组，中极、中闸[1]、三阴交；②第2组，关元、子户、足三里；③第三组，气海、大赫、照海；④第4组，曲骨、子户、照海；⑤第5组，关元、停头[2]、足三里。各组穴位，灵活交替使用。

2. 操作　腹部穴用重刺激法，下肢穴用轻刺激法，用电针机通电15分钟，每日1次。

3. 辅助治疗　凡气血虚弱者则施以艾条灸，并给以补中益气汤加减内服；如遇有针灸并用内服药无效者，则可加用外用药（五倍子、石榴皮各500g，明矾250g，加水2500～3000ml，煎汤，每次50～100ml洗患处）和五倍子粉剂（五倍子60g，明矾30g，研极细。每次用0.5～1g，放于消毒纱布上，对准下垂处轻轻揉按托上）。

疗效　全组病例分3组治疗：

1. 第1组为单纯针刺，共5例，均为病程较短的轻度患者，经治疗2～3天后，均获痊愈。

2. 第2组为单纯电针，共16例，经治疗7～8天后，14例痊愈，2例显著进步。

3. 第3组采用综合治疗，共9例，病情比较严重复杂，多为Ⅲ度患者，经用电针、内服、外治，分别治疗12天后，5例痊愈，4例显著进步。

4. 认为中极、大赫、子户、停头等穴，对本病疗效特别显著，配用三阴交穴在治疗作用上亦好。

按：（1）中闸穴，文中未注明部位。

（2）停头穴，在中极下5分向两侧旁开，当腹股沟内1横指处。

葛莲仙，等：《浙江中医杂志》，1960，3：130

二、产科疾病

（一）妊娠呕吐症

【针灸法】

病例　共22例。本组病例中，有20例症状比较严重，终日恶心呕吐，不能饮食，都有不同程度脱水现象，绝大部分需完全休息；其余2例虽能坚持工作，但也是食物即吐。22例中，有半数配合药物治疗，半数单用针灸治疗。

治法

1. 取穴　中脘、建里、幽门、足三里、三阴交、内关。

2. 操作　腹部穴用抑制法，四肢穴用兴奋法。以针灸并用较好，每晚睡前多灸1次，亦有助于恢复。开始时，每天针灸1次，连续3～5天。当主症减轻后，可隔日针灸1次。但必要时也可1日针灸2次。

疗效　全组病例，经治疗后均收到治愈效果。平均针灸次数为4.5次，最少者为2次，最多者为12次。3～4天治愈者占全组病例之半数。治疗日期与是否配合药物关系不大。经产妇比初产妇收效为快。

田从豁，等：《中华妇产科杂志》，1957，2：157

病例　共20例。本组病例，妊娠均在3个月以内。均有食欲不振、恶心呕吐等症状。

治法

1. 取穴　金津、玉液、中脘、足三里。

2. 操作　先灸中脘、足三里，5～10分钟，再用毫针点刺金津、玉液，使之出血（下针时，嘱患者将舌头向上后回卷，用牙齿适度咬紧卷曲之舌体，使金津、玉液向外暴露），迅速用冷水漱口即可。轻者每日针治1次，重者1日2次。无任何不良反应。

疗效 20 例中，治疗后，症状消失者 10 例，减轻者 9 例，无效者 1 例。呕吐发生在 2 周之内，症状较轻者，针灸 2~3 次症状即行减轻，5 次可获治愈；呕吐超过 2 周，症状较重者，针灸 6~8 次症状减轻，10~15 次可获治愈。症状消失者中，10 天后复发者有 2 例。

黎楚楼：《中医杂志》，1962，1：31

病例 共 64 例。其中初产妇 15 例，经产妇 49 例。停经后发病天数，最短者 20 天，最长者 65 天，其中以 31~60 天者为最多，占 85.95%。主要症状为恶心、呕吐、不能进食、乏力、头晕、目眩、尿量减少；少数病人有低热、腹痛、嗜睡；部分病人出现消瘦和轻度脱水。

治法 全组病例中，除 11 例症状严重，脱水较为明显者，配合输液和给予镇静药物治疗外，其余病例均单用针灸治疗。

1. 取穴 ①主穴取中脘、足三里、内关、三阴交；②配穴取上脘、建里、幽门、百会、上星、神门。每次除取主穴外，再取 1~3 个配穴。

2. 操作 三阴交用补法，其余各穴均用平补平泻法。留针 15~20 分钟，在留针期间行针 2~3 次。一般每日或隔日 1 次，必要时也可 1 日 2~3 次。身体极度衰弱者，中脘、足三里可加用艾条灸。

疗效 全组病例，经治疗后，痊愈者 62 例，占 96.9%；无效者 2 例，占 3.1%。无效 2 例中，1 例终止妊娠后即愈，1 例因伴有胃黏膜脱垂者转院治疗。治愈例中，针灸 1~2 次者 19 例，占 29.7%；针灸 3~4 次者 27 例，占 42.2%。收效比较迅速。

荷泽专区人民医院许志新等：《针灸杂志》，1966，1：14

（二）先 兆 流 产

【穴位注射综合法】

病例 共56例。本组病例均为住院之先兆流产及先兆早产进行安胎治疗之患者，其中初次妊娠者有10例，经产妇有46例。56例中，有1次流产史者1例，有2次流产史者1例，有习惯性流产史者5例，其余49例均无流产史。

治法

1. 取穴 足三里，每日只取1侧，两侧交替使用。

2. 药液 黄体酮。

3. 操作 ①按穴位注射法要求，在一处足三里穴注入黄体酮5mg，两侧交替注射，每日1次，或1日2次。②穴位注射后，在原穴处施灸10~15分钟，两侧交替施灸，每日1次，或1日2次。③除以上述两法为主外，还按病情轻重，酌予三溴合剂、维生素E、保胎丸或冬眠灵等药物辅助治疗；如采用其他药物辅助时，则仅采用其中1种或2种，但不作常规使用。

疗效

1. 经采用本法治疗后，56例中，痊愈者44例，占78.57%；好转者2例，占3.5%；无效者10例，占17.85%。

2. 根据疗效的统计分析，妊娠在3个月以上安胎成功者有35例，可见大多数患者在3个月以上安胎容易成功，这与胎盘形成有关。在安胎失败的10例中，有6例发生在妊娠3~4月，这与此时正值黄体与胎盘功能互相交替，内泌素调节不易平衡有关，故容易发生流产易致安胎失败。在安胎成功的46例中，病程1~3天者占31例，说明发病时间越短治愈率越高；但无效的10例中，发病在1~3天以内者有6例，患者入院时症状均较严重，故发病时间虽短，仍致安胎失败。临床上一般有病因可查之流产、早产，当原因除去后往往可获安胎成功的效果，但原因不明发生流产、早产者27例中，失败者有4例；有原因可查者29例中，失败者有6例。因此，尚难看出何种原因影响疗效较大。从失败的10例分析，其中出血

379

腹痛严重者 4 例，稽留流产及过度劳动等原因引起者共 4 例（亦并有严重出血及腹痛）。因此，在失败原因中，入院时症状严重者就有 8 例，故安胎是否成功，与入院病情轻重有密切关系。

胡廷溢：《江西医药》，1961，7：22

附：针灸对卵巢机能的影响

报告试用针灸足三里及冲、任二经的一些穴位，进行人工促进排卵，初步获得成功。临床实验针灸治疗不孕症、继发性无月经以及子宫内膜过分增殖症患者，有 2 例不孕症已经怀孕，原来每次必须注射黄体酮月经始至者，针灸后，不必注射黄体酮，月经按期自至；月经不调者也恢复正常周期。在针灸治疗前后均用阴道细胞及子宫内膜检查对照，证明针灸后均有黄体期变化现象。在动物实验方面，家兔的卵巢经针灸后普遍发现间质细胞黄素化，卵胞膜增厚，其中毛细血管增生，卵泡内出血等均有出现，也有少数黄体形成。关于作用机制方面，报告认为主要是促黄体化激素（LH）的分泌和释放有以促成。此种作用是针灸通过大脑皮层—间脑—脑下垂体—卵巢而实现的。足够的促卵泡激素（FSH）的存在和应用恰当的穴位与手法，是针灸促进排卵成功的条件。

金问淇，等：《武汉医学院学报》，1960，1：55～61

（三）胎 位 异 常

【艾灸法】

病例 共 30 例。其中初产妇 15 例，经产妇 15 例。

治法

1. 取穴 至阴（双侧）。

2. 操作 用艾卷采用悬灸法，两侧各灸 15 分钟。施灸后，隔日复诊，无效时再灸 1 次。

疗效

1. 初产妇 15 例中, 成功者 12 例, 占 80% 。经产妇 15 例中, 成功者 14 例, 占 93% 。全组病例的成功率为 86.6% 。本法之特点为见效快, 产妇无痛苦, 且无不良反应。

2. 在月份方面, 30 例中, 7⁺月者有 18 例, 成功者 17 例, 占 94% ; 8 个月以上者 12 例, 成功者 9 例, 占 74% 。因此, 大于 8 个月以上者, 成功率较低。

3. 在成功的 26 例中, 有 2 例复发, 经再次施灸后, 又获矫正。成功例中, 施灸 1 次成功者有 22 例, 施灸 2 次成功者有 4 例。

4. 以往常用的转胎位方法, 有膝胸卧位、外倒转术、饮水疗法等, 给产妇带来麻烦和痛苦, 如膝胸卧位, 跪的时间又长又累; 外转须一定技术, 且有时会引起不良后果。灸至阴穴方法简便, 对产妇无痛苦亦无副作用。

魏凝瑞:《中华妇产科杂志》, 1960, 1:17

381

病例 共 576 例。本组病例为广州市第一、二、三人民医院, 工人医院, 红会医院, 铁路医院, 中山医学院附属第一、二医院, 广州省人民医院, 广州市产院, 广州市中区人民医院等 11 个单位之病例。

治法

1. 体位 孕妇取坐位, 脚踏凳上, 解开腰带。

2. 取穴: 至阴穴, 先灸一侧, 然后再灸另一侧, 每侧灸15 分钟。

3. 嘱孕妇当晚睡眠时解开腰带, 并卧向儿背之对侧。

4. 一般选择对象为妊娠 30~40 周初产妇及经产妇 (部分病例有在 28 周施行者)。

5. 接受灸治后, 于 24 小时内复诊。

6. 每天 1 次, 1~5 次为 1 疗程。

7. 胎位转正后, 即停止灸治, 但须每天复诊, 一连 3 天,以后每周复查 1 次，追踪到分娩结束，如有复变臀位或横位者，可以再灸。

疗效

1. 全组病例中，经灸治后，成功者有 449 例，成功率 77.94%。

2. 灸至阴穴，可矫正臀位、横位，双胎中臀先露转为顶先露，多数在 24 小时内即可转正。

3. 一般灸治 1 次成功者占多数，每天灸 1 次，疗程 1～5 次以上。须灸 2 次以上者，多在 2～3 天内转正。

4. 灸至阴穴，不仅可矫正胎位异常，同时可减轻或消失合并症中的气促、腹壁紧张及浮肿。

5. 本组选择 30～40 周初产或经产妇为治疗对象，灸治后未见有引起早产或其他副作用。

6. 灸治期间，偶有出现子宫轻度收缩，或自觉有胎儿立即出现活泼跳动感，成功例中多数自觉灸后当晚睡眠出现约 5～30 分钟时间明显的胎儿剧烈跳动。

7. 灸治后胎动状态和易复变为臀位、横位，似与神经类型有关。有复变记载的成功例 355 例中，复变 76 例，复变率为 21.4%，其中与神经类型、腹壁松弛程度及胎动情况有关。而胎动过剧，则须考虑到与灸治强度有关。

8. 复变次数可反复发生，一般多为 1 次，但也有 2 次以上者。加腹带虽可防止复变，但个别例子仍然失败。

9. 灸治失败例子中，配合膝胸卧式、外回转，部分病例可以转正，曾有病例采取综合措施，获得成功。可见配合多种方法治疗，对失败病例尚有作用。

10. 孕妇有合并症者，是否适宜灸治，能否招致早产。报告推测，有合并症的孕妇身体较弱，脏器功能失调，身体虚弱时应考虑灸治的强度。如果强度适宜，可有补益作用。

11. 灸治强度与孕妇合并症、体质、艾炷大小、直接灸、悬灸距离的高低、施灸时间的长短等均有关系。40 例用直接灸的效果比悬灸的效果较好。

12. 灸治转胎位的效果不低于其他疗法，且操作简便易行，孕妇乐于接受。

广州市第三人民医院妇产科：《中华妇产科杂志》，1960，3：189

病例 共 46 例。本组病例孕妇妊娠期，26～30 周者 14 例，31～35 周者 22 例，36～40 周者 10 例。初产妇 13 例，经产妇 33 例。

治法

1. 取穴 至阴穴。

2. 操作 用普通艾卷，点燃后分别在两侧穴位上悬灸，每次 15 分钟，每日 3 次，连续 1～3 天，或 4～5 次后来院复查。

疗效

1. 初产妇 13 例中，矫正者有 12 例，无效者 1 例；经产妇 33 例中，矫正者有 32 例，无效者 1 例。成功率达 95.95%，且在临床使用过程中未见任何副作用。

2. 妊娠期在 26～30 周者 14 例，全部矫正；31～35 周者 22 例中，矫正者 21 例，无效者 1 例；36～40 周者 10 例中，矫正者 9 例，无效者 1 例。说明本法矫正胎位与妊娠周数无明显关系。

3. 未成功的 2 例中，1 例为初产妇，经用膝胸卧位、饮水疗法、针刺至阴穴等综合治疗均告失败，因该孕妇腹壁紧张，以后在院臀位分娩；另 1 例为经产妇，系一双胎。

4. 大多数孕妇经过两三天即可达到矫正目的；但有的病例却须艾灸 5 天方得矫正。

雷杰：《江西医药》，1962，12：20

病例 共 33 例。均为臀位。报告指出，臀位妊娠是常见的异常胎位，且因臀位分娩对母婴都造成较大的损害，故矫正

383

臀位妊娠被列为产前的常规工作。至于矫正臀位的方法，以往一般多采用外倒转术、胸膝卧位、饮糖水疗法、抬高床脚等方法，但效果不甚满意，而外倒转术有时会发生胎盘早剥离或脐带扭转和打结的危险。

治法

1. 取穴　至阴穴。

2. 操作　初时曾以针刺两侧至阴穴，用兴奋手法，每次15分钟，自从1例孕妇发生晕针后，即改用灸法。方法是采用温和灸法，每次灸15分钟，每日1次。

疗效

1. 33例中，经针或灸1~2次后，有28例均由臀位转头位，有效率为84.84%。大多数孕妇在施灸1次后，即可取得疗效，有些则需施灸2次，连灸3次胎位不变者作为无效。

2. 33例中，第1胎者9例，其中7例成功；第2胎者8例，3胎以上者9例，全部成功。可见经产妇成功率比初产妇为高，这可能与初产妇的子宫及腹壁比较紧张有关。足月或超过足月时，矫正成功的机会也较少。

伍书辉等：《江西中医药》，1960，9：38

病例　共2069例。其中包括足位、臀位、横位。全组病例均经过复查，并随访到分娩。

治法

1. 取穴　至阴穴。

2. 操作　用艾卷2支（直径4分，长1市尺），分别在两侧至阴穴上施灸，用温和灸法，艾火距离穴位约为寸许，以不产生灼痛为度，每次灸10~15分钟。每日1次，连灸4次为1疗程；较重者施灸2个疗程以上，并于治疗结束后复查。

3. 适应症与禁忌症　（1）适应症，无论初产妇或经产妇，凡确诊为臀位、斜位、横位等，在妊娠29~36周者，皆可施行；腹壁紧张无外回转可能者，亦可施行。（2）禁忌症，习惯性早产及妊娠毒血症。

疗效 全组病例均经随访到分娩。经治疗 1～5 个疗程后，成功者有 1869 例，失败者有 200 例，成功率为 90.3%。从效果上看：

1. 各种异常胎位与疗效的关系　成功率以横位为最高，臀位次之，足位最难。按足位情况，大多数儿足嵌顿于盆腔以内，不易转正；入盆较轻者，可获得疗效。

2. 胎次与疗效的关系　胎次在 6 次以上者，成功率显著降低。

3. 妊娠月份与疗效的关系　成功率以妊娠 8 个月者为最高，妊娠月份愈大疗效愈差。但在妊娠 10 个月成功例者中，有 3 例初产妇已分别超过预产期 3、9、11 天，经灸治后仍获得正常头位分娩。

4. 腹壁紧张度与疗效的关系　以腹壁紧张度一般者疗效最好，腹壁紧张者疗效最差。但临床遇有腹壁紧张较著者常不能施行外回转术，而单用针灸仍可获得 74% 之疗效。

5. 孕妇对灸治的感受与疗效的关系　施灸成功的 1869 例中，胎动活泼者有 1760 例，占 94%；有轻度胎动者 34 例，占 2%；无任何胎动感受者有 75 例，占 4%。在灸治失败的 200 例中，仅有 1 例有胎动的感受。

6. 疗程与疗效的关系　全组病例中，治疗 1 个疗程者占 77.7%，治疗 2 个疗程者占 16.2%，两者共为 93.9%。经 4～5 个疗程者，效果一般均较低。

7. 无效病例的分析　全组病例中失败者共 200 例，占 9.7%。其原因有以下几点：①65 例腹壁紧张，其中 10 例胎儿已小部分入盆；②38 例腹壁松弛，胎儿活动性大，不易固定；内有 1 例合并妊娠毒血症，治疗过程中血压有上升趋势，遂即停灸；③10 例儿头季肋下固定，灸疗无法发挥作用；④其余病例在自行灸疗时，取穴不准，未按规定方法进行，影

385

响疗效。

沈阳市第四医院王文石：《针灸杂志》，1965，1：14～15

病例　共 111 例。妊期为 30～38 周，均在住院条件下进行观察。

方法　入院后最初 2 日作为对照，不作任何治疗，以减少将胎位自然转正者计入成功例数的可能性。此期间胎位自然转正者有 11 例，占 9.9%。其余 100 例，均用艾灸双侧至阴穴进行治疗。每日 1 次，9 日为 1 疗程。

效果　100 例中，艾灸后得到矫正者有 71 例，成功率为 71%。失败的 29 例中，有 7 例于治疗期间胎位曾经转正，但出院前又恢复原位，占总失败例数的 24.1%。100 例中，有 6 例入院前曾作膝胸卧位及艾灸治疗，但未见效。入院后经过艾灸，有 5 例矫正成功。

全组中，有部分孕妇在施灸过程中对若干生理指标进行了观察：

1. 在 41 例胎位不正者中，同时记录了多种生理学参数。其中包括呼吸活动、光电指容积描记图、手指皮肤温度、脉率、动脉血压以及白细胞分类计数，还计算了胎儿心率。结果表明，呼吸活动于艾灸过程中无明显改变；皮肤血管不见收缩而是持续舒张，表现为容积描记图中脉搏波幅增大，皮肤温度升高；脉率不增快；收缩压及舒张压不升高，而且前者还有所降低；白细胞分类计数无显著变化。但胎儿的心率却明显加速。这些结果提示，艾灸不使交感—肾上腺系统兴奋，此时胎儿心率的增快，可能通过其他途径所引起。

2. 在这些病例中，有 33 例测定了一些内分泌活动的变化，发现妊娠妇女尿中 17-羟皮质类固醇及 17-酮皮质类固醇的数值，艾灸前即高于非妊娠妇女，艾灸后，妊娠妇女的这些激素数值进一步明显升高。测定施灸前后血浆游离皮质醇的数值，结果类似。这提示，艾灸使垂体-肾上腺皮质系统兴奋。

386

3. 在以氨基甲酸乙酯麻醉的家兔中，记录了子宫活动曲线。对双侧相当于人的至阴穴处施以艾灸，可引起子宫活动的增强。

4. 艾灸至阴穴可使子宫、三焦、内分泌三对耳穴的电阻明显降低，提示它能调整子宫、内分泌等脏腑机能。经络理论的此种见解，与上述所见肾上腺皮质及子宫的活动于艾灸时增强的事实相吻合。

5. 基于以上事实，推论艾灸至阴穴可通过促进肾上腺皮质的分泌，增强子宫活动。同时，胎儿活动也加强（胎儿心率因此加快）。这些动力学因素，均有助于胎位的自动转正。

江西省艾灸至阴穴矫正胎位研究协作组：《全国针灸针麻学术讨论会论文摘要》（一）66 页。1979，6 月

【艾灸、针刺、电针法】

病例 共 260 例。其中妊娠 7 个月以上者 113 例，8 个月者 93 例，9 个月者 42 例，10 个月者 3 例，过期妊娠者 4 例。第一胎者 158 例，第二胎者 85 例，第三胎者 15 例，第四、五胎者各 1 例。本组孕妇一般均经过外回转、膝胸卧位或其他方法未能得到矫正者。

方法

1. 取穴 肺经取少商、鱼际、尺泽；小肠经取少泽、后溪、腕骨；脾经取隐白、太白、三阴交；膀胱经取至阴、京骨、飞扬。

2. 方法 每个穴位观察 20 例，每天治疗 1 次，每次 20 分钟，10 次为 1 疗程。采用艾灸、针刺和电针（G6805 治疗仪），每穴连续艾灸 4 次无效者，改用针刺加艾灸，再 4 次无效者，最后用电针进行 2 次。应用上法均不能矫正者，作为无效。另外，对 20 例胎位异常孕妇，不用上述方法，单用膝胸卧位或外回转法作对照。

效果

1. 260 例中有效者 143 例，有效率为 58. 33%。本组之效果与其他文献报告艾灸转胎以 8 个月成功率在 80% 以上有所不同，可能与病例选择及针灸方法之不同有关。

2. 矫正胎位的效果按所取穴位的不同而有差异　至阴穴的有效率为 50%，京骨穴为 55%，飞扬穴为 60%，隐白穴为 60%，太白穴为 75%，三阴交穴为 70%，少商穴为 65%，鱼际穴为 60%，尺泽穴为 75%，少泽穴为 50%，后溪穴为 45%，腕骨穴为 35%。尚难看出各穴之间有明显的差异。

3. 按穴位所属经络统计，脾经穴有效率为 68.3%，肺经穴为 66.7%，膀胱经穴为 55%，小肠经穴为 43.3%，对照组为 15%。各经间有显著差异（$P < 0.05$）；针灸组与对照组有明显差异。

4. 从临床和随访中发现，有少部分病例，在针灸治疗后胎位即得到矫正，而在生产时，胎位又恢复为原不正位。另一种情况是，经针灸一个疗程后，胎位仍未得到矫正，也未再用其他方法矫正，但在生产时，胎位又都转入正常。这一事实表明了胎位存在着自然回转的实际情况。

陕西省中医研究所针灸研究室经络俞穴特异性研究小组：《全国针灸针麻学术讨论会论文摘要》（一）68 页。1979，6 月

（四）子宫阵缩无力

【针刺法】

病例　共 20 例。报告指出，宫缩无力是比较常见的分娩过程中的障碍。对于这种产程中的异常变化，一般常用的方法有静脉内注射葡萄糖液、口服奎宁、0.25% 奴弗卡因静脉注入、脑垂体素稀释液静脉点滴注入、或吗啡注射，使产妇得到安静休息，但这些措施的效果有时不够准确，有时副作用也较大。在应用针灸后，获得了较好的效果。

治法

1. 取穴　合谷（双侧或单侧）。

2. 操作　用兴奋手法，留针 15 分钟。

疗效

1. 20 例中，应用本法治疗后，效果满意者有 17 例，有效率为 85%。

2. 从记载较详细的 11 例中，可以见到针刺后产程有明显的进展，分娩顺利结束，其效果表现在以下几点：①宫缩加强，阵缩持续时间变长，阵缩间隔的时间变短；②宫口顺利开大；③胎头顺利下降，针刺后结束分娩时间平均为 2 小时又 39 分。这说明针刺明显地起到缩短产程的作用。

伍书辉，等：《江西中医药》，1960，9：38

病例　共 110 例。本组病例，均为滞产数日以上子宫阵缩无力者。

治法　分为 3 个取穴组。

1. 远近结合取穴组　合谷、三阴交、秩边。

2. 单纯远侧取穴组　合谷、三阴交。

3. 单纯近侧取穴组　秩边。

4. 绝骨或大腿内侧压痛点。

疗效　显效者 48 例（宫缩提高 1 倍，产程缩短，初产妇 8 小时以上，经产妇 4 小时以内结束分娩），有效者 43 例，无效者 19 例。认为第 1 组疗效最好，第 2、3 组穴疗效次之，第 4 组穴虽也有疗效，但很差。

浙江医科大学附属妇女保健院：《医药研究资料》，1972

（五）子宫颈性难产

【针刺法】

病例　共 8 例。均为子宫颈性难产。

治法　针刺太冲、太溪透昆仑、三阴交、合谷、关元等。

疗效　8 例中，经用本法治疗后，均获得疗效，其中经针

389

治 1~2 次者有 6 例，经针治 4 次者有 2 例。其效果，在针后 1~2 小时顺产者有 2 例，4~7 小时顺产者有 3 例，10~20 小时顺产者有 3 例。

中山医学院第二医院妇产科：《医药参考资料》，1971

（六）引　产

【针刺法】

病例　共 55 例。本组病例包括早期破水、边缘性前置胎盘、第 1 产程延长、妊娠中毒症、死胎以及妊娠超月等。其中以妊娠超月、早期破水及产程延长者为多。

治法

1. 取穴　一般以合谷、三阴交（双侧）为主穴；以支沟为配穴，次髎穴则次之（因此穴应用不便）。

2. 操作　用兴奋法，一般留针 10~15 分钟。

3. 疗程　大多数病例只针 1 次，部分病例针 2~3 次。

疗效

1. 55 例中，针刺后成功者占 38.1%（针后 12~24 小时内结束分娩者），好转者占 32.7%（针后 24~48 小时内结束分娩者），有效率为 70.8%。在针刺有效的病例中，大多数针治 1 次即产生疗效，很少须针治 2~3 次才产生疗效者，而且生效时间大多数在针刺后 12~24 小时内结束分娩，有个别病例甚至在针后 5 分钟内即结束分娩者。

2. 针刺引产对母体与胎儿亦无不良影响。有 1 例产程延长，产妇又患有风湿性心脏病，针刺 5 分钟，即结束分娩，对产妇之心脏病亦无不良影响；有高血压之产妇，对血压亦无增高等现象。

3. 无效例中，有部分是产妇对针刺无信心，部分是对针刺的敏感性较差，另一部分则是由于针刺引起宫缩后，未注意巩固效果，因而暂时性的稀疏的宫缩，慢慢趋向于消失。

4. 针刺以前有宫缩的比没有宫缩的引产成功率较高，宫口开大的比没有开大的成效为高，早期破水病例往往引产成功，接近第 2 产程或在第 2 产程加以针刺，其成效更高。有不少病例在针刺后 5～30 分钟，分娩即行结束。

沈庆塃，等：《中华妇产科杂志》，1960，1：17

治法

1. **取穴**　①主穴：取合谷、三阴交、太冲。②配穴：取至阴、独阴。

2. **操作**　合谷用补法，不留针；三阴交、太冲，用泻法，留针 15 分钟以上，并于得气后提插捻转 1 分钟，留针 5 分钟后，再强力提插捻转 1 分钟；至阴、独阴，各灸 5 壮。针三阴交穴时，如有宫缩加强、加快的反应，则收效较快；如无以上反应或反应很轻时，可再观察 2～3 小时，然后再依上法针治，每日可施术 2～3 次。

疗效　共 15 例。均为应用西药无效之病例。全组病例中，于针灸后 3 分钟分娩者 1 例，2 小时分娩者 7 例，2 小时至 3 小时 40 分钟分娩者 5 例，最长者 1 例为 8 小时。15 例中，仅有 1 例针灸 2 次，其余均为针灸 1 次。

黄建章：《福建中医药》，1965，1：28

治法

1. **主穴**　合谷（留针）、三阴交（强刺激）。

2. **配穴**　足三里、曲池、内庭、关元。

疗效　治疗分为 3 组，共 25 例。

1. 第 1 组，是足月或过月妊娠无宫缩者，共 8 例。用针刺法引产后，有 6 例成功，均在针后 5 分钟至 24 小时内分别发生正规宫缩而完成分娩。另 2 例，因无信心而不能坚持作针刺疗法。另对 9 例产程已开始而宫缩无力者，施以针刺后均在 3～5 小时内完成分娩。

2. 第 2 组，是早期妊娠要求作人工流产者，共 14 例。先以针刺法针 3~4 次后配合内服中药（加味桃仁承气汤）或宫腔内注射 50% 葡萄糖液 60~80ml，或注射脑垂体后叶素。结果，3 例完全流产，4 例不全流产，7 例宫颈扩张至海加氏宫颈扩张器 6 号大小。

3. 第 3 组，是过期流产，共 3 例。应用方法同第 2 组。结果 2 例完全流产，1 例为不可避免流产（当时流血较多而给予刮宫取胎）。

4. 认为针法的刺激确能引起宫缩或加强宫缩，并能扩张宫颈。针刺法配合宫腔内注射葡萄糖液及注射脑垂体后叶素，对人工流产或过期流产能达到完全流产，可以避免刮宫手术。并认为针刺法对妊娠月分越大的人工流产，成功的可能性也愈大。

陆毓兰：《中华妇产科杂志》，1960，1：19

治法

1. 取穴　合谷、三阴交。

2. 操作　用强刺激，持续捻转 5 分钟，可产生宫缩和胎动增剧的反应。一般只针 1 次；如进行第 2 次针治时，三阴交即改为足三里。每日针治 1 次。

疗效　共用本法治疗 40 例。其中治疗 1 次成功者 24 例，治疗 2 次成功者 8 例，治疗 3 次成功者 5 例，无效者 3 例。并观察到针刺对母体及胎儿均无不良影响。

董谊贞，等：《福建中医药》，1965，1：28

附：针刺预防心脏病患者人工流产综合反应

【针刺法】

病例　共 100 例。均为各种心脏病变合并早期妊娠之孕妇，于术前常规观察 3 天以上，或经过治疗无急性心衰、风湿活动或肺部感染，同时测量体温 37.5℃，脉搏 100 次/分以下，给予施行手术（单纯窦性心动过速除外）。本组病例中，

392

风心病 32 例，先天性心脏病 11 例，冠心病 2 例，房室传导阻滞 Ⅱ 级 1 例，心肌劳损 1 例，肺心病 1 例，心律不齐 47 例。心脏代偿功能 Ⅰ 级者 82 例，Ⅱ 级者 16 例，Ⅲ 级者 2 例。人工流产综合反应，系指人工流产手术过程中因器械或负压对宫颈及宫壁的局部刺激所引起的迷走神经自身反射。临床主要表现为心血管系统及全身一系列异常反应，轻者大部于手术结束后 5～10 分钟开始逐渐恢复。但受术者如有各类心脏病变，当反应时容易导致循环骤停，而且一旦发生，心搏恢复率也低，如抢救不及时可危及生命。为了预防心脏病合并妊娠患者人工流产手术时之意外，自 1977～1978 年对 100 例各类心脏疾患合并早期妊娠之孕妇，在施术时采用针刺进行预防，收到较好的效果。

方法 于妇科双合诊检查后，凡妊娠 80 天以下者取中极穴，80 天以上者取关元穴，针刺 1 寸，具体深度须视受术者胖瘦而定，一般以刺达肌膜层为宜。得气后留针。于宫颈扩张时起，直至吸刮终末，应持续捻针，手术结束后继续留针 10 分钟，拔针不宜过早，否则仍可出现反应。

效果 100 例在术后出现反应者有 3 例，较该院 1977 年报道之 263 例生理孕妇人工流产时（无选择性地观察）的综合反应发生率 12.54%，有显著降低（$P < 0.025$）。且其中 2 例发病症状亦较轻，仅 1 例先天性心脏病合并甲亢者，心率减慢至 48 次/分，自述头晕，胸闷恶心及颜面苍白，经静脉注射阿托品 0.5g 后，心率迅速恢复至 88 次/分，自觉症状立即消失。全组病人于人工流产手术中，无一例出现心力衰竭，均安全出院。表明针刺对预防人工流产综合反应有显著效果。

陈湫波，等（浙江医科大学附属妇女保健院计划生育科）：《全国针灸针麻学术讨论会论文摘要》（一）69 页。1977 年 6 月

393

（七）无 痛 分 娩

【针刺法】

病例 共 40 例。全组均为针刺辅助精神预防性无痛分娩之产妇。本组产妇均为第 1 胎初产、有规则宫缩、第 1 产程开始子宫口开 1cm 者。全部于产前在门诊期间均未接受无痛分娩教育，而于入院后补课者。全组产妇均未用镇痛药物，而单纯应用针刺辅助预防性无痛分娩。

方法 于开始针刺时，作好解释工作，在取得产妇有信心并完全同意的情况下进行。

1. 取穴　主穴为三阴交、合谷、次髎、足三里；配穴为气海、曲骨、归来、天枢。

2. 操作　每例针治 1 次，取主穴和 1～2 个配穴，用强刺激法，留针 20 分钟。

效果

1. 针刺对疼痛的影响　根据产妇的自身感受，以下腹部及腰部疼痛者最多，经针刺后大部分疼痛消失。在 40 例中，下腹疼痛者在针刺后消失者有 25 例，显著减轻者有 15 例；腰部疼痛者在针刺后消失者有 27 例，显著减轻者有 13 例。

2. 针刺对宫缩的影响　针刺后，子宫有收缩增强现象。

3. 针刺对产程的影响　40 例中，经针刺后产程普遍缩短；第 1 产程平均为 6 时 30 分 25 秒，第 2 产程平均为 1 时 1 分 3 秒，第 3 产程平均为 14 分 6 秒。40 例中，从宫口开 1cm 到宫口开全时间大为缩短，平均为 3 时 5 分 25 秒。

4. 针刺对血压、胎心音、胎膜及合并症（有 3 例合并妊娠中毒症，1 例有二尖瓣狭窄心脏病）无影响。

叶淦平：《中华妇产科杂志》，1960，1：21

病例 共 70 例。本组病例均为用针灸进行无痛分娩的产妇。其中下腹痛较剧者有 51 例，腰痛者有 11 例，腰腹皆痛有

6例，腰痠腹胀者有2例。

治法　依据疼痛部位的不同，分为以下两种方法。

1. 止腹痛方法　针带脉、五枢、居髎、府舍、太冲（均为双穴），如耻骨上部剧痛者可加关元旁开1指半处，或加双侧外陵穴。一般针1寸深，中等度刺激，留针20～30分钟。针后均立即有效。

2. 止腰痛法　针志室、气海俞旁2横指处、上髎、次髎、太冲（均为双侧）。一般针5～6分深，中等度刺激，留针15～20分钟。针后立即止痛。

效果

1. 70例中，46例于针后立即止痛，24例针后疼痛减轻。有少数产妇对腹痛和腹胀分不清，但针后立即安静。针刺是在观察到产妇确有疼痛时进行的。

2. 通过70例产妇观察，针刺用于无痛分娩，不但效果迅速，而且显著减轻了产后的疲劳。

395

刘云霞：《中华妇产科杂志》，1960，1∶21

【针灸综合法】

病例　共32例。其中初产妇27例，经产妇5例。本组产妇在住院时，虽经进行解释，仍存有不同程度的恐惧和对针灸无痛分娩的怀疑，但当进行针灸后，在立即减轻不适感的情况下，一般地出现了安静，加强了合作。尤其在临产时的宫缩间歇期，都呈现安静的半睡眠状态，个别产妇则完全入睡。

方法　1. 针灸在安静的产房进行，室温维持在22～27℃之间，使产妇不感到冷或热的不良刺激。工作人员不仅要态度和蔼，关心产妇，使其得到充分睡眠和适量的饮食，入院和临产时详细进行解释，介绍针灸无痛分娩法的步骤，争取合作，而且不使产生出接生器械的声音，以解除产妇的恐惧心理。

2. 在针灸方法上选用了指针、针刺、灸法、丁字针[1]和耳针等，但以指针为主，视具体情况妥为运用：①一般从产程开始、或在产程开始以前发生不适感觉时就施以指针，一直保持不使疼痛发生。②在产程未开始以前，产妇情绪紧张，缺乏充分休息。可采用丁字针足三里，用消毒纱布固定，留针可达1~3小时，不妨碍活动。也可针刺髀关穴。③在开口期，指针承山穴可解除腰骶部的疲困。针刺三阴交、合谷，可达催产的目的。针刺或指针曲骨穴（深度不可透过腹膜），可防止耻骨上部疼痛的发生。④当娩出期，针刺龙骨穴（在曲骨下1寸，耻骨联合之中点处）[2]、维道两穴，可防止会阴憋胀感的产生。⑤当疼痛一旦产生时，可在对耳轮上部施用耳针；并在曲骨、三阴交、合谷、维道各穴，施以温和灸法。⑥胎盘娩出期，针刺气海，可促进胎盘娩出，防止出血。⑦产妇如有恶心呕吐，可针刺内关穴。⑧以上所采用的针刺，一般不予留针；当有痛感时可留针15~30分钟，每5分钟捻转1次。

3. 在观察过程中，注意产妇的主诉、情绪及表情，每小时测定血压、脉搏1次，随时注意宫缩和胎心的变化。以肛查了解子宫口开大的情况。

效果 针灸后的情况可分为3种。

1. 根本无痛组 共有11例。本组产妇按分娩三个时期进行针灸，分娩前后不仅感到舒适，安静合作，无任何不愉快的表情，将婴儿顺利娩出。

2. 基本无痛组 共17例。本组也按分娩三个时期进行针灸，腰疲及小腹疼痛感也可完全解除，安静合作，仅当子宫收缩时，一度出现小腹不适的表情。

3. 产痛发生组 共4例。本组除按分娩进行针灸外，并施用了耳针，一度止痛，又复产生，产妇呻吟，不能合作并处于不安状态。其中1例可能由于产程开始已发生剧烈疼痛才入院；另1例过度紧张，从到产房后，就一阵阵地发抖；另1例由于拒绝进食，已2天未能充分睡眠而入院。

按： （1）丁字针，即"T"形针，是一种为达到久留针用于埋针用的"T"形毫针。

（2）龙骨穴，根据报告中所介绍的部位，也有称为"下曲骨"或"曲骨下穴"的。对于此穴的记述，原报告是："当排出期针刺龙骨（位置在曲骨下 1 寸，耻骨联合之中点）、维道二穴，防止会阴憋胀感的产生。"

延安县医院妇产科：《中医杂志》，1959，11：51

【穴位注射法】

方法　1. 取穴　合谷、三阴交。

2. 药液　0.5% 奴弗卡因生理盐水若干 ml。5ml 注射器 1 个，20 号或 18 号针头若干只。

3. 操作　常规消毒后，按穴位注射法操作要求，将针迅速刺入穴位，待产生痠胀感时，推入药液 0.5～2ml。推入药液后，产妇感到痠胀加剧，即将针轻轻抽出，不需留针，并用消毒棉球在针孔上轻揉片刻。

4. 1 个针头只用于 1 个穴位。天气寒冷时，药液应稍加温。施针前应先作奴弗卡因皮试，以防过敏。

效果　用本法共观察 58 例，全部有效。本法用于无痛分娩，无论如何吵闹之产妇，水针后即能安静或入睡，并能缩短产程，加强规律宫缩的作用。本法可用于任何年龄、胎次、产式之产妇，胎盘前置及胎盘早剥之产妇皆可应用。本法亦不增加产后之出血量。在产科手术前应用本法，可使产妇在手术进行中安静。

黎建成，等：《中华妇产科杂志》，1959，4：302

（八）缩短第一产程

【穴位注射法】

病例　共 60 例。本组产妇系用普鲁卡因穴位封闭法观察对产程的影响。为此，尽量在初产妇中进行。因初产妇的产程较长，第 1 产程一般在 12～16 小时左右，而且初产妇当子宫颈口开至 4cm 左右时，往往痠胀感渐趋强烈，产妇表情紧张，少数急躁不安，需要缓解不适及缩短产程。穴位封闭即于此时进行。

方法 1. 取穴 合谷（每侧药液 2.5ml）、三阴交（每侧药液 5ml）、次髎（每侧药液 10ml）。

2. 药液 1% 普鲁卡因溶液，10ml 注射器 1 只，20 号注射针头 4 只，20 号局麻注射长针 2 只。

3. 操作 先作普鲁卡因皮内敏感试验，如为阴性，即在上述穴位上常规消毒，按穴注法刺入。次髎穴用长针，其余穴位用普通针，每穴换针 1 次。注射前抽吸没有回血或其他液体时，即可按上述剂量 1 次快速注入。推药时多半有胀感，合谷穴更为明显。

4. 初产妇封闭时机最好在子宫颈开至 4cm 左右、阵缩较强烈时进行。

5. 器械及皮肤消毒必须严密，以防感染。

效果 1. 对第 1 产程的影响，穴位封闭后，子宫开放迅速，能显著缩短第 1 产程。在 60 例初产妇中，自进行封闭到子宫颈开全平均所需的时间，3 小时以内者有 55 例，占 92%；6 小时以内者有 2 例，占 3%；6 小时以上者有 3 例，占 5%。

2. 穴位封闭后，可使产妇的痠胀现象消失或显著减轻。

3. 对第 2、3 产程无甚影响。

4. 出血量平均为 167.7ml。

5. 作者认为：①在精神预防性无痛分娩的基础上，本法有助于提高无痛分娩的成功率。过去用药物辅助无痛分娩失败的产妇时，如氯丙嗪静脉滴注，或用阿片全碱 10mg，罂粟碱 20mg 及阿托品 0.5mg 的混合液作肌内注射，每使产程延长或新生儿窒息，不如本法安全。本组产妇中未发现意外及任何副作用。无过量出血，对胎儿亦无不良影响。②穴位封闭对子宫收缩无显著增强或抑制作用，阵缩的间隔似有缩短。

上海第二医学院附属广慈医院妇产科教研组：《中华妇产科杂志》，1959，4：301

（九）缩短第三产程

【针刺法】

病例 共针刺组 52 例，对照组 65 例。针刺组 52 例中，初产妇 18 例，经产妇 34 例；其中正常妊娠及分娩者 28 例（占 53.5%），异常妊娠及分娩者 24 例（占 46.5%）。对照组 65 例中，初产妇 22 例，经产妇 43 例；其中正常妊娠及分娩者 47 例（占 72.33%），异常妊娠及分娩者 18 例（占 27.67%）。

方法 1. 取穴　合谷。

2. 操作　在胎儿娩出后，立即针刺双侧合谷，用强刺激留针法，同时收集阴道流血包括胎盘后血块。并设对照组以观察针刺合谷对缩短分娩第 3 产程及减少产后出血的情况。

效果 经针刺后，证明针刺合谷穴确可缩短分娩第 3 程。与对照组相比，平均第 3 程由 10 分 48 秒减为 5 分 43 秒，缩短 46.61%。分娩第 3 程在 5 分钟以内者占针刺组人数的 63.4%，而对照组仅占 21.5%。针刺组产后出血量在 80ml 以下者占 45.75%，对照组仅占 33.23%。针刺减少产后出血，尤以高血压患者为显著。针刺组高血压患者 16 人中，平均出血量为 128.75ml，而对照组高血压患者 8 人中，平均出血量为 195ml，即减少 34%。在应用针刺过程中，未发现 1 例胎盘或胎膜滞留，亦未发现有任何禁忌症。认为此法较应用麦角为佳。

湖南医学院第二附属医院妇产科：《湖南医学院学报》，

1959，4：85~88

（十）产　科　休　克

【针刺法】

病例 共 6 例。其中有 3 例不能测得血压和脉搏。

治法 1. 取穴　人中、合谷。

2. 操作　用兴奋手法，留针 5～10 分钟。

疗效 经针刺后 2～3 分钟，即可生效。对各种类型之产科休克均可奏效，个别出血性休克不用输血亦可获效，但对个别严重病例，最好辅加安宫牛黄丸作综合治疗，疗效更好。针刺抗休克以后，还要注意继发休克的预防，可用 10% 溴化钠或 50% 葡萄糖液进行静脉注射，对严重休克病例，客观条件许可时，可辅加输血。报告指出，人中、合谷是针刺抗休克的有效穴位。

胡延溢，等：《中华妇产科杂志》，1960，1：23

（十一）产后宫缩无力

【隔盐灸法】

病例 共 126 例。本组产妇中，包括初产妇、经产妇、自然产及阴道手术产，未经任何选择。

治法 1. 取穴　脐中（即神阙穴）。

2. 操作　在穴位处平铺一层很薄的食盐（家庭常用的粗盐），然后将艾绒搓成绿豆大的艾炷，放在盐层的中央，灸 3～7 壮。一般的用 3 壮，阴道内有不断出血者用 7 壮。在艾灸过程中，常常看到下腹部因宫缩而出现隆起，宫界可以清楚显出，一般宫顶居脐上 2 横指左右，不久胎盘即顺利娩出。少数产妇因胎盘未能娩出，出血较多，则辅以垂体素或麦角注射。

3. 注意事项　艾灸时，产妇如感热烫，可将艾炷稍作移动。食盐遇热常发爆裂、爆响，产妇往往惊怕而移动体位，致使艾炷滚到皮肤上引起小烫伤，故在施灸前应向产妇说明。爆开的小盐粒对皮肤亦无害[按]。食盐应铺匀，避免灸起水泡。灸后可在施灸处涂些油剂。如发生小水泡，不要弄破，以防感染。

疗效 126 例产妇经施用本法后，临床上达到产后宫缩目的而不需使用任何药物者有 108 例，占 85.71%；仅有 18 例（14.29%）尚需注射麦角、垂体素，或麦角与垂体素并用。为明确隔盐灸的作用，又将前一阶段未作隔盐灸的 126 例，无选择的作一统计，以作比较。统计结果，本组产妇中不需使用任何药物能自然达到产后宫缩目的者有 88 例，占 69.84%；其余 38 例（30.16%）则需使用宫缩剂。由此可见，隔盐灸显然是有促进产后宫缩作用的。

按： 隔盐灸法所用之盐粒不宜过大，太大者可捣碎，一般有米粒大即可。

上海市第一妇婴保健院：《中华妇产科杂志》，1959，4：306

（十二）产后宫缩痛

【针刺法】

病例 共 32 例。本病以经产妇较为常见，疼痛剧烈者伴有大量出汗，胃口不佳，不能睡眠，因而产后 3～4 天内严重影响产妇休息。一般处理给以止痛剂或可暂时止痛或疼痛减轻，但效果不著。有许多产妇，服用止痛剂甚至注射止痛针均无效果，且多有副作用，常发生出汗、恶心、呕吐、胃口不佳、乳汁减少等情况，不能令人满意。经采用针灸后，获得了显著效果。

治法 1. 取穴 分为 3 组。①第 1 组，取中极、三阴交；②第 2 组，取关元、足三里；③第 3 组，取中极、足三里。④也可单针 1 个穴位。

2. 操作 中极、三阴交，用强刺激抑制手法。疼痛剧烈者，留针时间可延长 1～2 小时以上。留针中，子宫收缩时，可再行捻针以加强刺激，疼痛即可停止。针中极、关元时，应先排尿。

疗效 全组病例中，经针灸后获得显著效果。其中立即止痛者有 5 例，疼痛缓解者有 21 例，复发者 4 例，无效者 2 例。复发病例，多因起针过早不肯继续留针所致。针灸后无不良副作用，针灸时可舒适入睡，针灸后能促进食欲，并使子宫收缩良好。

李济民，等：《中华妇产科杂志》，1959，1∶8

【针刺、穴位注射法】

病例 共 125 例。本组病例中，用针刺法治疗者有 92 例，用穴位封闭法治疗者有 33 例。

治法 1. 针刺法：取三阴交穴，用毫针刺入，得气后再将针体向上斜刺，进行留针（用胶布把针柄固定于皮肤上），留针时间为 30 分钟至 24 小时。

2. 穴位封闭法 取三阴交穴，先用毫针捻转进针，得气后将针拔出，然后再将吸有 0.25% 奴弗卡因药液注射针，按照毫针刺入的位置、方向和深度刺入，抽针无回血后推入药液 2 ~ 3ml。

402

疗效 全组病例中，经针治 1 次于留针时即停止疼痛者有 90 例，占 72%；其中有 33 例是在留针的基础上改用穴位封闭的，经封闭 1 次痊愈的有 26 例，占 78.78%。

伍书辉，等：《江西中医药》，1960，9∶38

【皮内针法】

治法 1. 取穴 主要穴位有三阴交、腰阳关、上仙（在第 5 腰椎与骶椎之间）、阿是穴。40 例中，三阴交有压痛者 28 例，腰阳关有压痛者 25 例，上仙有压痛者 32 例（按：1 个病例有 2 处压痛点者）。

2. 操作 以细短之银针最为适宜（按：不锈钢毫针，质量甚好，可作皮内针之用），在穴位处施以常规消毒之后，术者左手拇食指将皮肤绷紧，以右手持针沿食指方向与皮肤表面平行将针刺入皮内 2 ~ 3mm。刺入后将皮肤微向针尖方向牵引，如针的上端随皮肤之牵拉直立时，即说明针尖已达于皮下，这时可将针体稍微向外抽出，再向食指方向刺入。当针刺入皮内时，可用手掌在上面试压，并上下左右揉动，当患者丝毫不感疼痛时，即说明针体已刺入皮内，这时即可用胶布固定，以防脱落。操作时应注意消毒，预防感染。

疗效 用本法共治疗产后宫缩痛 40 例。治疗后，疼痛消失者有 23 例，减轻者有 11 例，无效者有 6 例，有效率为 85%。有效病例中，除 2 例进行 2 次治疗外，其余均为针治 1 次获得治愈，且无 1 例复发。疗效与置针时间有密切关系，应根据病例之具体情况决定置针时间，一般病情较重而精神又过敏者，可延长置针时间。40 例中，置针时间最短为 5 分钟，最长者为 36 小时。

吴连福：《哈尔滨中医》，1960，3：31

（十三） 产后尿潴留

【针灸法】

病例 共 6 例。报告指出，产后尿潴留为产科常遇到之问题，一般在产后 6 小时以上不能自解小便时，则多用膀胱区热敷及冲洗外阴、借水声引起反射性之排尿感等方法治疗。如以上方法无效时，则只能导尿，但导尿又易感染，故不够理想。本组病例，均曾用过各种引尿方法未效，应用本法后，获得良好效果。

治法 1. 取穴 关元、足三里。

2. 操作 用中等刺激，留针 10 ~ 20 分钟。

疗效 本组病例，经用本法治疗后，获得良好效果。见效时间最快者，出针后立即见效；时间最长者，仅在针后 6 分钟左右。

举例 患者董某，21 岁。第 1 胎妊娠足月，因阵发性宫缩及破水 2 小时入院。经检查胎位系左骶前，入院后 19 小时于会阴侧切及臀位助产下分娩。分娩后 15 小时不能自解小便，曾数次给以各种方法引尿均无效，乃施用针刺疗法。取关元，足三里（双侧），给以中等刺激，留针 20 分钟。出针后 6 分钟，患者即顺利排尿。

董英：《中华妇产科杂志》，1959，3：195

病例 共 5 例。经用本法治疗后，收效满意。

治法 1. 取穴 用手按压水道、秩边、三阴交等穴之附近，可找到痠楚异常的敏感点，即在此处进行针灸。

2. 操作 针刺水道敏感点时，使针感放散到会阴部；针刺秩边敏感点时，使针感向前放散到小腹部；针刺三阴交敏感点时，使针感向上传导至膝部或大腿内侧。留针 10 分钟，其间加强刺激 3 次。起针后，涂以龙胆紫作标记，再用艾条在该点上行雀啄灸 5~10 分钟，以局部皮肤红润为度。一般每日针治 1 次，艾灸 2~3 次。

疗效 5 例中，经用本法治疗后，有 3 例经针灸 1 次即自行排尿；有 2 例曾作下腹部热敷及多次导尿无效，经针灸 2 次、艾灸 4 次治愈。

浙江省湖州第一人民医院金观源：《新医药学杂志》，1974，4：39

治法 百会，灸 5 分钟；中极、维胞（在维道穴下 2 寸），用烧山火手法，刺入 2.5 寸，至有提抽感或有尿意感时为止；支沟、尺泽、膀胱俞、气海、足三里、三阴交等穴，针后加灸，留针 3~5 分钟。每日针灸 2 次，间隔 3~4 小时。

疗效 用本法共治疗 9 例。其中经针灸 1~3 次后治愈者有 8 例，经针灸 8 次治愈者有 1 例。

颜友仁：《浙江中医杂志》，1964，10：17

（十四）产后尿失禁

【针灸法】

治法 1. 取穴 肾俞、膀胱俞、关元、气海、中极、足三里、阴陵泉、三阴交等。

404

2. 操作　先针肾俞（或膀胱俞），得气后不留针；再针腹部1～2穴，下肢1穴。以上各穴轮流使用。腹部穴加灸5～10分钟。每日针灸2次。

疗效　用本法共治疗7例。经1～5次治疗后，收到满意疗效。

叶春山：《浙江中医杂志》，1965，3：13

（十五）产后乳汁不足

【针刺法】

病例　共52例。本组病例中，包括初产妇12例，经产妇40例。年龄在20～45岁之间。治疗时间，最早者在产后第2天，最迟者在产后第9天。

治法　1. 取穴　以少泽、膻中、极泉、乳根、足三里、合谷为主穴。第1次针少泽、灸膻中；第2次针极泉、灸乳根。普通于产后第3天开始，每日或隔日按上法轮流针灸1次。有的产妇可先针灸足三里1次，偶或针灸合谷1次，效果可能更好。

2. 操作　足三里用弱刺激兴奋法，灸10～15分钟。少泽针1分深，灸3～5分钟。极泉针5分深，灸5～10分钟。膻中灸5～20分钟。合谷针5分深，灸5～10分钟，用弱刺激兴奋法。

疗效　1. 全组病例经用本法治疗后，乳量增加者有36例，占70%；乳量足够者有13例，占25%；乳量有余者1例，占2%；无效者2例，占4%。针灸次数，最少者1次，最多者4次，平均2次。

2. 于针灸时，一般的产妇乳房可有胀麻紧束感，有如哺乳时乳胀一样；个别产妇于针灸时乳房发胀后，乳汁滴下；有的产妇于针灸后乳汁立即增加；有的在针灸后当天增加或针灸后逐渐增加。

李济民，等：《中华妇产科杂志》，1959，1：8

405

病例 共 50 例。本组病例仅限于产后早期泌乳不足，治疗时间以产后 5 天分泌乳汁仍少时开始，以防止与乳汁分泌较晚者混淆，影响疗效观察。

治法 1. 取穴　主穴取膻中、乳根；配穴取合谷、三阴交。

2. 操作　用轻刺手法，以患者感到乳房部位有麻木胀痛感时为止。留针 15～20 分钟，每 3 分钟时捻转 1 次。退针时，手法要同样缓慢。

疗效 经用上法治疗后，50 例中，疗效显著者有 44 例，进步者有 5 例，无效者有 1 例。疗效标准，以治疗后自觉乳汁显著增加，不需另外加奶、或另外加奶量很少者，为显效；以自觉乳汁分泌增加，但无明显乳胀，或仍不足婴儿食用者，为进步。

张缙，等：《中医杂志》，1959，8：71

治法 1. 取穴　乳中、乳根、膺窗（灸）、少泽（放血）、合谷、后溪、中渚、足三里（针刺）。

2. 操作　一般均用弱刺激兴奋法，得气后捻转 1～2 分钟，留针。针治时取仰卧位，先针少泽（点刺激出血），另加后溪穴针刺。或针合谷、中渚、足三里。每次取 1～2 穴。再用艾卷或温灸器，灸双侧乳根、膺窗各 20 分钟，膻中 40 分钟。

疗效 用本法共治疗 25 例，治疗后均收到较好效果。

举例 产妇杨某，22 岁。第 1 胎。产后 3 天，乳汁分泌极少，经内服催乳剂、猪腿、中药等未能收效。10 余天后用针灸催乳。第 1 次取少泽轻刺出血；用毫针刺中渚，弱刺激兴奋法，留针 40 分钟；加灸膻中 40 分钟，乳根、膺窗各 20 分钟。第 2 天复诊时自述乳汁增多，再按第 1 次方法治疗，并加刺合谷留针 40 分钟。经治疗 3 次后，乳量已满足婴儿需要。

焦有山：《针灸杂志》，1965，1：43

病例 共 56 例。缺乳时间最短为 7 日，最长为 10 个月，其中以 2 个月以下者为最多。

治法 1. 取穴　主穴取膈俞、脾俞、足三里、曲池、膻中。配穴取血海、乳根。

2. 操作　膈俞、脾俞、足三里，用补法；曲池、血海，用泻法；膻中、乳根，用平补平泻法。每日针治 1 次，连续 3 次为 1 疗程。

疗效 经用本法治疗后，全组病例中，显著者 41 例，有效者 11 例，无效者 4 例。一般针治 3～4 次可见显效。

李佑唐：《上海中医药杂志》，1965，2：17

治法 1. 取穴　乳泉[按]（双）、少泽（双）、膻中。

2. 操作　乳泉穴用捻转雀啄术；少泽、膻中，用平补平泻法。此 3 穴均须使胸部有麻胀感觉，留针 20 分钟，每 5 分钟行针 1 次。每日针治 1 次。

疗效 用本法共治疗 100 例。经 2～5 次治疗后，有效率达 82%。

按：乳泉穴在腋窝横纹前端，极泉穴前 5 分，当胸大肌之下缘处。

李兰轩，等：《中医杂志》，1965，5：8

【梅花针法】

病例 共 50 例。本组病例中，初产妇 19 例，经产妇 31 例。在病因方面，乳腺发育不良者有 9 例，乳头皲裂者有 6 例，乳头凹陷或乳头短者有 3 例，贫血者有 2 例，腹泻者有 3 例，感冒者有 2 例，早产者有 3 例，原因不明者有 25 例。

治法 1. 刺激部位　从背部第 3 至第 5 胸椎旁开 2 寸，两侧各 1 排，每排叩打 4～5 次，从上至下垂直叩打。再沿肋间向左右侧散刺，每斜行叩打 5～7 次；胸前两侧乳房作放射形叩打，乳晕部作环形叩打。1 天 1 遍。一般叩打 3～5 遍，可获显效。

2. 操作　用轻刺法叩打。叩打时避免重刺损伤皮肤。对

407

有些敏感病例，轻刺一遍，即获显效。

疗效 1. 全组病例经用本法治疗后，显效者有 29 例，占 58%；有效者 19 例，占 38%；无效者 2 例，占 4%；有效率为 96%。

2. 本组病例中，开始治疗时间最早者为产后 2 天，最迟者为产后 17 天，平均为 3.8 天。本法对初产妇、经产妇之乳汁不足同样有效。

林冰若：《西安卫生》，1960，6：19

【耳针法】

病例 共 86 例。本组病例中，有 32 例为初产妇，均为产后 3 日以上乳汁分泌不足之产妇；其余 54 例为儿科病房中患儿的母亲，于病儿住院前后短期内乳汁分泌不足者。

治法 1. 取穴 以左手拇、食指固定耳壳，食指垫于耳壳之背面；右手持探针（可用毫针之针柄）在耳壳胸区探找痛点。探到痛点后，用探针压一痕迹，以作标记。

2. 操作 局部作常规消毒后，用 5 分长之毫针，将针捻入，病人多有剧痛，瞬间即过。针刺深度以能适于固定针体为宜。留针时间，一般为 10～15 分钟。留针时耳部常有灼热感、沉重感或耳鸣，但并无疼痛麻痿等针感。留针期间无须再度行针。

疗效 1. 86 例中，经 1 次耳针治疗后乳汁分泌增加者有 63 例，经 2 次耳针后全部收效。偶有针治 3 次以巩固疗效者。

2. 对较长期缺乳之患者，耳针后虽能增加乳量，但仍不能满足婴儿之需要。

景延祉：《西安卫生》，1960，7：26

【穴位紫外线照射法】

病例 共 30 例。本组病例包括初产妇 8 例，经产妇 22 例。缺乳日期，产后 2 天者 3 例，产后 3 天者 5 例，产后 3～11 天者 22 例。产妇乳房发育均属正常。营养状况，良好者 4 例，中等者 16 例，较差者 10 例。除 2 例有精神忧郁或精神紧张者外，其余 28 例患者之神志均属正常。

治法 1. 取穴 膻中、乳根（双侧）。

2. 操作 用洞巾遮盖局部，暴露穴位，并掩盖患者两眼，然后用紫外线照射。照射剂量，第 1 次自 3 个生物剂量开始，以后每次增加 1/4 个生物剂量（每次最多不超过 5 个生物剂量），每穴同时照射 15 分钟左右。每天照射 1 次，一般照射 3～5 次为 1 疗程；效果不显著者可酌予延长疗程。

3. 本组个别体质较差者，曾辅加胎盘片、钙食及酵母片等健身治疗。

疗效 30 例中，经用本法治疗后，疗效显著者有 7 例，好转者有 23 例。治疗 2 次生效者有 6 例，3 次生效者有 15 例，4～10 次生效者有 9 例，多数病例经治疗 3 次即可生效。

胡廷溢：《江西医药》，1962，12：16

附：针灸对生乳激素的影响

【针灸法】

方法 为探索针灸催乳过程中对生乳激素的作用，进行了针刺前后缺乳妇血液中生乳激素含量变化的观察。观察对象选择了产后 10 天以上，且有既往缺乳史或本胎缺乳达 15 天以上的缺乳产妇。针穴为合谷、外关、少泽（均为双穴），用雀啄法 15 分钟；灸穴为膻中、乳根（双），用温和灸 15 分钟。实验用鸽，尽可能采用同种和重量相近者。

结果 在 9 例缺乳妇的针灸催乳治疗中，显著有效者 3 例，有效者 3 例，无效者 3 例。在有效例中，表明针灸后能引起缺乳妇血液中生乳激素的增加，且与临床效果有大致平行的关系，即：临床有效者，生乳激素增加明显；临床无效者，生乳激素无大变化。由此认为垂体前叶生乳激素在针灸催乳中，很可能起着重要作用。

胡旭初等：《上海中医药杂志》，1958，12：557

（十六）退　奶

【针刺法】

病例　共 4 例。报告指出，针刺退奶作用系 1958 年 12 月，偶因治疗其他疾病时，针刺光明、足临泣 2 穴后，引起乳汁骤退所发现的，并于以后 3 例退奶的治疗中，均获显著效果。兹举 2 例如下：

例 1　王某，女，23 岁。第 3 胎，产后 3 个月，因左眼睑麦粒肿以半侧眼睑肿痛，于 1958 年 12 月 30 日下午针左侧光明穴，眼疾未见显著好转，于次日下午 6 时针右侧足临泣，当日半夜 1 时哺乳时发现乳汁骤退，眼痛亦于次日大为减轻，婴儿因乳汁不足而哭闹。经针曲池、合谷后，于 1 月 3 日乳汁恢复正常。

例 2　刘某，女，40 岁。1959 年 1 月 16 日入院。住院号4519。入院当日足月自娩 1 女婴，哭声不好，因肺膨胀不全死亡。第 2 日奶下，乳胀剧痛，以左乳为甚，无法吸出，经针刺左侧足临泣后，2 小时乳痛消失，当日奶胀减轻，第 2 日出院。

延安县医院妇产科：《陕西省针灸论文报告会及针灸经验交
流会议汇集》（内部资料），434 页。1959 年 4 月

病例　共 7 例。本组病例为授乳期已 2 月至 2 年，停乳1~3 天，经用西药退乳无效，改针灸治疗之患者。

治法　1. 取穴　肩井、光明、足临泣、足三里等。

2. 操作　用泻法，进针得气后捻转 30 秒钟，留针 30 分钟，每隔 10 分钟捻转 1 次。起针时摇大针孔，缓慢出针，不闭其孔。每天针治 1 次，直至痊愈。

疗效　治疗后，乳房胀痛及硬结消失，全无乳汁分泌。除 1 例针治 11 次外，其余均为 1~3 次。疗效显著，亦无副作用。

原余庆，等：《江苏中医》，1965，1：22

【针灸、梅花针法】

病例　分针灸组和对照组两组观察。针灸组 18 例，全组

产妇年龄为 22～35 岁。其中因患急性传染病及有较严重之慢性病不宜哺乳，自动要求或劝其回奶者 13 例，5 例因其他原因回奶。开始治疗时间于产后 1 个月内者 16 例，2～4 个月者 2 例。对照组 10 例，选择条件与针灸组相近似，本组除减少产妇饮水量至最低限度，停止婴儿吸吮，避免抽乳及按摩外，不作任何治疗。两组产妇均有乳房胀满和乳汁外溢现象。

治法 1. **取穴** 主穴取回奶三穴（取端坐体位，以第四胸椎棘突正中点为回奶$_1$，第五、六胸椎棘突分别为回奶$_2$，回奶$_3$）、光明、足临泣；配穴取合谷、复溜。

2. **针法** 每日依次选取一穴。针回奶三穴，右手持针（3 寸毫针），左手作夹持压手，进针后顺脊椎正中方向沿皮向下透刺，不宜太深、太浅或刺斜。进针后，左手拇指压在针体中间，使针身固定于皮下与脊椎之间，行小幅度捻转一分钟（不提插），留针 3～5 分钟。大部分产妇可有胸部紧束感。退针时，左手拇指压于针眼下方，缓缓捻转震颤出针，针尖至皮下稍停，随后快速拔针，按压针眼。光明、足临泣，用平补平泻法，留针 10 分钟；针后加艾条温和灸 5～10 分钟。针灸后再用梅花针从乳晕至乳周作环形中等度弹刺两遍。

疗效 1. 针灸组 18 例中，有效 12 例，占 66.7%（治疗 1～3 天后，乳房柔软，无乳汁外溢，5 天内停止乳汁分泌者）；无效者 6 例，占 33.3%（于 4 天后辅以中药治疗）。

2. 对照组 10 例中，4 天内回奶者 2 例，占 20%（乳房有硬结红肿者，于第 4 天后）。

西南仪器厂医院管遵惠：《中华医学杂志》，1977，6：382

三、新生儿疾病

（一）新生儿窒息

【针灸法】

病例 共 7 例。本组病例中，有 6 例婴儿于出生时为重度

411

窒息，1 例为中度窒息。其中有的经过各种急救方法无效后，采用针灸治疗，有的则是于开始时即采用针灸治疗。

治法 1. 取穴 人中、十宣；或辅以百会（用灸法）。

2. 操作 针刺十宣穴，采用依次急刺法；人中穴采用浅刺留针法；针刺手法均为强刺激，留针后并不时捻转，直至发生呼吸并有哭声后起针。艾灸采用艾卷灸法，距离穴位为 2 ~ 5cm，亦须灸至发生呼吸及有哭声后停止施灸。针灸时间，一般约为 5 ~ 25 分钟。根据临床经验，单用针刺远不如加用灸法之效果大而迅速。

疗效 全组病例，经用本法治疗后，全部获救。兹举例如下：徐××，第 1 胎足月妊娠。第 1 产程 21 小时 30 分，胎儿自然娩出后，呈苍白窒息，体重 2660g。经胶皮吸管吸尽喉部及口腔黏液，并于皮下注射咖啡因及施行人工呼吸等法救治无效，乃针刺人中、十宣及灸百会 25 分钟后，婴儿开始呼吸，并大声哭出。心跳正常。6 天后健康出院。

雷永仲：《中华妇产科杂志》，1959，3：194

412

病例 共 54 例。本组病例中，26 例为青紫窒息，28 例为苍白窒息。

治法 1. 取穴 针人中、素髎、十宣。进针后，留针直至情况完全好转。留针期间如无明显好转时，则可行间歇捻转；同时灸百会穴，施用艾炷间接灸法，不计壮数，直至好转为止。本组病例绝大多数均采用上述穴位，特别指出留针及灸百会，应持续到病情好转并且稳定时为止。过早起针或停止艾灸，有时因病情又复恶化，而须再行针灸。

2. 在针灸急救的同时，应作好急救新生儿窒息之其他一般处理，如保温、安静等。尤应在开始呼吸前争取吸净上呼吸道内之粘液。一般轻度窒息的新生儿经上述处理后，即能恢复。重度窒息者可同时进行人工呼吸。有条件者，可在开始呼吸后给予氧气吸入，重度窒息者并可同时给予脐动脉输液输血，以期更快地挽救患儿。

3. 经急救好转后，仍应注意护理，如保温、安静，必要时继续给予氧气吸入等。因有些已遭受较严重损害的婴儿，用其他方法未能得救而用针灸救活，因此在急救后的护理就更为重要。

疗效　1. 54 例患儿，经针灸急救后，当时全部有效。其中有 3 例于新生儿期死亡。本组病例中，单用针灸急救好转者有 39 例，合并其他治疗者有 15 例（并用人工呼吸、脐动脉输液输血、或同时注射强心剂、呼吸中枢兴奋剂，此 15 例均为较严重的窒息）。疗效标准，凡经急救后能恢复到正常呼吸、停止急救处理后能维持呼吸等生理功能者，均作有效统计。

2. 急救后，好转效果出现的时间一般不超过 10 分钟。对于呈轻度窒息的新生儿，常于进针后迅即开始呼吸，甚或大声啼哭，四肢活泼舞动。对呈重度窒息的患儿，依其窒息深度之不同，效果出现的快慢也不一致，但进针后均可观察到呼吸逐渐开始、皮肤渐转红润、心跳渐趋规则有力、终至呼吸均匀、心跳正常、肌组织弹性恢复、反射动作出现、对外界刺激表现出新生儿应有的反应。这段好转的时间，从数分钟到数十分钟不等。

3. 54 例中，有 1 例急救过程达 2 小时之久，使濒死的婴儿，经过耐心地持续灸百会，反复持续旋捻留针，最后终于挽救过来。

4. 在针灸急救效果出现的现象中，发现以下情况，即：过去运用其他急救方法，窒息的新生儿往往在呼吸恢复一定时间后，肤色始逐渐随之好转；且在重度窒息者即使呼吸恢复相当时间后，往往肤色仍不能转为红润。而在针灸急救时，即使重度窒息的病例，与呼吸逐渐恢复的同时，肤色往往也即渐渐转红，此点似为针灸急救中的一个特点。

莫茂辛，等：《中华妇产科杂志》，1959，4：330

（二）新生儿鼻塞

【针灸法】

病例　共 115 例。本组病例均为出生后 1 周以内之新生儿。其中轻症者 103 例，重症者 12 例。报告指出，在产科婴儿室常有发生鼻塞的患儿，轻者呼吸有声，吮乳困难，哭闹不止，不能安眠；重者鼻流清涕，食欲不振，有感冒形成或转为肺炎的可能。应用本法后，收效良好。

治法　1. 取穴　风池。

2. 操作　用艾卷灸法。使患儿偏向外方，勿使艾烟熏呛。艾火距离穴位表面约 4cm 左右。按照艾卷灸温和灸法要求操作。小儿皮肤柔嫩，不可造成烫伤（在施灸前，可先在自己身上试一下温度距离）。先灸一侧，再灸对侧。施灸时间约 5～7 分钟。轻者 1 次；重者连续施灸，痊愈为止。

疗效　全组病例，均获治愈。其中轻症者 103 例中，经灸治 1 次痊愈者有 65 例，2 次治愈者有 28 例，3 次治愈者有 10 例；重症者 12 例中，经 4 次治愈者有 6 例，5 次治愈者有 2 例，7 次治愈者有 1 例，8 次治愈者有 3 例。开始施灸时，可有哭叫，稍后即停止哭泣，渐趋安静，鼾然入睡。婴儿鼻塞，早期施灸，疗效更快。

沈阳市第四医院王文石：《针灸杂志》，1966，1∶28

414

第五章 小儿科疾病

（一）流行性腮腺炎

【针刺法】

病例 共27例。其中双侧肿大者16例，单侧肿大者11例。体温38.5~40℃者25例，正常者2例。恶寒者21例，头痛者17例，呕吐者15例。

治法 1. 取穴 疹腮（在耳垂下3分处）、颊车、肩井、合谷。

2. 操作 双侧肿大者针双侧穴，单侧肿大者针单侧穴。用强刺激捻转手法进针，留针15~30分钟，每隔3~5分钟捻针1次。每日针治1次，重者针治2次。

疗效 本组病例均为单用针刺治疗。肿胀消失天数：1日以内消肿者11例，2日以内消肿者8例，3日以内消肿者8例。退热天数：1日内退热者15例，2日内退热者10例。全组病例均于3日内治愈，无1例出现并发症。

江西婺源县中医药研究所洪广槐：《针灸杂志》，1966，1：28

【穴位注射法】

病例 共14例。本组病例均为小学生。年龄在7~11岁之间。其中男性2例，女性12例。为观察针刺对本病的效果，于本病流行期间，不加选择的任意抽取14例作为对照。

治法 1. 取穴 ①单侧肿胀者，第1天取同侧颊车、对侧合谷；第2天取同侧下关、对侧外关；第3天取同侧翳风、对侧内关。②双侧肿胀者，取穴同上，但均取双穴。于第4天开始，再按上述次序，轮流针治。

2. 操作 用2毫升注射器吸入所需要量的0.25%~0.5%

415

奴弗卡因液，常规消毒后刺入选好的穴位，待有痠、麻、胀、重等感觉后，将针头退出少许，推入药液 0.5ml。每次注射 2~4 穴，每日 1 次。全组病人均未用其他疗法。一般治疗 4~8 次后即可痊愈。

疗效 1. 退热效果 穴位注射组于 2 天内退热者有 10 例，对照组有 3 例；穴位注射组 1 例无效，另 3 例分别于第 3、5、6 天退热。

2. 消肿效果 穴位注射组于 4 天内消肿者有 12 例，对照组为 5 例。

3. 压痛消失天数 穴位注射组于 4 天内消失者有 13 例，对照组为 8 例。

4. 咀嚼痛消失天数 穴位注射组于 3 天内消失者有 9 例，对照组在有记录的 8 例中于 3 天内消失者有 3 例（上述压痛和咀嚼痛的消失，是指消失后不再出现疼痛）。

5. 穴位注射对即时镇痛效果甚好，全组病例不论肿胀和疼痛的程度如何严重，甚至无法张口、不能进食者，当用本法治疗后，亦能立即张口不痛，压痛减轻或消失，止痛效果一般能持续 8~9 小时或更长，虽然有些病人到吃晚饭时又现疼痛，但比以前减轻。

王芝珮，等：《中级医刊》，1959，6：378

（二）重症麻疹肺炎

【针灸综合法】

病例 共 33 例。上海市传染病院分院第三病区自 1958 年 12 月至 1959 年 2 月底，共收治麻疹肺炎病儿 1,371 例，重症者都加用针刺治疗，垂死病儿得到挽救，结果 44 例死亡，病死率为 3.2%。有 33 例垂危病儿得救。

治法 主穴为人中穴。据文献记载，人中穴于人事不省之际，为起死回生之经验穴，据临床经验，效果确实显著。一般昏迷病人或伴有休克状态，呼吸极度困难，面色紫绀，于人中穴施予雀啄法针刺，病情即显好转，呼吸困难同时改善。至于留针时间，一般为 15～20 分钟左右，但于某些情况下须灵活掌握，因为有许多垂危病儿，往往在十数分钟内病情不见好转，即需较长时间的留针。十宣泻血法，能泻诸脏之热，对一切急症的昏厥有效。必要时亦可同时针涌泉穴（用泻法）。因此，抢救麻疹肺炎病儿之用穴，主要为人中、十宣、涌泉。至于病程危象，尚可配用其他穴位，如惊厥者配百会、合谷、太冲（均用泻法），眼球固定、角膜反应消失者配四白（斜刺），心力衰竭者配郄门（用补法），肢冷者配太溪（用补法），呼吸困难者配喘息、太渊、膻中（均用平补平泻法），痰鸣者配丰隆（用平补平泻法，同时用吸引器将原有痰液吸净），喉阻塞者配天突、廉泉（均用泻法），鼓肠者配天枢、气海、足三里（均用平补平泻法），高烧者配大椎（用泻法）、少商（刺出血）。

417

疗效 救活的 33 例均为重症麻疹患儿，都呈垂死状态，肺炎相当严重，并伴有严重的中毒症状，如高热、呼吸困难、鼻翼扇动、面色苍白或紫绀，或伴有显著的脑症状，如嗜睡、昏迷、惊厥等。有 2 例患儿，呼吸已停，心跳微弱，脉搏摸不出，经各种抗菌素和辅助、支持疗法后，病情仍呈危急状态。经使用针刺后，呼吸即逐渐恢复，病情继续好转，痊愈出院。

举例 患儿李某，女，17 个月。住院号 3393。其母代述：患儿发热 5 天，伴有咳嗽卡他症状。于发热第 3 天出疹，2 天隐退，病后食欲不振，且有呕吐、腹泻。近日精神萎靡，反应迟钝。体查：神志尚清，精神萎靡，反应迟钝，面色紫绀，体弱，营养不良，皮肤弹力差，留有麻疹后色素沉着。角膜混浊，咽部充血，两侧颊黏膜粗糙，麻疹黏膜斑已不存在。心跳速弱，肺胸背部两侧均布满湿性啰音。肝于肋下 2cm 处可摸到。神经系统无病理性反射。实验室检查：红血球 429 万，血红蛋白 11.8 克，白血球 21,000，中性 60%，淋巴球 40%。大小便检查均正常。胸透：两侧肺支气管肺炎。入院处理：入院后即按麻疹肺炎常规处理，同时给予青霉素、氯霉素等治疗。入院第 2 天，病情突然恶化，于下午 1 时，患儿呼吸不规则，心跳微弱，面色苍白，紫绀，即刻给予尼可刹米肌注、高渗葡萄糖液、新肾上腺素、促肾上腺皮质激素等静脉滴注，但病情仍不见起色，呼吸困难仍不见改善，又给予洛贝林注射。于下午 4 时许，四肢厥冷，口吐大量白沫。5 时许，患儿呈潮式呼吸，眼球震颤，继而上翻，角膜反射完全消失，瞳孔散大。于当天 6 时突然停止呼吸，立刻给予针刺疗法抢救。取穴人中、十宣，约 3～4 分钟，患儿呼吸复苏。针刺四白，约 15 分钟后，患儿角膜反应出现，瞳孔由散大而缩小达于正常。继因腹部胀气，再针刺天枢、气海、足三里，约 10 分钟腹胀消失。继续针治 2 天，取穴为中府、尺泽、曲池、足三里等，病情显著好转。住院 11 天，痊愈出院。

上海市传染病院分院：《全国急性传染病学术会议资料选编》中册（内部发行），156 页。1959 年 12 月，人民卫生出版社

（三）百　日　咳

【针刺法】

病例　共 31 例。年龄在周岁以内者有 13 例，其余均在 1～4 岁之间。病程大多在 1 个月以内。

治法　久咳体虚者，取足三里、合谷；足三里穴先补后泻，合谷穴用泻法。发烧者加大椎、曲池；食欲不振者加内关、商丘；衄血者加太渊、经渠。

疗效　全组病例中，经用本法治疗 5～10 次后，有 27 例痊愈。4 例减轻。

王宗学：《河南医学院学报》，1965，20：100

治法　1. 取穴　四缝（每手共 4 穴，在食指、中指、无

名指和小指掌侧面近侧指节与远侧指节横纹的中央处）。

2. 操作　针刺程度以见黄色或白色黏稠液体为度[按]。每日或隔日针治 1 次。

疗效　用本法共治 16 例。一般针治 1 次减轻，3～4 次可大见好转。

按：针刺四缝穴之医针，可用细三棱针或圆利针，针体太细时，不易挤出粘稠液体。

孙宏标：《中级医刊》，1965，11：714

【梅花针法】

病例　共 280 例，完成疗程者为 200 例。本组病例中绝大多数病人曾接受过链霉素、百咳灵等治疗，但效果不显。

治法　1. 治疗部位　一般刺颈、骶部，或单纯刺骶部。对合并肺炎、肺结核、消化不良等症者，可加刺胸腰部及侧颈部或上腹部；对合并扁桃体炎、喉炎者，加刺颈前部（颈、胸、腰、骶的刺激部位为脊椎两旁 3～4cm 的区域）。当弹刺颈、骶部 1 疗程无效时，改刺胸腰部常可见效。

2. 操作　用中等度的弹刺手法，不使皮肤出血。弹刺时，上下两点的距离为 1～1.5cm。如刺激太重，反可引起相反的结果。每日治疗 1～2 次。7 日为 1 疗程。

疗效　全组病例中，治愈者 35 例，占 17.5%；显效者 56 例，占 28%；好转者 100 例，占 50.5%；无效者 8 例，占 4%。其中 90% 的病例均可在第 1 疗程见效。

张居贤，等：《中级医刊》，1960，1：22

【穴位注射法】

治法　1. 取穴　肺俞穴。

2. 药液　0.25% 奴弗卡因液。

3. 操作　先取奴弗卡因液作过敏试验。无反应者可用本法。每次剂量，1～2 岁者 4ml，2～4 岁者 4～8ml，4～6 岁者 8～10ml。每次剂量分 2 个肺俞穴注射。方法按穴位注射要求进行。每日 1 次，8 次为 1 疗程。

疗效　共 80 例。经用本法治疗后，早晨阵咳及呕吐显著减轻，1 疗程治愈者达 90%。注射后未见不良反应。有并发症者，可同时采用综合疗法。

张兰影，等：《山东医刊》，1962，2:4

治法　1. 取穴　尺泽（双侧）。

2. 药物　链霉素 25~50mg[按]，配成 0.5ml 溶液。

3. 操作　用注射器吸入药液，穴位皮肤行常规消毒，垂直刺入穴位，推入药液。注射应避开血管，迅速刺入，推药宜快，以免患儿啼哭，引起痉咳。深度约为 1~1.5cm。每日治疗 1 次，5 次为 1 疗程。最多为 2 个疗程。

疗效　共 71 例。经用上法治疗后，痊愈者 38 例，显效者 17 例，好转者 10 例，无效者 6 例。治愈率为 53.5%，有效率为 91.5%。

按：注射前应作皮内过敏试验。

陈英炎：《福建中医药》，1965，5:35

病例　共 24 例。年龄以 3~5 岁者为多，均有明显接触史，痉挛性阵发性咳嗽，且带鸡鸣尾声，并多伴有呕吐、发热和呼吸迫促等。

治法　1. 取穴　奇穴（在大椎与大杼两穴联线之间的中点）、肺俞，均为双穴。每日用 1 对穴，两穴交替应用。

2. 药液　注射用蒸馏水。

3. 操作　每次每穴注入 0.5ml，12 岁以上者可注入 1ml。每日 1 次，4 次为 1 疗程。

疗效　全组病例经用本法治疗后，痊愈者有 21 例，显效者有 3 例。治疗次数最多者为 8 次，多数为 4~5 次。

蒋其所：《中医杂志》，1965，12:31

（四）白　　喉

【针刺法】

病例 共16例。本组病例中，男7例，女9例。年龄在14~27岁之间。发病日期为1~6天。全组病例，咽喉均有充血，扁桃体两侧或1侧有片状、条状或点状伪膜。咽拭培养结果，除2例外，均找到白喉杆菌。

治法 1. 取穴 主穴取印堂、太冲；配穴取合谷、少商或行间、关冲。

2. 操作 除少商放血外，其余各穴均用强刺激，留针30~60分钟。

疗效 全部病例，经用本法治疗后，除1例无效转用药物治疗外，其余15例均获治愈。一般患者经过连续2天针治，全身症状与局部症状，如形寒怕冷、发热头痛、咽部充血、扁桃体伪膜等，都能显著减退或消失。针治后经2~5次咽拭培养检查连续2次以上为阴性。治愈时间，最快者为5天，最长者为9天。

苏伺志：《江西中医药》，1960，10:31

【穴位注射法】

病例 共243例。本组病例均为咽白喉患者，其中绝大部分为良性。患者多为学龄前期至学龄期儿童。

治法 治疗共分4组，各组年龄大致相同。

1. 第1组 共66例，男29例，女37例。采用白喉抗毒素1万~4万单位肌注，大部分只用1次；同时合并应用青霉素肌注，1次20万单位，1日2次。年龄较小者，采用青霉素10万单位，每6小时肌注1次。局部使用中药锡类散吹咽，或用1.5%呋喃西林合剂含漱。

2. 第2组 共65例。男24例，女41例。采用白喉抗毒素500~1,000单位，加0.25%~0.5%普鲁卡因液0.5~2ml，于印堂、颊车穴注射，每日1次，或只注射1次。同时采用青霉素肌注。局部用药同上。

3. 第3组 共60例，男23例，女37例。采用青霉素

2 万 ~5 万单位，最多使用 10 万单位，加 0.25% 普鲁卡因液 0.5 ~2ml，于印堂、颊车穴注射，也有单独注射双侧颊车穴者。每日注射 1 次，或只注射 1 次。同时采用青霉素肌注。局部用药同上。

4. 第 4 组　共 52 例，男 31 例，女 21 例。治疗方法与第 3 组相同，再加上母血或父血 5 ~10ml 肌注，每日 1 次，或只注射 1 次。

疗效　本组病例，全部有效，未见 1 例复发。

1. 伪膜完全消失日期　伪膜脱落时间，均从开始治疗的第 2 天算起，至伪膜完全脱落、咽部症状消失为止。一般在咽部症状消失后，即行细菌培养或涂片检查，获得阴性结果后才允许出院。

2. 白喉抗毒素　是目前治疗白喉的特效药，在临床治疗中，一般都主张大剂量使用，但根据本组病例治疗结果看，小剂量白喉抗毒素穴位注射，同时结合其它疗法，其疗效并不比肌肉大量注射为低。小剂量穴位注射仅用了原需注射抗毒素剂量的 1/20 或 1/10，即已达到治疗目的，且伪膜脱落时间比肌注抗毒素要快，故认为小剂量穴位注射疗效较佳。

3. 根据本组病例疗效统计结果，其伪膜脱落及咽部症状消失时间，第 1 组平均为 4.13 天，第 2 组平均为 4.03 天，第 3 组平均为 4.28 天，第 4 组平均为 4.44 天。第 2 组疗效较好，第 3、4 组虽比第 2 组较差，但相差不大；第 1 组与第 3、4 组，其疗效差别仍不很大。因此，认为青霉素穴位封闭疗法，其价值亦可初步肯定。不过青霉素究系一种抗菌素，不是抗毒素，不能把它完全代替抗毒素应用；对混合型病变，范围扩大有毒血症状或年龄较小者，最好还是早期注射白喉抗毒素。

4. 通过临床实践证明，施用小剂量白喉抗毒素穴位注射，已收到大剂量使用抗毒素的同样效果，同时缩短了疗程，是否因为穴位注射，局部感受了有效刺激，起到了针灸同样的作用，或者更加发挥了药物的疗效等问题，尚待探讨。

陈蕙芳：《江西医药》，1961，1：25

附：白喉带菌者

【针刺、蒜敷法】

病例 共12例。本组病例系白喉恢复期带菌者及患者周围人群中检验而被发现的健康带菌者，其中9例呈顽固带菌状态，3例为急性健康带菌状态。在9例中有8例曾住院或门诊应用青霉素或中药治疗，但仍继续呈带菌状态。本组12例白喉带菌者的诊断，均按白喉细菌学检验常规，用鼻咽拭取材，接种于Loeffler氏血清斜面培养基上，孵育后挑取可疑菌落，复置糖类作生化反应，摒除类白喉杆菌，并经鉴定菌型。

治法 报告认为，白喉带菌者系由于"经气"不足，肺胃风热蕴伏所致，故治疗当以充实经气和清通肺、胃二经为主。取穴有合谷、内庭、大椎、经渠、百劳等。合谷属大肠经，与肺经相表里，配胃经的荥穴内庭，有清通肺胃之功效；大椎为诸阳之会，有充实经气之功；经渠为肺经之本穴，百劳为经外奇穴，有强壮全身之效。治疗时，采取针刺和蒜敷两种方法。取穴如下：

1. 针刺组 ①第1步，取合谷、内庭，平补平泻，在可能范围内留针3～5分钟，每日1次，连续3天。②第2步，取太渊、大椎，手法同上，每日1次，连续3天。③第3步，取合谷、大椎，手法同上，每日1次，连续3天。

2. 蒜泥敷灸组 ①第1步，取经渠穴，用黄豆大蒜泥1粒，敷于穴位上1昼夜，以发泡为度。发泡后，局部严密消毒，将泡液抽出，再以消毒纱布包扎。②第2步，取大椎穴，蒜敷方法同上。③第3步，取百劳穴，蒜敷方法同上。

疗效 1. 全组12例患者，经用针刺蒜敷法治疗后，带菌状态均在1～7天内消失。

423

2. 白喉的传染源，主要是白喉带菌者。因此，对白喉带菌状态的消除，成为控制白喉的主要环节。近 70 年来，各国科学工作者在这方面进行过许多研究工作，曾经使用化学制剂，如碘甘油、龙胆紫、石碳酸、硝酸汞、蚁醛等治疗；在物理疗法方面，曾用过石英灯、X 线照射；在生物制品方面，曾用过菌苗、噬菌体等；近年来，又广泛应用抗菌素，如青霉素、金霉素、红霉素等。但所有这些方法，效果都不能令人满意。以往对白喉带菌状态的治疗，由于疗程较长，发现后亦不及时治疗，很难与带菌现象自然消失相区别，亦不易说明其疗效。本组病例，在应用针刺、蒜敷前后均反复作鼻咽拭取材培养，带菌状态消失后继续进行随访检验，且大部分均系顽固带菌状态。因此，可以说明应用针刺及蒜敷对白喉带菌状态的治疗效果是满意的，应与带菌自然消失有所区别。

杨士达，等：《上海中医药杂志》，1962，2：27

424

（五）猩 红 热

【针刺综合法】

病例　共 3 例，均为中毒型猩红热。经用针刺配合青霉素治疗后，均获良好效果。举例如下：

患者佟某，2 岁。1957 年 4 月 23 日入院。住院号 10314。5 月 6 日出院。患儿无明显前驱症状。4 月 18 日右上肢被开水烫伤，20 日将伤泡刺破，21 日突然发高热，恶心呕吐。22 日经某医院注射青霉素 1 支，又发生抽搐持续约 40 分钟，并发现周身皮肤呈弥漫性潮红发疹，故以猩红热介绍来院治疗。检查所见：意识不清，阵发抽搐，颜面表情呈急性病容，两颊潮红，口围苍白，发育及营养中等，体温 39.1℃，脉搏频数充实，呼吸急促，周身皮肤呈弥漫性潮红，并有粟粒大之充血疹，疹间无明显健康皮肤，右上肢有烫伤，瞳孔反射迟钝，抽搐时口唇及四肢末梢发绀，两侧扁桃体高度肿大充血无伪膜，有"杨梅舌"，心肺无异常所见，肝脾未触及，腹部平坦无压痛。实验室检查：红血球 482 万，白血球（排印不清），碱性白血球 1%，嗜酸性白血球 2%，分叶白血球 78%，淋巴球 19%。细菌检查：咽拭子培养溶血性链球菌（＋）。诊断为中毒型猩红热。治疗：4 月 23 日入院后因持续抽搐不止，采用针刺疗法，调整中枢神经，以达退热、安神、镇静之目的。取穴，左手十二井出血、曲池、内关、合谷（因右上肢烫伤）、足三里、太冲、百会、风府、风池、大椎，用泻法，留针 1 小时，针后抽止，转危为安。4 月 24 日：昨夜未抽，睡眠良好，意识清楚，体温正常，但恶心呕吐，腹泻严重，两侧扁桃体仍有中度肥大，脉细数。针少商、商阳、隐白、厉兑出血，风府、风池、中脘、天枢、合谷、内关、足三里，平补平泻，不留针。4 月 25 日：一切良好，呕吐腹泻停止，抽搐亦未再发，咽痛消失，扁桃体显著缩小，再针百会、风府、风池、大椎、中脘、合谷、曲池、足三里、三阴交，手法同上。此后，间日 1 次，共针 3 次。并配合青霉素肌注。于 5 月 6 日痊愈出院。

杨逢伦，等：《江西中医药》，1960，1：28

（六）小儿菌痢高热

【针刺法】

病例 共 34 例。本组病例均为菌痢患儿，其中有 8 例在针刺前曾用过解热剂，但热度不退或退的不显著；另 26 例全部用针刺解热，未用任何解热药物。

治法 1. 取穴 全组病例均取背部 7 穴，即大椎、曲垣（双）、神道、陶道、心俞（双）；另外再加配下列穴位：①体温在 38℃以上，39℃以下者，加手足十二井放血；②体温在 39℃以上者，加胸部正中线、第 1 侧线、乳线两侧肋间，浅刺出血。

2. 手法 用点刺法，不留针。刺后用拇指及食指捏挤出血即可。针刺后，1～2小时体温即可从38℃下降至37℃左右；如果针刺后热退仍不明显，可再用同样手法针刺，一般经2次针治后即可退热并逐步恢复正常。

疗效 一般经过针治1次后，于针后40～50分钟，体温即可下降1℃左右；体温在39℃以上者，退热效果尤为明显；体温在38℃以下者，退热作用不够明显，一般于此时间内下降不到1℃，但在3～4小时后，体温即慢慢接近正常。针刺降热还可防止因高热引起的抽风、昏迷等。

屠恩荣：《哈尔滨中医》，1960，3：38

（七）小儿麻痹症

【针灸法】

病例 共841例。本组病例包括脊髓灰质炎及其后遗症。其中病程在1年以内者729例，病程在1～4年以上者有112例。

治法 1. 取穴 ①下肢麻痹取穴：主治穴为梁丘、阳陵泉、足三里、阳辅、三阴交、血海、大肠俞、殷门、委中；备用穴为伏兔、阴市、上巨虚、下巨虚、光明、悬钟、丘墟、解溪、商丘、阴陵泉、箕门、太冲、中封、三焦俞、肾俞、气海俞、关元俞、八髎、环跳、承扶、承山、昆仑、太溪、交信。②上肢麻痹取穴：主治穴为肩髃、肩井、肩贞、曲池、支沟、合谷、大椎；备用穴为臂臑、尺泽、手三里、间使、内关、灵道、外关、陶道、椎旁（在大椎旁1.5寸处，为该院发现之奇穴）、大杼、风门。③面神经麻痹取穴：主治穴为丝竹空、瞳子髎、听会、地仓、颊车、下关、合谷；备用穴为阳白、翳风、迎香、人中、承浆、列缺。④肠麻痹取穴：主治穴为足三里；备用穴为合谷、大肠俞。⑤尿潴留或尿失禁取穴：主治穴为三阴交；备用穴为阴陵泉。⑥作者认为，针治本病应根据每个患儿的具体病情，选用适当穴位。患儿若因眼轮匝肌麻痹而致眼睑不能闭合或不能闭紧时，宜针丝竹空、瞳子髎、阳白等穴[1]；患儿若因面肌麻痹而嘴向健侧歪斜时，宜针地仓等[2]；针治上肢或下肢麻痹患儿时，应根据发生麻痹的肌肉选取穴位，如：ⓐ髋关节不能屈曲或屈曲能力减弱者，可取伏兔、阴市、梁邱、血海、足三里。ⓑ髋关节不能伸展或伸展能力减弱者，可取环跳、承扶。ⓒ大腿不能外展或外展能力减弱者，可取环跳。ⓓ大腿不能内收或内收能力减弱者，可取箕门。ⓔ膝关节不能屈曲或屈曲能力减弱者，可取承扶、殷门、委中。ⓕ膝关节不能伸展或伸展能力减弱者，可取伏兔、阴市、梁邱、血海、足三里。ⓖ脚不能蹠屈或蹠屈能力减弱者，可取委中、承山[3]。ⓗ脚不能背屈或背屈能力减弱者，可取足三里、上巨虚、下巨虚、阳陵泉。ⓘ脚不能内翻或内翻能力减弱者，可取太溪、交信、三阴交。ⓙ脚不能外翻或外翻能力减弱者，可取阳辅、悬钟、丘墟、昆仑。ⓚ脚趾不能屈曲或屈曲能力减弱者，可取委中、承山[4]。ⓛ脚趾不能伸展或伸展能力减弱者，可取足三里、上巨虚、下巨虚、太冲[5]。ⓜ肩不能上举（耸肩）或肩上举能力减弱者，可取肩井[6]。ⓝ手不能平举或平举能力减弱者，可取曲池、臂臑、肩髃、肩贞。ⓞ手不能高举或高举能力减弱者，可取臂臑、肩髃、肩贞、肩井。ⓟ肘关节不能屈曲或屈曲能力减弱者，可取手三里、曲池、尺泽。ⓠ肘关节不能伸展或伸展能力减弱者，可取手三里、曲池。ⓡ腕关节不能屈曲或屈曲能力减弱者，可取间使、内关、灵道、神门。ⓢ腕关节不能伸展或伸展功能减弱者，可取外关、支沟、合谷。ⓣ指不能屈曲或屈曲能力减弱者，可取间使、内关、灵道、神门[7]。ⓤ指不能伸展或伸展能力减弱者，可取合谷、外关、支沟[8]。ⓥ手指分开和并拢能力丧失或减弱者，可取灵道、神门。

2. 操作　①针法：根据脊髓灰质炎患儿所表现的症候，

乃属虚证，故施以补法。具体方法是，捻转进针，待气至后再微捻数下，然后即捻转退针。②灸法：除针治外，可配合灸法作辅助治疗。下肢麻痹者可灸椎间穴（在第 12 胸椎与第 1 腰椎棘突之间）[9]，上肢麻痹者可灸大椎穴，面神经麻痹者可灸听会穴，肠麻痹者可灸关元穴，尿潴留或尿失禁者可灸关元穴或中极穴。灸法可施以艾卷回旋灸法，每次灸 2～3 分钟，以灸至穴位皮肤潮红为度。③每隔 1～2 日治疗 1 次，3 个月为 1 疗程。1 个疗程结束后，若需继续治疗，宜休息 1 周，再行治疗。

疗效 1. 病程在 1 年以内之 729 例中，在治疗结束及治疗已达 1 个疗程以上时，治愈者有 275 例，近愈者有 93 例，显著好转者有 240 例，好转者有 121 例，全部有效。其中以麻痹后在 1 周以内开始针灸者效果最好，在 253 例中，痊愈者有 143 例，近愈者有 37 例，两者占 71.1%。

2. 病程在 1～4 年以上者有 112 例。一般认为肢体麻痹超过 1 年以上者，即很少再恢复，2、3 年以后者则不能再恢复。但本组病例中，麻痹已 2～3 年才开始针灸者有 28 例，针灸后有 1 例痊愈，1 例近愈，10 例显著好转，16 例好转；麻痹已 3～11 年之久才开始针灸者有 35 例，经针灸后竟有 11 例显著好转，22 例好转，仅 2 例无效。因此，可以认为针灸对本病的治疗确实有效，同时可以看出如能早期治疗，可以收到更好的效果。

按：（1）眼睑不能闭合者，尚可加针鱼腰穴或在上下眼睑处施以单针点刺。

（2）口角歪斜者，尚可加针巨髎，或用地仓平刺法（地仓透颊车）。在治疗后期接近痊愈阶段，如上唇结节仍有歪斜时，可针刺兑端穴，往往有效。

（3）足蹠屈曲困难者，尚可加针涌泉穴。

（4）脚趾屈曲困难者，尚可加针涌泉及脚趾屈侧趾节间横纹处。病久者亦可施用灸法。

（5）脚趾伸展困难者，尚可加针解溪、陷谷、足临泣及脚趾背侧趾节横纹处。病久者亦可施用灸法。

（6）肩不能上举者，尚可加针巨骨、肩髃等。

（7）手指屈曲困难者，尚可加针劳宫、大陵及手指屈侧指关节横纹处。病久者亦可施用灸法。

（8）手指伸展困难者，尚可加针阳溪、阳池、阳谷及手指伸侧指关节横纹处。病久者亦可施用灸法。

（9）此处之椎间穴，即一般所称之"接脊穴"。

北京市儿童医院针灸科任守中等：《全国急性传染病学术会议资料
选编》（内部发行）下册，267页。1959年12月，人民卫生出版社

病例　共342例。全组病例均为儿童，其中5岁以下者有300例。少数病例为不同形式的运动障碍，多数病例已成痿软瘫痪，大部分病例曾用过其他方法治疗。仅有9例是在发热时已发生下肢不能运动即来诊治者，其中有3例并发腹泻，2例小便频数，1例小便不利。一般病例，患肢都呈软弱无力，轻者运动障碍，重者完全失去活动能力，下肢多数厥冷，关节缓纵不收，有些踝关节牵强，或者足跟不能着地，麻痹后遗症则呈足内翻或足外翻，也有关节呈半脱臼状，多见于肩关节，少数是髋关节，有的骨干已呈畸形。

治法　1. 取穴　①解热，取合谷、大陵、间使、风池、大椎、下髎（对严重的发热不退者可结合药物治疗）；②吞咽不利，取少商、合谷、扶突、照海；③内脏失司，取内关、支沟、足三里、悬钟、公孙；④二便失调，取合谷、外关、足三里、阴陵泉、三阴交、天枢、气海、关元、大肠俞、膀胱俞；⑤颜面瘫痪，取地仓、颊车、翳风、迎香、丝竹空、攒竹、太阳、合谷、太冲、至阳、厉兑；⑥项腰软弱，取风池、天柱、大杼、肾俞、委中、绝骨；⑦上肢瘫痪，取大杼、肩中、曲垣、肩髃、曲池、外关、中渚、腕骨、合谷；⑧下肢瘫痪，取肾俞、中髎、环跳、风市、伏兔、阴市、阴陵泉、足三里、曲泉、绝骨、丘墟、三阴交、行间、内庭；⑨体质衰弱，取肝

429

俞、脾俞、天柱、气海、关元、阴陵泉、足三里、三阴交、太溪。上述配穴，系属大体情况，临症施治时，尚须根据具体病情加减配合，或反复轮流运用。初针时，一般先针患肢，如经数次未效，可先针健侧，后针患侧，或用单针健侧的"巨刺"法[1]。

2. 针刺法 一般采用轻浅刺激法（刺儿法）。①泻法（抑制刺）：进针较快，捻运角度较大，进入适当深度，停止捻针数秒钟，不久留针，而后继续捻运退针。退针时捻运角度仍较大而缓慢退出。此法适用于止痛、解热，或针刺健侧。②补法（激发刺[2]）：轻微捻运稍慢进入皮肤，进针后仍轻微捻运至适当深度，持续捻运；出针时将针尖插入少许后，迅速出针。③通导法（调整刺）：微微捻运进针，抵达适当深度后立即出针。

3. 艾灸法 ①艾条灸：在穴位皮肤上熏熨后再用雀啄法，以皮肤潮红为度。此法运用于未能合作的小儿。②温针灸：用艾绒装于针柄上燃烧[3]，每次灸2~3壮。此法适用于能合作的较大的儿童。此二种灸法，在初期麻痹伴有发热时不适合应用，可用于麻痹后遗症肌肉萎缩久不改善的症状。

4. 疗程 一般以10次为1疗程，隔1~2日针治1次。满1疗程后，休息7~10天，再针第2疗程。但在1个疗程将结束而症状有显著改善时，则可继续针治。如已针治3疗程而症状全无改善者，其预后则难令人满意。

疗效 1. 麻痹在1年以内的252例中，针灸后痊愈者有83例，占35.3%；近愈者有33例，占14%；进步者有53例，占24.7%；好转者有46例，占19.6%；无效者有32例（有17例仅针1~2次，故无效者以15例统计），占6.4%。

2. 麻痹在1年以上者（最长者达17年）90例中，经针灸后，痊愈者有10例，近愈者有10例，进步者有27例，好转者有17例，无效者有26例（有15例仅针1~2次，故无效

430

者按 11 例统计），有效率为 85.3%。

按：（1）"巨刺"，是古代刺法的一个名称。这种刺法，是当身体一侧有病时，针刺对侧穴位的方法。出自《灵枢·官针篇》。

（2）激发刺，原文为"激法刺"，疑误。

（3）针柄灸法，也可用点燃的艾卷在针柄进行熏烤。

南京中医学院附属医院：《全国急性传染病学术会议资料选编》

（内部发行）下册，270 页。1959 年 12 月。人民卫生出版社

病例 共 129 例。本组病例中，年龄最大者为 10 岁，最小者为 4 个月。病程最短者在 3 个月以内，最长者为 3～5 年。

治法

1. 取穴 ①颈部麻痹者，以天柱、大杼为主穴，再配大椎、列缺、通谷、束骨等穴。②上肢麻痹者，取二间、三间，再配天髎、肩髃、曲池、外关、合谷等穴；上肢不能抬起者，可加刺极泉、巨骨、肩井。③下肢麻痹者，取内庭、陷谷，再配环跳、足三里、阳陵泉、梁邱、解溪、昆仑等穴；如下肢仅为轻度麻痹者，可独配足三里、阳陵泉即可。④有呼吸系统症状者，可加刺风门、肺俞。⑤有喉头肌麻痹者，加刺天突、人迎。⑥一般麻痹，可轮番取穴肺俞、脾俞、肾俞、命门、华佗夹脊穴等。

2. 操作 用轻刺激法，留针或不留针，可根据当时情况，视患者能否合作而定。但不要手法过重，过重则能将轻刺激转成重刺激，不但不能增加神经的活动能力，反而更能加强患肢神经的抑制和患肢的过度疲劳，而起到相反的作用。每日或间日针治 1 次。

疗效

1. 全组病例，经治疗后，痊愈者有 49 例，占 37.9%；基本痊愈者有 28 例，占 21.8%；显著进步者有 24 例，占 18.6%；进步者有 16 例，占 12.4%；无效者有 12 例，占 9.3%。有效率为 90.7%，痊愈及基本痊愈率为 59.7%。治疗

431

次数，最少者为 9 次，最多者达百次，平均约在 45～50 次左右。

2. 报告认为，在针灸治疗期中，最好能同时进行患肢按摩和定时给予患肢的被动运动，促使患侧的血液循环增强，使患肢肌肉能得到相应的发育，防止患肢发生消瘦或萎缩。在患儿能活动和自己锻炼走路时，应特别注意和加强患儿的运动训练，使患儿能有正确的运动姿式，避免过累，防止因运动过度和姿式不好而发生关节畸形，增加治疗上的困难。治疗期中应加强护理，忌食辛辣食物，多吃含有维生素 B 的食物，防止受凉，避免反复发烧。

济南市第二医院针灸科：《中医杂志》，1959，8：29

病例 共 108 例。报告指出，这些后遗症中有一共同现象值得特别注意，即病在上肢者则表现为内收无力，病在下肢者皆表现为足向外翻，本组病例无一例外。发现这一问题后，即检查了以往常用穴位，在这些常用穴位中均是以手足阳明经穴位及少阳经穴位为主，例如，上肢有肩髃、曲池、外关、合谷等，下肢有环跳、阳陵泉、足三里、悬钟、解溪、血海等；对手足三阴经穴位，则很少采用。本着探讨和研究的目的，自 1961 年 3 月后，对本病的治疗即改用以下取穴方法。

治法 共分 2 种取穴方法。

1. 阴阳经混合取穴法　病在上肢者，除取肩髃、曲池、合谷等穴外，同时加用尺泽、曲泽、少海、神门、大陵等穴；病在下肢者，除取环跳、阳陵泉、足三里等穴位，同时加用阴包、血海、阴谷、筑宾、三阴交、中封、商邱、太溪等穴。

2. 阴阳经交替取穴法　例如第 1 次取穴全部为手足三阳经穴；下次治疗时，即全部取用三阴经穴。并根据"久病取其俞"的原则，交替取用肺俞、胃俞、脾俞、肾俞、大肠俞、小肠俞等穴。发现有上肢内收无力或足外翻现象时，病在上肢者即减少阳经俞穴，多取阴经俞穴；病在下肢者，方法亦同。

有上述后遗症现象者，改变用穴后即可纠正[按]。

疗效 全组病例，经用上法治疗后，运动功能完全恢复者有 74 例；运动功能虽然恢复，但遗有足外翻后遗症者有 25 例；有 5 例遗留有上肢内收无力；有 4 例虽经长期治疗，但未获效果。

按：对小儿麻痹症的治疗，病在上肢者，尚可加用大椎、身柱、至阳、筋缩、肩井等穴；病在下肢者，尚可加用命门、腰阳关、八髎、腰骶部夹脊穴等；颈项无力者，可加用风池、天柱、肩井等。上述各穴，不须每次全用，根据病情有重点的选取 1～2 穴或 2～3 穴即可。

于凌云：《江苏中医》，1962，5：13

【穴位注射法】

病例 共 126 例。其中住院者 60 例，门诊者 66 例。病程 1 年以内者 30 例，占 23.8%；1～2 年者 15 例，占 11.9%；2[+]～5 年者 15 例，占 11.9%；5 年以上者 66 例，占 52.3%。

治法

1. **取穴** 依照麻痹神经和肌肉的分布，结合运动点局部选穴。每 1 疗程选 2～4 穴为 1 组。每日或隔日治疗 1 次。连续治疗 15～20 次为 1 疗程。

2. **药液** 硝酸一叶萩碱，药液浓度为 0.4%（每 ml 含 4mg）。

3. **操作** 每穴每次注射 0.2～1ml；每次总量为 0.2～0.34mg/kg。在应用本法治疗过程中，除嘱患者配合功能锻炼外，均不并用其它疗法。

疗效

1. 全组病例，经用本法治疗均满 1 个疗程以上；其中显效者 41 例，占 32.5%；有效者 65 例，占 51.6%；无效者 20 例，占 15.8%。

2. 本法对外伤性者亦有效，如 1 例腮腺肿瘤术后所致之面神经麻痹，丧失功能达 4 个月，经各方治疗收效不显。经用

433

本法治疗 36 次后，基本恢复正常。又如 1 例因乳突切除术，严重损伤面神经，引起面神经麻痹，久治不效，后经神经再植手术，仍未见任何恢复，经本法治疗后，眼睑基本闭合，颧及唇部运动逐渐恢复。同时，本法对面神经的完全变性率，亦明显降低。

3. 硝酸一叶萩碱穴位注射治疗本病无严重副作用，其不良反应主要为局部肿胀，一般可在 1～3 天后自行消散。

王致优，等：《新医药学杂志》，1974，4：18

（八）儿童脑性麻痹

【头皮针法】

本病又称脑瘫，是多种原因造成的综合症候群，病变主要在大脑。按病变开始时期的不同，可分为先天性、初生时、后天性三种。本病尚少特效疗法。

病例 共 40 例，男 19 例，女 21 例。年龄最小者 1 岁，最大者 22 岁。先天性者 12 例，出生时者 10 例，后天性者 18 例。病程最短者 1 个月，最长者 18 年。

治法

1. 取穴 主区取与症状有关的刺激区；配区取没有明显症状表现的刺激区，但从神经生理观点，这些穴与主区有内在联系。治疗时除选取一般头皮针刺激区外，还选用一些新区：①失算区：位于大脑半球左侧的枕叶和顶叶，其体表标志距感觉区上点向后 3cm 与前后正中线成 60°角处向后针 5cm 长，主要作用为提高识别数学符号的能力。②锥体区：能传导大脑皮层运动区的下行冲动，支配骨骼肌的精细运动，其体表标志位于第二颈椎棘突向上 1.5cm 处，左右各旁开 1cm，再向下刺 3cm 长。③颈膨大区：支配上肢的神经由此发出，其体表标志位于颈椎$_4$～胸椎$_1$的棘突处左右各旁开 1.5cm 处，针刺方向与脊柱平行。④腰膨大区：支配下肢的神经由此发出，其体表标志位于胸椎$_{10}$~腰椎$_4$的棘突处向左右各旁开 1.5cm，针刺方向与脊柱平行。

2. 针法　针刺深度最好刺到帽状腱膜下，然后将针体渐与头皮平行刺到所要达到的部位，不捻转，留针 2~3 小时。留针期间要求患者自动活动，以促进疗效。隔日针治 1 次，10 次为 1 疗程，疗程间停针 3~5 天。

疗效　共 40 例，显效 15 例，占 37.5%；有效 24 例，占 60%；无效 1 例，占 2.5%。其中先天性者 12 例，显效 1 例，有效 11 例；出生时者 10 例，显效 2 例，有效 8 例；后天性者 18 例，显效 12 例，有效 5 例，无效 1 例。

上海第二医学院附属新华医院针灸科林学俭：《新医药学杂志》，

1979，7：422

（九）小儿神经官能症

【针刺法】

病例　共 60 例。本组病例之主要症状为夜惊、入睡困难、神经性发烧或腹泻等。

治法

1. 取穴　从大椎两旁各平开 5 分处开始，沿脊柱两侧直至臀部[按]。

2. 操作　皮肤常规消毒后，用 1 寸长毫针，进行垂直点刺，刺点之间相距约 2~5mm。婴幼儿患者用暂短轻刺法；1~3 岁者，可作轻微之捻动；5 岁以上者，可用稍长时间之重刺。时间以不超过 2~4 分钟为宜。每日或隔日 1 次。

疗效　经用本法治疗后，症状消失者有 53 例，6 例并用药物治疗获得疗效，1 例未效。

按：大椎穴旁开 5 分处之下垂线，即"夹脊穴"的穴线。另外，身柱穴对本症亦有良效。

于家明：《中医杂志》，1965，9：28

（十）小儿舞蹈病

【针刺法】

病例 用针刺治疗本病 1 例，获痊愈。治疗经过如下：

患者姚某，女，11 岁，学生。就诊时其母代述，于 1956 年初曾患此病，经某医院诊为舞蹈病，入院治疗 3 月，康复出院。本次发病约 10 余日，曾于就近某卫生所诊治，服药未见减轻，近 2 天来病情不断发展，除四肢经常不自主地抽动外，头部亦常摇动，不能行走、站立和顺利饮食，说话不清楚，大小便须他人照理。治疗经过：第 1、2 次治疗，取百会、大椎、肩髃、曲池、合谷、风市、三阴交、太冲、行间等穴，除大椎穴因患者头颈摇动不能留针外，其余各穴均留针 20～30 分钟（由他人协助制止抽动），用泻法，每隔 5～10 分钟捻针 1 次。经针治 2 次后，头不摇动，上肢抽动缓解。以后依前两次穴位，去百会、大椎，加风池、环跳、承山、悬钟、申脉、昆仑、大陵、神门等，随症加减。前后连续针治 7 天，症状消失，一切动作正常，能上学读书。观察 7 月未复发。

阎华庭：《吉林卫生》，1960，12：787

病例 共 7 例。男 2 例，女 5 例。年龄最小者 9 岁，最大者 14 岁。病程最短者 5 天，最长者 1 年。

治法

1. 取穴 主穴为大椎、命门、百会、太冲、合谷、风池（大椎、命门，每次只选 1 穴）；配穴为阳陵泉、曲池、肩髃、行间、地仓、瞳子髎、人中、三阴交、环跳。

2. 操作 大椎宜用单刺法，其他穴位行捻转泻法后，留针 15～30 分钟，个别患者可补泻兼施。一般可每天针治 1 次，6 次为 1 疗程，满 1 疗程后可停针观察，如未愈则可继续治疗。

3. 进针顺序 宜先针大椎或命门，以宣通督脉之阳气；

继刺太冲、合谷、风池等穴，以平肝及清解胆与大肠经之风热；余穴可随症选穴留针。

4. 针治期间　应严格注意精神和身体之安静，并忌辛辣食物，否则可影响疗效。本病一般不需灸法或药物配合，但有合并症者例外。针刺时应将患儿之肢体把持稳妥，以免发生弯针、折针、晕针等意外事故。

疗效　本组病例，经用上法治疗后，痊愈者有 5 例，显效者有 2 例。治疗次数，最少者为 6 次，最多者为 27 次。

李寿山：《中医杂志》，1959，7：48

（十一）儿童支气管哮喘

【穴位割治法】

病例　共 256 例。男 184 例，女 72 例。年龄在 3～14 岁之间。全部病例均有典型的哮喘症状及支气管哮喘反复发作史。病程均在 1 年以上，最长者达 12 年。应用本法治疗前，均曾经过多种止喘药物及抗过敏药物治疗，部分病人曾应用中药、针灸治疗，未获痊愈，且不断发展。全部病例不包括合并肺结核病例。体质虚弱、有出血性疾病、严重心脏病、高血压等应慎用。

437

治法

1. 分组　治疗分为 2 组，1 组单用穴位割治法，不加用止喘药物；1 组在穴位割治的同时，于哮喘急性发作期合并应用"制敏散"[按]口服，每次 0.5～1.0g，每日 3 次；或小剂量肾上腺素合谷穴注射，每次注射 1：1000 盐酸肾上腺素 0.1～0.3ml，每日 1 次。合并有支气管炎和发烧者，可适当加用抗菌素及退烧药。

2. 取穴　第 1 次取膻中，第 2 次取双侧肺俞，第 3 次取双侧喘息；第 4 次仍取膻中，以此类推。每周 1 次，一般割治 3 次。

3. 操作　穴位皮肤行常规消毒，以1%普鲁卡因作皮内和皮下注射，用手术刀在穴位上作纵行切口3~5个，深达皮下组织，每个切口长约0.5cm，用刀尖向皮下左右施以刺激，不作缝合；然后以消毒纱布敷盖，胶布固定即可。

疗效

1. 不加止喘药物组，共116例，其中缓解者28例，占24.14%；好转者64例，占55.17%；无效者20例，占17.24%；加重者4例，占3.45%；有效率为79.31%。

2. 加用小剂量止喘药物组，共140例，其中缓解者52例，占37.14%；好转者60例，占42.86%；无效者28例，占20%；有效率为80%。

3. 两组中缓解者共80例，其中24例经3~10年随访没有复发，8例经1⁺~2年观察未见复发，48例经3个月~1年观察未见复发。

4. 全部病例，经割治后，创口均在1周左右自行愈合，无感染及其他并发症。全组病例中，割治1次者有68例，有效率为64.7%；割治2次者有80例，有效率为82.5%；割治3次者92例，有效率为86.96%；割治4次以上者有16例，有效率为87.5%。缓解率亦随割治次数增加而增高，割治1次者为8.82%，割治2次者为30%，割治3次者为43.48%，割治4次以上者为62.5%。

按：制敏散：盐酸苯海拉明0.01g，盐酸麻黄素0.01g，氢溴酸东莨菪碱0.06mg。乳糖加至1.0g。

河南省新乡地区人民医院杨光裕等：《新医药学杂志》，
1974，12：18~20

（十二）小儿流涎症

【针刺法】
治法

1. 取穴　颊车、地仓、合谷、天柱、廉泉、曲池；其中以颊车为主穴，每次治疗时均用之。

2. 操作　采用速刺法，并尽可能给以适度的捣动震颤。一般经 2～4 次即可消除症状。

疗效　共 10 例。应用本法治疗后，治愈者有 5 例，显著进步者有 3 例，效果不明者有 1 例，无效者 1 例（系脑炎后遗症）。

池澄清：《中医杂志》，1961，4：147

（十三）小儿幽门痉挛

【针灸法】

病例　共 24 例。男孩 17 例，女孩 7 例。年龄 1 个月以内者有 1 例，1～2 个月者有 15 例，2～3 个月者有 8 例。病程不足 1 月者有 9 例，呕吐 1～2 月者有 10 例，呕吐 2～3 月者有 3 例，另 2 例呕吐已 3 个多月。全组病例中，有 4 例呕吐次数每日在 5 次以下，有 19 例为 5～10 次，1 例在 10 次以上。有 22 例为喷射性呕吐，另 2 例呕吐虽非喷射性，但系大口呕吐。其中有 16 例因呕吐日渐消瘦。24 例中，有 19 例曾用阿托品、鲁米那或颠茄酊治疗未见效果；有 4 例用阿托品或鲁米那治疗后效果不大，仍有喷射性呕吐；其余 1 例在用本法治疗前未用过药物。

治法

1. 常用穴　足三里、内关、合谷，中脘穴亦常应用；有大便秘结者可配用支沟。

2. 操作　进针后捻转 10～20 秒钟，即退针。个别病例除针治外，曾用回旋灸法加灸幽门穴作辅助治疗，每次灸 3～5 分钟。

疗效　经针灸治疗后，24 例中，痊愈者有 17 例，近愈者有 1 例，显著好转者有 3 例。好转者有 2 例，无效者有 1 例。

平均治愈次数为 8.6 次，平均治愈天数为 16.9 天。

（十四）小儿单纯性消化不良

【针灸法】

病例 共 190 例。全组病例中，除对严重病例有脱水或营养不良者，给予补液及支持疗法外，均单用本法治疗。

治法

1. 取穴 主穴针刺合谷、足三里、天枢，均为双侧；配穴针气海、关元、三阴交、内关。用 1 寸毫针捻转进针，深度约 2~3 分，一般不留针。

2. 凡有呕吐者加针内关、中脘，不留针；凡有腹胀者加针气海，最好于足三里、天枢、气海 3 穴留针 5~10 分钟。

3. 除针刺外并可加灸天枢穴，用回旋灸法。施灸时艾卷距离穴位皮肤约 1.5 cm，每次施灸 5 分钟。艾灸时，可在脐部四周搽凡士林少许，并敷以纱布，以防灰烬掉下烫伤。

疗效 全组病例，经用本法治疗后，痊愈者有 173 例，占 91%；进步者有 7 例，占 4%；未愈者有 10 例，占 5%。痊愈病例中，有 83 例针治 1 次，有 55 例针治 2 次。未愈者均改用药物治疗。

治法

1. 取穴 主穴取天枢、足三里，均为双侧。配穴取内关、中脘。有呕吐及腹胀者，加针内关、中脘。

2. 操作 以针治为主，进针后待"气至"时再捻转 10~20 秒钟，即行出针。每日针治 1 次。

3. 对脱水病儿，给予补充液体。纠正不合理喂养方法。针治患者均未给予任何药物。

疗效 共 31 例。经用本法治疗后，痊愈者有 30 例，显著进步者有 1 例。其中针治 1 次痊愈者有 12 例，针治 2 次痊愈者有 16 例，针治 3 次痊愈者仅 3 例。针治过程中均无不良反应，平均治愈日数为 1.7 天。

张世吉，等：《哈尔滨中医》，1960，3：39

治法

1. 取穴　天枢、四缝、足三里。

2. 操作　用捻转、雀啄或震颤等手法。刺激轻重，可根据病情及一般状态而定，不留针。每日针治 1～2 次。若患儿羸瘦处于衰竭脱水状态时，可于针刺天枢后，再施以艾卷灸（雀啄灸或旋转灸），以局部呈现红晕为度。

疗效　共 147 例。全组病例经用本法治疗后，痊愈者有 129 例，占 87.69%（其中针灸 1～2 次者 83 例，3 次者 41 例，4 次者 5 例）；显效者有 15 例，占 10.2%（其中针灸 1～2 次者 9 例，3 次者 6 例）；进步者有 3 例，占 2.2%（其中针灸 1 次者 1 例，2 次者 2 例）。全部有效。

常惠新：《哈尔滨中医》，1964，3：26

治法

1. 取穴　主穴：取足三里、四缝，重症者加三阴交。配穴：呕吐者加内关，腹胀者加内庭，发热者加曲池，呼吸道感染者加合谷。

2. 操作　足三里、三阴交，捻转 10 余次以上，刺激由小增大，不留针。四缝穴，大捻转 3～5 次，拔针后挤出少量黄白透明液体。每日针治 1～2 次，重者针治 3 次。3～5 天为 1 疗程。

疗效　共 103 例。全组病例经用本法治疗后，痊愈者有 95 例，占 92%，其中有 56 例单用针刺治疗，平均治疗天数为 4 天。有 24 例脱水较重，加用液体疗法和药物，平均治愈天数为 10 天。

广州部队生产建设兵团十师医院：《新医学》，1972，9：17～18

441

病例 共 108 例。均为小儿消化不良性腹泻。

治法

1. 取穴 ①常规用穴：取合谷、天枢、足三里。②配穴：轻症者加中脘、内庭；重症者加关元、足三里，针后加灸；发热者加太冲；呕吐者加关元、长强、大肠俞，针后加灸。

2. 同时配合饮食控制，输液，但一律停用广谱抗菌素。

疗效 全组病例经用本法治疗后，痊愈者有 107 例，未效者有 1 例。治愈次数，平均为 3 次。有合并感染者，可适当加用抗菌素及对症处理，以提高疗效。

范仁义：《中级医刊》，1965，6：387

（十五）婴 儿 吐 泻

【耳针疗法】

病例 共 104 例。本组病例，年龄均在 2 岁以下，其中 5 个月者有 6 例，6 个月 ~1 岁者有 84 例，13 个月 ~2 岁者有 14 例。母乳喂养者有 42 例，人工喂养者有 32 例，混合喂养者有 30 例。病程在发病后 3 天入院者有 73 例，4 ~7 天入院者有 29 例，9 天入院者有 2 例。大便呈稀水样，颜色较淡或呈白色。大便次数每日 4 ~9 次者 74 例，10 次以上者 30 例，伴有呕吐者 56 例，伴有发烧者 34 例，合并呼吸道炎症者 25 例。全组病例中，Ⅱ度脱水者 25 例，Ⅲ度脱水者 2 例，酸中毒者 19 例，其余均为Ⅰ度脱水。

治法 治疗共分 2 组。

1. 耳针组 ①取穴：主穴，取胃、大肠、小肠、胰、胆；配穴，烦躁不安者加神门，呕吐者加交感。②操作：每日针治 1 次，两侧交替针治，每次留针 30 分钟至 1 小时，也可适当延长。

2. 耳焦组 针刺加内服中药焦三仙（焦神曲、焦山楂、焦麦芽各 9g），每日 1 剂，水煎服。

442

3. 其他疗法　入院后，除呕吐频繁者禁食 8～12 小时外，一般不予禁食。对轻度脱水但不呕吐者，给口服苏打食盐水补液。呕吐及脱水严重者，给予静脉补液，可用 2/3 或 1/2 张液体按失水情况分批补给，从见尿后开始每 100ml 液体内加 15% 氯化钾 1ml，均匀静滴。对佝偻病患儿在最后一批液体内加入 10% 葡萄糖钙 10ml。除对有继发感染的病儿选用有效的抗菌素外，均未给予抗菌素。

疗效

1. 耳针组 40 例中，临床治愈者 36 例，占 90%；好转者 2 例，无效者 2 例。住院时间为 2～7 天，平均为 4 天。

2. 耳焦组 64 例中，临床治愈者 59 例，占 92.1%；好转者 2 例，无效者 3 例。住院时间为 2～7 天，平均为 3.8 天。

洛阳东方红拖拉机厂职工医院儿科:《新医药学杂志》,1973,7:258

（十六）小儿消化不良性营养不良

【针刺法】

病例　共 23 例。男 8 例，女 15 例。年龄在 2 个月至 3 岁之间。本组病例均为身长、体重低于正常标准 10% 以上、生长发育不合正常规律的婴幼儿，并排除因结核、风湿热，或长期慢性感染病灶而引起的消瘦、营养不良，全部病例在饮食上没有营养不足的情况，均系由单纯饮食紊乱、消化吸收障碍而引起的营养不良。本组病例在分型方面，属于 Ⅰ 度营养不良者有 10 例，Ⅱ 度营养不良者有 12 例，Ⅲ 度营养不良者有 1 例。以任意抽样方法，选择 19 例为治疗组，4 例为对照组。两组病例均在同一环境、普通饮食营养条件下住院观察治疗。对照组不作针刺。两组除合并炎症性感染疾患，予以相应的中西药物治疗外，均未给予任何辅助药物或营养补充。23 例中，合并支气管肺炎者有 2 例，急性消化不良者 3 例，感冒者 2 例，先天性心脏病者 2 例（其中 1 例合并感冒），佝偻病者 2 例。

对合并感染者，原则上均先予治疗感染，痊愈后再进行针治。在针刺治疗中发生感染时，除给予必要的药物治疗外，仍继续进行针治。

治法

1. 取穴　四缝穴。

2. 操作　在严密消毒下，以 21～23 号注射针头进行针刺，按患儿胖瘦情况迅速刺入 2～3mm，出针后用手轻轻挤出液体即可。隔日针治 1 次，4 次为 1 疗程，全疗程为 8 天。治疗组 19 例，均只作 1 个疗程。

疗效

1. 治疗组 19 例中，显著进步者有 6 例，进步者有 9 例，无进步者有 4 例。临床表现以体重增加较为明显，体重增长幅度在 0.1～0.8kg 之间。体重增长与年龄大小成正比，这与正常儿童生长发育即年龄愈小增长愈快的规律相反，但治疗后各个不同发育阶段年龄患儿的体重增长数值超过正常小儿自然增长的范围。精神状态及食欲亦均有明显改善。

2. 针刺四缝穴后，从钡剂胃肠道的观察中，可以看出针刺改善了肠胃运动功能。葡萄糖耐量曲线得到改善。血红蛋白、嗜酸球、血清蛋白及白血球吞噬能力、血清蛋白结合碘测定均有增加。血清钙、磷、碱性磷酸酶，针刺前后没有明显改变。但在营养不良合并佝偻病患者，针刺四缝穴后，发现血清钙、磷增高，而碱性磷酸酶降低的规律，值得注意和研究。

3. 从针刺后对胃肠运动功能、糖代谢、蛋白质代谢、免疫能力的改善、肾上腺皮质活动度的减低、甲状腺功能和精神状态的改善等推论，针刺四缝穴的作用机制可能是通过神经体液系统对机体作全面的调节，调整和健全脾胃功能，改善机体对营养物质的消化、吸收、中间代谢、合成和利用等，因而对小儿营养不良产生治疗效果。

4. 根据四缝穴与经络和所属脏腑的关系，针刺四缝穴主要作用于心、脾、肾三脏。至于针刺四缝穴通过经络而起作用的机制，目前尚无充足的临床资料，有待今后研究。

广州市第二人民医院小儿科、广州中医学院 1959 年西医离职学习

中医班：《中医杂志》，1962，1：22

病例　共 220 例。本组病例中，男女约各占半数，女孩多于男孩。年龄最小者 3 个月，最大者 6 岁，其中以 1～2 岁者为最多，有 156 例，占 70.9%。

治法

1. 取穴　四缝、上四缝、下四缝（上四缝穴位于四缝穴的远侧指节间的横纹中央处，下四缝穴位于四缝穴的近侧指节间的横纹中央处）。

2. 操作　行常规消毒后，用钢针在上述穴位针刺（左右同刺），进针约 1 分深，以流出黄色液体为度。每日针治 1 次，至痊愈为止。一般针 7～8 次即可，不用其他药物。

疗效　全组病例经用上法治疗后，痊愈者有 205 例，占 93.18%；未愈者有 15 例，占 6.82%。从统计资料分析，年龄、性别与疗效的关系不大。在治愈的 205 例中，针治次数从 3～19 次不等，其中以 6～9 次痊愈者为最多，计有 147 例，占 71.6%。未愈的 15 例中，针治次数从 1～5 次不等，其中以 1～2 次者为最多，计有 8 例，占 53.3%。

金霖森，等：《上海中医药杂志》，1962，3：10

445

（十七）小儿急性肾炎

【针灸法】

病例　共 4 例。本组病例中，包括急性肾炎 2 例，慢性肾炎 1 例，肾病 1 例；其中有 1 例急性肾炎合并营养不良性浮肿。

治法

1. 取穴　针治主穴为复溜、飞扬、关元；配穴为三阴交、

足三里。灸治穴为肾俞、命门。

2. 操作　用毫针捻转进针，施以中等刺激，针刺深度依患儿体质胖瘦而定，一般针刺深度为 2～3cm，留针 15～20 分钟。灸法采用艾卷回旋灸法，每次灸 15 分钟。

3. 疗程　起初每天针灸 1 次，连续 5～7 天后，改为隔日 1 次，直到浮肿消退为止。

疗效　4 例中，除合并营养不良性浮肿的 1 例急性肾炎浮肿消退不明显外，其余 3 例均于针灸治疗后的第 2～3 天，尿量显著增加，体重逐日减轻，浮肿亦逐日消退。一般于针灸后 1 周左右，浮肿完全消退。4 例中小便变化亦迅速改善，其中 2 例于全身浮肿消退后，小便亦恢复正常，仅 2 例留有蛋白（＋）。急性肾炎合并营养不良性浮肿 1 例，于针灸后浮肿消退不显著，但小便改善明显，故浮肿不退可能与合并营养不良有关。

举例　患儿方某，男，9 岁。住院号：17338。因患全身浮肿 10 余天、阴囊红肿 2 天，于 1959 年 6 月 23 日入院。病儿于 10 余天前，全身发生浮肿，逐日加重，腹部明显膨胀，气急，不能行动，尿量甚少，黄混，2 天前发热，阴囊发生红肿疼痛。过去浮肿常有发作已经 2 年，曾经治疗效果不显著。查体：体温 38.9℃，脉搏 120 次，血压 125/70mmHg，发育营养中等，慢性病容，全身浮肿明显，肺部清晰，心尖部有轻度收缩期杂音，节律整齐，心界不扩大，腹部高度膨胀，有明显静脉怒张，肝脾未触及，有明显移动性浊音及波动，两下肢有明显凹陷性水肿，阴囊肿胀、发红，有并发炎症现象。小便检查：入院第 1 次，蛋白（＋＋＋），白血球（＋＋），颗粒管型（＋）；病程中继续检查小便，红血球少许→（＋＋），透明管型少许，非蛋白氮 34.8mg%，白蛋白 1.455g，球蛋白 3.745g，胆固醇 313mg。治疗经过：入院后，除按一般肾炎常规处理外，并注射青霉素治疗阴囊部继发感染，同时服用中药

6 剂，浮肿略见减轻。于 7 月 4 日（入院后第 12 日）施以针灸治疗，7 月 5 日起尿量显著增加，体重下降，浮肿逐日明显减轻，颜面及下肢浮肿于 7 月 8 日消失，小便检查于 7 月 11 日逐渐好转，于 7 月 21 日完全正常，痊愈出院。

姚伟然，等：《江苏中医》，1961，4：23

病例 共 32 例。均为小儿急性肾炎。其中男 22 例，女 10 例。年龄 3 岁者 8 例，4～6 岁者 16 例，7～12 岁者 8 例。本组病例，入院时均有全身性不同程度的水肿及尿量减少，其中伴有心力衰竭者 2 例（均死亡）；因大多数患者有上呼吸道感染症状及皮肤病灶的存在，故大多数患者应用了青霉素，同时补充维生素，给禁盐饮食，并同时进行针刺治疗。

治法

1. 取穴 关元、水道、三阴交。

2. 操作 用速刺法，不留针。每日针治 1 次。

疗效 32 例中，经用上法治疗后，痊愈者有 17 例，好转者有 13 例（包括水肿全消而尿检仍未正常者），2 例死亡（均为合并心力衰竭者）。

举例 患儿史某，女，5 岁。于 1959 年 8 月 8 日入院。全身水肿已 10 余天。于入院前 20 天时，头面及四肢生脓疱疮，发痒，不痛，不发烧，未经治疗。10 多天后肿至四肢及腹部，并有发烧，尿少而红，继之气促。曾注射青霉素及服用中药均未收效，乃来院诊治。入院时检查：体温 39℃（肛），体重 26kg，腹围 71cm，血压 130/90mmHg，发育正常，神志清楚，呈重病容，呼吸急促，全身水肿显著，颜面四肢有散在性脓痂疹，眼裂缝样缩小，心音不钝，两肺有散在性干啰音，腹部膨隆，脐窝平，有移动性浊音，阴部及大阴唇肿胀异常，两大腿不能并拢。化验：红细胞 392 万，白细胞 18,000，中性 84%；淋巴 16%；小便深黄色，蛋白 ＋＋，红细胞 ＋＋，白细胞 ＋，圆柱 ＋，上皮细胞 ＋＋。治疗经过：入院后，除作

447

肾炎一般处理外，给予青霉素肌注，每日1次。针刺关元、水道、三阴交。第3天后尿量增加，上身浮肿明显消退，但下肢及阴唇水肿反有增加趋势，第4日加针合谷穴，上肢水肿有所增加，以后上下肢水肿即平行消退，至第7天后，水肿全部消退，体重减12公斤，腹围减为48cm，血压为100/65mmHg，尿沉淀检查2次转为阴性。住院2周，痊愈出院。

刘寿河：《中医杂志》，1961，5：193

（十八）小儿夜尿症

【针灸法】

病例　共43例。本组病例均为7～15岁的小学生，其中以7～10岁者为最多，占37例。所有病例在体检及尿常规等实验检查方面，均无阳性所见，病史中亦均无发病诱因。绝大多数均为睡眠过深，少数病儿由于家庭溺爱，自幼养成不良习惯所致。病程最短者为1年，最长者达8年以上，有19例自幼即开始尿床。全组病例分为2型：

1. 重型　共26例，发病均在2年以上，夜尿为每晚2～5次，尿床不醒，或白天午睡有时亦有尿床。

2. 轻型　共17例，发病均在1年以上，夜尿次数不多，每日、隔日、或数日始有尿床，每晚尿床1～2次或较能惊醒。

治法

1. 取穴　分两组处方—第1组处方，取大敦、三阴交、关元、百会；第2组处方，取太冲、太溪、丹田[1]、中极。

2. 操作　每隔日于睡前治疗1次，不留针。针后施以艾条灸法，灸3～5分钟[2]，百会穴只灸不针。10次为1疗程。满1疗程未愈，可考虑进行第2疗程，或改用另1组处方治疗。

疗效　43例中，经用本法治疗后，痊愈者有28例（重型者13例，轻型者15例），进步者有13例（重型者11例，轻

448

型者2例），无效者2例（均系重型）。治愈次数，最少者6次，最多者18次，平均12.7次。治愈率为65.1%，有效率为95.4%。疗效标准，治愈系指治疗后3~5个月无夜尿者；进步系指治疗后夜尿次数减少，间隔日数延长，能惊醒自行起床排尿者。

按：（1）丹田穴的部位，原报告中未予注明。在针灸穴位的别名中，脐中穴（神阙穴）、气海穴、关元穴、石门穴，别名亦称丹田穴。

（2）灸3~5分钟，原报告为"3~5灸"。

重庆市第一中医院针灸科：《中医杂志》，1959，12：59

病例 共8例。年龄最小者6岁，最大者21岁。

治法

1. 取穴 主穴为关元、中极、三阴交；配穴为合谷、曲骨、膀胱俞、大椎。每次选3~5穴。

2. 操作 本病属于虚寒，故采用补法，捻转进针，务使患者产生酸、麻、胀等针感。一般针任脉穴（中极、关元等）针感要放散至会阴部，效果更好，否则疗效不大。起针后宜用艾绒灸3~5壮。每日治疗1次，6次为1疗程。当针灸满1个疗程未愈时，可考虑进行第2疗程。于针刺前应嘱患者排尿，针刺不宜太深，以防刺入膀胱。

疗效 本组病例经用上法治疗后，全部有效，其中痊愈者有6例，好转者有2例。治疗次数，平均4次。

按：小儿夜尿症中，有相当多的一部分患儿表现为睡眠时大脑皮层抑制过深，膀胱充满尿液时不能警醒，尿床后仍在深睡，甚至翻身掉在床下后仍继续熟睡。因此，有些夜尿症患儿很难叫醒排尿。编者当遇有这类患儿时，每于治疗夜尿症的一般常用穴位中，加配百会、大椎、身柱、人中，常获良效（每次选1~2穴）。于1954年夏季，曾有1中学生，因遗尿长期不能治愈，远道来京治疗，按一般常用取穴法针灸，经10余日治疗未能收效，以后加用承浆穴（针刺），很快即获显效。附此，作为参考。

常尔明等：《中医杂志》，1959，7：43

病例 共 42 例。男 15 例，女 27 例。年龄 3～5 岁者 25 例，6～8 岁者 13 例，9～12 岁者 4 例。

治法

1. 取穴 以三阴交、中极为主穴；足三里、肾俞为配穴。

2. 操作 针三阴交用平补平泻法，使针感达到大腿内侧，再轻微捻针 1～2 分钟后即出针；针中极穴用烧山火法，约捻针 3 分钟，使针感放射至生殖器部；针肾俞、足三里，用补法，不留针。每日针治 1 次，中间不必间断。

3. 对体质一般的患儿，仅用三阴交、中极两穴；对体质较弱的患儿配用足三里；连针 2 次未见大效者，配用肾俞。

疗效 42 例中，经用本法治疗后，痊愈者有 34 例，改善者有 8 例。经随访观察者有 30 例，在半年内未见复发。

蒋其学：《浙江中医杂志》，1960，5：219

【穴位埋针法】

450

病例 共 12 例。其中少年患者有 9 例，成人患者有 3 例。

治法

1. 取穴 长强、三阴交（双侧）。

2. 操作 常规消毒后，用普通耳针刺入穴内，以胶布固定，留针 12～18 小时（于晚上 6 时进针，至次日 8～12 时取下）。

疗效 全组病例，经用本法治疗后，均获治愈。其中 1 次治愈者 11 例，2 次治愈者 1 例。

举例 患者男性，21 岁。因患血吸虫病侏儒症入院。自幼即有遗尿病史，入院后每夜均有遗尿，白天亦有小便淋漓，曾用针灸治疗，取穴肾俞、膀胱俞、三阴交等，疗效不显；隔日行骶椎封闭，亦无效果。经采用埋针法治疗后，治疗 1 次即未遗尿，为巩固疗效又行第 2 次埋针。观察 2 月未见复发。

刘雪岩：《中医杂志》，1962，4：30

（十九）小 儿 便 秘

【梅花针法】

病例　共 38 例。年龄最小者 25 天，最大者 2 岁。绝大部分为食物性便秘。全组患儿，至来诊时均已 2 ~ 5 天未解大便，或平时数日大便 1 次。

治法

1. 针刺部位　骶部。

2. 操作　局部常规消毒后，用梅花针在骶部叩刺，先纵刺，再横刺。对较大之儿童可施以中等度的弹刺，对未满 3 个月的婴儿只施以轻度之弹刺即可。

疗效　38 例患儿，经用本法治疗后，均经 1 次治疗获效。其中于针后 3 ~ 12 小时排便者有 25 例，12 ~ 24 小时内排便者有 13 例。

举例　患儿陈某，男，42 天。1959 年 5 月 18 日初诊。平时 2 ~ 3 天大便 1 次，干燥异常，大便时特别费力，致使患儿啼哭，但腹部尚软，就诊时已 2 日未大便。经用梅花针轻度叩刺尾骶部后，3 小时后即排大便，较平时为软，以后大便均为软便，不费力，也不再啼哭。

李元为，等：《江苏中医》，1961，9：60

（二十）小儿直肠脱垂

【针刺法】

治法

1. 取穴　长强、脱肛（在长强穴下 5 分[按]，再向两侧旁开 5 分处。针刺深度为 3 ~ 5 分）。

2. 操作　局部行严密消毒后，施用强刺激手法，不留针。每隔 2 天或 3 天针治 1 次。因患急性菌痢脱肛者，应在治愈菌痢后，再针治本病。

疗效 共 28 例。经用本法治疗后，痊愈者有 21 例，进步者有 4 例，无效者有 3 例。无效者中，有 2 例仅施针 1 次未再治疗；另 1 例经针治 2 次未效停止治疗。

按：脱肛穴的部位，原报告为"位于长强 5 分，……"。疑为"长强下 5 分"之误。因长强下 5 分，再旁开 5 分处之深部，为肛门括约肌，该处分布着尾神经及肛门神经，故针刺该处可能有更显著的作用。

韩守居等：《天津医药杂志》，1961，6：98

（二十一）小儿腹股沟疝

【针刺法】

病例 共 30 例。本组病例中，除 1 例女性为直疝外，其余 29 例均为斜疝，全系单侧，其中有 3 例斜疝合并鞘膜积水。病程在 6 个月以下者有 16 例，7～12 个月者有 5 例，13 个月～2 年者有 3 例，3～6 年有 3 例，6 年以上者有 3 例。

治法

1. **穴位** 共采用 5 个经外奇穴，定穴尺寸均按同身寸计算。①阴轮穴，在阴茎根直上 1 寸、再横向平开 1 寸处，用钩提手法，拔针后轻压 3～5 下。②肾水穴，在阴茎根直上 2.2 寸、再横向平开 2 寸处，用钩提手法，拔针后轻压 3～5 下。③金河穴，在脐下 1.5 寸、再平开 5 分处，用直刺法，进针 4～8 分，随即拔针，不予按压。④内下海穴，在血海穴之后，再顺下 1 寸处，用直刺法，进针 7～9 分，拔针后按 3～5 下。⑤重肾穴，在内踝前缘直下，当照海穴下 5 分、再向前 5 分处，用直刺法，进针 3～5 分，拔针后按 3～5 下。

2. **操作** 病人仰卧，平伸两足。术者先用左手大指徐徐将疝囊推入腹腔中，手指不要离开；以右手依法进针。根据穴位不同，采用以下 4 种手法。①钩提法，将针尖平行刺入皮肤后，竖针旋向右侧进针 2 分，再旋向左侧进针 2 分，再竖针进针 1 分。②直刺法，在穴位上垂直进针，达一定深度为止，不

452

留针。③按法，按法较重，术者稍微多用一点指劲。④压法，比按法稍轻，用力很小。

3. 取穴　1岁半以下者，取阴轮、肾水、金河；1岁半～4岁者，取阴轮、肾水、金河、内下海，3天加针1次重肾；4岁以上者，取5个穴位，每次均行针治。

疗效　30例中，经用上法治疗后，痊愈者有22例，好转者有6例，无效者2例。治愈例中，针灸次数最少者7次，最多者78次，多数在30次以内。

重庆市第一中医院：《全国中西医结合研究工作经验交流会议资料选编》（内部资料）266页。1961年12月。人民卫生出版社

第六章 神经精神科疾病

一、神经性头痛

【针刺法】

病例 共73例。本病常为神经衰弱的一个症状，也包括偏头痛和精神紧张性头痛。可于工作疲劳、休息不好，或失眠后发生。疼痛的程度可轻可重，持续的时间可长可短，或发作没有定时，疼痛有时可很剧烈，以致无法坚持工作，影响睡眠休息，时间过久，可导致神经衰弱。因此，神经性头痛与神经衰弱，两者可互为因果。前者虽也可出现其他相应之症状，但一般所呈现之症状都比较单纯，而后者的症状则常为多种多样。

治法

1. 取穴 ①局部取穴—以前额痛为主者，取印堂、阳白、攒竹等；以眉棱骨痛为主者，取鱼腰、攒竹、丝竹空等；以前头痛为主者，取上星、前顶、头临泣等；以偏头痛为主者，取太阳、头维、率谷、目窗等；以后头痛为主者，取天柱、风池、风府、玉枕等；以头顶痛为主者，取百会、前顶、后顶、四神聪等。②远隔取穴—前额、眉棱骨及前头痛者，取合谷、足三里、行间等；偏头痛者，取外关、阳陵泉、悬钟等；后头痛者，取昆仑、申脉等；头顶痛者，取内关、大陵、行间、太冲。③每次选局部穴及远隔穴4~6穴左右。

2. 操作 一般常用中等或较重的持续性刺激，但一般应避免过重的刺激，留针时间一般可在15~30分钟左右，也可根据病情适当延长。每日或隔日治疗1次。

疗效 全组病例，经治疗后，痊愈者 18 例（平均治疗 9.3 次），显效者 28 例（平均治疗 8.4 次），进步者 23 例（平均治疗 7.6 次），无效者 2 例（平均治疗 7.5 次），不合统计要求者 2 例。有效率为 97.18%，痊愈显效率为 64.8%。

举例 患者王某，男，25 岁。自 1952 年发生头痛。每次发作时先由前额开始，随即扩展至全头疼痛，如割裂样沉重痛，每次发作约持续 7~8 小时之久，痛后即感全脑发"闷"，几乎每天发作 1 次，疼痛无法坚持工作。自去年 8 月起，头痛比以前更为严重，阅读书报不能持久，且呈不规则发作，痛苦异常。体检：营养佳良，体质中等，发育正常。心肺无异常所见，肝脾未触及。既往史，无可记述。于 1954 年 4 月 20 日开始针灸治疗。经 5 次针灸后，即获显著效果，头部轻松，阅读书报亦不觉头痛，惟枕部仍有疼痛。针治 8 次后，头痛完全消失，用脑过久亦无大关系，仅前额部有发"闷"感，疗效稳定，于 5 月 14 日停针。共治疗 25 天，针治 13 次。

455

焦国瑞主编：《针灸治验病案集》14 页。1954 年 6 月。
军委办公厅卫生干校针灸训练班

【耳穴埋针法】

治法

1. 取穴 以皮质下、脑干为主穴，再根据头痛部位及症状选加配穴。巅顶痛者，加肝、顶；两颞痛者，加胆、太阳；前额痛者，加胃、额；由前头部至后头部痛者，加膀胱、枕。兼有头晕乏力者，加肾、枕小神经（此穴在耳轮结节上缘 0.2cm 处的内侧面）；失眠多梦者，加心、神门、神经官能点（此穴在口与食道连线的中点处）。

2. 操作 探准敏感点后，按常规埋入撳针，每次只埋 1 侧，选 3~5 穴，埋针 5 天左右。病情严重者，可两侧交替埋针。一般 1~2 次即能收效，最多者为 6 次。

疗效 共 40 例。经用上法治疗后，显效者 29 例（埋针后，头痛完全缓解，3 个月无复发者）；有效者 8 例（埋针后，头痛显著减轻，但有时仍稍感疼痛；或虽然痛止，但不久又有发作者）；无效者 3 例。报告指出，为提高疗效，必须找准敏感点，并在敏感点中心刺针，此时可见耳廓立即泛红；也可在主穴区采用多针或用针尖较粗的揿针，以加强刺激，提高疗效。

浙江湖州第一人民医院针灸科金观源：
《新医药学杂志》，1975，9：37

【穴位注射法】

病例　共 16 例。病程 20 天 ~ 5 年 7 个月，平均 1 年 17 天。全组病例均为多次经中西医治疗无效者。

治法

1. 取穴　主穴取太阳、印堂；配穴取列缺、头维等。

2. 药液　25% 硫酸镁 8ml，2% 普鲁卡因 2ml 混合注射。

3. 操作　常规消毒后，于进针后有胀痛时，按穴位注射要求，每穴注入 0.2 ~ 0.5ml，每天 2 次。

疗效　16 例中，除 3 例中断治疗外，痊愈者有 9 例，明显好转者有 3 例，无效者有 1 例。痊愈病例的治疗次数为 2 ~ 7 次。

廖昌洪：《中级医刊》，1965，10：643

【穴位皮内注射法】

病例　共 10 例。年龄多在 30 ~ 50 岁之间。病程为 1 ~ 14 天。其中伴有恶心呕吐者有 8 例。康、华氏反应及眼底检查，均无异常。

治法

1. 取穴　阿是穴（准确探查头痛部位的压痛点，一般常在太阳穴及攒竹穴附近）。

2. 操作　用蒸馏水 0.1ml 作皮内注射，使皮肤表面有苍白色丘疹样隆起。

456

疗效 10 例均经 1 次治疗停止疼痛。凡奏效者，疼痛立即停止，否则须另行探测穴位。1 次无效者，多次注射亦无疗效。

举例 某男性患者，36 岁。因脑震荡住院。经人工冬眠后，一般情况恢复，但在住院 1 周后，头痛逐渐加重，不能忍受，终日抱头呼痛，虽经冬眠灵、杜冷丁及优散痛等药物治疗，1 周来症状未减。心、肺及神经系统检查无异常所见，眼底、五官科及脑脊液检查均为阴性。经在阿是穴（左侧太阳穴附近）用本法注射后，立即止痛。此后又注射 1 次，以巩固疗效。于 1 周后出院，经 1 年随访，未见复发。

上海市纺管局第二医院沈同戊：《针灸杂志》，1966，2：12

二、气脑手术头痛

【针刺法】

治法

1. 取穴　合谷

2. 操作　用泻法。以疾徐补泻法为主，有时也用迎随补泻法，于病人得气后再适当捻转，以加强手法。留针时间，从手术开始到气脑结束出针。

疗效 用本法抑制气脑手术头痛共 7 例，其中达到完全无痛者有 3 例，减轻者有 3 例，减轻不明显者有 1 例。

上海第二医学院附属仁济医院神经科、理疗室：
《中华神经精神科杂志》，1959，3：217

治法 针刺合谷穴。

疗效 用本法抑制气脑手术反应 8 例，除 1 例无效外，其余 7 例均全部或相当程度的减轻了头痛和呕吐等反应。在气脑腰穿时，用针刺合谷穴，不仅代替了局部麻醉，而且病人不诉疼痛，整个手术过程中，可不予任何止痛药及安眠剂。

上海第一医学院神经病学教研组：《中华
神经精神科杂志》，1959，3：217

【指针法】

病例 共 8 例。报告指出，气脑造影术，是一种疼痛性手术。当气体注入蛛网膜下腔后，就会使患者产生剧烈的头痛、头晕及呕吐等反应。虽然在术前给予镇静剂及阿托品等药物，但在摄影时转换患者头颅位置及轻轻动摇患者头部时，仍然会导致剧烈的头晕、头痛。以往曾经应用针刺合谷、太阳、印堂等穴位以减轻患者之头痛，收效不很显著；且在摄片时必须将针拔出，否则将影响摄片。经采用指压穴位法后，收到显著效果。

治法

1. 取穴　主穴取悬厘（悬颅亦有同样效果）；前头部疼痛剧烈者加配印堂穴。

2. 操作　用左右两手之拇指尖、或拇指之外侧缘，相对挟持压挤患者头部两侧的上述穴位，在摇动头颅或摆换位置时即用力按压。如需加用印堂穴时，则一手之拇指按压印堂，用食指尖按压悬厘穴。

疗效　8 例气脑手术患者，经施用上法后，均获良好效果。为了确定本法之效果，对每 1 病例均作了按压穴位与不按压穴位的对照。方法是在开始时不用指压穴位，轻轻转动患者头部以观察其头痛、头晕之程度，然后用手指按压穴位，再轻轻摇动，以后逐渐增加摇动之幅度及速度，并询问患者之感觉；并在摇晃时悄悄放松按压的手指，同时询问患者的感觉。8 例患者均有如下反应：①不用指压穴位时，动摇头颅全部患者均述头痛、头晕，拒绝别人触及头部。②用两手拇指尖或第 1 指节外侧压迫穴位后，患者立即感觉头痛、头晕均消失；当摇动头部时，即使增大摇动之幅度及速度，患者亦不觉头痛。当手指压迫稍轻时，患者即要求压重些。③在指压穴位摇动头部的过程中，悄悄放开按压的手指，患者立即呼叫头痛。

王德成：《江西医药》，1961，3：22

三、枕神经痛

【穴位注射法】

病例 共50例。男28例，女22例。年龄在10～59岁之间。病程为半天～6个月。其中枕大神经痛者42例，枕小神经痛者8例。双侧痛者4例，其余均为单侧痛。有80%的患者服止痛片无效或疗效不显著。本组病例中，有38例起于感冒或流感之后，1例起于痢疾之后，1例起于疟疾之后，7例无明显诱因，3例为症状性者（2例为后颅凹肿瘤，1例为胸腔肿瘤疑及上颈段转移者）。

治法

1. 取穴　病人取坐位，头稍俯下，或俯于桌面上，按取枕神经压痛点（枕大神经压痛点相当于风池穴，枕小神经压痛点在胸锁乳突肌后缘）。

2. 操作　局部常规消毒后，用注射器吸取当归注射液2ml（每ml含当归生药0.1g），用6号针头沿压痛点徐徐刺入，深约1.5～2cm，当患者有麻胀等针感后，即注入药液，每日1～2次。

疗效

1. 一般经治疗3～7次后，可基本痊愈，症状性者亦能减轻疼痛。首次治疗后约1～3分钟既可显示效果，止痛可维持2～8小时。第1次治疗后，即基本止痛，且伴随症状消失者有10例（20%），疼痛明显减轻者有32例（64%），略有好转者8例（16%）。睡前注射1次，即可止痛，又可改善睡眠。

2. 注射后有半数患者在同侧肩颈部有受限感，经2～4小时后即可自行消失，无其他副作用。

3. 报告指出，枕神经痛在头痛疾患中较为常见，多呈后头部与上颈部发作性剧痛，常放散至同侧颞顶部，并可伴有恶

459

心、呕吐、头晕等。作为对症治疗，各种镇静退热止痛剂疗效不够理想，无水酒精局部注射虽能止痛，但刺激性较大。应用本法治疗，可获较好的治疗效果。

江苏南通医学院附属医院周燮生等：

《新医学》，1974，10：504

四、三叉神经痛

【针刺法】

治法

1. 取穴　主穴取瞳子髎、合谷、太阳等；配穴取印堂等。在治疗时，每次选取 2～3 个主穴，再选取 1 个配穴。

2. 操作　用细毫针轻刺到一定深度后，使病人感到有痠麻沉胀之针感时为止。留针 30 分钟。间日治疗 1 次。

疗效　共 31 例。全组病例经用本法治疗后，痊愈者有 29 例，无效者有 2 例。

史宝瑞：《中医杂志》，1955，11：42

病例　共 104 例。本组病例，病程在 1 年以内者有 42 例，2～10 年者有 62 例。疼痛部位发生于右侧者，有 63 例；发生于左侧者，有 39 例；发生于双侧者，有 2 例。

治法

1. 取穴　①主穴，取下关，无论那一支痛，均以此为主穴。另外，第 1 支痛者，加阳白、头维、本神、印堂、攒竹、丝竹空；第 2 支痛者，加迎香、四白、瞳子髎、禾髎、角孙；第 3 支痛者，加听会、颊车、大迎、翳风、天容等；疼痛涉及到发际部者，可酌加该部适宜的穴位。②辅穴，多采用对侧的曲池、手三里、合谷、足三里、行间、中渚、液门、昆仑等；痛甚者可取双穴。每针 3～4 次后，可只针 1 次健侧穴位，疗效更佳。

2. 操作　用平补平泻手法，找到针感后留针 15～30 分

460

钟，疼痛较重者可酌予延长留针时间，必要时可留针 1 小时以上。10 次为 1 疗程，若症状尚未完全消失，可停止 1 周后，再针第 2 疗程。若针 3 个疗程仍不能治愈时，即可考虑改用其他疗法。

疗效 104 例中，经治疗后，痊愈者有 25 例（症状完全消失），显著进步者有 26 例（症状消失在 90% 以上），进步者有 24 例（症状较针前减轻），无效者 12 例，不明者 17 例。除不明者外，有效率为 86.23%。痊愈例中，有 12 例复发，其中 2 个月复发者 1 例，3~5 个月复发者 5 例，6~9 个月复发者 4 例，10~12 个月复发者 2 例。复发率为 48%。

周宗岐，等：《中华口腔科杂志》，1957，3：179

治法

1. 取穴　取"脚针"心穴、肾穴，均为双侧[按]。

2. 操作　常规消毒后，用 28 号 1 寸毫针进行针刺，留针 30~90 分钟，用捻转补泻法，先泻后补，隔日针治 1 次。治疗期间未用镇痛镇静药物。

疗效　共 3 例。均为顽固疼痛病例，3 例之病程分别为 6 个月~10 年。应用本法前曾用多种药物、针灸和穴位封闭等疗法，除一时止痛外，均无明显效果。经用本法治疗 1~5 次后，均获痊愈。观察 1 年以上未见复发。

举例　患者王某，男，45 岁。1969 年患左侧面痛及牙痛，2 年多来，因剧痛反复发作，先后将满口牙齿一一拔掉，但未能见效。患者就诊时，痛如刀割，口咬一条毛巾以助减痛。当将脚针刺入穴位后，约半小时许，剧痛显著减轻，患者不愿去针，至留针 90 分钟时，疼痛全止。1 次治愈，至今没有复发。

按：足蹠部的"心穴"和"肾穴"，据原报告中的附图，此 2 穴的部位是：以足蹠的横径中心点，划一条纵向的直线，此线相当于通过涌泉处，线的前端约达第 2 趾尖稍偏外处；再将此线的全长（前起第 2 趾端，后至足跟的后缘）约分为三等分，"肾穴"约当于此线的前 1/3 与中 1/3 的交点处，即约当于涌泉；"心穴"约当于此线的中 1/3 与后 1/3 的交点处。

河北省石家庄市东方红区卫生防疫站许政：

《新医学》，1972，9：31

病例 共 225 例（均为原发性病例，客观检查未发现阳性体征者）。男 134 例，女 91 例。年龄在 20～72 岁之间，以 40～60 岁者为多（177 例）。病程最短者 1 周，最长者 41 年，2～5 年者 97 例，10 年以上者 51 例。右侧者 136 例，左侧者 84 例，双侧者 5 例。第 Ⅰ 支痛者 8 例，第 Ⅱ 支痛者 40 例，第 Ⅲ 支痛者 20 例，Ⅰ、Ⅱ 支痛者 27 例，Ⅱ、Ⅲ 支痛者 106 例，Ⅰ、Ⅱ、Ⅲ 支痛者 24 例。

治法

1. 取穴 下关、眶上孔（按即鱼腰穴）、眶下孔（按即四白穴）、颏孔（按即夹承浆穴）。

2. 方法 ①第 Ⅰ 支痛，取鱼腰，用 26 号 1.5 寸毫针从鱼腰穴斜向内下方刺入 0.3～0.5 寸左右，有触电样针感传至眼及前额时，提插 20～50 次[按]。②第 Ⅱ 或第 Ⅱ、Ⅲ 支痛，主穴取下关，备用穴取四白、夹承浆。ⓐ下关穴用 26 号 2 寸毫针从患侧下关穴刺入。若第 Ⅱ 支痛，针尖向对侧的眼球方向刺，当出现触电样针感传至上唇时，提 20～50 次；若 Ⅱ、Ⅲ 支痛，针尖先向 Ⅱ 支方向刺，获得针感后，再向对侧的下颌方向刺，当触电样针感传至下颌时，提插 20～50 次，以增强针感。一般约刺入 4～4.5cm 深（刺入后，如无针感，可能是针刺方向偏低；针刺如引起耳道深部疼痛，可能是针刺方向偏后，刺到耳咽管附近所致；针刺如果引起耳前疼痛，可能是针刺方向偏前，刺到耳颞神经所致）。ⓑ当针刺下关穴疗效不明显时，可改用四白穴，用 26 号 1.5 寸毫针从四白穴处约 45 度角斜向后上方刺入 0.8 寸左右，当出现触电样针感传至上唇与上齿等处时，提插 20～50 次。ⓒ当用下关穴治疗第 Ⅲ 支痛疗效不明显时，可改用或加用夹承浆穴，用26号1.5寸毫针从夹承浆穴处约45度角向前下方刺入半寸左右，当出现触电样针感传至下颌与下唇时，提插20~50次。

3. 治疗次数　隔日针治1次,10次为1疗程,停针5~7天。

疗效

1. 疼痛消失者129例（57.7%），显效者57例（25.3%），好转者35例（15.5%），无效者4例（1.5%）。

2. 经1年以上随访，在疼痛消失的129例中，其中有21例在治疗后2个月至1年复发，但症状较前为轻。经再次针治后，13例疼痛消失，3例显效，5例好转。治疗中有4例在针后出现轻度张口困难，停针后自行恢复。

按：本文所用毫针均为26号，较一般毫针为粗，故产生的刺激强度较重，对镇痛效果可能较好。但由于针体较粗，又用提插法，且提插次数较多，故深刺某些穴位时（如鱼腰、四白）应予注意。对于针刺加强镇痛效果的途径，除针体的粗细外，还可从选穴、配穴、手法和选用刺激物的质与量等方面加以探索。

徐笨人，等（空军沈阳医院）：《全国针灸针麻学术讨论会
论文摘要》（一），59页。1979，6月

【穴位皮内注射法】

治法

1. 取穴　探查三叉神经痛区的阿是穴（即容易诱发疼痛处），一般多在攒竹、太阳、头维、巨髎、禾髎、迎香等穴附近。

2. 操作　用皮内针以注射用水0.1ml作皮内注射，使注射皮肤表面有白色晕块隆起。若探得阿是穴在齿龈部，亦可用碘酒消毒后，注射于该处或邻近齿龈之黏膜下，注射以达到黏膜下肿胀隆起为度，注射量则可酌予增加。每日或隔日注射1次。一般仅需1~3次。

疗效　共14例。其中注射1次后止痛者有6例，注射2

463

次即不再发作者有 4 例，注射 3 次不发作者有 3 例；仅 1 例只获症状改善，未能终止发作。经半年随访，有 3 例复发，经再用本法治疗 1 次后，疼痛消失。

沈同戊，等：《上海中医药杂志》，1965，5：34

五、坐骨神经痛

【针刺法】

病例　共 97 例。男 72 例，女 25 例。全组病例均有轻重不等之沿坐骨神经区的放射痛，轻者尚可行动，重者动作困难，影响劳动，甚则咳嗽打嚏均可引起剧痛，骶部及臀部有轻重不等之压痛。发病部位，左侧痛者 57 例，右侧痛者 36 例，双侧痛者 4 例。

治法

1. 取穴　以膀胱经之委中、肾俞、上髎等，及胆经之环跳、阳陵泉、邱墟等穴为主穴。昆仑穴亦为常用穴位。

2. 操作　治疗时患者取侧卧位或俯卧位。环跳穴可用快速进针法（即刺入捻进法），其痠麻程度必须放散至足尖或足底。阳陵泉须麻至足背。一般穴位探得痠麻感觉后，即停止捻针。留针 20～30 分钟，每隔 10 分钟轻捻 1 次，以保留适当针感。

疗效

1. 97 例中，经用本法治疗后，痊愈者 57 例，显著进步者 7 例，进步者 22 例，无效者 11 例。有效率为 88.75%。有半数患者在针治 1～5 次即见进步或痊愈，绝大部分在 10 次以内即可见效。

2. 椎间盘突出或类似椎间盘突出之患者，用本法治疗效果不大；有些患者在针治后，当时或可缓解，但不久又可复发。对一般外伤性及其他原因引起者，效果较佳。

陈作霖：《中医杂志》，1959，9：68

病例 共 284 例。男 224 例，女 60 例。年龄以 21～30 岁之间者为最多。病程最短者为 1 天，最长者达 30 年，但以 1 个月以内者为多。本组病例之发病原因，与风湿有关者有 131 例，由外伤引起者有 60 例，由肌炎引起者有 10 例，由肿瘤引起者有 4 例，由产后引起者有 2 例，由其他原因所致者有 77 例。

治法

1. 取穴　主穴为环跳、阳陵泉；其次为风市、足三里、委中、承扶、肾俞、大肠俞、八髎、殷门、伏兔、承山、绝骨、昆仑。

2. 操作　用捻转进针法，当针刺到一定深度后，继续捻转至有痠麻胀感，并使其上下或周围放散后即停针，留针 30 分钟或更久，在留针时间中每隔 5～10 分钟捻转 1 次。一般用中等刺激，如遇针感迟钝者，手法可以加重。每日或隔日针治 1 次，15 次为 1 疗程。疗程结束后停针 5～7 天，再继续下一疗程。

疗效

1. 284 例中，经用本法治疗后，痊愈者有 52 例，占 18.3%；显著进步者有 89 例，占 31.3%；进步者有 140 例，占 49.3%；无效者 3 例，占 1%。

2. 针治次数，最少者 2 次，最多者 66 次，平均为 9.3 次。

3. 肿瘤所致之坐骨神经痛，本组无 1 例痊愈或显著进步。

许坚：《哈尔滨中医》，1960，3：23

【电针法】

治法

1. 取穴　分 2 组。第 1 组，取四腰穴、五腰穴、次髎、秩边、承扶、条山；第 2 组，取环跳、殷门、阳陵泉、条山。

2. 用具　电疗机用上海"工农兵 626 电子医疗器"；医针用 28 号毫针。

3. **针法** ①四腰穴，在第 4 腰椎棘突水平旁开 2 寸处，俯卧位取穴。以 2.5～3 寸毫针与皮肤呈 60～80 度角捻转刺入。一般针 2～2.5 寸时，可有触电针感自腰部向下放散至整个患肢。②五腰穴，在第 5 腰椎棘突水平旁开 2 寸处。取穴体位、针法及针感同上穴。③条山穴，即条口透承山。卧位或侧卧位施针。以 2.5～3 寸毫针，自条口穴捻转进针，以产生针感为度。

4. **电针** 首先用第 1 组穴位。待产生针感后，将电疗机的导线，一个极接在秩边穴上，另一个极接在条山穴上，采用快频率（400 次以上/分）、脉冲间断波，通电量以能耐受为度。通电 20 分钟，每日 1 次，6 次为 1 疗程。停针 1 天，进行下 1 疗程。待症状明显缓解后，改为第 2 组穴，电疗机导线，一个极接在环跳穴上，一个极接在阳陵泉穴上。频率、通电量、通电时间等，均同上。

疗效 共 42 例。经用上法治疗后，痊愈者有 16 例，占 38.1%；显效者有 15 例，占 35.7%；进步者有 10 例，占 23.8%；无效者 1 例，占 2.4%。有效率为 97.8%。治疗次数，最少者 12 次，最多者 90 次。

山东医学院中医系新医教研组张登部：
《新中医》，1975，2: 52～54

【穴位注射法】

病例 共 87 例，年龄 20 岁以下者 3 例，20～40 岁者 36 例，40～60 岁者 46 例，60 岁以上者 2 例。病程 1 年以下者 64 例，1～5 年者 20 例，6～10 年者 3 例。全组病例，均为原因不明的患者。

治法

1. **取穴** 环跳、殷门、委中、阳陵泉等。
2. **药液** 10% 当归红花液。
3. **操作** 以长针头刺入环跳穴，待有触电感时，将针头退出 1~2 公分，即将药液推入，经过 3~4 次后，则按经络循行之穴位互换注射（如环跳、承扶、殷门、委中、阳陵泉等）。每次取 1~2 穴，每次注射 1~3 毫升。隔日治疗 1 次，15 次为 1 疗程。治疗满 1 疗程后，停针 1 周，开始第 2 疗程。本组病例，满 1 疗程者 57 例，满 2 疗程者 24 例，未满 1 疗程者（7~10 次）6 例。

疗效 87 例中，经用本法治疗后，基本痊愈者 14 例（16%），显效者 36 例（41.4%），好转者 29 例（33.3%），无效者 8 例（9.2%）。认为注射时针感强者，收效较大；针感差者，收效不明显。部分患者经过一阶段时间治疗后，患肢还存有麻木感，尚须进一步研究。

天津市天津医院：《天津医药》，1974，7：342

【穴位埋线法】

治法

1. 取穴　以秩边穴及膀胱经（腰以下）的阿是穴为主。对风寒湿所致者，配胞肓、风市、承山、飞扬；因劳损所致者，配肾俞、关元俞、环跳、阳陵泉；因椎间盘脱出者，配病变附近的穴位。

2. 操作　先将 18 号腰椎穿刺针和剪好的（约 1cm 左右长）1 号铬制羊肠线，在酒精内浸泡 30~60 分钟，然后将消毒的羊肠线穿入腰椎穿刺针内，穴位皮肤常规消毒后，持穿刺针进针，待找到酸麻胀或触电样针感后，用穿刺针心将羊肠线缓慢顶入穴内，出针后用胶布贴住针眼（对胶布过敏者可在针眼处垫以消毒棉再贴胶布），以防感染。每次埋线 2~4 穴，7~10 天埋线 1 次。埋线 5 次后如仍未治愈，可停针 10 天左右，再继续埋线。

疗效 共 71 例。经用本法治疗后，治愈者 24 例，占 33.8%；显效者 12 例，占 16.9%；进步者 34 例，占 47.9%；无效者 1 例，占 1.4%。有效率 98.6%。痊愈病例的治疗次

467

数，最少者 3 次，最多者 10 次，平均 4.1 次。

甘肃省成县人民医院郑魁山等：《新医药
学杂志》，1974，4：175

六、截肢后幻肢痛

【针刺法】

报告用针刺治疗截肢后幻肢痛 1 例。本例病人因一侧股骨
下段成骨肉瘤，经截肢后 7 天而引起的幻肢痛，痛如电击，呻
吟辗转，不能入睡，曾服镇静剂无效。经采用循经取穴法，根
据患者疼痛由臀部向足跟放射，取膀胱经殷门、承扶 2 穴，用
泻法，留针 15 分钟，疼痛即明显缓解。患者又称疼痛由股前
外侧向足趾放射，乃再取胃经髀关、伏兔，配承扶、殷门，每
周针治 3 次，8 次痊愈。

第二军医大学神经精神科教研室及中医教研室：《中华
神经精神科杂志》，1959，3：217

468

七、外展神经炎

【针刺法】

作者用针刺治疗单侧外展神经炎 1 侧。本例曾用青霉素、
维生素 B_{12} 等治疗，除头痛有缓解外，右眼麻痹如前。乃用针
刺治疗，取肝经行间、太冲及肝俞等穴，温针针刺；并配用瞳
子髎、四白、太白、太阳等穴。每周治疗 3 次。于每次针后病
人自诉眼球有跳动感、视物觉得光亮。当第 8 次针治后，眼球
开始能向外展，3 月后随访痊愈。

第二军医大学神经精神科教研室及中医教研室：《中华
神经精神科杂志》，1959，3：217

八、股外侧皮神经炎

【穴位注射法】

病例 共 6 例。男 4 例，女 2 例。年龄在 29 ~ 54 岁之间。病程为 1 ~ 3 年。本组病例中，疼痛兼有麻木者 4 例，单为麻木者 2 例。股外侧全部感觉减退者 4 例，部分减退者 2 例。兼有腰部压痛者 4 例。本病亦称"感觉异常性股痛症"，其症状主要出现在股外侧皮神经分布区。

治法

1. 取穴 肾俞旁穴（在肾俞穴之外 0.5 ~ 1 寸处，相当于骶棘肌外缘）、股上穴（在髂前上棘之下约 4 ~ 5 寸处）、股外下穴（在髂前上棘至股骨外上髁联线 3 等分的中、下 1/3 交点处）。

2. 药液 症状轻或病程短者，用 0.5% 普鲁卡因 1ml 内含维生素 B_{12} 10 微克的溶液；症状重或病程长者，于肾俞旁穴改用 0.5% 普鲁卡因 1ml 内含醋酸可的松 1.25mg 的溶液。

3. 操作 肾俞旁穴，斜向脊柱进针 3 ~ 3.5 寸；股上穴及股外下穴，向上或向下斜刺 3 ~ 4 寸。每次治疗先扎针，有针感后注入药液，每穴 15 ~ 20ml。每周 3 次；5 ~ 6 次为 1 疗程。如病情转重，停针 2 周后再治 1 疗程。视情况可给予维生素 B_1 口服。

疗效 6 例中，经用本法治疗后，4 例症状消失，重体力劳动后不出现麻痛。2 例症状消失，重体力劳动后有麻胀感。

人民解放军第一九一医院二内科：《新医学》，
1974，9：480

九、营养障碍性多发性神经炎

【针刺法】

病例 共 29 例。本组病例中，同时患有慢性病者 26 例（包括贫血、痔出血、胃病、血吸虫病、气喘病、风湿性关节炎、肺结核、心机能不全等），于就诊前一周患有痢疾者 13 例，腹泻者 12 例，流行性感冒者 1 例。大便检查，发现有钩虫卵者5例，蛔虫卵者5例。29例中，食欲全部良好，未发现有化学中毒或细菌、病毒等致病原因及症状。患者的病程均为缓慢性。故认为本组病例之发病原因，主要为胃肠机能障碍所致，而胃肠机能障碍又主要是由于痢疾和腹泻所引起。本组病例之临床症状，四肢麻木者有22例，两下肢麻木者有2例，两手两脚麻木者有1例，两足麻木者有1例，一侧下肢麻木者有1例，一侧足部麻木者有1例；29例中，27例有消瘦、头晕、无力、怕风、畏寒、气急、眼花，6例有轻度下肢浮肿，5例有腹泻，4例有腓肠肌痉挛，2例有耳鸣，1例有失眠，15例有盗汗；绝大多数病人有尿频、血压降低、肢端触觉及痛觉减退或消失，有少数患者指、趾端自觉疼痛和关节活动不灵，绝大多数患者上、下肢的肌腱反射都有不同程度的减低或消失。

治法

1. 取穴　以足三里（双）、气海为常规用穴。有上肢或手部麻木感者，加刺内关；上肢麻木较重、发病时间较长者，加刺上廉；下肢麻木较重、发病时间较长者，加刺三阴交；兼有腹泻或浮肿者，加刺天枢。

2. 操作　因本病患者体质多数较弱，故第1次针刺不宜过深，捻转角度不宜过大，使患者产生的酸麻感不大，留针时间应在15分钟以内。第2次以后，可用强刺激，留针15分钟以上，每隔5分钟捻转1次，以增强刺激强度。每日施针1次。

3. 配合治疗　对兼有浮肿者，嘱其少盐饮食。兼有痢疾者，应同时对症治疗。对患者的原有慢性疾病，均应予以适当治疗。患者的饮食卫生必须严格要求，以保证胃肠机能早日恢复正常。

疗效　全组病例，经用本法治疗后，治愈者有24例，好转者有3例，无效有2例。针治次数，最多者为6次。

陈士方：《中级医刊》，1960，5∶328

十、视神经脊髓炎

【针刺法】

报告用针灸治疗视神经脊髓炎 1 例。

病例 韩×，女，32 岁。于 1957 年 6 月 29 日，因微热、头痛、无力、眼花、眼球转动时疼痛 1 周，其后视力逐渐减退，完全失明 3 天入院。入院后第 2 天起，有大小便排出障碍。第 6 天起两足冷感，运动不灵，左膝反射减弱，两膝以下痛觉迟钝以致知觉完全丧失及截瘫，而于 7 月 8 日由眼科转来内科。患者于 18 岁结婚，否认性病史。爱人健康，否认冶游及性病史。生 4 胎，7 年前怀孕 5 个月流产 1 次，另 3 胎为足月产。不嗜烟酒，家族中无类似疾病。近数年来，无预防接种史。4 个月前因幼子死亡过分哀痛而昏迷抽搐 1 次。其后无不适。除体检外，眼底、神经系统及化验等均作了检查（从略）。本例为急性双目失明后 1 周出现截瘫，病变始终局限于视神经及脊髓，故确诊为视神经脊髓炎。

治疗及疗效 在眼科住院期间，曾服多种维生素及注射青霉素。转内科后，继续上述治疗及在下肢施以按摩等仍无改善，有时午后体温动摇在 37.5～38.5℃ 之间。并应用乌洛妥品静脉注射及内服金霉素，但对病情无大影响。7 月 16 日起施以针刺治疗，隔日 1 次，每次留针 20 分钟，共 11 次。主穴为：白环俞[按]、环跳、委中、委阳、承山、昆仑、大肠俞、肾俞、风池、太冲、睛明、合谷等。施针当日出现两下肢自发性疼痛，次日检查下肢痛觉已完全恢复，运动已较前进步。7月 18 日起体温恢复正常，因未继续针刺治疗，下肢运动又转坏。7 月 20 日又继续针治，当日即能自动排便，视力 30cm 数指，下肢能抬高，浅部知觉大部恢复。7 月 23 日起能坐起。眼底出血点全吸收，静脉扩张及弯曲较前好转，视神经乳头稍模糊及苍白，其他如前，色觉正常。7 月 27 日起能随意排尿，

471

两下肢浅部知觉及震颤觉恢复正常。8月2日能下床扶杖行走。光反应正常，眼底乳头境界较前清晰，色淡，无明显之萎缩象。8月13日出院。色觉正常，3米内数指，两侧视野缩小，两下肢知觉及运动功能恢复，只步态不十分灵活，蹲下须扶杖立起。出院后22天随访，视力稍好，下肢运动和出院时相同。出院后2个月随访，视力及下肢运动已近正常，能操理家务及缝纫等（尚不能引针），蹲下能自己立起。

按：白环俞穴，原报告为"白环"。疑为排掉一"俞"字，或将此穴缩写为"白环"。白环俞对本病之症候有主治作用。

赵金铎：《中华神经精神科杂志》，1959，1∶18

十一、面神经麻痹

【针刺法】

病例 共139例。男105例，女34例。年龄最小者6个月，最大者76岁。病程以1周以内者为最多，占73例，最长者达3年以上。在病因方面，绝大多数患者发病原因不明，只有15例有肯定的受凉史，32例先有感冒症状。大多数患者的发病都是急骤的，往往于早晨起床后突然发现"口眼歪斜"。全组病例中，有10例在针刺前曾用药物治疗，2例用过理疗，9例经过针刺，其余118例均未经任何治疗。

治法

1. 单纯针刺 ①取穴，在患侧取穴，主穴为阳白、瞳子髎、丝竹空、攒竹、颧髎、四白、迎香、颊车、听宫、听会、翳风、承浆、人中等；配穴为合谷。每次取6~8个，每穴连续使用不超过5次。②手法，进针得气后，一律留针30分钟。以后改为弱刺激兴奋法，即进针得气后，轻快捻转，捻针角度很小，使痠麻胀沉等针感放散，适可而止，然后留针3~10分钟。每日或隔日1次，12次为1疗程。如经1疗程仍未痊愈，可休息3周到1月复查，在此期间则往往已恢复正常。如仍未愈则进行第 2 疗程。

2. 感应电针 取穴与单纯针刺组相同，但进针得气后不再捻针，而在针上通以感应电流。电针机为自制线圈式感应电针机，输出电压为 15 ~ 18 伏特，电流量以患者有麻木感为度，通电时间为 1 ~ 5 分钟。其他与单纯针刺相同。

3. 在针治同时，有 69 例合并药物治疗（用维生素 B_1 者 32 例、B_2 者 4 例、B_{12} 者 4 例、维生素 C 者 2 例、乌洛托品者 4 例、士的宁者 3 例、复方阿司匹林者 12 例），但这些药物对周围性面神经麻痹并非特效，故仍不妨碍对针刺疗效的估价。

疗效 139 例中，用本法治疗后，痊愈者 57 例，占 41%；显著好转者 18 例，占 13%；好转者 60 例，占 43%；无效者 4 例，占 3%。全组病例中应用电针治疗者有 26 例，其中痊愈者有 9 例，显著好转者有 9 例，好转者有 8 例，全部有效。电针似比单纯针刺效果较好。

高志英：《中医杂志》，1961，3：95

473

病例 共 50 例。男 29 例，女 21 例。年龄以 20 ~ 40 岁者为多。发病部位，左侧者 31 例，右侧者 19 例。

治法

1. 取穴 主穴，取颊车、地仓、合谷、下关、攒竹、阳白、太阳、风池等；配穴，取迎香、颧髎、翳风、人中、三里等。每次取穴 5 ~ 6 个，颊车、地仓，每次都用。如久治不愈或病程很长，可适当配用健侧合谷、颊车、下关、太阳等穴[按]。

2. 操作 针刺患侧时用补法，捻转进针，产生针感后留针 5 ~ 10 分钟，徐缓退针。起针后宜在颊车、地仓，施灸 3 ~ 5 壮，对小儿和体弱者，留针时间切不宜过长。一般隔日针治 1 次，6 天为 1 疗程。如不愈，停针 2 ~ 4 日，再进行第 2 疗程。

疗效 50 例中，经用本法治疗后，完全恢复正常者有 32

例，显著进步者有 10 例，进步者有 7 例，无效者 1 例。针治次数，最少者为 2 次，最多者为 30 次。

按： 针灸治疗本病，往往在治疗初期阶段，收效较快、或很快，但于接近痊愈时，有些病例的效果则较缓慢，少数病例仅仅留有上唇结节偏斜，很不易纠正，此时加刺兑端穴，往往可以收效。远隔穴，尚可配用列缺、悬钟、陷谷，特别对疗效不佳者，配用这些穴位，往往可获良效。

刘浩声，等：《中级医刊》，1959，10：694

病例 共 46 例。男 21 例，女 25 例。年龄最小者 14 岁，最大者 61 岁，21～50 岁者 40 例。病程最短者 3 天，最长者 22 年；8～25 天者 38 例，1 年以上者 4 例。左侧面瘫者 20 例，右侧面瘫者 24 例，先左后右者 2 例。本组病例既往应用维生素、激素、谷维素等治疗者 27 例，外用鳝鱼血、贴敷面瘫膏、物理牵引等法治疗者 4 例，用过中草药、针灸、推拿、理疗者 15 例。治疗前经肌电检查，面肌完全失神经支配者 14 例，部分失神经支配者 28 例，兴奋性降低者 4 例。

治法 随机分为体针、耳针两组。治疗前均作肌电图检查。

1. **体针组** 取地仓、颊车、攒竹、四白、翳风、合谷为主，配颧髎、四白、承浆、迎香、瞳子髎、外关等。每次选用 4～5 穴，针患侧为主，用毫针透刺留针法，少数病例加用电针或梅花针轻度叩刺。隔日治疗 1 次。

2. **耳穴组** 取面颊、口、肝、神门为主，配用额、目、脾穴。每次选用 3～4 穴，单针患侧，部分病例加用电针。隔日治疗 1 次。

3. **疗程** 两组均以 7 次为 1 疗程，观察 2～3 个疗程评定疗效。

疗效

1. 痊愈者 30 例，占 65%；显效者 9 例，占 20%；进步者

4 例，占 9%；无效者 3 例，占 6%。有效率 93.5%。耳针组与体针组疗效虽有差别，但无统计学意义。

2. 从疗效与病程的关系中看出，病程越长者疗效越差。病程在 1 年以上者 4 例中，2 例显效，1 例进步，1 例无效。

3. 从疗效与肌电检查结果的关系中看出，兴奋性降低及部分失神经支配者，针刺后恢复较快；完全失神经支配者，恢复很慢，但如能坚持治疗部分病例也可得到改善。在针刺后肌电即时效应的观察中，也可得到改善，说明针刺有一定的调节作用。

> 杨兆民，等（南京中医学院等）：《全国针灸针麻学术
> 讨论会论文摘要》，（一）53 页。1979，6 月

【针刺综合法】

治法

1. 取穴　主穴，取颊车、地仓、合谷、太阳、风池、攒竹；配穴，取人中、承浆、睛明、四白、阳陵泉（针后加灸）、翳风。

2. 操作　先重刺健侧，后轻刺患侧；但颊车、地仓、合谷、风池、翳风，用重刺激泻法、或平补平泻法。针颊车时，针尖斜向地仓刺入 1～1.5 寸；针地仓时，针尖向大迎刺入 1～1.5 寸。待产生酸胀针感后留针 20～30 分钟。初诊 3～4 日内，每天针治 1 次，以后隔日针治 1 次，15 次为 1 疗程。停针 5 天，进行下一疗程。

3. 病程长、收效慢者，可外用"移正散"（生南星、生白附子各 30g，全蝎 9g，大蜈蚣 6 条。共研细末，醋调，涂患部）。

疗效　共 155 例。经用本法治疗后，痊愈者 111 例，显效者 26 例，好转者 11 例，无效者 7 例。

> 马良田，等：《江西医药》，1964，8：347

病例　共 104 例。男 71 例，女 33 例。年龄最小者 2 岁，最大者 69 岁，以青壮年为多。

治法

1. 取穴　①主穴：颊车、地仓、下关、四白、足三里、迎香、合谷。②配穴：风池、完骨、阳白、听会、光明、翳风、丝竹空、颧髎、攒竹、睛明，间使、人中、大椎、承浆、太阳、牵正（颊车与地仓联线之中点处）。③以上穴位轮换使用，根据具体病情每次取7~8穴。

2. 操作　①急性期和体质较壮者，以针刺为主，可用颊车透地仓、攒竹透阳白，留针30分钟；并在口颊内点刺3~5下，出血几点，每隔2~3天点刺1次；再加温针或艾卷灸翳风、听会。②久病体弱者，以隔姜灸颊车、足三里，面部按摩，拔罐为主；患侧和健侧同时轻刺，以健侧为主，留针30分钟；或配合颊车、地仓、足三里，穴位埋线；也可采用梅花针或穴位注射维生素 B_1 或 B_{12}，并服用豨莶丸或牵正散加减[1]。③出现面肌痉挛者，可针健侧足三里、光明，或停针1~2周，按摩并服用"正容汤"加减治疗[2]。

3. 疗程　急性期每天针治1次，连续5~6天；若已好转，即改为隔日1次。12次为1疗程。疗程间停针3~5天。

疗效　104例中，经用上法治疗后，痊愈者58例，占55.78%；显效者9例，占8.65%；进步者35例，占33.65%；无效者2例，占1.92%。有效率为98.08%。其中有3例治疗100次以上，2例治愈，1例显效。

按：[1]牵正散加减处方：白附子、姜蚕、全蝎，各等分。共研细末，用酒冲服，每次3g，每日2次。如无全蝎、姜蚕，可改为白附子、防风、秦艽、胆南星、羌活、当归，各30g。共研细末，每次3g，每日2次，用温开水或黄酒送服。

[2]正容汤加减处方：羌活、白附子、防风、秦艽、胆南星、白姜蚕、法半夏、木瓜、甘草、黄松节（各9g）、姜3片。加酒1杯，水煎服。

中医研究院广安门医院针灸科：《新医药学杂志》，
1973，5：26

【穴位透针法】

治法

1. 取穴　太阳透地仓、颊车透地仓、四白透地仓、上眉尾透上眉头、外眦下透内眦下。

2. 操作　因面部血管分布丰富，容易刺破出血，故宜使用 30 号细针。进针角度：针体与进针处皮肤的夹角约为 7 度；透针所过的深度距皮肤不宜过深或过浅。手法可用以震颤为主的小幅度捻转法，留针 15 ~ 20 分钟。急性期不宜使用电针。患病 7 ~ 10 天以后，可加用晶体管脉冲治疗机。急性期每日治疗 1 次，10 日为 1 疗程。如未痊愈，即改为隔日 1 次。如仍未愈，停针 5 日，再隔日针治。

疗效　共 52 例。经用上法治疗后，痊愈者 40 例，好转者 11 例，无效者 1 例。急性期患者大部在 15 日内治愈。

河北易县石庄公社卫生所沈秀珍：《新医学》，1975，3：166

病例　共 101 例。男 61 例，女 40 例。年龄最小者 4 个月，最大者 70 岁，以青壮年为多。全组病例中不包括神经系统肿瘤或手术损伤所致之病例。病程 15 天以内者 80 例，6 个月以上者 3 例。

治法

1. 取穴　主穴取地仓、颊车、攒竹、丝竹空、人中、承浆、曲池、合谷、内庭。配穴取迎香、睛明、瞳子髎、颧髎、阳白、翳风、下关、听会。应用时根据病情，以患侧主穴为主，酌加配穴，每次轮流选用 6 ~ 8 穴，比较合适。

2. 操作　颊车透地仓、地仓透迎香或直透睛明、人中透地仓、承浆透地仓（地仓亦可透人中或承浆）、攒竹透睛明、丝竹空透瞳子髎等。透穴均沿皮针刺。面部以轻刺激或中度刺激为宜，待有针感后留针 15 分钟。四肢穴宜深刺、强刺激，如曲池刺 2 寸以上、或透少海，合谷刺 1.5 寸，翳风刺 1.5 寸，风池用双侧，颧髎针刺后拔火罐。每日或隔日治疗 1 次。

477

疗效 101 例中，经用上法治疗后，痊愈者 42 例，占 41.6%；显效者 25 例，占 24.8%；进步者 18 例，占 17.8%；无效者 16 例，占 15.8%。有效率为 84.2%。

湖北中医学院附属医院新医疗科：《新医药学杂志》，1975，4：184

病例 共 152 例。男 75 例，女 77 例。男性 75 例中，左侧者 20 例，右侧者 55 例；女性 77 例中，左侧者 58 例，右侧者 19 例。

治法

1. 主穴及刺法　面部以透针为主，每次治疗均用。①太阳透地仓，用 4 寸长毫针（面部透针均用 30 号细针），针尖由上向下进针，针尖刺到地仓穴后，使用中幅度捻针手法，至面部产生针感时为止。有时也可用太阳透颊车。两组透穴作用基本相同。一般进针角度，针体与进针点处的皮肤夹角为 7 度左右（面部透针角度均如此，并要掌握好深度，不能过深或过浅，留针 15~20 分钟）。②颊车透地仓，针尖由外向内刺进，针尖刺到地仓穴后，用中幅度捻转手法，使针感传遍下颌部为止。③四白透地仓，针尖由上向下进针，进针时让患者闭眼，以免进针时碰触眼球。当针尖刺到地仓穴时，用震颤手法使针感传至眶下缘以下和上唇以上为止。④上眉尾透上眉头，上眉尾在眉尾上缘之上 3 分，上眉头在上眉头上缘之上 3 分，两穴中间恰好通过鱼腰穴。针尖由外向内刺进，进针勿往下偏，以免刺伤眼球。当针尖刺到上眉头穴时，用捻转手法使针感传至上睑缘部及额部。⑤外眦下透内眦下，外眦下穴在外眼角下 1 寸，内眦下穴在内眼角下 1 寸。针尖由外向内刺进，进针勿往上偏，以免刺伤眼球。当针刺刺到内眦下穴时，用捻转手法使针感传至下眼眶部和鼻翼部。

2. 配穴及刺法　①前翳明穴，在乳突下缘前上方 3 分左右处，近茎乳突孔部。针尖向前上方刺入 1 寸，采用提插、捻转、震颤综合手法，使针感由穴位周围向前放散。②眶下孔穴[按]，在鼻翼上缘外开1寸，约当眼睛平视时，瞳孔直下1.5寸，向内0.3寸左右处。进针方向由内向外上倾斜，当针尖接近眶下孔开口处时，用震颤手法，再刺入1寸许，使针感传至相当三叉神经第2支分布区。此穴作用，主要可解除面肌痉挛（针此穴宜用30～32号细毫针）。③大迎透承浆，针尖由外向内（稍下）刺进，针尖至承浆穴后，用中幅度捻针手法，使针感传至下颌骨颏部。此透穴主要是缓解颏部肌肉痉挛。④上廉泉，在颏尖部向下1寸处，坐位仰头取穴。用32号3寸毫针呈15度角向舌根方向进针，刺2.5寸，针感可传至舌尖部。此穴可使舌体前2/3处的味觉功能得到恢复。进针不宜过深，以免刺穿舌根部造成出血。⑤上翳风，在翳风穴上5分处。进针时针体稍向前倾斜，一般进针1.5～2寸深。用震颤手法可使针感传至耳根深处，病人可感觉鼓膜微动。此穴主要用于本病引起的耳鸣、听觉过敏和耳内、耳后部的疼痛。⑥合谷，针刺1.5寸。用提插、捻转和震颤综合手法，使针感沿桡伸侧向上传至曲池以上。⑦取穴多取患侧穴，基本不取健侧穴。

3. 疗程　①急性期：每日针治1次，15次为1疗程。发病开始7～10天内，不宜用电疗，因急性期神经细胞处于保护性抑制状态，使用电疗可打破此种状态，使其极化而造成神经细胞比较严重的病理改变或促使变性、破坏。10天后可加用"62.6"治疗机，负极放在病情重或恢复较差部位的穴位上，要根据情况灵活掌握电流强度和脉冲频率（一般电流强度以患者容易接受而不感到痛苦为原则，脉冲频率每分钟约45次为宜），通电15～20分钟。基本痊愈者，即改为隔日针治1次，再针5～6次以巩固疗效；未愈者即开始第2疗程，隔日1次，15次为1疗程。②后遗症期：一般隔日针治1次，15次为1疗程。用"6.26"治疗机时，勿使电流强度太大和脉冲频率太高，一般电流强度以使肌肉不见明显收缩、脉冲频率每分钟30次为宜。

疗效

1. 急性期患者 126 例中，痊愈者 74 例，显效者 21 例，有效者 23 例，无效者 8 例。

2. 后遗症期患者 26 例中，痊愈者 8 例（包括病程在 10 年以上者），显效者 5 例，有效者 7 例，无效者 6 例。

按：眶下孔穴，即四白穴。四白穴的局部解剖学定位标志，即为眶下孔。（焦国瑞：《针灸疗法讲义》（内部印行），149 页。1953 年 2 月。中央卫生部民族卫生工作大队版。）

中国人民解放军总字 817 部队门诊部张镇：
《新医药学杂志》，1974，4：25

【电针法】

病例 共 86 例。男 57 例，女 29 例。左侧麻痹者 55 例，右侧麻痹者 31 例。

治法

1. 取穴 卧移[按]透地仓、巨髎透迎香、四白透禾髎、下关透卧移、太阳透丝竹空（禁通电）、颊车透大迎、鱼尾透鱼腰（用于眼不能闭合）、承泣透四白（用于眼不能闭合）。

2. 操作 用兴奋法，15 度角斜刺，针患侧。一般行针 5 ~ 10 分钟，每回可通电 2 针左右，每针 3 ~ 5 分钟，不可几针同时通电，以免刺激过强发生晕针。6 天为 1 疗程。一般每日针治 1 次，连针 6 日后，改为隔日针刺 1 次。平均 8 次左右可获治愈。

疗效 86 例中，经用上法治疗后，痊愈者 68 例，占 80%；显著改善者 16 例，占 17.4%；无明显效果或无效者 2 例，占 2.3%。

按：卧移穴，原报告中未注明具体部位。

马理奇：《哈尔滨中医》，1962，7：30

病例 共 51 例。男 26 例，女 25 例。年龄在 10 ~ 84 岁。病程自发病后即时来诊至十几年，其中 1 周以内者 17 例，2

480

年以上者 15 例。本组病例中，病程 6 个月以上者，绝大部分都经过各种药物（维生素 B_1、B_{12}、血管扩张剂、中药等）、理疗和针灸等治疗，效果不显或无效而改用本法。

治法

1. 取穴　主穴取下牵正（耳垂直下约 5 分处，在牵正穴的后下方）、地仓。配穴取下关、太阳、阳白。均为患侧。

2. 操作　下牵正穴直刺 5~8 分，有强烈的痠麻胀痛感；针地仓穴，也要得气。然后，下牵正穴的针柄联接晶体管脉冲治疗机的负极（-），地仓穴联接正极（+）。一般用此 2 穴即可。必要时加用配穴，但下牵正为必用穴。如下牵正（-）、下关（+）；下牵正（-）、太阳（+）等。

3. 治疗机的使用方法　频率 40~60 次/分，矩形波频率 100 次/秒，脉冲宽度 250 微秒，输出调制锯齿波频率 15~150 次/分。每次 15~30 分钟，隔日 1 次。12 次为 1 疗程。疗程间停针 5~7 天。电流量以病人面部肌肉出现有节奏的收缩和舒张、并能忍受为限度。用本法期间不用其他疗法。

疗效　51 例中，经用本法治疗后，治愈者 37 例，占 72.5%；显效者 8 例，占 15.7%；好转者 4 例，占 7.8%；无效者 2 例，占 4%。平均治疗时间为 2~3 周。2 例无效者为陈旧性病例。出现疗效的时间，最快者在 2 次以后，最迟者在 13 次以后。过去一般认为在神经麻痹的急性期、局部疼痛尚存在时，以不作电刺激为原则。本组病例中急性期患者应用本法治疗，无 1 例因电刺激使病情加重，治疗后患者感到轻松，疼痛很快减轻或消失，功能恢复也较快。

北京海军直属卫生队理疗科新医组：《新医学》，
1972，12：33

481

【穴位注射法】

病例　共 147 例。年龄在 14 个月~76 岁之间。病程最短者为 1 天，最长者达 32 年。本组病例中，包括外伤性、高血压、产后、感染及风寒引起者。全组病例均有本病之典型症状。

治法

1. 取穴　分为 3 组，轮流注射。①太阳、阳白、四白；②牵正、颧髎、迎香；③颊车、大迎、地仓。

2. 药液　硝酸一叶萩碱，药液浓度为 0.4%（每 ml 含 4mg）。

3. 操作　每穴每次注射 0.2~0.3ml，连续注射 12 次为 1 疗程。疗程结束后停针 2~3 天，继续治疗。待病人接近痊愈时，根据局部未恢复之症状，另外选穴组合。

疗效　147 例中，有 91 例结束治疗，其中临床痊愈者 74 例，显效者 8 例，有效者 6 例，无效者 3 例。临床痊愈率为 81.3%。

王致优，等：《新医药学杂志》，1974，4:18

病例　共 70 例。男 27 例，女 43 例。年龄最小者 12 岁，最大者 75 岁，以青壮年患者为多，其中 17~40 岁者占 50 例。诱因方面，9 例发病前有炎症（以肺炎、扁桃体炎、乳腺炎为多），13 例发病于感冒之后，4 例有风湿病，6 例有高血压，37 例原因不明。病程最短者 1 天，最长者 25 年，一般为 2 周左右。

治法

1. 取穴　主穴取合谷、翳风、地仓、颧髎、阳白、迎香、颊车；配穴取攒竹、下关、四白、太阳、承浆。主穴隔日 1 次，配穴根据病情应用。

2. 药物　将 0.32g 硫代硫酸钠 1 支，加注射水 5ml 溶解后，每穴注射 0.5~1ml，每次用 7~8 个穴位。

3. 操作　按穴位注射要求将药液注入后，疼痛 1 分钟左右，发麻 6~7 分钟。10 天为 1 疗程，停针 3~5 天。

疗效

1. 70 例中，轻型者（症状具备，但较轻微，病程在 1 周以内）29 例，其中痊愈者 25 例，好转者 4 例。中型者（症状明显，病程在 1 月以内）26 例，其中痊愈者 24 例，好转者 2 例。重型者（症状极明显，病程较长，并有偏头痛及耳道内阵痛）15 例，其中痊愈者 12 例，好转者 1 例，无效者 2 例。全组的治愈率为 87.1%，好转率 10%，无效率 2.9%，总有效率为 97.1%。治疗次数，最少者 4 次，最多者 68 次，平均 13.7 次。

2. 在应用本法过程中，未发现局部或全身有异常变化。当药物浓度在 12.5% 时，病人有麻痒胀感，局部疼痛较重，而麻痹症状的恢复则较快。当浓度较低时，虽局部疼痛较轻，但麻痹恢复较慢。后来用 10% 硫代硫酸钠溶液，效果较好。但此药刺激性较强，有的病人因疼痛中断治疗。其次，还观察到应用此药后，萎缩的肌肉有所恢复。

辽宁鞍山市第一医院内科邓万云：《新医学》，1975，5：249

十二、腓神经麻痹（足下垂）

【针刺法】

病例 共 6 例。主要症状为足下垂，足趾不能背屈并伴有小腿外侧、后面和足背局部感觉缺失。本组病例年龄在 18～45 岁之间。病程为 5～14 天。既往无同样病史。发生在单侧者有 5 例，双侧者有 1 例。6 例均有过劳和受凉的诱因，无外伤、麻风及急慢性传染病或砷、铅等毒物所致原因可查，亦无中枢性原因可查。

治法

1. 取穴　主穴：取立九[按]、环跳、足三里、阳陵泉；配穴：取解溪、中封、太冲、丘墟。均取患侧，每天针刺 1 次。

2. 操作　得气后，主穴以大幅度和较重的提插行强刺激手法；配穴则以捻转和轻刮针柄行中等刺激手法，不留针。治疗期间注意休息，避免受凉。

疗效　经用本法治疗后，6 例均获痊愈。治疗次数，最短者为 6 次，最长者为 16 次。疗效巩固。

按：立九穴，为中国人民解放军第 111 医院所介绍。取穴方法是：第 5 腰椎棘突与大转子联成直线；髂前上棘与尾骶骨联成直线；两直线交叉点即为此穴。该院用于治疗小儿麻痹症下肢瘫痪。

浙江省桐乡县第一人民医院针灸科韩祖濂等：
《新医药学杂志》，1974，8：43

十三、重症肌无力症

【耳针法】

病例　陈××，女，21 岁。于 1969 年 6 月出现双眼睑下垂，全身疲乏无力。初期时，在休息后尚能恢复，其后症状加重，出现周身瘫软，卧床不起，生活不能自理。曾去外地诊为重症肌无力症，多方治疗未愈。平时内服新斯的明，只能勉强扶墙移步。后经我院医疗小分队检查，进行耳针治疗，同时继服新斯的明。

治法

1. 取穴　左耳、取脾、交感、神门穴上方 0.1cm 处敏感点及相应区[按]。右耳，取脑点、肝、内分泌、肾、相应区。

2. 操作　每周埋针 1 次，共 4 次。

疗效　于第 4 次针后随访时，病人一切如常，为巩固疗效，嘱继服新斯的明，每日 1 次，连服 1 周后，改为隔日服 1 次，1 周后无不适，乃停药观察。2 月后复查，一切如常。1 年后随访，劳动如常。

按：原材料为"相 4 区"，疑误。

人民解放军第 695 医院：《新医学》，1972，12：25

十四、中　　风

【针刺法】

病例　共 105 例。男 67 例，女 38 例。年龄 18～49 岁者

39 例，50～80 岁者 66 例。病型属于中脏腑者 41 例（闭证 35 例，脱证 6 例），中经络者 64 例。

治法

1. 治则　属于中脏腑之证而表现为脱证者，宜回阳固脱，兼顾真阴为主；表现为闭证者，以平肝熄风，豁痰宣窍为主。对于神志清楚的中经络之证，则以平肝熄风、和营通络为主。

2. 取穴　①回阳固脱，取气海、关元（灸）、神阙（隔盐灸）；兼顾真阴，取复溜、太溪（紧按慢提）。②调扶中气，取足三里（紧按慢提）。③平肝熄风，取百会、风府、风池、行间、太冲、太阳（紧按慢提，或疾进徐出）。④豁痰开窍，取丰隆、中脘、水沟（紧按慢提，或疾进徐出）。⑤清火泻热，取少府、劳宫、曲池、合谷（紧按慢提，或疾进徐出）、十二井或十宣（出血）。⑥活利舌本，取通里、哑门、廉泉、金津、玉液、海泉（疾进徐出）。⑦和营通络，口眼歪斜者，取颊车、地仓（垂直针刺）、攒竹、丝竹空、迎香、翳风（迎而夺之）；半身不遂者，取肩髃、曲池、合谷、中渚、环跳、风市、阳陵泉、足三里、绝骨。以上各穴，健侧者迎而夺之，患侧者随而济之。临床治疗时，除按上述处方配穴外，应随症加减，灵活施用。

疗效　105 例中，经用上法治疗后，基本治愈者 34 例，占 32.39%；显效者 34 例，占 32.39%；进步者 25 例，占 23.8%；无效者 12 例，占 11.42%。其中中经络者，比中脏腑者的疗效为高。病程在 30 天以内者收效迅速。对肢体瘫痪的恢复上，一般下肢恢复较快，上肢恢复较慢。

施正华：《上海中医药杂志》，1963，6：24

【针灸综合法】

病例　共 34 例。本组病例系用针灸配合中西药物治疗，全为急性脑出血昏迷患者[按]。其中男 21 例，女 13 例。年龄 36～48 岁者 7 例，50～68 岁者 27 例。34 例中，意识不清者

20 例，半清醒者 14 例。左侧瘫痪者 14 例，右侧瘫痪者 20 例，口角㖞斜者 19 例，吞咽困难者 12 例，大小便失禁者 12 例，瞳孔对光反应双侧或一侧消失者 14 例，角膜反应双侧或一侧消失者 17 例，腱反射亢进者 28 例、消失者 4 例，划蹠试验阳性者 22 例，血压在 260/160mmHg 者 24 例、150/90mmHg 者 10 例。

治法

1. 针刺主穴为人中、承浆、风府、风池，施以轻而短的刺激手法，不留针，切忌重刺激。十宣或十二井速刺放血。

2. 同时服用安宫牛黄丸、十香返魂丹或苏合香丸，剂量按病情轻重加减。有呼吸困难者给氧气吸入，不能吞咽者用鼻饲，昏迷期间发烧者给青霉素预防感染，血压很高者给硫酸镁注射，烦躁不安者给氯普吗嗪注射。

疗效

1. 34 例中，经用针灸、中西药物综合治疗后，痊愈者有 6 例，显著进步者有 8 例，进步者有 6 例，死亡者 14 例，死亡率为 41.1%，较国外文献报导 70% 的死亡率为低。

2. 脑出血患者需要保持安静，翻身不要过多，避免头部受震动，运送病人体位要适当，如重度出血作脊髓穿刺要慎重，下鼻饲管要特别注意，24 小时内不能大量给食。脑出血恢复后，有的在 1～3 年内复发，故在休养期间要避免暴怒、过饱、疲劳、外伤、头部震荡、便秘、寒冷、房事等诱因。

按：脑溢血为中枢神经系统的急症。重症者，发病急剧，病势危笃，必须尽快采用中西综合有效措施抢救。西安市中心医院内科刘光汉于 1975 年 8 月，报告用云南白药治疗颅内出血性疾患 17 例，其中蛛网膜下腔出血者 13 例，高血压合并动脉硬化脑溢血者 4 例。入院时检查均为血性脑脊液。经用本法治疗后，无 1 例死亡，且症状消失较快，其中 7 例复查脑脊液均转为正常，一般血性脑脊液消失时间在 1～2 周内。本组病例之年龄，最小者 11 岁，最大者 68 岁。病程最短者 2 小时，最长者 18 天。服药方法：云南白药（广东白药、陕西白药亦可），每次

0.5g，每4～6小时1次，冲服。3天后可改为每次0.3g，每6小时1
次。再3天后，可改为每次0.3g，每日3次。7～14天为1疗程。用药
越早越好，且服量宜足。对重危病人应及早用鼻饲法投药。(《新医药学
杂志》，1975，8：38)

王文锦：《中医杂志》，1959，10：51

病例 共55例。男44例，女11例。年龄为27～82岁，
其中41～50岁者有20例，占36.3%；41～70岁之间者，占
70.7%；平均年龄为50.6岁。在诱因方面，发病前有情绪激
动者占8例，因劳累、登山、生火炉等诱发者占12例，诱因
不明者占35例。在病因方面，有明显原因者31例，其中外伤
者5例，脑肿瘤者1例，梅毒者1例，风湿性心脏病者11例，
高血压动脉硬化者13例，原因未明者21例。全组病例中，脑
出血者14例，脑血栓形成者6例，脑栓塞者19例，脑血管痉
挛者8例，脑出血后遗症者8例。就诊时之主要症状为，有意
识障碍者12例，语言困难者21例，痰鸣者4例，鼻声者7
例，嗜睡者12例，头痛15例，头晕者24例，大小便失禁
者各13例，肢体麻木者12例，高血压者37例，面瘫者27
例，偏瘫者55例，半身知、触觉消失者9例，智力缺损者2
例，抽搐者3例，呕吐者2例，心脏异常者（向左扩大与杂
音）39例，划蹠试验阳性者27例。55例中，住院治疗者39
例，门诊治疗者16例。

治法

1. 药物 主要方剂为苏合香丸、安宫牛黄丸、牛黄清心
丸、局方至宝丹、涤痰汤、三化汤、小续命汤、古今录验续命
汤、风引汤、阳风汤、地黄饮子、炙甘草汤、独活汤、三生
饮、柴平汤、龙胆泻肝汤、金刚丸、豨莶丸。

2. 针灸 ①取穴：主穴取人中、风府、风池、合谷、间
使、内关、神门、廉泉、天突、肩髃、曲池、风市、环跳、阳
陵泉、光明、绝骨、颊车、地仓、下关。配穴取百会、承浆、

阳谷、阳池、外关、八邪、迎香、睛明、翳风、阳白、丰隆、三阴交、关元。②操作：用捻转补泻及呼吸补泻法，或以兴奋法、抑制法，根据病情应用。

疗效 55 例中，经用本法治疗后，除 1 例死亡外，有效率达 92.8%。在主要症状方面，55 例偏瘫者，恢复的有 14例，进步的有 37 例，无效的有 3 例，死亡的 1 例。27 例面瘫者，恢复的 16 例，进步的 9 例，无效的 1 例，死亡的 1 例。21 例语言困难者，恢复的 11 例，进步的 6 例，无效的 3 例，死亡的 1 例。12 例意识障碍者，恢复的 8 例，进步的 2 例，无效的 1 例，死亡的 1 例。

中医研究院附属医院针灸科：《中医研究院研究资料

汇刊》（第 1 辑），110 页。1959 年 11 月，科学技术

出版社

十五、中风后遗偏瘫

488

【针灸法】

病例 共 20 例。男 14 例，女 6 例。年龄以 41 ~ 50 岁者为多。本组病例中，脑血栓形成后遗症 7 例，脑栓塞后遗症 1例，脑出血后遗症 4 例，脑血管痉挛 8 例。全部均为单用针灸治疗。

治法

1. **拘急性硬瘫或属实症者** 取双侧穴，或先从健侧取穴（巨刺）。取穴为肩髃、曲池、合谷、环跳、风市、阳陵泉、足三里、绝骨，用平补平泻法，以祛风活络、舒筋利节为主。如有手指拘急，加配三间穴，用平补平泻法，留针 20 ~ 30 分钟，以舒筋利节；如有肌肉关节疼痛，加配痛处附近穴位，留针或针上加灸 10 ~ 15 分钟，以驱风散寒；有足内翻或足外翻者，加照海、申脉，但内翻者泻照海、补申脉，外翻者泻申脉、补照海；如兼痰热便秘者，去足三里，加天枢、丰隆，用

透天凉手法，留针10～20分钟，以祛痰通便，有口眼歪斜者，加风池、颊车，以祛风活络；有身热不语者，加风府、风池，用透天凉手法，不留针，以驱风开窍；有舌强不语者，加金津、玉液，用速刺法出血，以清热开窍；有目闭鼻塞者，加上迎香，用速刺法出血，取嚏开窍；脉弦硬、面赤者，加内关、足三里，用透天凉手法，留针20～30分钟，以清热宁心、开胸降逆。

2. 弛缓性软瘫或属虚症者　在患侧取穴、或分段取穴、或少取穴。如治疗上肢，则先取大椎、大杼等背部穴位，用烧山火手法，不留针，以振奋阳气后，再用同样手法针肩髃、曲池、合谷；治疗下肢，则先取肾俞、关元俞等腰部穴位，用烧山火手法，不留针，以补肾培元后，再用同样手法，针环跳、风市、阳陵泉、足三里、绝骨，以扶正活络，防止虚脱为主。如有肩关节下垂、臂不能上举者，加天宗、肩髎、臑会，用同样手法；有手足麻木者，加后溪、申脉或气海，针后加灸10～20分钟，以培本振阳；有肌肉萎缩者，在萎缩部位加灸10～20分钟，以温经活络；如兼二便失禁，加腰俞、会阳，针后加灸10～20分钟，以温固下元；心悸脉弱者，加内关，留针5～10分钟，以强心安神。

489

疗效　20例中，经用本法治疗后，近愈者有5例，显效者有10例，进步者有4例，无效者有1例。效果以脑血管痉挛为最佳。一般治疗3～5次后可以见效，仅个别病例超过10次以上。若治疗10～20次仍无变化者，则以配合其他疗法为宜。

郑魁山，等：《上海中医药杂志》，1963，9∶30

【头皮针法】

病例　共553例。包括脑溢血后遗症、脑血栓形成、脑栓塞等各种脑血管病偏瘫。

治法

1. 治疗部位　主要选用部位，以运动区为主，配以感觉区、足运感区。

2. 操作　定好部位后，分开头发，用酒精棉球消毒，快速进针，达到头皮下，再沿头皮下或肌层斜向捻转至要求的区域长度，固定，开始快速持续捻转。一般 3～5 分钟即能达到适应刺激量和刺激强度，病变部位会出现一定针感，如热麻、出汗等。

疗效

1. 全组病例经用上法治疗后，基本痊愈者 205 例，显效者 131 例，有效者 180 例，无效者 37 例。

2. 大部分病例在捻转 2～3 分钟后，患处发热、出汗，有的患者肢体可即由不能活动到能活动，或由小范围活动到大范围活动，有的还能立即步行、说话，疗效较快。

山西省头针协作组：《新医药学杂志》，1972，1：17

490

十六、胸椎结核截瘫

【针灸法】

病例　共 3 例。病程分别为 5～13 个月。

治法

中医辨证为肾阴不足、脾肾阳虚、气血不足三型。

1. 取穴　①主穴：取肾俞、京门、大杼、百劳、膏肓俞、四花。肾阴虚者，取太溪、三阴交；脾肾阳虚者，取脾俞、章门、中脘、足三里、大椎、命门；气血不足者，取肝俞、脾俞、膈俞、血海、膻中、关元、气海、百会、华佗夹脊穴。②配穴：各型酌配环跳、风市、鹤顶、阴陵、阳陵、绝骨、昆仑等；虚劳久病者，可取胸椎病变间隙穴。

2. 操作　肾阴不足型，先以针刺补肾育阴，然后施灸；后两型宜多灸少针。主穴皆用补法，配穴用平补平泻法；凡施灸穴位，均以 1/3 麦粒大艾炷瘢痕灸，每次 3～5 壮。针治间日 1 次，15 次为 1 疗程。停针 10 ~ 15 天再行第 2 疗程；停灸 30 天再行第 2 疗程。

疗效　3 例患者，经用上法治疗后，完全恢复健康。观察 3 ~ 5 年，疗效满意。

阮少南：《浙江中医杂志》，1965，6：8

十七、外伤性截瘫

【针刺综合法】

病例　共 100 例。男 78 例，女 22 例。年龄最小者 19 岁，最大者 57 岁，多数在 20 ~ 30 岁之间。全组病例均为胸椎或腰脊骨折（T_{10} ~ L_5）合并外伤性瘫痪。骨折部位以 T_{12} ~ L_1 为多见，骨折类型以压缩性骨折为主，其次为压缩性骨折合并后脱位，再次为粉碎性骨折。截瘫类型绝大多数为弛缓性。病程多数在伤后 3 个月至 2 年。平均疗程为 8 个月。本组病例分为完全性脊髓损伤及不完全性损伤两种。完全性脊髓损伤的诊断标准是：①经脊髓探查术证实脊髓在解剖学上完全中断（或完全液化、坏死）。②未经脊髓探查术的病例，经半年后，如确系脊髓损伤平面以下客观感觉、主动运动和括约肌功能，仍无客观恢复的体征者，诊为临床完全性脊髓损伤。损伤程度分三级：Ⅰ级者指损伤平面以下感觉、运动和括约肌功能完全丧失，共 53 例；Ⅱ级者指损伤平面以下的感觉、运动大部丧失，括约肌功能基本丧失，共 23 例；Ⅲ级指损伤平面以下的感觉、运动部分丧失，拄双拐可短距离行走，括约肌功能部分丧失，共 24 例（Ⅰ级为完全性脊髓损伤，Ⅱ、Ⅲ级为不完全性脊髓损伤）。

治法

1. 取穴　主穴取损伤平面上（1 ~ 2 个棘突）、下（1 ~ 2 个棘突）的督脉穴或夹脊穴。配穴取：第 1 组穴关元、中极、天枢；第 2 组穴秩边、殷门、委中、昆仑；第 3 组穴髀关、伏

491

兔、足三里、冲阳；第4组穴阳陵泉、绝骨。

2. 刺法 ①督脉穴刺法：左手食、中指固定所要针刺的穴位上下两个棘突间的皮肤，右手持针，使针尖垂直刺入，缓慢均匀提插，以测知针尖所遇到之阻力，并体会指下感觉。如因骨折或脱位使棘突间隙发生改变时，可按照于平面上下选取督脉穴的原则下改用其他督脉穴。进针深度一般为1.5～2.5寸，但应据患者胖瘦加以调整。当术者手下感到出现弹力性阻力时（针尖已刺到黄韧带），针刺局部可出现痠、重、胀针感；此时可继续向下针刺，但切须注意，当术者手下突然出现一种空虚的突破感时（针尖已刺入硬膜外腔），患者的双侧下肢及会阴部可出现麻刺样感觉，此时即须停止进针，否则有损伤脊髓之危险。②夹脊穴刺法：仍按上法进针（垂直或向脊柱方向轻微倾斜），根据夹脊穴所在部位的不同，针感可分别向两侧放散，或在相应部位的体腔内出现紧束感；如在颈、腰膨大部位，针感可分别向上肢或下肢放散。进针深度一般为1～1.5寸，亦应视体型胖瘦调整，针刺方向以刺到椎间孔处为是。用提插与捻转相结合的手法。

疗效

1. 100例，平均经过8个月的以针刺为主的综合疗法后，基本痊愈的有22例，显著进步的有13例，进步的有58例，有效率为93%。其中瘫痪Ⅰ级者53例，显效者5例，进步者41例，无效者7例；Ⅱ级者23例，基本痊愈者10例，显效者4例，进步者9例；Ⅲ级者24例，基本痊愈者12例，显效者4例，有效者8例。

2. 疗效标准 基本痊愈系指能独立行走，近似随意膀胱（排尿）；显效系指能拄拐行走，反射性膀胱形成；进步系指能拄拐代偿行走，括约肌功能部分恢复。

天津市中医院针灸科截瘫小组、天津市中医研究所针灸经络研究室：全国针灸针麻学术讨论会资料。1979，6

十八、急性横贯性脊髓炎
（非外伤性截瘫）

【电针综合法】

病例 共60例。男41例，女19例。年龄40岁以下者44例，40岁以上者16例。病程2周以内者37例，2周~1月者13例，1月~1年者10例。瘫痪程度1~4级者13例[1]，5级者47例。膀胱功能，小便潴留者49例，小便失禁者2例，小便困难者9例。诊断标准的主要依据为：病人急性脊髓横贯性受损，病前或病初可能有非特异性感染史，腰穿示蛛网膜下腔通畅，脑脊液化验正常（少量蛋白，细胞轻度至中度增加）。部分病人作脊柱拍片，均正常。排除了其他全身或局部可引起脊髓横贯性损害的病因。全组病例共分两组治疗。甲组用脊髓腔电针及中西药物综合疗法，共28例；乙组除不用脊髓腔电针外，其余治法与甲组相同。两组对比条件基本相似。

治法

1. 脊髓腔电针法 ①穴位：取脊髓病灶水平上下1~3个节段相应的椎间隙；第2腰椎以下椎间隙；骶管。每次一般进2针。病灶水平上下进针主要针对病变的部位，第2腰椎以下进针主要针对支配下肢的神经根，骶管进针主要针对支配膀胱、直肠的副交感神经。②方法：病人侧卧取腰穿体位，颈腰段进针与腰穿取的角度相同，约70~80度，胸段进针倾斜度要大，约20度。针达蛛网膜下腔（有落空感）即不再进针。一般成人的针刺深度，颈椎约为3cm，胸椎约为4cm，腰椎约为5cm。针尾接脉冲电针机，再打开开关，缓慢启动旋钮，至病人出现相应部位的肌肉收缩（弛缓性瘫痪病人往往引不出肌肉收缩），或出现痠、胀、麻、热等感觉时，便不再加大电流量。③注意事项：针具及进针处皮肤必须严密消毒，术者戴手套。局部有感染灶者禁用。术前须仔细检查针具及电针机，医针不佳者禁用。电针机输出的脉冲电流量要稳定，防止输出电流突然增强，引起不良反应。有严重心脏病者禁用或慎用，要防止电流回路经过心脏。本法须严格按照操作规程治疗[2]。

2. 中西药物综合疗法　西医治疗主要用肾上腺皮质激素、维生素 B 族、抗菌素、理疗、医疗体育等。中医治疗主要依据辨证论治选用地黄饮子加减、虎潜丸加味、八正散加减及中医推拿按摩等。两组使用的中西医治法基本相同。

疗效

1. 急性脊髓炎病人绝大多数两下肢完全瘫痪，就恢复劳动力及确切的反映治疗效果而言，按本组疗效标准应达到显效以上才有意义。以此为标准：甲组显效以上者 20 例，占 71.43%；乙组显效以上者 14 例，占 43.75%。两组有显著差异（$P < 0.05$）。平均住院天数甲组为 101.6 天，比乙组多 36 天，可能与甲组病情较重有关。

2. 疗效标准：基本痊愈系指运动功能基本恢复，能徒走行走，膀胱功能恢复或形成自动膀胱，生活自理，能做一些轻微劳动。显效系指按截瘫的划分标准，运动功能恢复程度至少应上升两级，膀胱功能恢复或形成自动膀胱。进步系指运动功能比治疗前有改善。

3. 在脊髓腔电针对肌张力影响的观察中，以肌电图为指标，对比观察了 12 例痉挛性截瘫病人在脊髓腔电针治疗前后肌张力的变化，证明全部病人在第 Ⅱ～Ⅲ 腰椎间隙进针至蛛网膜下腔通电 20～30 分钟后，股四头肌对叩击其肌腱所产生的肌肉动作电位波的波幅明显降低（$P < 0.01$），反应波数减少。临床表现和肌电图变化一致，说明本法确能降低增高的肌张力。

4. 在关于进针至椎管内、外不同深度的肌电图的比较观察中，发现进针至蛛网膜下腔时，病人针感明显，用小的电量即可引起明显的肌电反应；当不改变针刺条件缓缓后退穿刺针，则见到原来出现的较高的肌电波幅逐渐降低，退至硬膜外腔时多数病人即见不到肌电活动。在 20 例的观察中，结果完全一致，差异显著（$P < 0.01$）。

按：[1] 截瘫分级标准：Ⅰ级瘫痪徒步跛行；Ⅱ级瘫痪扶单拐行走；Ⅲ级瘫痪扶双拐行走；Ⅳ级瘫痪仅能扶站；Ⅴ级瘫痪双下肢卧床不起。

[2] 脊髓腔电针操作规程：在颈胸段进针至蛛网膜下腔有可能损伤脊髓，为了避免损伤应注意：①熟练掌握脊柱、脊髓腔的解剖学知识。②穿刺针要质硬稍粗（26 号针灸针），如过细过软，进针后容易改变方向，达不到预期要求，应严格掌握操作规程。③对颈胸段可在通电情况下进针（即针尾接电针机的导线，并接通电流），针达蛛网膜下腔即有肌肉收缩反应和明显的针感，即不再进针。颈段一般用密波，电量不宜过大，使针在原地震动。因为如用疏波，加上强电流，会引起明显的颈肌节律性收缩，在治疗过程中可能导致针体向内或向外移动，或在原地提插，从而增加损伤组织的机会。④胸段进针有时不易达蛛网膜下腔，则不必强求一次成功而过多探刺，待下次治疗时再摸索进针的深度和角度。成人第Ⅱ腰椎以下进针伤不到脊髓，通电后可刺激马尾及圆椎，是每次必取的部位，骶管及第Ⅱ腰椎以下进针对改善直肠和膀胱功能有较好的作用。

刘锡民，等（武汉医学院附属二院神经科）：全国针灸针麻学术讨论会资料。1979，6 月

十九、进行性肌萎缩侧索硬化症

【针刺法】

病例 共 10 例。男 7 例，女 3 例。年龄最小者 20 岁，最大者 49 岁，平均 36.8 岁。病程最短为 6 个月，最长为 18 个月，大部在 1 年以上。

1. 本组病例之诊断标准为 ①上肢肌肉萎缩性麻痹；②萎缩肌肉初期肌纤维震颤，腱反射活跃或亢进；③下肢呈痉挛性麻痹；④感觉无障碍；⑤可有逐渐发生的延髓麻痹。

2. 对本病的治疗，既往多认为"无特殊治疗"而被诊断

为"预后不良"。依据中医理论，认为本病属于"痿症"，为阳明湿热内蕴，肺受烁热，气液槁枯所致。经用针灸治疗后，收到了较好的效果。

治法

1. 取穴　大椎、肩髃、曲池、手三里、合谷、鱼际、太渊、足三里、伏兔、风市、环跳、阳陵泉、绝骨。

2. 操作　①第1疗程每日治疗1次，以大椎、手三里、曲池、肩髃、合谷、足三里、阳陵泉、绝骨为主。必要时可加患部经脉循行所过之处的穴位为辅。针刺大椎穴可取正坐位，头稍向前倾，掌握针刺深度，当患者感到四肢或全身有麻感时即出针，切勿捻转提插。②第2疗程隔日治疗1次，取大椎、手三里、外关、合谷、鱼际、足三里、阳陵泉、绝骨、昆仑、肝俞、命门，治疗四肢活动不灵和肌肉萎缩。③第三、四疗程，以治疗肌萎缩为主，根据萎缩部位循经取穴。但仍以手三里、合谷、外关、鱼际、足三里、阳陵泉、太冲为主。④10次为1疗程，满1疗程后，停针3~5日方可进行下1疗程。

3. 辅助治疗　可口服维生素 B_1、烟草酸，促使萎缩肌肉的恢复。患者本身的精神因素和功能锻炼也很重要，故在治疗中应充分调动病人的主观能动性。

疗效　10例中，经用本法治疗后，除2例中断治疗外，另8例患者，有5例获临床治愈，2例进步，1例如故。

天津市精神病防治院魏炯明：《天津医药》，1975，5：259

二十、遗传性共济失
调和震颤麻痹

【头皮针法】

病例　本组病例中，有遗传性共济失调患者38例，震颤麻痹患者53例。

1. 遗传性共济失调症是一种慢性进行性脑及脊髓的变性

疾病，国内外文献尚未见到有效的疗法。本组 38 例病人中，男 21 例，女 17 例。年龄 11 ~ 67 岁，病程最短者 8 个月，最长者 20 余年，其中 17 例有家族史，4 例为老年性共济失调症。全组病例均有动作笨拙（协调不能）、构音困难、口齿含糊不清、眼球震颤、醉汉步态等体征。全组病例在针治前大多长期应用过维生素 B 族等药物治疗，未获任何改善，经针治后有 1/4 的病例获得显著疗效。

2. 震颤麻痹症按症状不同，分为三类：第一类以肢体强直为主，震颤较轻（称强直型）；第二类以肢体强直并伴有不同程度的震颤（称混合型）；第三类以震颤为主（称震颤型）。本组 53 例病人中，男 34 例，女 19 例，年龄 39 ~ 74 岁，病程 8 个月 ~ 18 年。全组病例均有面部表情呆板，躯体强硬，双手搓丸样震颤，肌张力升高，齿轮样强直，慌张步态等典型症状。针刺前均曾用过抗胆碱能药物、安坦或东莨菪碱等，疗效不理想。经用针刺治疗后，疗效有了改善。

方法

1. 取穴　遗传性共济失调症，以脑空穴为主，配用天冲或通天。震颤麻痹症，选用前顶、百会、承灵、悬颅。

2. 方法　选好穴位，常规消毒后，将 28 ~ 30 号不锈钢针，沿头皮斜向捻转进针，达到该穴规定深度后，接上电麻仪的输出接头通电 20 分钟，频率为每分钟 120 ~ 150 次左右，通电量大小以病人能耐受为度。

3. 疗程　基本上为每天针治 1 次，15 次为 1 疗程。有效者中间可停针 3 ~ 5 天，再行第二疗程。个别病人隔日治疗。

疗效

1. 遗传性共济失调症 38 例中，显效 10 例（26.3%），好转 19 例（50%），有效率 76.3%。

2. 震颤麻痹症 53 例中，显效 11 例（20.8%），好转 30 例（56.6%），有效率 77.4%。

3. 在治疗遗传性共济失调和震颤麻痹过程中，发现有效者常在第一疗程见效，经一个疗程治疗无效者，则效果较差。震颤麻痹症的强直型患者的疗效优于震颤型。

上海第一医学院附属华山医院中医科、神经科：《全国针灸针麻学术讨论会论文摘要》（一）52 页。1979，6 月

二十一、手足搐搦症

【针刺法】

病例 共 17 例。男 4 例，女 13 例。年龄最小者 18 岁，最大者 38 岁，平均 25.2 岁。病程最短者 1 个月，最长者 7 年。就诊时均在发作期。全组病例均有手足发麻，12 例有手足抽搐，4 例有活动障碍、手足僵直，1 例舌硬，4 例有头晕，2 例出盗汗，1 例发作时意识不清。

治法

1. 取穴 曲池（双）。

2. 操作 取平坐位。用泻法（强刺激）。捻转进针 5～8 分深，得气后提插捻转 1～2 分钟，留针 15～30 分钟，每隔 5 分钟捻针 1 次，以加强刺激。发病时针刺效果显著，为巩固疗效，于发作停止后再继续针治 2～3 次。妊娠期妇女，可取仰卧位，针刺手法宜轻。

疗效 经用本法治疗后，17 例中，痊愈者有 15 例，好转者有 2 例。经 6 个月随访，效果良好。

哈尔滨橡胶厂卫生所吴志成：《针灸杂志》，1965，1：34

二十二、扭转痉挛综合征

【穴注、头皮针法】

病例 共 15 例（全身型者 10 例，限局型者 5 例）。男 8 例，女 7 例。年龄 5 岁以下者 8 例，7～20 岁者 3 例，21～39 岁者 4 例。病程最短者 1 个多月，最长者 21 年，平均为 10

498

年。全身型者均发病于儿童期，不少为小儿期，病程长。限局型者发病于青壮年，病程短。在 10 例全身型者中，有 6 例在发病前有明确病因（小儿期脑炎 4 例，结核性脑膜炎 4 例，婴儿核黄疸 1 例）。这些病例多数合并有程度不等的智力缺陷。另 4 例原因不明，但有的呈现躯体发育迟滞，有的呈现明显智力缺损。10 例均有不同程度的肢体肌张力增高，呈锥体外系性质。7 例合并言语不清或讲话不能。3 例有较严重的智力缺损，1 例合并癫痫大发作。报告指出，扭转痉挛又称"畸形性肌张力不全"，是一种较少见而难治的锥体外系统疾病。一般认为是一类由各种原因引起的以肢体及躯干出现特殊的扭转运动为特征的综合征，可继发于脑部感染、一氧化碳中毒、脑血液循环障碍、脑外伤、脑肿瘤等，称为"继发性扭转痉挛"；但也有一些原因不明而逐渐发展者，称为"特发性扭转痉挛"。有些扭转痉挛其扭转动作仅呈现在局部肌肉，如颈部，称为"限局型扭转痉挛"，痉挛性斜颈即为其中之一。此病一向认为无特效疗法。本组病例经穴位注射、头针疗法治疗后，获得较好效果。

治法

1. 卤碱穴位注射法　①取穴：主穴取哑门、大椎、身柱、至阳、陶道、肾俞、脊三穴；配穴取安眠$_2$、曲池、合谷、手三里、足三里、四强、髀关、落地、风市等。每次取主穴 2 个，配穴 3～4 个，各穴交替应用。②操作：用 5% 卤碱注射液（在应用 2～5 次后，改为 10% 注射液），每穴注入 2～5ml。间日 1 次，15 次为 1 疗程。停针锻炼 1 月后可重复治疗。

2. 头针疗法　①部位：取双侧舞蹈震颤区及运动区。②操作：进针后用手捻转，频率每分钟 150 次左右，持续 5 分钟、休息 5 分钟，再如此重复 2 次后拔针。绝大多数患者同时加用体针（许多患者在用头针前曾长期用体针治疗未效），主要穴位取大椎、风池、安眠$_2$、内关、合谷等。得气后留针

15～20 分钟。每日 1 次，15 次为 1 疗程。停针 3～5 日后可重复疗程。

疗效

1. 用卤碱穴位注射法治疗全身型患者 7 例（1 例为特发性，余为症状性）。治疗 1 个疗程者 3 例，2 个疗程者 3 例，5 个疗程者 1 例。结果临床好转者 5 例，疗效一般产生于 1 疗程之后。2 例无效，其中 1 例改用头针治疗亦无效。

2. 用头针疗法治疗 10 例（全身型者 5 例，限局型者 5 例）。治疗 1 个疗程者 4 例，2 个疗程者 4 例，3 个疗程者 1 例，5 个疗程者 1 例。结果，全身型 5 例中，好转者 3 例，无效者 2 例（其中 1 例系经卤碱穴位注射无效者）；限局型 5 例中，痊愈 2 例，好转 2 例，无效 1 例。

中山医学院第二附属医院内科神经病组：

《新医学》，1975，4：197

500

二十三、斜　　颈

【耳针法】

病例　共 33 例。全组病例均有颈痛伴随颈部活动障碍，并排除颈椎病变。病因包括颈肌劳损、颈项纤维组织炎、颈肌风湿、落枕、枕后神经痛等。病程在半个月以内者 15 例，半个月至半年者 11 例，半年以上者 7 例。

治法

1. 取穴　用耳机或毫针的针柄末端在耳廓的耳舟区的肩、颈部位探测敏感点（本组病例都在肩、颈部位有敏感点）。

2. 操作　局部常规皮肤消毒后，用 5 分长的毫针在敏感点处进针，深度以刺入软骨但不穿透耳后皮肤为度，得气时有痠麻胀痛感，留针 15 分钟，每隔 5 分钟捻转 1 次。留针期间让病员作颈部运动。并可针对病因配合必要的治疗。加用天柱穴，可提高疗效。

疗效 33 例中，经用本法治疗后，治愈者有 27 例，占 81.3%；显效者有 5 例，占 15.2%；无效者 1 例，占 3%。绝大多数病例仅作 1 次耳针治疗，即获显效，3 次以内即可治愈。

中山医学院第一附属医院内科门诊：《新医学》，

1971，3：31

二十四、多 汗 症

【针刺法】

病例 共 13 例。男 12 例，女 1 例。年龄最小者 19 岁，最大者 40 岁。13 例中，脊髓前角灰白质炎 1 例，左侧内囊血管性病变残余症状 1 例，神经衰弱 5 例，溃疡病 2 例，癔病 1 例，糖尿病 1 例，慢性支气管炎 1 例，支气管扩张 1 例。本组病例中，有 1 例为半身单侧多汗，1 例为盛汗（每日换湿衣 4~5 件），其余均为全身性多汗。

治法

1. 取穴 主穴为合谷、后溪、复溜。

2. 操作 用 31 号毫针，以左右半旋方式慢慢刺入，进到一定深度，待产生痠麻感觉后，留针 15 分钟，轻捻出针，不用艾灸。每日或隔日针治 1 次，2 周或 14 次为 1 疗程。

疗效 13 例中，经用本法治疗后，有 8 例消除症状，3 例症状减轻（神经衰弱、糖尿病及慢性支气管炎各 1 例），2 例无效（神经衰弱及支气管扩张各 1 例）。

举例 男性患者，21 岁。住院号 11880。于 1953 年 6 月 27 日，以主诉四肢瘫痪 4 天住院，并有头昏、食欲减低、大小便困难。体格检查，发育营养中等，神志清楚，体温 39℃，脉搏每分钟 110 次，血压 110/70mmHg，颈强直，甲状腺不肿大，心尖部有轻度收缩期杂音，肺阴性，肝脾未触及，腹壁反射消失，提睾反射消失，提腿试验阳性，全身触觉及痛觉均存在。化验检查，血常规及大小便常规均正常，大便中发现钩虫

501

卵（＋）。脊髓液压力 120mmHg，脊髓液革氏反应阴性液清亮、白细胞 5～7/mm³，潘氏试验阳性、胶金试验 4222110000，细菌培养阴性，糖 70mg%，蛋白 65mg%，氯化物（以氯计）451mg%。X 线胸部透视阴性。印象：脊髓前角灰白质炎。入院后处理：加强营养，休息及对症疗法，约 1 星期，体温降至 37℃，然患者于 1953 年 8 月 18 日以后，经常盛汗淋漓，每天换衣数次，胸闷烦躁。虽每天给以阿托品 0.5mg 口服及颠茄酊 0.5ml，每日 3 次，共 1 周，但仍无效。多汗症持续到同年 10 月，经应用针刺治疗 4 次，每天 1 次，多汗症状消失。

许海岚等：《中医杂志》，1957，9：490

二十五、肢端发绀症

【综合针刺法】

治法

本症多发生于青年女性，为一种植物神经机能病。用梅花针加穴位注射法治愈本症 1 例。

1. 梅花针　对紫绀部位进行局部叩打，用轻刺激法。基本上沿足部六条经脉循行方向进行。

2. 穴位注射法　以维生素 B_1、B_{12} 各 1 支，混和后作穴位注射。取穴为膈俞、大肠俞、关元俞、小肠俞、次髎、伏兔。每次选用两穴。

病例　关某，女，25 岁，本院护士。主诉持续性双侧下肢对称性紫绀二年半。身体素健，除每年冬季足部易患冻疮外，双侧下肢未见异常。1973 年 1 月发现双侧小腿下 1/3 以下直到趾端有明显紫绀、冰冷、压之皮色变白，即是夏季局部紫绀亦无改善。受凉后紫绀加重，以热水洗足，仅能使皮色略有短暂改善。抬高患肢，可使紫绀减轻。病后一年在某院诊断为"早期脉管炎"。经口服普鲁卡因、654-2 及中药未效。

502

1975 年 7 月在本院检查：身体壮实，发育及营养状况良好。头面五官、心肺胸腹未见异常。下肢除小腿下 1/3 以下至趾有明显紫绀、手扪之较冷外，无皮肤营养障碍、溃疡坏疽、静脉曲张等情况。乳头下层静脉丛充盈时间试验显著延迟。足背动脉搏动稍弱。经用上法治疗，每隔 2 ~ 3 天治疗 1 次，共治 6 次痊愈。随访 2 年未见复发。

中国煤矿工人北戴河疗养院陈耕华：《新医药
学杂志》，1977，12：40

二十六、失　眠　症

【艾卷灸法】

病例　共 21 例。本组病例之失眠系因产后失血过多、先兆子痫，以及其他妇产科疾病所致者，全组病人每晚均只能睡 4 ~ 5 小时，经用巴比妥类药物效果不佳。经采用本法后获较好效果。

治法

1. 取穴　百会。

2. 操作　于每晚睡前用艾卷在百会穴悬灸 10 ~ 15 分钟。

疗效　本组病例经用上法治疗后，均收到较好效果，亦无不良反应。一般在灸后 5 ~ 15 分钟即可入睡，个别病人延迟到 2 小时后才能入睡，有的患者于施灸中即可入睡。一般施灸 1 ~ 4 次，睡眠时间可持续 8 ~ 12 小时。

举例　患者罗某，23 岁。住院号 2166。难产，产后失血过多。一连 2 昼夜不能入睡，经口服苯巴比妥及注射苯巴比妥钠，未能收效，乃改用灸法治疗。经用艾卷在百会穴施以悬灸，每日 1 次，连作 3 次。第 1 次，于灸后 2 小时入睡，睡 6 小时。第 2 次，于灸后 30 分钟入睡，睡 8 小时。第 3 次，于施灸时即入睡，睡 9 小时。

孙秀云，等：《中医杂志》，1961，4：147

【梅花针法】

病例　共 30 例。本组病例包括神经衰弱 17 例，高血压病 11 例，肺结核及十二指肠溃疡各 1 例。全组病例中，每晚能睡 3 ~ 5 小时者有 20 例，每晚只睡 1 ~ 2 小时甚至通宵不眠者有 10 例。

治法

1. 取穴　①常规部位：取脊柱正中线及两侧距其 2 ~ 3cm 处之直线。该部位每例病人均行刺激。②重点刺激部位：取脊柱或他处检查所发现之部位。最普遍的是瘀、麻、和条索状物；高血压患者颈后皮肤之瘀血部位也给予重刺或出血。③结合部位：头痛、头晕者，配合叩刺头部；心悸、脉速者，配合叩刺腕掌侧面及心区。

2. 操作　用弹刺法，每分钟 100 次左右，刺激强度因人而异，体格魁伟、营养状态良好者给予强刺激；初次治疗、营养状态不良、小儿以及对刺激敏感者，给予弱刺激；并可根据效果对刺激的强度适当调整[1]。一般每日治疗 1 次，15 ~ 20 次后改为 2 天治疗 1 次。

疗效　30 例患者，经用本法治疗后，痊愈者 2 例，显著进步者 9 例，进步者 16 例，无效者 3 例。有效率为 90%。在治疗过程中，有的病人从第 1 次治疗后就改善了严重的失眠，易于入睡，睡眠时间增加，作梦减少。也有的病人在治疗时间内，困倦感极为明显[2]。但有的病人在睡眠改善后若予停针时，睡眠又不好，此情况说明在睡眠改善后，仍须持续治疗一段时间，以巩固效果。

按：[1]"适当调整"四个字，原文为"适当复调"。

[2]针灸治疗失眠有较好的作用。其作用的产生与所用穴位、针灸手法以及患者的机能状态等均有关系；作用出现的时间也有快、有慢，有即时效果，也有远期效果。我们于 1952 年，为某军医大学一位解剖系教授治脊髓空洞症时，在针治过程中，针刺某一穴位时（在耳后完骨穴

504

后下方约 0.3cm 处，用持续性中等刺激），有时仅在几秒钟就转入了不可抑制的睡眠趋向；但当改变其刺激强度时，则又呈现觉醒。(《针灸疗法讲义》第 69 页，1953 年 2 月。中央民族卫生工作大队)。

中国人民解放军第 211 医院：《哈尔滨中医》，1960，1：45

【耳针法】

病例 共 73 例。男 61 例，女 12 例。病种包括神经衰弱 31 例，慢性肝炎 16 例，溃疡病 6 例，关节炎 5 例，心脏病 2 例，肺结核 2 例，高血压 1 例，其它 10 例。本组病例中，多数患者均用过安眠药及镇静剂，但收效不显。

治法

1. 取穴 先用探针在耳廓皮质下区（相当对耳屏部位），以同等压力，寻找痛点后，在该处将痛点略压数秒钟，使呈一小凹陷作为标帜。

2. 操作 在按压的凹陷处及其周围进行皮肤常规消毒后，用 1.5cm 长的毫针在凹陷部再精确地探找痛点，然后将针以垂直方向捻转刺入，以不穿透耳廓为度，若部位准确，则病者感到疼痛较剧，留针 20～30 分钟。每晚睡前针治 1 次。

疗效 73 例中，经用本法治疗后，有效率达 90%。治疗次数，最少者 1 次，最多者 11 次，平均为 3.8 次。

林声华：《江苏中医》，1962，5：42

治法

1. 取穴 皮质下，神门、心、肾。

2. 操作 每次只取 1 侧，测准穴位后，皮肤行常规消毒，即将消毒好的圆形揿针刺入穴位，用胶布固定，埋针 5～7 天为 1 疗程。并嘱病人于每晚睡前自行按压针处，以加强刺激。病程久者，可在两耳交替埋针 2～5 个疗程。

疗效 共 36 例。全组病例睡眠时间，均少于 4 小时，入睡困难或易于惊醒者。经用本法治疗后，睡眠时间达到 8 小时者有 24 例，达到 6 小时者有 9 例，无变化者有 3 例。病程短

505

者，多数病人在埋针 1~3 个疗程见效，由失眠引起之头晕、乏力等，亦随之消失或减轻。

浙江省湖州第一人民医院　金观源：《新医药学杂志》，1974，7：308

二十七、嗜　睡　症

【穴位注射法】

病例　共 11 例。男 4 例，女 7 例。年龄最大者 45 岁，最小者 12 岁。全组病例于发作前，均有感到眼前发黑，心区烦闷及全身乏力之前驱症状。其中睡眠多梦者有 10 例。11 例患者中，都有程度不同的不能进入深度睡眠。比较有定时的发作性睡眠，全组病例中仅有 2 例，其余均为静坐闲谈时即入睡。嗜睡时间从数分钟到数小时，甚至不叫不醒。病程最短者为 5 年，最长者达 21 年。神经类型，有 10 例为静坐多思的钝锉型，1 例为兴奋型。追查原因，有 1 例因产后出血过多（就诊时无贫血及其他疾患），3 例因婚姻问题，1 例因爱人之死，1 例因离婚，1 例因夫妻年龄相差过大，其余未追查出患病原因。11 例中有 1 例合并月经不调，其它均无异常。

治法

1. 取穴　①左内关、血海，右三阴交、神门，交替使用。②百会、左郄门、右曲池，交替使用。③如身体不好，食欲不佳，可配足三里；头晕、眼前发黑，可配印堂、太阳、百会等。

2. 操作　①注射前作好思想解释工作，取得病人合作。②穴位皮肤行常规消毒后，用 2ml 注射器（16 号针头）吸入 95% 乙醇 1~2ml，左手指甲切穴，右手持针迅速刺入，待针头处有痠麻感后，将药液慢慢注入 0.2~0.5ml，头部穴位注射时要慢、药量要少，特别是太阳穴注射要更慢、药液应更少；推药完毕后，将针迅速退出，用棉球按穴即可。③对神经过敏者，用穴及药液应少、速度应慢，由小量到大量，由轻刺激到重刺激，如果痠麻胀感厉害时，除予解释外，并可多隔1天进行注射，一般可间隔1～2日。注射次数之多少，可视实际情况而定。治疗期间应禁止房事，避免过劳，白天最好少睡。

疗效　11例患者经用上法治疗后，均获治愈，远期效果亦佳。

举例　患者杨某，男，45岁。主诉嗜睡已20余年。现病史，患者于20年前，开始无原因的嗜睡，每日早饭后尤甚，静坐或闲谈时亦可入睡。嗜睡发作前，先有眼前发黑，心中烦闷，两眼睁不开，全身乏力，瞌睡约30分钟至1小时左右，有时竟将饭碗打碎，夜间多梦，不能深睡，饮食大小便均正常，曾多次服用中药未效。既往于20岁时患过伤寒，家族及个人无其他特殊可记。检查无特殊发现。针治经过：于1961年4月3日进行95%醇穴位注射，取穴为右内关、曲池，左三阴交，各注入0.5ml。4月6日，自述于注射后全身有力，有精神，但仍瞌睡，惟时间已有缩短，心不烦，眼前不黑。又予注射左内关，右三阴交、神门，各注入0.5ml。4月8日，注射后，几夜来睡眠很好亦不作梦，全身有力，精神。又注射左神门、血海，右郄门，各注射0.5ml。4月10日，几天来已不再瞌睡，一切感觉均好。为巩固疗效又于左郄门，右血海、神门，各注入0.5ml。4月12日，仍未瞌睡过，一切情况均好。为巩固疗效，于右曲池、三阴交、左内关，各注射0.5ml。2个月后随访，未再复发。

按：针刺法治疗嗜睡病亦有效，但报告甚少。编者单用针刺治疗本病2例，均获治愈。1例为成人男性患者，病史已5年多。起病无特殊原因，于谈话、工作、讨论时均可入睡，有时且有鼾声；如于吃饭时发作，有时可使饭碗掉下；骑自行车有时因发作嗜睡而摔倒。患者身体健康，营养良好。多次治疗未效。经用针刺治疗半月，恢复正常。随访半年，疗效巩固。另1例为12岁男性5年级小学生。据其父叙述，自幼即

507

有此病，总像睡不醒，儿童时即常于晒太阳时入睡。入学后，常于上课时入睡。以后即逐渐趋于周期性发作性嗜睡，于上下午发作 1 次，每次约 1 小时左右。患者发育佳良，智力良好。曾多次用药物治疗未效。经用针刺治疗 12 次，恢复正常，上课时不再入睡。随访 4 个月，疗效巩固。取穴为：百会、天柱、印堂、完骨、大椎、身柱、至阳、命门、腰阳关、内关、合谷，每次取 4～6 穴，每日或隔日治疗 1 次。手法用中等或较重的暂短刺激（雀啄法），留针 5 分钟左右。

戴振学：《山西医学杂志》，1962，1：87

二十八、神经衰弱症

【针灸法】

病例 共 99 例。本病是比较长见的一种神经官能症，是高级神经活动的功能性障碍，多由精神因素引起。临床症状多种多样。按其主要症状可分为 3 型：

1. 兴奋型 主要表现为兴奋性相对增高。主症为失眠，自我控制能力减弱，容易激动，常有烦躁，注意力不能集中，入睡困难，睡眠不深，多梦，易惊易醒，心悸，多汗，头晕，头痛，遗精，阳痿，月经不调等。

2. 抑制型 主要表现为抑制性的相对增高。主症为嗜睡，多眠（但多梦、睡眠不深、醒后无力、精神不振），头昏脑胀，记忆力减退，身体困倦，容易疲劳，食欲减退，精神呆钝，遗精阳痿，或月经不调等。

3. 混合型 具有以上两型的双重症状，或以兴奋型症候为主，或以抑制型症候为主。神经衰弱患者中此型颇为多见。

治法 对本病的治疗，很重要的一个环节是解除病人的思想顾虑，增加战胜疾病的信心，发挥病人的主动性。

1. 取穴 ①整体取穴：本病是高级神经机能活障碍的表现，常可影响许多器官的功能性障碍，对人体发生整体性的影响，故在治疗时除对症取穴外，应重视整体性取穴。常用的穴位有：百会、风池、印堂、大椎、身柱、命门、肾俞、中脘、气海、关元、内关、足三里、三阴交等，可视病人具体情况每次选用 2～4 穴。②对症取穴：本病的症状，常表现多种多样，今天这一症状轻些，明天那一症状重些。因此，即是对症取穴，也不应无重点地跟着症状跑，而应依据主要症候及整体情况，有重点地取穴。a. 头痛、头晕、头昏、头胀、头紧、头沉（重）者，取百会、印堂、头维、太阳、风池。此外，前头痛者取印堂、阳白、上星；后头痛者取脑户、玉枕、风池；头顶痛者取百会、前顶、后顶、四神聪；偏头痛者取太阳、头维、率谷；眉棱骨痛者取鱼腰、攒竹、丝竹空。远隔穴位均可取合谷、内关、外关、足三里、三阴交、太溪、行间等。b. 失眠者，取百会、印堂、神门、内关、曲池、三阴交、照海、行间等，百会穴也可施用艾卷温和灸法 10～15 分钟。c. 健忘者，取百会、大椎、神门、心俞、足三里、三阴交等。d. 多梦者，取百会、神门、印堂、大椎、心俞、三阴交、照海等。e. 心悸者，取神门、内关、大陵、心俞、然谷等。f. 食欲不振者，取中脘、建里、天枢、肝俞、脾俞、胃俞、足三里等。g. 遗精阳痿或月经不调者，取气海、关元、中极、命门、肾俞、八髎、足三里、三阴交等。

2. 操作 兴奋型者用中等刺激，间歇性持续捻针，一般留针 10～30 分钟。抑制型者一般用中等或较轻的刺激，避免突然的强烈针感，留针时间一般为 5 分钟左右；个别无效病例，可分析情况给予较重的暂短的间歇性刺激。混合型者，以中等刺激为主，留针时间约为 10～20 分钟左右；无效时可分析病人的神经类型及其对针灸刺激的反应敏感强度，施以较轻的或较重的刺激，并依据其针后效应确定针灸刺激的强度；留针时间之长短亦如此。并可视病人具体情况，选择相应的穴位配用艾卷温和灸法。

疗效 全组病例经用上法治疗后，痊愈者有 20 例（平均治疗 9 次），显著进步者 32 例（平均治疗 11.2 次），进步者

40 例（平均治疗 9.1 次），无效者 5 例（平均治疗 5.6 次），不合统计者 2 例。全愈、显效率为 53.61%，有效率为 94.85%。

焦国瑞主编：《针灸治验病案集》259 页，内部印发。
1954 年 6 月，军委办公厅卫生干校针灸训练班

【耳针法】

病例　共 50 例。男 36 例，女 14 例。年龄最小者 19 岁，最大者 45 岁，75% 以上的病人在 21～35 岁之间。病程最短者为 1～3 个月，最长者在 5 年以上，半数以上患者的病程为 1～5 年。本组病例均经详细询问病史，体检排除器质性疾患，确诊为本病。50 例中，有 21 例曾用过其它疗法治疗收效不显，其余 29 例未经治疗。

治法

1. 取穴　耳廓痛点。凡在双侧耳廓探得之痛点，均可作为针刺点，但以皮质下区出现者为最多。

2. 操作　用毫针治疗，每天 1 次。开始时 6 次为 1 疗程。

疗效

1. 50 例中，经 6 次及 6 次以上治疗者有 16 例，全部有效，其中痊愈者 6 例，显效者 2 例，进步者 8 例；治疗 2～5 次者有 34 例，其中 27 例获有不同程度的疗效，7 例无效。

2. 疗效与性别、年龄、病程及以往治疗无关，但与治疗次数有关。虽然有的患者仅治疗 2～3 次即获治愈，但未效的 7 例，均为治疗不满 6 次者，看来治疗有效的次数不宜少于 6 次，而以 12 次为 1 疗程较为适宜。

3. 就症状而言，本法对耳鸣、眼花、多梦，效果最好；对头痛、头昏、注意力不集中、记忆力减退及食欲不振，亦有一定疗效；对遗精、尿频，则疗效较差。

4. 针治满 6 次及 6 次以上的 16 例中，有 11 例为单纯针治，其中 4 例痊愈，3 例显效，4 例好转；有 5 例在耳针治疗

时配合少量维生素类口服药物，其中 3 例痊愈，2 例显效。

5. 耳廓痛点的探测，用自制耳机音响探测仪置患者双耳前面，按一定顺序探测。痛点的确定以探得耳机声音最响之点、结合患者自觉有明显疼痛为依据。同时，以同样方法测定健康者 30 例作为对照。结果，50 例患者全有痛点。其痛点分布，在双侧皮质下区者有 42 例，单侧者有 6 例，占 96%；在双侧内分泌区者有 12 例，单侧者有 5 例；在双侧三角区者（位于对耳轮上下角之间）有 10 例，单侧者有 6 例；双侧肾区者有 4 例，单侧者有 1 例。此外，心、肺、肝、脾区双侧有痛点者各 1 例，心、肺区单侧有痛点者 2 例，额区双侧有痛点者 1 例。各痛点与病程长短及症状的严重程度亦无明显联系。对照组 30 例中，16 例全无痛点，14 例单耳或双耳有痛点，其中出现在皮质下区者有 7 例。报告认为，既然 50 例患者中有 96% 在皮质下区有痛点存在，则此区的痛点似为神经衰弱病理改变的外在反映，可作为客观诊断的参考。内分泌区痛点每与皮质下区痛点同时存在，而三角区的痛点或与皮质下区痛点同时存在，或在皮质下区痛点缺如的病例出现。故此二区之痛点对诊断亦有一定参考价值。

刘协和，等：《中华内科杂志》，1962，6：404

【梅花针法】

病例 共 108 例。病程最短者为 3 个月，最长者为十几年。其中一部分病人合并药物治疗。（因在门诊治疗中，很难控制所有病人都不服用其它药物，但根据统计，合并一般药物治疗者，对疗效无多大影响。）

治法

1. 刺激部位 除常规部位外，重点刺激第 8 ~ 12 胸椎、腰椎及荐椎。另外，配合刺激两侧手掌的大、小鱼际，头部和颈部。

2. 操作 用轻刺激手法。治疗次数均在 7 次以上，最多为 20～30 次，其中有很多病人在治疗期中常有间断。

疗效　经用上法治疗后，病情好转者占 57.4％，稍有好转者占 26％，有效率为 83.4％，但未见有痊愈者。治疗过程中，对神经衰弱之主要症状，如失眠、头痛、头晕之疗效，似以对失眠为最好，有效率为 74％；头痛次之，有效率为 59％；头昏、头晕较差，有效率为 40％。

侯沂，等：《中华神经精神科杂志》，1959，2：91

病例　共 58 例。男 37 例，女 21 例。病程在 1 年以内者有 5 例，1～5 年者 34 例，6～20 年者 7 例，21 年者 12 例。本组病例以往均用过其他疗法未效，且症状一般都比较严重。

治法

1. 刺激部位　①常规部位：脊柱两侧，每侧 2 行，每行约刺 10～30 针，然后在左右两行之间通过脊椎体施以横刺。②主要部位：根据体表"推压诊法"或"椎节与内脏"的相关部位，确定刺激某个脊椎段。③配合部位：根据症状决定配合部位，如胃肠疾病配合刺激胸锁乳突肌，失眠配合刺激手掌与足掌，荨麻疹配合刺激肘窝处等。④局部刺激：在有疼、肿、麻痹、神经性皮炎的局部等处施以刺激。刺激关节局部时，采用环形扣打；刺激上下肢时，采用自上而下直刺；于皮炎处刺激时，先由外围开始逐渐向内扣刺全部患处。⑤刺激部位的顺序：大致是先刺常规部位和主治部位，其次为配合部位及局部。

2. 操作　一般是由轻刺到重刺，待疾病将近治愈或治愈时，则由重刺逐渐变为轻刺，直到停止治疗时为止。一般为隔日针治 1 次，连续针治 20 次为 1 疗程。大多数病人经过 1 个疗程即出现疗效，必要时可针刺第 2 疗程或第 3 疗程，疗程间停针 7 天。

疗效　经用上法治疗后，58 例中，治愈者有 8 例，好转者 39 例，无效者有 11 例。治愈及好转的 47 例中，有 36 例

512

治疗次数在 20 次以内。自觉症状中，以失眠消失最快，多在 5～10 次治疗后，即出现睡眠时间迅速增加；头痛、头晕、疲倦等，亦消失较快；多梦、记忆力差、消化不良等，消失较慢；所有病例于治疗后，均有食欲增加。

王锦溥，等：《中华神经精神科杂志》，1959，2：94

【电梅花针法】

病例 共 183 例。经用电梅花针治疗后，认为较单纯用梅花针治疗的效果为高。

治法

1. 用具 ①直流感应两用电疗机 1 台。②直流电疗法中应用的衬垫电极 1 副，导线 1 根。衬垫的面积为 $300cm^2$，导线的一端与电极联结，另一端则与机器的输出端相连。③一般梅花针疗法中应用的刺针 1 具，刺针与另一根导线的一端相连，导线的另一端则与电疗机的另一个输出端相连。

2. 患者赤一足，并将该足踏于电极的吸水衬垫上，电极放在铺有橡皮布的地板上（该电极相当于电疗法中的非作用极）。然后采取一般梅花针疗法时的姿式接受治疗。

3. 术者接通机器，站于患者右侧，手持刺针（相当于电疗法中的作用极），按一般梅花针治疗的操作方法，进行治疗。

4. 电流种类的选择和剂量：在此疗法中，一般均选用直流电。如患者敏感、耐受不良或依据病情需用轻刺激者，则用感应电。直流电的剂量一般均为 1～2mA，如系伴有肌萎缩的周围神经系统疾病，则可达 2～4mA（指刺针与皮肤接触时，电流表指针所达到的最高数值）。感应电的强度则依患者的耐受能力而定，一般以不致患者感到有不愉快的感觉为准。治疗时间为 3～8 分钟。每日 1 次，20 次为 1 疗程。

5. 治疗部位 除梅花针疗法中所指定的常规治疗部位外，并对患者主诉中出现症状的局部施以刺激。一般进行 1 个疗

513

程，个别患者达到 3 个疗程。每日除作 1 次电梅花针治疗外，尚给予另 1 项物理治疗，如直流电领区钙离子透入、电刺激或矿泉盆浴等。

疗效 经用本法治疗后，183 例中，痊愈及近愈者 33 例，占 18%；好转者 139 例，占 76%；无效者 11 例，占 6%；总有效率为 94%。痊愈标准指自觉症状完全消失；近愈系指主要症状（如头痛、头晕、失眠等）完全消失，遗留的症状极为轻微，不影响工作者；好转系指主要症状减轻，其他症状显著减轻或消失者。

北京市小汤山疗养院理疗科：《中医杂志》，1961，3：97

【穴位注射法】

病例 共 45 例。本组病例，均为神经衰弱患者具有顽固性头痛及失眠之病人。

治法

1. 取穴 主穴取百会、完骨、神门、行间；胃纳不佳者配足三里，有泌尿生殖系症状者配三阴交，心悸多梦者配心俞、内关、大陵、后谿等。

2. 操作 起初 4 次用 0.5% 奴弗卡因，最好以生理盐水稀释；4 次以后改用 0.25% 奴弗卡因。针百会穴时，针尖向前刺入注射药液 2～4ml，行间穴注入 1～2ml，其余各穴注入 1ml。隔日 1 次，10～15 次为 1 疗程。如疗效不稳定，可隔 1～2 周后进行第 2 疗程。个别病例曾用 26～28 号针在大陵穴进行皮内埋针，收到良好效果。

疗效 经用上法治疗后，45 例中，痊愈者有 25 例，显著进步者有 16 例，无效者有 4 例。

南京精神病防治院：《中华神经精神科杂志》，
1959，3：218

二十九、癔　病

【针刺法】

病例 共 30 例。男 12 例，女 18 例。年龄多在 18～25 岁。临床主要症状为：四肢瘫痪者 9 例，类癫痫发作者 2 例，失音者 2 例，缄默者 1 例，大哭大笑者 1 例，头痛心跳者 3 例，发病昏倒者 2 例，四肢强直者 4 例，意识障碍者 2 例，号啕大哭者 3 例，自语者 4 例，颊肌抽动者 5 例，两手抓握者 7 例，感觉障碍者 1 例，角弓反张者 2 例，双目紧闭者 1 例，失明者 2 例。全组病人均为住院治疗。

治法

1. 取穴　主穴有人中、足三里、下关、颊车、地仓、合谷、中脘、膻中、气海、阳谿；配穴有三阴交、百会、上星、大陵、大敦、神门。

2. 操作　本组病例多用急促导泻式的强刺激[按]，特别是对兴奋性大发作患者，刺激的重、针刺的深，则疗效亦较显著。一般留针 3～10 分钟。

疗效　经用上法治疗后，30 例中，治愈者 20 例，好转者 5 例，无效者 5 例。针治次数为 1～3 次。

按：文中所说的"急促导泻式的强刺激"，可能是指急促的重捣法，亦即强度的"雀啄法"。

胡文寿：《哈尔滨中医》，1960，7：42

病例　共 150 例。男 68 例，女 82 例。按其主要症状大体可分为以下 4 类：①以痉挛发作为主征者有 80 例；②以意识障碍为主征者有 58 例；③以机体障碍为主征者有 10 例；④以癔病性格为主征者有 2 例。

治法

1. 癔病一般状态者（无痉挛发作及躁动不安），主穴取合谷、足三里、丰隆、神门、内关、大陵、风池、风府、百会、大椎、陶道、鸠尾；配穴取曲池、滑肉门、天枢、头维、三阴交、天柱、上星、人中、中脘、太阳。以上穴位可根据病情及治疗体位分组施用。手法采用强刺激法，留针 30～40 分钟，每隔 10 分钟捻针 1 次。必要时可加感应电刺激，每 10 分钟交换 1 次穴位。病人如感心区难受及有胃肠症状者，则采用针刺鸠尾穴，留针 20 分钟后退针，然后在鸠尾穴拔罐 20 分钟左右，可使病人自觉症状减轻或消失。

2. 伴有意识障碍、躁动不安、哭笑无常者，则多用经外奇穴，如阴委一*、中平、泉中*，必要时取腋灵穴，一般多取 1 个穴，用强刺激法，留针 30～40 分钟，必要时亦可加用感应电刺激。

3. 痉挛发作时，则多用人中、合谷、内关等穴，用强刺激法，连续捻针，直至病人停止痉挛发作为度。

4. 全组病例中，一般针治次数为 15～20 次，最多者未超过 25 次。一般为隔日针治 1 次，部分病人每天针治 1 次。据临床体会，每日针治 1 次可缩短疗程，留针时间长者收效显著。

516

疗效　经用上法治疗后，150 例中，全愈者有 139 例，占 92.6%；显效者 7 例，占 4.7%；进步者 4 例，占 2.7%；全部有效。其中痉挛发作者 80 例中，全愈者有 75 例，占 93.8%；意识障碍者 58 例中，全愈者有 54 例，占 93%；机体障碍者 10 例中，全部治愈；癔病性格 2 例中，1 例显效，1 例进步。

按：有*之穴位，文中未注明具体部位。

陶化民等：《吉林卫生》，1960，4∶56

病例　共 400 例。男 241 例，女 159 例。年龄 15～19 岁者 5 例，20～24 岁者 128 例，25～29 岁者 150 例，30～34 岁者 100 例，35 岁以上者 17 例。既往有发作史者 240 例，初发者 147 例，记载不详者 13 例。病程在 1 个月以内者 190 例，1^+～3 个月者 50 例，3^+～6 个月者 81 例，6^+～12 个月者 40 例，1 年$^+$～2 年者 30 例，2 年以上者 9 例。临床症状为：

1. 意识障碍者，包括假死、心因性木僵、突然跌倒、朦胱等，共60例，占15%。其中突然跌倒类似癫痫者，均经脑电图确诊。

2. 躯体障碍者，包括运动障碍（痉挛、抽搐、震颤、瘫痪、失语、口吃等）和感觉障碍（皮肤过敏、怕声响、深浅感觉减退或消失、耳聋、眼盲等），共225例，占56.25%。

3. 植物神经障碍者，包括癔病球（类似中医之"梅核气"）、头痛、头晕、呕吐等，共62例，占15.5%。

4. 属于精神方面改变但无意识障碍者，指躁动不安、打人、毁物等，共45例，占11.25%。

5. 混合型者，指具有以上两型症状混合出现者，共8例，占2%。

6. 全组病例体检时，往往无器质性损害征象。

治法

1. 取穴　①主穴：取郄门。②配穴：取合谷、人中、曲泽、曲池、足三里、内关、中脘、哑门等。痉挛发作者加配人中；有癔病球者加配足三里、中脘、内关；耳聋、失音者加配哑门、听会、翳风、金津、玉液等。

2. 操作　起初采用"多针强刺法"，15次为1疗程；其后改用"少针强刺法"，疗程为5～7次，效果良好。留针时间均为15～30分钟。

疗效　经用上法治疗后，近期疗效，痊愈者330例（82.5%），显著进步者34例（8.5%），进步者6例（1.5%），无效者30例（7.5%）。远期疗效尚待观察。

辽宁省精神病防治院许振学等：《中医杂志》，
1966，5：40

【针刺、电针法】

病例　共101例。男53例，女48例。按本组病例发作时的临床表现及发作持续时间之长短，大体可分为3种：①昏睡样者，共13例。呈现意识不清、深睡状态、表情安静、无痉挛及躁动不安等现象。②痉挛样发作，共 55 例。呈现牙关紧闭、四肢强直、两手握拳、或呈间歇性肌肉痉挛，但无言语错乱、哭笑无常等。③哭喊呻吟、嘻笑无常，甚至打闹不已，辗转反侧、躁动不安，或更伴有肌肉痉挛，呈现此种症状者共 33 例。

治法

1. 取穴及手法　应用最多的穴位有合谷、人中、足三里。比较少用的穴位有太阳、中脘、隐白、三阴交、曲池、涌泉、鸠尾、下关、天突、十宣、内关、外关等；这些穴位，有的仅在十数例中用过，有的则只在二、三例中用过。手法采用强刺激兴奋法，留针时间一般为 10～20 分钟。

2. 单纯针刺法　采用最敏感的穴位，如人中、合谷等，进针后迅速捻转或强力捣动。如不收效，即采用更多的穴位，如足三里、太阳、中脘、十宣等，直至制止发作时停止捻针，恢复正常后即可起针。

3. 先针后电法　先用针刺，当效果不显著时，即按电针操作法通以感应电流，留针时间平均为 12 分钟。

4. 电针治疗法　对于发作症状严重或时间持久者，采用电针法，取穴 2～4 个，最好上下左右对称，如用合谷、足三里四个穴位。进针后将细软导线分别挂在针柄或针体上，如用 3 个以上穴位，须用分岔导线，导线的另一端接于电疗机之输出端。电疗机可用一般的直流感应电疗机，或特制的小型感应电疗机，通以感应电流，其优点是不起分解作用，故不腐蚀针体亦不烧伤组织。电流宜慢慢增强，其标准以见到针刺附近肌肉跳动收缩或呈痉挛状态为止，直至发作停止，再将电流降至零位，去掉导线后起针。

疗效　本组病例经用上法治疗后，全部即时制止了发作，无 1 例恶化。对于发作频繁的病例，用屡次发作、屡次针治的方法，减少了发作次数，甚至长期不再发作。101 例中，有各

518

种不同的症状表现，但应用以上穴位及方法治疗后（既未从"症"，也未从"经"、从"时"），几乎收到了完全相同的效果。

郭万学：《中华神经精神科杂志》，1959，1：13

【针刺、电梅花针法】

病例　共215例。男80例，女135例。年龄11~20岁者39例，21~30岁者102例，31~40岁者44例，41~50岁者22例，51岁以上者8例。148例因精神受刺激发病，67例诱因不明。病程1~30天者177例，1~3个月者18例，3~6个月者7例，6个月~1年者7例，1~5年者6例。全组病例中，27例有既往发作史。在临床症状方面：精神障碍者，属情感障碍的有32例，属意识障碍的有35例（均呈朦胧状态）；运动障碍者，属机能亢进的有33例（痉挛发作，肌肉抽搐），属机能减退的有37例（肢体麻痹或不全麻痹，其中单瘫者10例，偏瘫者14例，截瘫者13例）；视力障碍者8例；感觉障碍者12例；内脏障碍者18例（呼吸困难，心悸、呃逆、腹部剧痛）。

治法

1. 针刺法　①主穴：取人中、内关、神门、少商。②配穴：头晕、头痛者加太阳；声嘶、失语者加哑门、廉泉、天突。

2. 电梅花针法　选择末梢神经敏感处，如额、颞及颈部两侧皮肤，按梅花针操作要求，通以感应电流进行强电刺激。对躁动、痉挛病人，治疗时应有人协助，以免发生折针、坠床等危险。

疗效　215例中，用毫针治疗者有91例，其中治愈者56例，占61.5%；进步者25例，占27.5%；无效者10例，占11%。用电梅花针治疗者有124例，其中治愈者99例，占79.9%；进步者20例，占16.1%；无效者5例，占4%。半

519

年后对 30 例治愈患者随访，有 17 例复发 1 次或多次（57%）。对复发患者再用针刺治疗，仍可收到良好效果。

吉林医科大学针灸科王健秋：《针灸杂志》，1966，2：36

三十、精神分裂症

【电针法】

病例 共 750 例。其中精神分裂症 698 例（97%），其他类型 52 例（7%）。本组病例系根据江苏省精神病防治科研协作组 1974 年第二次协作会议拟定之统一方案进行。病程均在 3 年以内。

治法 随机分为单纯电针组与电针联合安适剂组对照。

1. 氯丙嗪或泰尔登的剂量不超过 200mg/日。

2. 针灸 ①取穴：人中、百会、翳风、头颞、耳门、颧髎、神庭、素髎、颅息、风池、本神、临泣、上星、兴奋等。每次取 1~2 对穴。②操作：每日 1~2 次，每次通电时间 20 分钟。20 次为 1 疗程。每次治疗中，采用冲击疗法 3 次，每次冲击时间 3 秒至 10 分钟。冲击强度分为轻度（面肌抽搐）；中度（头面颈肌抽搐）；强度（全身强直或抽搐）。

3. 协作组对冲击强度有不同意见：多数资料主张，刺激要强，疗程要长；少数认为刺激强弱、次数多少与疗效关系不成正比，且本法虽无严重并发症，但对某些穴位进行冲击时，易发生癫痫样抽搐，翳风穴电冲击时可造成口腔损害和发绀，故须注意。

疗效

1. 协作组所有资料均认为有肯定之疗效。有效率在 72.5%~95.9% 之间，平均为 84%。显效率在 28.1%~69.5% 之间，平均为 51.3%。

2. 分组观察结果，电针联合小量安适剂比单纯电针组或氯丙嗪组疗效为高，且较优越。

3. 电针除对病程短者有肯定疗效外，对病程较长者亦可获较为满意之疗效。半数以上资料说明，以未定型者疗效较好，青春型和偏执型次之，也有认为本法对各型均有疗效。

江苏省精神病防治科研协作组：《江苏医药》，

1977，10：22

附1：精神病患者针后嗜伊红细胞变化

【针刺法】

病例　共39例。报告对39例精神病患者观察了针刺后嗜伊红细胞计数变化与预后的关系。观察对象除39例精神病患者外，尚有5名健康人作对照。

结果　5名健康人，在针刺后嗜伊红细胞计数的变化，先是增高，而后是减少，以针后2小时的减少为最多。在精神病患者中，大多数预后良好的更年期精神病和精神分裂症患者，针后的嗜伊红细胞计数的变化，大体上与正常人一样；反之，绝大多数预后不良、治疗不愈的精神分裂症病人，其所呈现的变化则增高。根据这种变化，针刺神门（心经）、内关（心包经）、太冲（肝经）、光明（胆经）以后，而引起的嗜伊红细胞计数变化，对于判断精神病患者的预后，有一定意义。

521

顾景顺，等：《中华神经精神科杂志》，1959，6：407

附2：儿童精神分裂症

【针刺法】

病例　患者系一国外来诊儿童，女孩，5岁。于1954年3月就诊。其母代述：患儿出生后不久即由嫫母养护，后来发现自幼儿时期能行走时，即发觉其精神状态不够活泼，随着年龄的增长，此状态日趋明显。到能说话的年龄时，不见其说话，只偶尔叫声妈妈、爸爸，遇有不顺心时则发出刺耳之尖叫。常喜独自玩耍，但表情亦较沉默，从不与其他儿童玩耍，对父母亦不甚亲热。眼神较呆钝，如同沉思，但有时又很机敏，瞬间即过。喜欢清洁，常洗手帕，但常用牙齿轻轻地咬指甲，虽常予纠正，但仍不能改正。有时似在喃喃自语，但声音甚低，听不清语音，当偶有声音稍大时，亦不能辩其语意，当追问时即不作声了。在本国时，曾在几处著名的神经精神科医院检查，均诊为儿童精神分裂症，但经多次治疗未能收效。来我国后，经有关医院检查，仍诊为该病。患儿家长要求针灸治疗。就诊时，病情同上。发育正常，营养良好，饮食、睡眠、二便一般。体检时未见异常，未见植物神经机能紊乱征象（如流涎、多汗等），躯体活动正常，既往无外伤史及有关病史。表情淡漠，有时机敏地环视四周，不时轻轻地咬动指甲，并偶尔发出尖叫，其母问话不答。检查时，有时不合作，有时挣脱跑到庭院里逃避检查。

治法

1. 取穴　百会、脑户、哑门、风池、人中（偶用）、大椎、身柱、命门、肾俞、心俞、曲池、内关、合谷、神门、大陵、足三里、三阴交、太冲、行间等。每次取 4～6 穴，以督脉穴及背俞穴为主。

2. 操作　一般用中等的或较轻的短暂的间歇性刺激，断续地捻针约 1 分钟左右，不留针。于第 3、4 疗程时，一般留针 5 分钟左右。

疗效　针治 12 次为 1 疗程。于开始 2 个疗程时，每日针治 1 次，连针 2 周。疗程间停针 1 周。于第 3 疗程以后，改为隔日针治 1 次，仍以 12 次为 1 疗程，疗程间仍停针 1 周。治疗开始后，于第 1 疗程结束时，未见明显效果，每次来诊时，仍有时发出尖叫，挣脱跑到庭院里逃避治疗，或表情沉默，无何反应。于第 2 疗程时，沉默状态有好转，有时出现儿童期的活泼状态，偶尔说一两句日常生活用语。到第 3 疗程时，治疗时合作较好，来诊时一般都能坐在母亲腿上较好地接受治疗。

有时于来诊时向医生问"早安"。患儿母亲说，在这一时期有时跑出去和其他小孩一起玩，这在从前是没有过的。在家里时，说话也多些。但教他说话时，则表情急躁。于第4疗程时（进入治疗第3个月时），精神状态继续好转。患儿母亲说，有一次她在唱一支很长的歌曲，音律也比较好，但不知她是什么时候学会的。近些日子常见她开收音机，可能是从广播中学会的。于第4疗程完了时，收到显著效果。共治疗3个月，针治近50次。

焦国瑞：1954年时于卫生部针灸疗法实验所治疗之病案

三十一、癫　　痫

【针灸法】

治法

1. 取穴　一般每次均采用以下穴位，大椎、腰奇[1]、百会、印堂、人中、委中、足踵[2]、涌泉、劳宫、合谷、四缝、中冲、地仓、迎香、承浆。大椎、腰奇两穴用26号圆利针。其它穴用28号针。

2. 操作　成人或病程较长者，对大椎、腰奇2穴宜重刺、深刺（约1寸左右）。大椎、腰奇、百会、委中等穴，留针10～15分钟；其它穴不留针。婴儿及病程较短者，各穴均用轻刺、不留针。

3. 辅助疗法　成人患者，于大椎、腰奇穴针后拔火罐放血。婴儿患者，在针后于两太阳穴处施隔姜灸2～3壮。

疗效　共25例。经用上法治疗后，全愈者6例（停止其它治疗，观察1年以上未复发者），有效者3例（针灸后停用或减少其它药物治疗，发作间隔延长，症状减轻，观察1年以上者），无效者16例。痊愈病例治疗次数多在5次以内。有4例痊愈病例，每日均发作10次以上，经针灸1～2次后，即迅速停止发作。

按：［1］腰奇穴，在两侧中髎穴之中点处。

［2］足踵穴，在足踵聚筋上赤白肉际，与仆参穴在同一水平线上。

【电针法】

治法

1. 取穴：百会、大椎、风府、身柱、神道、长强、鸠尾、心俞、神门、内关、间使、大陵、中脘、太冲、肝俞、悬钟、涌泉，以督脉穴为主，疗效较佳。

2. 操作　均用泻法，留针30分钟，留针时并辅加电刺激10～30分钟（直流电0.5伏特）。上述各穴轮流选用。

疗效　共22例。经用上法治疗后，痊愈者有6例，显著好转者有8例，好转者有3例，效果不明者有5例。儿童较成人的疗效为高。于留针时加用电刺激的疗效较好，亦无任何副作用。

【穴位注射法】

病例　共110例。男75例，女35例。年龄最小者5岁，最大者75岁。病程在2年以内者有6例，20年以上者有6例，其余均在3～20年之间。本组病例中，父母有癫痫病者有19例（占17.27%），有脑外伤史者8例，有梅毒性心脏病者3例，属脑膜炎后遗症者2例，有脑膜瘤者1例。全组病例中有62例进行视力及眼底检查，其中有近视眼者36例。在症状方面，110例中，发作先兆为晕眩者82例，情绪不安者53例，心慌者44例，手足麻木者44例，2例有黄视，2例有嗅幻觉。发作时叫喊、昏迷、抽搐、瞳孔固定散大、角膜反射消失者（100%），口吐白沫、面色发绀者99例（90%），有外伤及咬破舌者77例（70%），头偏斜者70例（63.63%），大小便失禁者33例（30%），失神者22例（20%），有无意识小动作、痴呆、遗忘者各15例（13.63%），发作后昏睡者74例

524

（67%）。

治法

1. 取穴 共分为 2 组，每组分主穴、配穴、选穴三类，主穴和配穴为每次必用穴，选穴则根据病人情况适当加减。①第 1 组穴，主穴为间使、外关，配穴为鸠尾、百会，选穴为章门、本神、大陵。②第 2 组穴，主穴为神门、后谿，配穴为鱼际、阳谿，选穴为三阴交、足三里，丰隆。

2. 药液 0.5% 奴弗卡因生理盐水溶液。

3. 操作 用 20ml 针管，套 16 或 18 号针头，吸入药液，注射于上述穴位。每天注射 1 组，每穴注入 5ml，惟间使、足三里，注射 10ml，交替轮换，10 次为 1 疗程。停针 5 天后，继续第 2 疗程，一般注射 2 ~ 3 个疗程。如第 3 疗程中仍有发作，再行第 4 疗程。隔 1 月后再巩固 1 疗程。此后，每 3 月巩固 1 疗程，以维持效果。

4. 深度 各穴均按一般规定之深度，以针下得气或有传导感为度。但实际运用时，针刺深度是有些变化的。

疗效

1. 全组病例中，治疗前的发作次数，每隔 7 ~ 10 天大发作 1 次者有 44 例，11 ~ 20 天大发作 1 次者有 25 例，1 ~ 2 月大发作 1 次者有 26 例，每天数次，或每隔 3 ~ 6 天，交替大小发作、并伴有精神发作者有 15 例。

2. 经水针治疗后，治愈、基本治愈及控制发作者共 89 例，占 80.9%；基本控制发作者 12 例，占 10.9%；进步者 5 例，占 4.54%（仅经过 2 个疗程治疗，发作次数已大为减少）；无效者 4 例，占 3.63%（1 例为脑膜炎后遗之癫痫发作，1 例为乍克森氏癫痫，2 例有梅毒性心脏病，经 2 个疗程治疗无效而终止）。控制发作的日数，最短者为 3 天，最长者为 62 天，平均为 34 天。

3. 疗效标准 全组病例中，治疗后有 80.7% 的病例进行

525

了 5 个月以上的随访。凡经观察 21～32 个月以上无发作者为痊愈；11～20 个月者为基本痊愈；5～10 个月者为控制发作；3～4 个月者为基本控制；发作次数减少者为进步；无明显改变者为无效。

4. 穴位注射与药物治疗的比较　110 例中，选择 50 例发作次数频繁者单用穴位注射治疗，平均控制发作天数为 36 天。另选 30 例在穴位注射的同时，并用溴化钾 1.0，苯甲酸钠咖啡因 0.015，1 日 3 次，平均控制发作时间为 30 天；22 例并用溴化钾 1.0，1 日 3 次，平均控制发作时间为 40 天；8 例单用溴咖合剂治疗，观察 81 天，其中 5 例服药 60 天无效，改为穴位注射；3 例服药 81 天，发作次数虽然减少，但始终未能控制发作。本组病例在穴位注射治疗前有 89 例曾长期服用抗癫痫药物，其中服苯妥英钠 1 年以上者有 42 例，27 例未能控制发作，13 例发作次数减少；服苯妥英钠 3 个月至 1 年者有 47 例，38 例未能控制发作，9 例发作次数减少；服溴化钾者 8 例，除 1 例发作次数减少外，其他均无明显效果；1 例服癫痫停 25 天无效而终止治疗。

5. 由此可见，穴位注射对控制原发性癫痫有一定作用；溴化钾疗效并不显著；溴化钾和小剂量咖啡因的混合物，能使穴位注射控制癫痫发作的平均时间缩短，具有辅助大脑皮质活动功能恢复和加强穴位注射的作用。

郭同经：《山东医刊》，1962，11：10

附：针刺对癫痫患者脑电图的作用

【针刺法】

病例　本报告为观察针刺 23 名癫痫病人及 2 名非癫痫病人的一些穴位后，对脑电波产生的即时性影响。所用的穴位主要有：百会、人中、神门、内关、合谷、足三里等，手法为平补平泻法。

结果　第1组共11名，为年龄较大、病程较长的患者。针刺后，脑波毫无反应，或只出现注意现象，对原有脑波失律毫无影响。第2、3组共12名，多为年龄较小、病程较短的患者。第2组5名患者，在针刺后引起短暂的高波幅慢波、棘波，或棘慢波综合（同步化现象）。第3组7名患者，在针刺后原有之高波幅慢波变小，波律及波幅调节较佳；或原有之阵发长程棘慢波综合显著减少（异步化现象）。此种情况，可能由于第1组患者已形成固定的病理动力定型，其大脑皮质对刺激已不能发生反应。而第2、3组患者大脑皮层的可塑性，依然存在。至于患者之表现同步化或异步化的现象，则似决定于患者大脑皮质的兴奋状态。认为针刺穴位是警觉刺激之一种，对癫痫患者大脑皮质的灵活性的诊断和癫痫病的预后有帮助作用，对年龄较小、病程较短的癫痫患者，尤其是小发作患者，早期阶段在治疗上有一定效用。

冯应琨，等：《中华神经精神科杂志》，1959，5：339

527

三十二、失　语　症

【针刺法】

病例　共2例。1例为舌神经麻痹失语，1例为癔病性失语。

治法

1. 取穴　人中穴。必要时加用配穴。

2. 操作　用26号针，针尖向上成45度角深刺1～1.2寸，行捻转雀啄术，留针20分钟，每隔5分钟捻转1次。

疗效　1例舌神经麻痹失语者，曾用针灸治疗5次，服药、打针、均未见效。经深刺人中，配以金津、玉液泻血，2次痊愈。另1例癔病失语者，曾针刺人中、中冲、百会、合谷等穴数次未效，经深刺人中1次而愈。此说明人中穴对失语、昏迷等急症是有效的，如不能见效时应考虑针刺的强度。

刘汝磐：《中医杂志》，1961，1：27

三十三、脑 积 水

【针灸法】

病例 患儿温某，男孩，5岁。于1956年2月15日就诊。其父代述：从1955年4月患儿渐渐呈现不安状态，嗜睡，食欲不振，并常有呕吐等症状，遂即请医生诊治，拟诊为结核性脑膜炎，此后曾经多方医疗，均无显著疗效。于同年6月间，发现患儿头部逐渐膨大，同时头歪，起坐转侧不能，言语障碍。同年12月12日曾往省人民医院治疗7天，继又在医学院附属医院儿科住院治疗4个多月。诊断为：脑积水（结核性脑膜炎后遗症）及肺结核。于1956年1月9日自动出院，出院时肺结核已治愈。同年2月，其父因小儿脑积水未愈，头部继续膨大，乃转来我处治疗。患儿为第4胎足月顺产，过去发育较差，常有咳嗽或腹泻。患儿父母健在，否认有结核病史及梅毒病史，母亲无难产及精神病史。

体检 营养发育欠佳，神志迟呆，谵妄，双目向下方偏视，食欲及大小便如常，舌苔薄白，脉细数，体温37℃，脉搏每分钟82次。头围55cm，颅裂裂开，可容2横指之宽度，前后囟门膨隆突出，有明显波动感。头颅叩诊呈破罐子音，透光照射阳性，头歪不能后伸，坐起和转侧不能，四肢呈痉挛性麻痹，躯干大而臀细，呈畸形状态。

治疗及疗效 1956年12月15日来诊后，给以每日针刺双侧委中、合谷、少商、商阳、中冲、曲泽、曲池、尺泽等穴，至第8天，患儿头项已能左右转动。如是，继续按前穴施针18天。3月5日，当其母抱来施针时，患儿头项力量已很有劲，并能挣扎、啼哭、呼叫妈妈，其时颅骨骨缝已渐渐吻合，前后囟门平复，前额皮肤现有皱纹。以后每5天施针1

次，按前穴加大椎及双侧风池，共治疗 10 次，前后共 75 天。5 月 1 日，患儿头部颅裂完全合拢，前后囟门已关闭，叩诊无破罐音，神志较前更为清晰，说话已很灵活，眼球转动自如。惟四肢尚呈痉挛性麻痹，不能自行坐立，治疗仍按前穴，每 5 日施针 1 次，共治 15 次，患儿除精神一天比一天好转外，并能自己坐立。7 月 16 日，取穴双侧环跳、风市、委中、膝眼、阳陵泉、太谿、昆仑等穴，5 天施针 1 次，共针 5 次，患儿已能扶墙行走六、七尺远。如是，继续施针 5 次，患儿能自动慢步出门与邻儿玩耍。以后每隔 10 天针治 1 次，至同年 11 月后停止治疗。经 2 年来的观察，患儿一般情况良好，智力发育不差。施针手法，每个穴位均于针刺开始时，缓慢进针 2～3 分深，然后施行雀啄术 2～3 分钟后立即拔针，绝不留针。

钟锐球：《中医杂志》，1959，7：46

病例　共 30 例。男 23 例，女 7 例。年龄半岁以内者 7 例，6 月～1 岁者 11 例，1～6 岁者 12 例。发病年龄均在 1 岁以内。病程最短者 50 天，最长者 5 年零 9 个月，大多数患儿在发病后 1 年内就诊。本组病例治疗前多有发烧、呕吐、腹泻，少数有抽风史。患儿头围均大于正常，最大者为 66cm。前囟除 3 例闭合外，其余皆未闭合，最小者直径为 0.8cm，最大者 22×21cm。脑超声波探测均有脑室波增宽表现。部分患儿拍摄颅骨素片者都显示脑积水征象。多数患儿表现智力发育差。本组病例在针灸前均未作过其他特殊的有关脑积水的治疗。

治法　采用针刺法，部分病例配合温和灸和灼灸。

1. 主穴　共分三组。一组取头脑（即额中，又名面首）、水沟、支沟、合谷、水分、阴交、中极、水道、阴陵泉、足三里、三阴交、复溜；二组取风府、风池、大椎、命门、腰俞、殷门、委中、承山、悬钟；三组取夹脊，用梅花针叩打，以使皮肤发红为度。一、二组穴轮流针刺，三组穴每日叩打。

529

2. 配穴 兼有呕吐者加内关（顽固性呕吐针内关、足三里、阴陵泉、三阴交、太溪、照海、涌泉，留针1小时）；腹胀、腹泻加中脘、天枢；失明加攒竹、瞳子髎；耳聋加听宫或听会；足冷加涌泉；抽风加印堂、筋缩、阳关、金门；鼻塞加迎香；项肌无力加天柱。

3. 在无热的情况下，于头、腰、腹、脐，各加温和灸。囟门久不缩小者，灼灸水分、阴交，各3~5壮，7~15天。

疗效 本组患儿经10~240次针灸治疗，获得一定疗效。从临床表现（智力、视力、运动及全身情况）、囟门闭合、脑超声波检查、X线颅骨照片等方面观察，有效者27例，无明显进步者3例。

黄圣源（四川医学院中医教研组）：《全国针灸针麻学术讨论会论文摘要》（一）60页。1979，6月

三十四、脑囊虫病

【针药综合法】

病例 共2例，均获良效。

治法

1. 针刺 直刺包囊，破坏囊虫生存条件。针刺时，局部作常规消毒后，在包囊的正中及其周围刺入五针，如梅花形，周围四针向包囊中心刺入，以刺破囊壁为度，中间一针直刺中心。手法为急刺速提，出针后可从针眼处溢出无色透明液体，刺后一般可见包囊缩小或消失。每3~5天针治1次，可视病人体质强弱而定。针刺包囊的数目一次最多不超过10个，一般为4~6个。选择包囊时，以肌肉松弛、能用手提起者效果显著。先选包囊大的、神经血管较少之处。针后用碘酒涂之，再以纱布敷盖，以防感染。

2. 中药 人参9g（可用党参代替），当归15g，陈皮9g，白术9g，山药9g，焦楂9g，神曲9g，乌梅9g，细辛1.5g，槟

片9g，半夏9g。水煎服，二日一剂。或配为蜜丸，每丸重9g，每次一丸，每日三次，白开水送服。

举例 刘某，男，45岁。1960年发现，两上肢内侧、腹部、舌根部、鼻及头皮等处有百余个硬核。自觉头晕、失眠、心悸，并有阵发性抽搐、舌强、言语不清。在牡丹江市某医院切片确诊为脑囊虫病。经多方医治未效。后于1962年8月来我处就医，经服上药20余剂，针治10次后，包囊基本消失，抽搐停止，自觉症状好转。继用上方配制丸药连服3月治愈。随访12年未复发。

另一例，亦经切片确诊，经用上法治愈，随访12年未复发。

黑龙江林口县青山煤矿卫生院滕寿山：《新医学》，
1976，2：96

三十五、先天性腰骶椎裂尿便失禁

531

【针灸综合法】

病例 共500例。均系7岁以上经系统查体和X线平片照相，确诊为腰骶椎裂，并除外其他因素引起的尿便失禁患者，均为住院病人。全组病例中，男326例，女174例。7～15岁者331例，15～20岁者93例，20～40岁者70例，40岁以上者6例。根据脊椎裂处有无膨出物分为两型，有膨出者为显裂共358例，无膨出者为隐裂共142例。显裂患者，生后即有尿便失禁；隐裂患者，常在生长过程中逐渐发病。在接受针刺治疗前已行脊髓脊膜修复术或脊神经松解术治疗，而仍有尿便失禁者302例，占60.4%。本病主要表现为尿便失禁，会阴部鞍状温痛觉消失，以及不同程度的下肢畸形。对本病一般认为是先天性脊椎神经退变所致，是不可逆转的，故多采用尿流改道术或按装膀胱刺激器等办法。作者自1970年开始，用针刺法治疗本病，获得了较好的效果。6岁以下患儿由于不能配合未包括在内。

治法

1. 取穴 ①无尿感滴尿者取中极、曲骨、三阴交；②排尿困难者取长强、会阴、秩边；③遗尿者取夹脊穴（腰骶段）；④大便失禁者取长强、会阴、肛周穴。治疗时可根据主症选穴，各组穴位可以连用、并用或交替使用，亦可采用快针刺法。

2. 手法 用毫针快速进针，中等刺激。得气后，第 1 组穴位用艾条作温灸，其他穴位用 G6805 上海产电疗机通电（间断波），强度以病人耐受适宜为度，留针 30 分钟。

3. 疗程 每日针灸 1 次，10 次为 1 疗程，疗程间停针 3～5 天。多数病人，一个疗程时即可出现尿意感。一般以 5～6 个疗程为宜。

4. 对有脊髓脊膜膨出或有脊髓、脊神经牵拉反应表现者，须配合手术，然后进行针治。在针刺过程中，根据辨证配服中药，训练患者排尿排便动作，并对尿路感染给予适宜治疗[按]。

疗效

1. 近期疗效 优良者 97 例（19.4%），好转者 327 例（65.4%），无效者 76 例（15.2%），总有效率 84.8%。

2. 远期疗效 对出院时具有一定疗效的 234 例病人，经 1～9 年随访，疗效保持者 91 例（38.9%），疗效减退者 70 例（29.8%），消失者 67 例（28.9%），死亡者 6 例（2.4%）。

3. 针治除可改善本病患者的尿、便功能外，对第二性征发育不良和性功能低下亦可得到改善。本组大部分病人于治疗前都有第二性征发育不良及性功能低下，如阴茎小，不勃起，头发稀枯，乳房发育不良，经闭或月经不调，性欲低下和不孕；经治疗后有不同程度的恢复。由于性征及性欲的改善，在治疗后结婚和生育的病例不少。

1973 年以来，对全部病人进行了尿道外和肛门外括约肌

532

的肌电检查，发现皆属于下运动神经元病变引起肌萎缩的肌电图型。1974年以来，对240例病人在治疗前后用断层超声波测定膀胱残余尿量和电子尿流仪测定尿流率，发现治疗后膀胱残余尿量减少，排尿速度及每次排尿量均有增加。经统计学处理有明显差异。其中疗效良好者残余尿量皆达"0"或减少1/2量，排尿速度皆增加5ml/秒以上，且每次排尿量也皆有增加。这提示治疗后膀胱排空能力和排尿功能均有改善。

疗效标准：①判定根据：a. 有尿意感；b. 不滴尿；c. 不遗尿；d. 大便基本能控制。符合者为（＋），不符合者为（－），不定者为（±）。②近期疗效：a. 优良指三项为（＋），一项为（±）。b. 好转指二项为（＋），一项为（－）或二项为（±）。c. 无效指二项以上为（－）。③远期疗效：a. 疗效保持指与出院时疗效基本一致。b. 疗效减退指较出院时有一项（＋）→（－），或二项（＋）→（±）。c. 疗效消失指恢复到治疗前状态。

533

按： 中药治疗：1975～1978年在针灸治疗的基础上，根据辨证，配服中药，每日1剂，20天为1疗程，一般服3～5个疗程。面色黄白，手足发冷，滴尿不止，遇冷加剧者选用滴尿汤（益智仁、乌药、金樱子、复盆子、山药等）。乏力多汗，食欲不振，消瘦，时有低热，排尿费劲，或有脱肛者选用排尿汤（党参、黄芪、茯苓、泽泻、桂枝、五味子、龙骨、牡蛎、马齿苋等）；入睡后即遗尿者可加用桑螵蛸散。面色苍白无华，乏力，动则心慌，汗出，五心烦热，口渴多饮，尿量夜大于昼，并时有头晕，眼花耳鸣，四肢抽搐，或伴有肾功能障碍、贫血等，可在排尿汤基础上用当归、桑椹子、女贞子、麦冬、花粉，或选用丹皮、知母、黄柏等。对伴有肾盂炎，表现尿频、尿急、膀胱区不适或下坠感，可选用消炎汤（革薢、瞿麦、茅根、土茯苓、金银花、小茴香等）。

手术治疗：对针灸治疗无效并伴有脊神经牵拉症状，未做过手术治疗者可做脊神经松解手术。对碰撞膨出物而病情有反复者也应手术。本组中施行手术治疗者共80例（16%），术后均配合针灸治疗和其他疗法。

功能训练：在治疗期间坚持每天早晚做仰卧起坐、腹式呼吸、肛门扩缩运动，每次做 50～200 次。出院后仍需坚持锻炼。

其他疗法：为促进肛门括约肌和盆底肌功能的恢复，可用 5% 当归注射液 5ml 或 ATP 20mg，每日 1 次，肛周封闭；对滴尿不止而膀胱无残余尿者，可服用普鲁本辛 15mg，1 日 3 次，或予 654-2 穴封；对入睡后遗尿者可在睡前服氯酯醒 0.1～0.2g，根据病情并可选用耳针、头针、腕踝针，或配用理疗、电兴奋等疗法。（据《新医药学杂志》，1979，6：43。补入）

白求恩医科大学第一临床学院尿便失禁科研小组：

《全国针灸针麻学术讨论会论文摘要》（一）

63 页。1979，6 月

三十六、先天性脑发育不全

【针刺法】

病例　患者陈某，女孩，4 岁。不会说话，不会走路。体检：发育较差，身体消瘦，体重 16 市斤，身长 83.5cm，头围 44cm，额部不宽，小头畸形。嘴歪流涎，嘴唇溃烂，呈特殊面容。双手如鹰爪、震颤、不能持物，腰臀及下肢肌肉不发达，双侧下肢细小，足趾开张，不能站立，不能走路。智力发育差，不会说话。近 1 年来能在地上爬行，会发出声调低沉的"嘛，嘛"音，以手势回答家人的问话和表示自己的所需，如吃饭、穿衣。大小便时发出声调低沉的"嘘、嘘"声。诊为"先天性脑发育不全"。经 3 个疗程针治（共针 56 次），取得显著效果。患儿的体格发育、智力都有显著进步，体重增至 22 市斤，面部及四肢肌肉较前丰满结实，能在平地上独立行走 1 丈多远。自己能穿衣脱衣，流涎停止，嘴唇溃烂已愈，嘴形基本不歪，手不震颤，手指可自由屈伸，基本能握匙吃饭。发音虽然不清，但能喊"爸、妈、姐、哥、舅"，能说吃饭、疴屎、睡觉等日常用语，能唱一两句"东方红，太阳升"，能

534

按 1、2、3 顺序数出 15 以内的数目，并与邻居儿童"捉迷藏"……。

治法

1. 取穴　主穴取上廉泉、下廉泉、增音、肾俞、上髎；配穴取人中、风池、内关、合谷、环跳、伏兔、梁丘、血海、阳陵泉、足三里、落地、太冲、大椎。每次选主穴 2 个，配穴 3 ~ 4 个。

2. 操作　捻转进针，强刺激不留针。10 天为 1 疗程，停针 4 ~ 5 天后，再进行第 2 疗程。

广东省增城县新村公社卫生院新医室：
《新医学》，1972，6：37

三十七、阵发性循经灼痛症

【针刺法】

病例　患者冯某，男，57 岁，社员。于 1965 年 10 月就诊。主诉：于 3 年前春天，右小腿下部外侧有一点偶发烧灼样疼痛，范围如拇指头大小（按患者所示之痛点恰为悬钟穴的部位，且十分准确），无硬节，不红肿，痛一阵后即消失，故未予注意。此后，每日上午均有 1 次阵发性灼痛，不甚剧烈，不影响劳动，故未作治疗。约半月后，灼痛即沿原发痛点处向下循足外侧放射到第 4 趾（按患者所示之径路，为胆经循行之一段），仍为灼痛，不甚剧烈。又经 1 月左右，灼痛又自原发痛点处沿小腿、大腿外侧正中线放散到同侧臀部（据患者所示径路为胆经循行之一段，到臀部的止点为环跳穴），此时，灼痛略有加剧，即在当地卫生所及就近医院诊治，未效。约 2 月后，灼痛又自臀部沿脊椎右侧达于肩部挑担处（按患者所示径路为自环跳穴上行之膀胱经第 2 行，达于肩部之处恰为肩井穴）。又过数日，灼痛又自肩井穴分为 2 支：一支经耳后达于耳的深部，此时自觉耳鸣、重听、耳痛；另一支经后

535

头、前额达于同侧眼的深部，此时自觉眼胀、眼痛。疼痛所过之处均为灼痛。自发病开始到发展至上述情况，共分 5 个阶段，约 4 个月时间，每日上午发作 1 次，历时约 1 小时许，发作时灼痛难忍，眼痛不愿睁开，发作后自行消散。每日 1 次，几无间断。每次发作均自原发痛点扩散到"全线"及耳、眼，已呈顽固性病理性条件反射。至 1965 年 10 月来医疗队就诊时，病程已 3 年多。此期间患者曾到城里几个医院检查，眼、耳及神经系统等均未见阳性病理改变，故诊为神经官能症，但经治疗未能收效。患者身体健壮，发育良好。经详细询问病史及体检后，除风池、胆俞、阳陵泉、悬钟，有明显压痛（均为患侧）外，余无异常。既往除偶有头晕外，无其他有关病史。从灼痛部位分析，认为本病最初小腿下外侧之原发痛点为"胆经"的悬钟穴；自臀部环跳穴至足第 4 趾的灼痛联线，为下肢部"胆经"循行之一段；自环跳穴循脊椎右侧至肩井穴的联线，为膀胱经循行背部之一段；自肩井穴至耳内之联线，为三焦经之一段；自肩井穴至眼内之联线，为膀胱经之一段。总观灼痛所过之处，从经络学说分析，共涉及到胆经、膀胱经和三焦经三条经脉，但以胆经及膀胱经为主，故拟诊为"阵发性循经灼痛症"，试以针治。

治疗 第 1 次取肩井、环跳、悬钟，均取患侧，用中等强度的持续捻针法，留针 30 分钟（以后手法均同）。第 2 日来诊时，患者甚为高兴，谓当日上午灼痛发作时，由下肢串到肩部后，向上"顶"了几下，没有顶过去，即沿上肢外侧串到手指上去了（按患者所示径路为三焦经），但眼、耳的症状未再发作（可作为治疗的第 1 阶段，共 1 次）。第 2 次治疗取穴同上，又加用肩髃、外关。第 3 次来诊时，变化同第 2 日。本日取穴仍同第 2 次。经 5 次针治后，上肢灼痛感消除（可作治疗的第 2 阶段，共 5 次）。自第 7 次起，取肩井、胆俞、环跳、阳陵泉、悬钟，经针治 7 次后，背部灼痛感消除（可作为治疗的第 3 阶段，共 7 次）。自第 14 日起，取环跳、风市、阳陵泉、悬钟、足临泣，经治疗半月后，下肢灼痛逐渐减轻，直至消除（可作为治疗的第 4 阶段，共 15 次）。于治疗第 4 阶段初期，背部灼痛又发作 1 次，经加针肩井、胆俞后，即行消除，直至第 4 阶段结束时，未再发作。前后共治疗 28 次。在 5 个月时间，曾多次随访，未曾复发。

焦国瑞：《新中医》。1976，2：37

三十八、神 经 梅 毒

【针刺法】

病例 共 7 例。男 5 例，女 2 例。3 例为住院病人，4 例为门诊病人。本组病例之诊断依据，主要为：①化验检查，康氏反应或华氏反应阳性，脊髓细胞数和淋巴球增高；②既往病史，患者或生养父母有过冶游史和梅毒病史；③现有症状，全身麻痹或半身麻痹（应与维生素缺乏之肌无力症或其它麻痹性病症相鉴别），神经反射迟钝或消失，但亦有增强者。

治法

1. 取穴　主要采取曲池、足三里、八髎、环跳、委中、大椎等。

2. 治疗期间　治疗与护理须紧密结合，在针灸治疗时，不论病程长短和病情轻重，都必须注意营养、保温和充分休息，否则会影响疗效，延长治疗日期。

疗效

1. 3 例住院病人均获治愈，治疗后康氏反应均为阴性，治疗次数为 17～21 次。

2. 4 例门诊病人，2 例好转，1 例无效，1 例不明。好转例中，1 例症状消失，1 例症状减轻，但康氏反应仍为阳性。

魏扬震：《中医杂志》，1959，7：31

537

第七章 眼科疾病

一、溢泪症

【针刺法】

治法

1. 取穴　睛明、迎香。

2. 操作　速进针，轻捻转，不留针。针睛明穴手法宜轻，否则可引起皮下、结膜出血。

疗效　共 118 例。治疗后，痊愈者 75 例，占 63.6%；好转者 31 例，占 26.3%；无效者 12 例，占 10.1%。认为本法较已往单纯用泪点冲洗或扩张方法较为满意。针刺睛明、迎香治疗本病具有平肝、补肾、清热、祛风、疏通经络、流通气血的作用。

按：溢泪是眼病的一个症状，是泪腺分泌机能异常的一种表现。原因很多，有原发性的（泪腺本身病变）、药源性的（药物作用）、中枢性的、精神性的、神经反射性的和症状性的（全身性疾病所致的）。按中医辨症，溢泪又有冷泪与热泪之分。故针治本病应先明确诊断为好。

黑龙江省双城县人民医院：《天津医药》，1974，5：221

附：冷泪症

【针刺法】

病例　共 28 例（45 只患眼）。男 10 例，女 18 例。年龄最小者 22 岁，最大者 59 岁，以 25～40 岁者居多。病程最短者 2 个月，最长者 20 年。本病是眼科的一种常见病，患者常因视物不清，揉擦眼睛，影响工作学习。

治法 针刺加探通泪道。

1. 取穴 主穴取睛明；配穴取攒竹、头维、巨髎、风池。

2. 方法 第一天取睛明；第二天取睛明、攒竹；第三天取睛明、头维；第四天取睛明、巨髎；第五天取睛明、风池。

3. 手法 捻转与雀啄相结合，中等刺激。针睛明时应防止皮下及结膜出血，不留针。

4. 疗程 5天为1疗程，间歇2~3天，进行第二疗程。

疗效 治愈7例（10只眼），进步17例，无效4例。

安徽省皖西医院眼耳鼻喉科：《新医药学杂志》，

1977，12：32

二、麦 粒 肿

【耳针法】

治法

1. 取穴 在耳廓背面，相当于耳轮、耳垂和耳根的正中处，共针4处，每针距离约为2分，其针刺的位置呈"∷"形。

2. 操作 采用卧位或坐位，针刺得气后行泻法，留针30分钟。每日针治1次，一般针刺健侧。若上下眼睑均有肿胀、或症状较重者，则针刺两侧。必要时加刺合谷穴。

疗效 共7例。经用上法治疗后，除1例针后显著好转并用了其他疗法外，其余6例均经2~3次治疗后，症状完全消失。针刺后，于针治部位均有疼痛或过敏，2例局部皮肤有发红现象。

杨楣良：《浙江中医杂志》，1964，3：19

【针挑法】

治法

1. 取穴 在患眼对侧背部肩胛骨内缘、或7~12胸椎两旁找到暗红色或红色壳粒大的出血点3~5个，有时也可在同侧找到，此即为治疗的针挑点。

2. 操作　皮肤常规消毒后，用三棱针速刺，出针后用手指从针刺部位将出血点处的血液挤出，用消毒干棉球拭净后再挤，直至无血或少血时为止。

疗效　共 42 例。经用上法治疗后，痊愈者 34 例，促成早日化脓者 5 例，无效者 3 例。随访 10 例中，有 2 例复发，但较前为轻。

马光冉：《江苏中医》，1965，8：38

三、急性结膜炎

【针刺法】

治法

1. 取穴　睛明、瞳子髎、阳白，攒竹、丝竹空、太阳；远隔穴位取少商、合谷。

2. 操作　根据病情及当时病人身体情况，给以强刺激或弱刺激，由于该部皮肤感觉较为灵敏，以慢刺或轻刺为宜。隔日施针 1 次。治疗次数在 1~6 次之间。每次选用局部穴位 1~2 个。

疗效　共 20 例。经用上法治疗后，有效率为 85%，治愈率为 55%。3 例无效，其中 1 例只针 1 次。临床症状以眼痛和流泪消失最快，分别为 80% 和 87%，同时对炎症也有消退作用。

胡任：《中华眼科杂志》，1960，4：220

治法

1. 取穴　睛明、鱼腰、承泣、攒竹、丝竹空、瞳子髎。

2. 操作　用轻刺手法，至眼眶周围有痠重感时，留针 2 分钟。每日 1 次，每次取 2~3 穴，只针不灸。如收效不显，可加针双侧合谷穴，用中等强度手法。

疗效　共 66 例。经用上法治疗后，有效率达 99%。本组均为急性卡他性结膜炎。

云南省中医院:《云南医学杂志》,1959,4:30

【耳穴刺血法】

治法

1. 取穴　睛明、耳背血管。

2. 操作　术者以左手拇食指固定患者的眼球并避开血管,直刺睛明穴约 2~3 分深,轻刺数下后出针。然后在患侧耳背部寻找一明显隆起之血管,消毒后用三棱针刺破,放出瘀血即可。

疗效　共 21 例。经用上法治疗后,大多经针治 2 次痊愈;仅 1 例因合并角膜溃疡,治疗 5 次,并配合药物治疗而愈。

孙俊华:《江苏中医》,1965,11:37

541

【耳针法】

治法

1. 取穴　耳尖。

2. 操作　先用手指在耳尖部揉捏使局部充血,皮肤消毒后,在耳尖部针刺 1 分深左右,用强刺激,留针约 1 分钟,然后将针起出,挤出如绿豆大血液 2~3 滴即可。每日治疗 2 次。忌酸、辣、酒等刺激性食物。

疗效　共 65 例。均为传染性结膜炎。经用上法治疗后,多数患者于放血 1~2 次后症状缓解。全组病例,经 1 天治疗痊愈者有 13 例,占 20.6%;经 2 天治疗痊愈者有 24 例,占 38.1%;经 3 天治疗痊愈者有 22 例,占 34.9%;经 4 天治疗痊愈者有 4 例,占 6.4%。

江苏省海门县包场公社卫生院:《新医学》,1972,1:31

四、过敏性眼炎

【针刺法】

病例　共 4 例。其中 3 例为青霉素油剂或溶液过敏,1 例为0.5%链霉素溶液过敏。4例患者均无全身症状，只表现为局部反应。

治法

1. 取穴　曲池、合谷、攒竹、丝竹空、鱼腰、太阳、睛明。

2. 操作　留针30分钟。

疗效　4例患者，均经针治1～2次后痊愈。

举例　患者赵某，女，33岁。于1959年7月8日就诊。自诉：两上眼睑发痒加剧、刺痛。2日前曾用0.5链霉素溶液点眼。检查：两眼视力正常，两上眼睑皮肤浮肿，呈弥漫性红晕，球结膜充血，结膜囊内无眼眵。两上睑结膜内外眦部有少许乳头增生。诊为过敏性眼炎。治疗：针刺曲池、攒竹、睛明，均为双侧。留针30分钟。每日针治1次。共针2次痊愈。

谭景阳：《哈尔滨中医》，1960，3：47

五、电光性眼炎

【针刺法】

治法　采用以下两种针法。

1. 针刺阳白、印堂、瞳子髎、四白、合谷。先针两侧阳白，然后再针印堂、瞳子髎、四白、合谷，一般留针15～20分钟。

2. 针刺睛明、合谷，留针时间亦为15～20分钟，针刺睛明时应防止损伤眼球，针刺不宜过深。

疗效　共46例。经用上法针刺后，一般自觉症状如羞明、疼痛等，于针后3～10分钟内立即消失者或显著减轻者有37例，占80%；症状减轻者有9例，占20%。

袁良礼：《中华眼科杂志》，1960，2：105

治法

1. 取穴　主穴为攒竹、睛明；配穴为合谷。对少数疼痛剧烈的患者，可加针阳白、风池。

2. 操作　用捻转进针法，中等刺激，留针 10 分钟。

疗效　共 76 例。经用上法治疗后，针治 1 次治愈者达 92%，其余者亦不超过 2 次。报告介绍，于开始针治时曾用轻刺激手法，但收效不显，认为针刺手法以中强刺激为好。

孙凤山，等：《中级医刊》，1959，3：149

六、角　膜　炎

【针刺综合法】

病例　共 38 眼。本组病例中，包括疱疹性角膜炎、树枝状角膜炎、盘状角膜炎、浅层角膜炎、深层角膜炎、点状浅层角膜炎、硬化性角膜炎、卡他性角膜溃疡。发病日数在 1～50 天不等，多数为 3～5 天。本病最痛苦的症状为剧烈眼痛（甚至头痛）、眼睑痉挛、羞明流泪及视力障碍，故患者经常紧闭双目，躲于暗室，不能视物，心情甚为烦躁。以往应用各种疗法，效果均不理想。采用针刺综合疗法治疗后，取得良好效果。

治法　全组病例均为针刺综合治疗，即局部滴用抗菌素及热敷等，再加针刺治疗。

1. 取穴　每次取 2 个眼区附近穴位，如攒竹、丝竹空、阳白、睛明、瞳子髎、四白等；另取配穴合谷或足三里。

2. 操作　每日针治 1 次，每次留针 30 分钟。10 次为 1 疗程，对治疗不满 10 次痊愈者，即停止针刺。

疗效

1. 针刺有显著镇痛作用　针刺前病人眼痛剧烈，多数在针治 1～3 次后，即感轻快，甚至完全消失。以疼痛减轻统计，效果显著者有 34 眼，占 89.47%；有效者 3 眼，占 7.89%；总有效 37 眼，占 97.36%。以疼痛消失统计，效果显著者有 20 眼，占 52.36%；有效者 9 眼，占 23.68%；总有效 29 眼，

543

占 76.31%。针刺不但镇痛作用迅速，而且镇痛时间较为持久（4～5小时）。

2. 针刺有良好的解痉作用　针刺前患者多紧闭双目，羞明流泪，多数病人经针治 1～3 次后，眼睑痉挛即显著缓解，泪溢减轻。以症状减轻统计，疗效显著者有 32 眼，占 84.21%；有效者 5 眼，占 13.15%；总有效 37 眼，为 97.36%。以症状消失统计，效果显著者有 20 眼，占 52.63%；有效者 11 眼，占 28.94%；总有效 31 眼，为 81.57%。

3. 对睫状充血及角膜浸润之效果较前 2 项为差。以症状减轻统计，效果显著者有 15 眼，占 39.47%；有效者 17 眼，占 44.73%；总有效 32 眼，占 84.21%。以症状消失统计，效果显著者有 4 眼，占 10.52%；有效者 8 眼，占 21.05%；总有效 12 眼，占 31.57%。

4. 疗效标准　凡在 1～3 针之内产生效果者（症状减轻或消失），作为显效；凡在 4～6 针之内产生效果者（症状减轻或消失），作为有效；凡在 7 针以上产生效果或根本无效者，作为无效。

5. 本组病例虽同时采用抗菌素，但根据临床观察，单用抗菌素及热敷，不能如此迅速地解除眼痛及眼睑痉挛，尤其对疱疹性、树枝状及盘状角膜炎（系过敏或滤过性病毒所致）等，抗菌素则更无显著作用，加用针刺后，即可迅速出现镇痛及解痉作用。

郭培桓，等：《中华眼科杂志》，1960，3：148

七、过敏性角结膜炎

【耳针综合法】

病例　共 178 例。报告指出，既往治疗本病时，首先减轻患者的刺激症状，使用散瞳止痛药物，待 2 小时后，症状逐渐好转，经 4～5 天始可痊愈。经用本法治疗后，收到良好效果。

治法

1. 耳针 ①取穴：在耳垂上用针尖轻轻点刺探找敏感点，必须探准敏感点才能有效，敏感点可在耳垂的中心、也可在其附近的周围。②操作：皮肤行常规消毒后，用 26~30 号毫针刺入，深度以不穿透耳垂后皮肤为宜。进针时可有强烈痠痛或痠胀感，留针 20~30 分钟，也可适当延长。留针期间可捻转2~3 次，以加强刺激。

2. 同时给以散瞳、S. T. 滴眼。

疗效

1. 178 例，经用上法治疗后，疼痛消失时间为 2~5 分钟，炎症消失天数平均为 2.5 天，复发率为 11.6%。

2. 以往应用青霉素封闭、S. T. 滴眼、散瞳方法治疗 26 例，疼痛消失时间在 4 小时以后，炎症消失天数平均为 4.5 天，复发率为 15.4%。

545

王培民，等：《浙江中医杂志》，1960，6：287

八、虹膜睫状体炎

【针刺法】

治法

1. 取穴 新明₁、新明₂。

2. 操作 操作手法及取穴法，均见中心性视网膜炎。

疗效 共 13 眼。经用本法治疗后，均获程度不同的疗效，其中痊愈者有 6 眼。从临床观察看，针刺新明穴，对急性患者有散瞳作用，炎症消退快，前房积脓一般在 2~3 天内吸收，视力迅速提高。对陈旧性病例，可提高视力。

中国人民解放军第 371 医院：《新医药学杂志》，1974，8：40

九、外伤性散瞳

【针刺法】

病例 共 2 例。眼球受钝性外力打击，可引起瞳孔散大、反射消失、调节麻痹，此称为外伤性散瞳。本病有时伴有瞳孔沿不规则的撕裂伤，或虹膜根部脱离。损伤重者成永久性散瞳，轻者数周内可以恢复。

治法

1. **取穴** 主穴取睛明、瞳子髎、阳白、合谷、太阳、攒竹。配穴取鱼腰、四白、足光明、足三里、风池。每次取主穴 2～4 穴，配穴可视需要选用。

2. **操作** 用中等刺激，留针 20～30 分钟，每 10 分钟捻针 1 次。

3. **观察** 每次针前测量瞳孔大小，观察对光反射及远近视力之改变，以作比较。

疗效 2 例患者，经用上法治疗后均获痊愈。

曾煜琛：《中医杂志》，1960，3：28

十、眼肌麻痹

【针刺法】

病例 共 3 例。经用针刺治疗后，均获治愈。

例 1 患者潘某，男，49 岁。于 1958 年 5 月 22 日初诊。主诉：右眼不能向外转，视物呈双像，已 4 天。患者于 1 月前，右眼红肿疼痛，至当地卫生所就诊，滴眼药水后好转。半月前觉有头晕，10 天前右侧半边头痛，睡 1 天后不见好转。5 天前觉得眩晕，视物发花。4 天前，视物呈双象，用手抓时常有抓空，当时旁人告诉患者右眼不能向外转动。患者以为因疲劳所致，休息 4 天仍无好转，而来就诊。既往无冶游史，未发生过类似眼病。检查视力和行走时，头向左偏转约 20 度。视力：左眼 0.7，近 1.5；右眼 1.2，近 1.5。双侧泪器、眼睑、结合膜均正常，角膜、前房、晶体透明，虹膜纹理清楚，眼底正常（未散瞳），左眼运动自如，右眼不能向外侧转动，停留

546

于正中线内侧，向内、上、下运动自如。带红绿玻璃片作棒灯检查时，向左偏视时呈双眼单视，红绿偏right；向右偏视时，两象位置不变，距离变大。血液康氏反应阴性。治疗：5月22日，针右太阳、风池、合谷，留针10分钟。5月24日复诊时说，上次针后右眼发胀，仍头昏。针穴同前。5月26日检查，右眼可向右转动，超过正中线，在正视时已无复视。针穴同上。5月28日复诊时，病人非常高兴。检查时右眼转动已很自如，角膜外缘已可达到外眦角，但较费力。取穴同上，留针15分钟。以后未再复诊。

例2　右上斜肌麻痹。用穴为攒竹、合谷、太阳、四白。每次取2穴，留针20分钟。

例3　右侧外直肌麻痹。用穴为太阳、合谷、拈竹、风池。每次取2~3穴，留针20分钟。

周振德：《江苏中医》，1961，4：17

病例　共24例。其中先天性者7例，均为上睑提肌麻痹；后天性者17例，属外眼肌全麻痹和动眼神经全麻痹者各1例，上睑提肌麻痹者7例，上斜肌麻痹和下直肌麻痹者各1例，外直肌麻痹者6例。

治法

1. 取穴　原则上以取眶周围穴位为主。如上睑下垂者以上明、阳白为主，内直肌麻痹者以睛明为主，外直肌麻痹者以鱼尾为主，上直肌麻痹者以上明为主，下直肌麻痹者以承泣为主。并以合谷、曲池、足三里、三阴交等穴为辅。以上各穴可轮番配用。

2. 手法　开始时用强刺激，以能忍受为度。电针频率为50~100次/分。待见效后，再逐步减少刺激强度及频率。每次30分钟。每周电针6次。

疗效

1. 痊愈10例，占41.7%；明显好转及好转者各6例，占

547

50%；无效2例，占8.3%。有效率为91.7%。

2. 疗程：最短者8天，最长者90天，平均30.6天。

蚌埠市第二人民医院眼科：《新医药学杂志》，1978，1：37

十一、近　视　眼

【针刺法】

病例　共129例。本组病例中，除有8只眼视力正常者外，其余250只眼均有程度不等的近视。其中视力在0.1以下者有12眼，0.1～0.3者有91眼，0.3～0.5者有81眼，0.5～0.7者有32眼，0.7～1.0者有20眼，1.0～1.5者有14眼。远视力以0.1～0.3者为最多，占35.27%。病程最短者为1年，最长者40年以上，其中以1～10年者为最多。

治法

1. 取穴　①主穴：以四肢末梢穴位为主，有时配合局部穴位。下肢部穴位，取大都、太白、公孙；上肢部穴位，取三间、合谷；头部穴位，取风池、攒竹、太阳、丝竹空等。手法用平补平泻法，留针30分钟。②配穴：每次治疗选3个主穴，必要时加配穴。若经针治3次仍不见效者，则更换主穴。局部穴除作配穴外，经针刺后有自觉反应者，如眼胀、睑缘分泌物增多等，针刺局部穴位后多可立即收效。

2. 操作　间日针治1次，10次为1疗程。满1疗程后，停针10日继续下1疗程。针刺深度不必拘泥于分寸[按]，以有痠麻抽困为度。虽以10次为1疗程，但由于患者表现疲劳、失眠等，不足1疗程亦可停针。对晕针患者，于晕针后当日可不再继续针治。晕针后可针刺印堂、太阳等，可立即恢复。体弱患者可配足三里，以收强壮之效。治疗过程中，曾观察到以取穴不多、留针时间不长者，收效良好。此外，尚应注意保护视力，不食辛辣食物，如大蒜、辣子等。

疗效

548

1. 经上法治疗后，250 眼中，显著有效者 42 眼，占 16.8%；中度有效者 105 眼，占 42%；轻度有效者 64 眼，占 25.6%；总有效数为 211 眼，有效率为 84.4%。对先天性近视眼与老年人近视眼亦有效。治疗一个半月复查，疗效巩固。

2. 疗效标准　以视力增加 0.1 以下者为轻度有效，增加 0.2～0.3 者为中度有效，增加 0.4～1.0 者为显著有效，远视力未增加者为无效（其中包括仅治疗 3 次，不足 1 个疗程于中途停针者）。

按："针刺深度不必拘泥于分寸"，恐系指不必拘泥于一般的"常规深度"，但于眼区某些穴位，仍应根据局部解剖学的特点，掌握到适宜的深度，对于临床经验不多者尤应注意。

陕西中医学院科学研究室：《中医杂志》，1959，7：53

【针刺、梅花针法】

病例　共 780 例。均为大、中、小学生。年龄最小者 6 岁，最大者 20 岁。全组病例分别作了散瞳、镜片试验及一般视力检查。视力均在 0.9 以下，连续用本法治疗 3 次以上。病程最短者为 2 个月，最长者为 15 年。其中 305 例有家族近视史，占 39.1%。

治法

1. 按部位治疗组　①部位甲组：主治部位为后颈部、骶部、眼区（系指眶上缘和眶下缘密刺 3～4 排，睛明、鱼腰、四白、太阳，作重点刺激，以下同）、风池周围。②部位乙组：主治部位为后颈部、眼区、风池周围；随症加减，有神经衰弱者重点加刺骶部，并发气管炎或消化不良者加刺胸、腰部和上腹部。

2. 按经穴治疗组　①经穴甲组：主穴为正光穴（此为经验穴，位于眶上缘内 1/4 与外 3/4 交界处，即攒竹与鱼腰穴之间的中点，当眶上缘下方）。配穴为风池、大椎、内关、心俞、肝俞、胆俞、肾俞、中脘、期门。②经穴乙组：局部主穴

549

为睛明、鱼腰、四白、风池；局部配穴为攒竹、丝竹空、承泣、太阳、瞳子髎；循经取穴为胆经的光明、丘墟、风池，肾经的水泉，脾经的大都，胃经的足三里，大肠经的三间、合谷。

3. 手法及疗程　①手法，两组手法均为轻、中、重三度，一般以中度刺激为宜，用腕力弹刺。②疗程，部位组以 14～21 次为 1 疗程，前 7 次每日 1 次，以后隔日 1 次。经穴组以 12～16 次为 1 疗程，隔日 1 次。若疗效不显，均可再进行 1 疗程。

疗效

1. 780 例，共 1533 眼。经用上法治疗后，痊愈者 142 眼，占 9.3%；显效者 414 眼，占 27%；进步者 710 眼，占 46.4%；无效者 267 眼，占 17.3%；有效率为 82.7%。分组疗效为：部位甲组 329 眼，有效率为 77.8%；部位乙组 740 眼，有效率为 80%。经穴甲组 296 眼，有效率为 97%；经穴乙组 168 眼，有效率为 76.8%。以经穴甲组疗效为佳。

2. 疗效标准　痊愈系指视力达到 1.0、或以上者；显效系指视力增加 3 级以上但未达到 1.0 者；进步系指视力增加 1～2 级者；无效系指视力无增加或增加未达 1 级者。

中医研究院针灸研究所刺激神经疗法研究室：

《针灸杂志》，1965，1：21

十二、屈光不正

【针刺法】

病例　共 101 例。本组病例均以视力 1.0 以内的近视为对象，但后来因人数增多，凡是镜片校正后视力进步者，均予治疗。但仍以角膜透明、屈光填间清晰、眼底没有改变为原则。全组病例中，屈光不正者共有 195 眼。除 2 眼未检查屈光度外，有近视、近视散光 173 眼；远视、远视散光 20 眼。

治法

1. 取穴 翳明（本穴之常用取穴法为，从耳垂下缘向耳后引一平线，再从对耳屏相对处之耳轮中点处引一垂线，此两线相交之处即为此穴）。

2. 操作 以微弱刺激为好，捻转刺入，待病人有痠麻胀等针感时，即停止捻转，留针约 10 ~ 30 分钟。每天 1 次，5 天为 1 疗程。

疗效 经用上法治疗后，近视、近视散光 173 眼中，视力进步到 3 行以上者有 111 眼，视力进步不到 3 行者有 48 眼，无效者 14 眼，有效率为 91.9%。远视、远视散光 20 眼中，视力进步在 3 行以上者有 13 眼，视力进步不到 3 行者有 7 眼，全部有效。远期疗效，经观察 1 ~ 9 个月者有 79 眼，10 ~ 19 个月者有 53 眼，能保持针刺后视力的占 78%。

梁载：《中医杂志》，1959，9:64

治法 取穴：新明$_1$、新明$_2$。取穴法及操作见中心性视网膜炎。

疗效 共 177 眼。经用本法治疗后，168 眼视力有不同程度提高，其中显效者有 57 眼，进步者有 111 眼，无效者有 9 眼，有效率为 94.9%。从临床观察看，针刺后视力提高较快、较明显，但疗效不巩固。对高度近视、视网膜变性者疗效差。

中国人民解放军第 371 医院：《新医药学

杂志》，1974，8:40

【耳针法】

病例 共 353 例。本组病例以中小学生为主，其中包括老花眼 3 例。

治法

1. 取穴 新眼穴（在耳屏上，听宫穴的后面）。

2. 操作 用"耳夹"治疗。方法是把"耳夹"夹在穴位上，留置 40 分钟。隔日 1 次。3 月为 1 疗程。如用电动小马

551

达，连接在"耳夹"上给以震动和弱电流刺激，5分钟内即可增进视力。"耳夹"可用耳针改制，也可用回形针或硬铜丝制成。

疗效 全组病例，经用上法治疗后，显效者有117例，占35.8%；进步者有167例，占47.6%；无效者有67例，占16.6%。有效率83.4%。其中57例和3例老花眼，已观察6~9个月。

上海市公费医疗第一门诊部：《全国中西医结合
研究工作经验交流会议资料选编》（内部资料），
257页，1961，人民卫生出版社

十三、视 力 减 弱

【针刺法】

病例 共132例。均为在校初中学生。年龄在13~17岁之间。治疗前，远视力检查不到1.0，近视力检查正常，无内外眼病，主觉近视验光均在-3.5屈光度以下，视力可矫正到正常。

治法

1. 取穴 翳明。

2. 操作 用1寸针垂直捻转刺入，给予弱刺激，直到病人有痠麻或发胀时停止捻转，留针30分钟，每隔15分钟捻转1次。每天治疗1次，5次为1疗程。

疗效 132例，211眼。经用上法治疗后：

1. 近期**疗效** 针后视力恢复正常者98眼，占46.5%；视力增进者89眼，占42.2%；保持原状者24眼，占11.4%。未发现针刺后有减退者。

2. 随访 于针后6个月~1年随访者有60例、109眼，其中保持针后视力者87眼，占79.8%；未能保持但也未降至针前视力者16眼，占14.7%；下降到针前视力者5眼，占

4.6%；下降到针前视力以下者 1 眼，占 0.9%。认为针刺痿麻针感向同侧眼部放散较好，如向下颌或内耳放射，则不能有预期效果。针后多数病人于次日眼的分泌物增多、发痒、发胀，不须处理，仍可继续治疗。

王怡然：《中级医刊》，1965，10：620

十四、白　内　障

【针刺法】

病例　共 6 例。本组病例就诊时之视力为 0.1～0.4。其中 3 例为外伤性，2 例为并发性，1 例为青年性。

治法

1. 取穴　主穴为鱼腰、瞳子髎、攒竹、睛明；配穴为曲池、合谷、承泣。

2. 操作　采用轻刺激手法，进针后直到患者感到眼眶周围或眼球有麻木、痿胀或胀痛时为止。留针 30 分钟，每隔 10 分钟捻转 1 次。退针时仍用缓慢手法。

疗效　本组病例经用上法治疗后，视力增加最多者为 0.6，最少者为 0.1。治疗时间为 10～15 天。经 4 个月～1 年的观察，有效例的疗效仍能保持。在晶体混浊方面，仅有 1 例减轻，其余 5 例均无变化。因此认为，视力进步虽与晶体混浊有关，但针治本病之视力改进，可能是由于针刺使视机能增强之故。

刘士安，等：《中医杂志》，1959，7：57

治法

1. 取穴　主穴取健明、球后、健明$_4$（相当于见阳$_4$），健明$_1$、承泣；配穴取太阳、翳明、合谷、肾俞、足三里、光明。以 3 个穴位为 1 组，第 1 疗程选 2 个主穴、1 个配穴；自第 2 疗程起选 1 个主穴、2 个配穴。

2. 操作　每天治疗 1 次，10 天为 1 疗程，间歇 5 天继续下 1 疗程。

疗效

1. 未成熟期白内障 57 眼，治疗后显著有效者 26 眼，较前进步者 30 眼，无效者 1 眼。

2. 成熟期白内障 16 眼，治疗后较前进步者 9 眼，无效者 7 眼。

3. 并发性白内障 17 眼，治疗后显效者 2 眼，较前进步者 12 眼，无效者 3 眼。

4. 外伤性白内障 6 眼，治疗后较前进步者 2 眼，无效者 4 眼。

广西柳州工人医院：《全国中草药新医疗法展览会

资料选编》（内部发行），591 页。1972 年 1 月。

甘肃省卫生局

【耳针法】

病例　共 80 例。其中初发期 8 例，未成熟期 50 例，已成熟期 15 例，过熟期 2 例，先天性者 5 例。

治法

1. 取穴　在耳垂的中央点处。

2. 操作　用平补平泻法，留针 15～30 分钟，隔日针治 1 次，10 日为 1 疗程。

疗效　本组病例，经用上法治疗后，视力由 0.1 增加到 0.4 者有 7 例，视力增加不到 0.4 者有 24 例，增加到 0.2±者有 33 例，无变化者 16 例。

上海市耳针协作小组：《上海中医药杂志》，1962，2：20

【穴位注射法】

病例　共 43 例。其中老年性白内障 29 例、55 眼，并发性白内障 9 例、16 眼，先天性白内障 1 例、2 眼，外伤性白内障 1 例、2 眼，原因不明者 3 例、6 眼。

治法

1. 取穴　合谷、曲池、养老、足三里、足光明，均取双侧。每天选用 1 穴（双侧）。

2. 药物　普通静脉注射用维生素 C 100mg（2ml）。

3. 操作　每穴注入 1ml。连续注射 10 天为 1 疗程。无特殊不适，可连续注射 3~5 个疗程。

疗效

1. 疗效判定以视力测验为准，同时检查晶体（均未见明显变化），43 例均为短期观察，治疗中未见特殊副作用。

2. 80 只眼中，经用上法治疗后，视力提高 2 行以上者有 40 眼，占 50%；视力有改善但不到 2 行者有 19 眼，占 23.7%；无改善者有 21 眼，占 26.3%。

3. 认为本法对老年性白内障效果较好，尤以初发者为好；并发性白内障、先天性白内障、外伤性白内障效果似较差；单纯性白内障似比合并有其他眼病（如屈光不正、中心性视网膜炎等）等的效果要好。至于疗效与疗程的关系，一般似以 3 个疗程为宜，最多为 5 个疗程。若治疗 3 个疗程仍不见视力提高者，多无效。

中山医学院附属眼科医院新医科：《新医学》，
1974，8：414

555

十五、色　盲　症

【针刺法】

病例　共 21 例。本组病例中，以红色色盲为最多占 14 例，绿色盲占 3 例，红绿色盲占 4 例。

治法

1. 取穴　主穴为瞳子髎、上关、天牖；配穴为听宫、睛明、丝竹空、四白、巨髎、头维、攒竹、风池、阳白、目窗、合谷、臂臑、足临泣、足三里、光明。

2. 操作　头部近距离穴位，均用轻刺激手法，留针 10 ~

30 分钟；手足远距离穴位，用重刺激手法，留针 20～30 分钟。单用针刺，不用灸法。隔日针治 1 次，10 次为 1 疗程。

疗效 全组病例经用上法治疗后，痊愈者 8 例，显著进步者 7 例，进步不显著者 6 例。有的患者经过 5 次针治后，即有效果。在痊愈的 8 例中，有 6 例均为报考大学发现有色盲症未能报名，经针刺治疗后，检查证明色盲症已痊愈，现已入学，经 1 年随访未见复发。

郑静侯：《中医杂志》，1959，7：58

病例 共 42 例。本组病例，均为男性中学生。年龄最小者为 15 岁，最大者为 25 岁。42 例均为红绿色盲。

治法

1. 取穴 ①主穴：晴光（在睛明穴上 3 分处）、色光（在耳屏切迹直下 1 分处）。②配穴：取瞳子髎、合谷、光明、神门、太白、心俞、脾俞，每次轮流针刺。配穴应根据辨证论治原则应用。如对全色盲（对各种颜色都不能辨视），配风池、光明，此二穴属足少阳胆经，而光明又为胆经络穴，肝胆互为表里，故针风池以补风木之脏，刺光明以调表里之气。配神门、太白、心俞、脾俞、合谷、瞳子髎，其中神门、太白，一为手少阴心经原穴，一为足太阴脾经原穴，配此二穴可调心脾之气；心俞、脾俞，为二经"精气输转"之处；合谷是手太阳大肠经穴，能治头面诸疾；瞳子髎为少阳胆经之起点，肝胆互为表里，肝开窍于目，故针刺此穴，一为通达表里之气，一为治疗局部之疾，历代文献记载，本穴主治一切目疾。

2. 操作 针刺部位作常规消毒。①针睛光穴，让患者闭目，术者用左手指逼眼球，右手持 2 寸毫针呈 90 度刺入，徐徐进针，分 4 次针入，第 1 次针入 5 分，停 2 呼吸再针入 5 分，休息片刻，然后分 2 次（中间相隔 5 分钟）针入达 1.5 寸深（本穴禁用雀啄术）。②针色光穴，让患者微张口，针尖向后风池穴方向进针，深度 1 寸。③此 2 穴留针时间均为 15～

20 分钟。隔日针治 1 次，10 次为 1 疗程。治疗不要间断，并避免过劳和情绪波动等。

疗效 全组病例，经用上法治疗后，痊愈者有 19 例，显著好转者有 15 例，进步者有 8 例。治疗次数，1～5 次者有 18 例，6～10 次者有 14 例，11～15 次者有 4 例，16～20 次者有 6 例。一般在 1～5 次即能收效。

山东省立中医院：《全国中西医结合研究工作经验交流会议资料选编》（内部资料），257 页，1961 年 12 月，人民卫生出版社

病例 共 7 例。本组病例均为男性。年龄在 19～32 岁之间，为红、绿色盲。

治法 治疗前检查视力、视野、眼底，确属正常者进行治疗。

1. 取穴 主穴取瞳子髎、上关、翳明；配穴取攒竹、丝竹空、听宫、睛明、合谷、四白。

2. 操作 每次在主穴、配穴中取 2～3 穴，用轻刺激手法，留针 20～30 分钟，隔日针治 1 次。

疗效 全组病例，经用上法治疗后，痊愈者 5 例，显著进步者 1 例，进步者 1 例。疗效标准，在色盲检查表上（石原氏色盲表），全部能辨别清楚者为全愈，大部分能辨认清楚者为显著进步，小部分能识别者为略有进步。

厦门医学院附属医院眼科：《福建中医》，1962，6:239

病例 共 189 例。男 185 例，女 4 例。年龄 10～48 岁。其中红绿色盲 122 例，色弱 67 例，经试用针刺治疗后，辨色力均有不同程度的提高。

治法

1. 穴位 共分三组。第一组取天髎、瞳子髎、攒竹、合谷。第二组取上关、丝竹空、睛明、足三里。第三组取臂臑、承泣、阳白、光明。以上穴位，均取双侧，每天取用一组穴

位，三组交替使用。

2. 手法　用捻转法进针，得气后，近眼球穴位用平补平泻法，每 3～5 分钟捻转 1 次，针感达到眼部为佳。远眼球穴位得气后用穗卫Ⅰ型"6·26"半导体综合医疗机通电，电流大小视各人耐受性而定，针感往头部方向传导较好，留针 15 分钟。

3. 疗程　每天针治 1 次，10 次为 1 疗程，停针 3～5 天再进行第二疗程。每一疗程后进行常规色觉检查一次。

疗效

1. 189 例中，全愈者 111 例，显效者 32 例，好转者 46 例。针治次数最少者 6 次，最多者 88 次。

2. 远期疗效　对 31 例随访，时间最短者出院 6 个月，最长者 26 个月，其中远期疗效稳定者 8 例，尚好者 10 例，退步者 13 例，但无一例退至治疗前水平。

3. 疗效标准　①痊愈，在 10 秒钟内能识别新医学院第二附属医院眼科编绘的《色觉检查图》、石原氏《色盲检查图》等四本检查图的每版图、字。②显效，有 3～5 版图、字识别不清。③好转，有 5 版以上图、字不能识别。④无效，治疗前后无变化。

广西环江县人民医院针刺治疗色盲小组：
《新医药学杂志》。1977，8：封三

十六、青　光　眼

【针刺法】

病例　共 46 眼。本组病例为 26 名原发性青光眼病人。46 眼按眼压的代偿功能区分（Полк 氏分类法），计有：代偿性者 8 眼、次代偿性者 14 眼、非代偿性者 20 眼、失代偿性者 4 眼。全组病例，用针刺法观察降低眼压的情况。

治法

1. 取穴　行间穴。

2. 操作　用针刺法。施用强刺激手法。

疗效

1. 针刺后，46 眼中有 36 眼的眼压获得下降，有效率为 78.26。降压的时间平均为 7～41 小时，下降的幅度——平均眼压下降数为 12.15mmHg、平均眼压下降幅度为 29.84%。认为针刺行间穴可作为青光眼的辅助治疗或手术前的准备治疗。

2. 针刺后，眼压下降幅度的大小、降压持续时间的长短，与眼压代偿功能的优劣成正比，并由此推测针刺降低眼压的作用，似可推论为针刺暂时改善了眼压代偿机能的缘故。

3. 针刺行间穴的降压效果，优于三阴交穴，更优于腓骨小头直下方、平足三里穴的非经非穴处。针刺行间穴须用强刺激手法才能达到降低眼压的作用，奴夫卡因封闭行间穴后，即不能使眼压下降。

黄叔仁：《中医杂志》，1963，8：299

559

十七、视 神 经 炎

【针刺法】

病例　共 23 眼。其中包括急性视神经炎、球后视神经炎和视神经乳头炎。

治法　取穴：新明$_1$、新明$_2$。取穴法及操作见中心性视网膜炎。

疗效　全组病例，经用本法治疗后，痊愈者 4 眼，显效者 5 眼，进步者 6 眼，无效者 8 眼，有效率 65.2%。从临床观察中看来，对急性视神经炎，疗程短，疗效较好；球后视神经炎次之；而对病程长、视神经乳头开始萎缩者，效果较差。

中国人民解放军第 371 医院：《新医药学杂志》，

1974，8：40

十八、视神经萎缩

【针刺法】

治法

1. 治则　清头目、疏经活血、调肝补肾，再结合整体与对症的原则进行治疗。

2. 取穴　①主穴：取风池（烧山火手法）、内睛明（压针缓进法）、瞳子髎、拈竹（平补平泻）。②辅穴：取丝竹空、鱼腰、肝俞、大椎、合谷、光明（平补平泻）、肾俞（烧山火手法）。

3. 每周针治3次，12次为1疗程。

疗效　共24例，40只患眼。因病例不多，观察期短，多数患者眼底和视野尚无明显改变。故以视力作标准，有62.5%的病人之视力有程度不等的恢复。其中针刺组的有效率为68.2%，针药并用组的有效率为56.1%。

中医研究院针灸研究所、北京协和医院眼科：

《中医杂志》，1960，1：38

病例　共76例，150只患眼。其中单纯视神经萎缩46眼，视神经乳头颞侧萎缩96眼，继发性视神经萎缩8眼。

治法

1. 取穴　分2组。①第1组：单取球后穴，共57例，114眼。②第2组：以球后穴为主，配以风池、足三里、光明、合谷，共19例，36眼。

2. 操作　通常隔日针治1次，少数病例每天针治1次。球后穴针患侧，其他穴针双侧。球后穴采用速刺法，每10～15分钟，将针捻转1次。其他穴采用中等刺激，留针时间为15～60分钟。针治次数为6～140次，其中以15～20次者为最多。

疗效　以原有视力增至视力表中1排以上，或从30厘米数指增至 0.05 以上者为进步进行分析，则本组病例情况如下：

1. 单纯针刺球后穴 114 眼中，视力进步者有 99 眼，占 86.8%；球后穴并用其他穴位的 36 眼中，视力进步者有 32 眼，占 88.8%；两组疗效相差不多。但视力进步达 0.7 以上者，单用球后穴者有 15 眼，占 13%；而并用其他穴位者有 11 眼，占 30%。有些病例，当单用球后穴视力增至一定程度不再上升时，配用其他穴位，视力可有进一步的好转。

2. 病期长、视功能差的视神经萎缩，疗效通常较差；反之，初期视神经萎缩视功能受害不大者，疗效较好。尤以原有视力在 0.4 以上者，疗效更为显著。

3. 欲使视力达到最好程度，通常要经过针治 10 次以上，亦有针治 64 次视力才达到最好程度者。

4. 欲使疗效较好且较稳定，则针刺疗程应以 3 个月至半年为度，甚或 1 年。

5. 治疗后随访观察半年至 1 年以上，与针前原来视力比较，视力进步者有 27 眼，占 87%；视力不变及视力退步者，各有 2 眼。与治疗结束后的视力比较，视力维持不变者有 19 眼，视力又有一些进步者有 6 眼，两者共 25 眼，占 80.6%；视力较治疗结束后差者有 6 眼。针刺对病程久的患者，有时亦能收效，但治疗以后，视神经乳头颜色大部仍不能恢复，仅有 1 例视神经乳头颞侧苍白的患者，经治疗 1 年后，乳头颞侧颜色恢复正常的粉红色，而且乳头周围小血管亦见增加。

561

浙江医学院眼科学教研组：《浙医学报》，1959，6：178

治法 取穴：新明₁、新明₂。取穴法及操作见中心性视网膜炎。

疗效 共 70 只患眼。经用本法治疗后，痊愈者 4 眼，占 5.7%；显效者 21 眼，占 30%；进步者 21 眼，占 30%；无效者 24 眼；有效率为 65.7%。对多数早期病程短者有一定疗效。从临床观察中，疗效显著者，眼底检查可见视神经乳头由苍白变为红润，视网膜动脉由狭小变为充盈。对病程长和伴有其他眼病者疗效较差。

中国人民解放军第 371 医院：《新医药学杂志》，

1974，8：40

【电头皮针法】

病例 共 87 例，138 眼。男 62 例，女 25 例。年龄为 8～63 岁。原发性者 56 眼，继发性者 61 眼，外伤性者 21 眼。发病时间，1 个月以内者 10 例，2～6 月者 19 例，1 年者 15 例，3 年者 9 例，5 年以内者 9 例，10 年以内者 21 例，15～25 年者 4 例。

治法

1. 部位 视区（在枕外粗隆水平线上，前后正中线各旁开 1cm，向上垂直引一直线长约 4cm）。

2. 刺法 以 26 号毫针由线上端沿头皮下刺入，两针分别接电脉冲刺激器的正负极，电流频率为 240 次/分，输出量以病人能耐受为度，通电 20 分钟。

3. 疗程 每天 1 次，10 次为 1 疗程，休息 3～4 天再进行第 2 疗程。

疗效 138 眼中；①无进步者（包括进步不足 1 行）62 眼，占 45%；②进步 1 行者 32 眼，占 23.2%；③进步 2 行者 24 眼，占 17.4%；④进步 3 行者 2 眼，占 1.4%；⑤超过 4 行者 9 眼，占 6.5%。有效率为 55%。如以进步 3 行或更多者为显效，则为 14.4%。本组病例在治疗过程中发现：病程较久者，进步也有较明显的；病程较短者，效果也未必都好。应用头针治疗原发性和继发性视神经萎缩都有一定效果，外伤性者较差。大多数病人在第一、二疗程视力开始进步，但以治疗三、四疗程为佳。在一年半后随访，仍有 60% 视力不变或继续上升。

天津市眼科医院新医疗法组：《新医药学杂志》，

1977，9：28

十九、中心性视网膜炎

【针刺法】

治法

1. 取穴　①新明$_1$：在耳垂后皱纹之中点，相当于翳风穴前上5分处。进针时，针体与皮肤呈60°角，向前上方快速进针，针尖达耳屏间切迹后，将耳垂略向前外方牵引，针体与身体纵轴成45度角向前上方徐徐刺入。当体针达于下颌骨髁状突浅面，深度1～1.5寸时，可获针感；针感如不明显，可再向前上方刺入5分；若针感仍不明显，可稍改变针尖刺入方向，耐心寻找满意针感。对针感锐敏者，用捻转结合小提插法，加强刺激。对针感不明显者，用搓针法，使针感传至眼区。②新明$_2$：在眉梢上1寸、外开5分处，针尖向额部呈水平位刺入，缓慢进针5～8分，针感出现后用揉针法，使眼球出现强烈针感。

2. 操作　①针刺手法：a. 诱导法，对针感传导向上（头部）、向下（下颌）时，可分别用以下两法将针感诱导至眼区。下诱导，食、中指快速轻微向下弹打针柄，拇指向后上轻微弹刮针柄，弹后手指随即离开，通过振动可使针感向下诱导；上诱导，食、中指快速轻微向上弹打针柄，拇指向后下方弹刮针柄，动作要快，弹后随即离开，使针振动，把针感向上传导。用以上手法把针感诱导到眼区后，稍停数秒钟，再用其他手法。b. 捻转结合小提插法，以拇、食、中三指持针，拇指向前呈等腰三角形旋转式捻针，捻针幅度为2～2.5转，针的提插幅度为1mm左右。强刺激每分钟捻转100次左右，中刺激80次左右，轻刺激60次以下。用于针感锐敏、传导能达于眼区者。c. 搓转法，食、中二指捻转，拇指向前呈锐角三角形旋转搓针，针转幅度为1～2转，提插幅度为1～2mm。强刺激每分钟为120次，中刺激为90次，轻刺激为70次左右。用于针感传导较差、不能传到眼区者。d. 搓针法，食、中指固定针柄，拇指沿针柄前后搓动，速度为每分钟 120 次。用于仅有局部针感而无传导针感者，可使针感传向眼区。e. 揉针法，拇指向前下呈扇形小幅度 40～60 度快速旋转，速度每分钟为 150～170 次，使眼球很快出现针感。用于新明$_2$穴。②刺激强度：在针刺治疗中掌握适量的刺激强度很重要，如需轻刺激而用了强刺激，反而使机体出现抑制状态，不能调动内因的积极因素；如需重刺激而用了轻刺激，就达不到振奋机体的正常功能。刺激强度应根据体质、针刺敏感程度和病种而定。一般可分为以下几种。a. 强刺激，捻针 1～2 分钟，用于以下 3 种情况：身体强壮者；针感较差者；以及视神经萎缩、视网膜色素变性、陈旧性网膜炎、角膜斑翳等慢性疾病。b. 中刺激，捻针 1 分钟左右，留针。用于以下情况：针感中等敏感者；各种急性炎症性疾病（对急性炎症性疾病之病情较重者，可在上午于新明$_1$穴用中等刺激，下午于新明$_2$穴用强刺激）。c. 轻刺激，一般捻针半分钟左右，用于以下情况：体质虚弱者；针感极为敏感者；眼底出血活动期病人；慢性单纯型青光眼患者。d. 每次针治后，患者应闭目静卧约半小时，以延续针感，提高疗效。③疗程：一般每日针治 1 次，10 次为 1 疗程。疗程间停针 3 天，再继续针治。

疗效 共 234 只患眼。经用本法治疗后，全愈者 114 眼，占 48.8%；显效者 16 眼，占 6.8%；进步者 81 眼，占 34.6%；无效者 23 眼，占 9.8%；有效率为 90.2%。对单纯水肿型和渗出型者，疗效明显；瘢痕结巴型者疗效尚可；严重侵犯脉络膜者疗效较差。病程短者疗效较好，病程长者疗效较差。

中国人民解放军第 371 医院：《新医药学杂志》，
1974，8：40

【穴位注射法】

病例 共 48 例。病程最短者 7 天，最长者 10 年，其中 3 个月以内者有 34 例，占 70.8%。全组病例中，单纯水肿型者 15 例，渗出型者 26 例，严重侵犯脉络膜者 2 例，陈旧性者 5 例。

治法

1. 体穴 攒竹、风池、太阳、合谷、外关、肝俞、足三里、内庭，每次注射 2 对穴位。

2. 耳穴 肝、胆、肾、肾上腺、内分泌、神门、眼、目$_1$、目$_2$、交感、脾，每次注射 3 个穴位，可单侧或双侧注射。（体穴和耳穴，均为每周注射 2 次，或隔日 1 次，5～10 次为 1 疗程）

3. 药液 用 5%"681"溶液，以皮试针头作穴位注射。体穴每穴每次注入 0.5～1.0 毫升；耳穴注射至起皮丘为止。

4. 中药 用上法连续治疗 5 次无效或 5 次以后进展缓慢者，加服杞菊地黄汤（杞子、菊花、熟地、山萸肉、淮山药、茯苓、丹皮、泽泻）每日 1 剂。

疗效

1. 体穴治疗 24 例，其中治愈 10 例，占 41.7%；显效 6 例，占 25%；进步 5 例；占 20.8%；无效 3 例，占 12.5%。

2. 耳穴治疗 24 例，其中治愈 9 例，占 37.5%；显效 4 例，占 16.6%；进步 9 例，占 37.5%；无效 2 例，占 8.4%。报告指出，5%"681"溶液，偏于酸性，刺激性较大，在眼区穴位注射，有时可引起眼睑浮肿，数日方能吸收。注射后并可引起小量出血，故应尽量少用眼区穴位，注射针宜用小针头，拔针后可用消毒干棉球压迫针孔。穴位注射后可致面部疼痛，随即转为麻胀及热感，2～3 天内仍较瘫软。耳穴注射后，半天内头面部有发热感。多数病例于穴位注射 1～5 次后出现疗效，5 次以后仍无疗效者则效果较差，应加用其他疗法。加服杞菊地黄汤往往能明显提高疗效。本组病例仅观察 4 个月左

565

右，远期疗效，尚待进一步确定。

二十、中心性视网膜病变

【穴位注射法】

病例 共53例（急性及慢性）。病程1年以下者22例，1年以上者31例，其中病程最短者3天，最长者3年。全部病例中有25例未来复查，故以28例（47眼）统计。其中急性者16例、27只患眼（视力减退并有中心暗点，视物变形，黄斑部水肿等），陈旧性者12例、20只患眼（主诉有过1次急性发病后或自己不明原因而致的视力减退，且不能矫正。眼底检查无水肿、渗出和反光晕，但中心凹未恢复，或恢复不全，或中心凹反光散在等）。28例中有85%以上的病人曾经西医及中药治疗，均有一定效果，但视力和眼底恢复不够满意。

治法

1. **取穴** 共分12个穴组。①目$_1$、翳风、复明$_3$；②目$_2$、翳明、内关；③目$_3$、临泣、天府；④目$_4$、阳白、复明；⑤目$_5$、太阳、足三里；⑥目$_6$、鱼腰、光明；⑦目$_7$、丝竹空、照海；⑧目$_8$、头维、肾俞；⑨目$_9$、拈竹、外关；⑩目$_{10}$、目窗、肝俞；⑪目$_{11}$、率谷、复明$_1$；⑫目$_{12}$、风池、合谷。

2. **操作** 12个穴组的针法，以患者右眼为例，按顺时针1~12点取穴（每穴距离眼眶2毫米，进针深度为同身寸2寸左右，进针方向按眼眶锥形特点朝向眶尖，不能垂直进针）。每天用1组穴位，12天为1疗程。停针5天后复查，进行第2疗程。愈后巩固6~12天。第1次从12点（位置）开始，第2次6点，第3次1点，第4次7点；以此类推。四个方面交叉取穴。目穴及头面穴单纯针刺，目穴留针5分钟，并以颤针手法刺激3次（即进针后出现针感时，进针2.5分钟后及出针时各 1 次），留针过久，穴位感应度反降低，效果并不好。四肢、颈背部穴位，用中药 10% 1 号液作穴位注射，每穴注入 0.1～0.3ml，于进针后有强烈针感时推药（中药 1 号液配方：菊花、夏枯草、当归、牛膝、青葙子，各等量，制成注射液，每毫升含生药 120mg）。

3. 对照 另以 20 例（30 只患眼）住院病人单独给以西医治疗作对照。

疗效

1. 针刺穴位注射组：28 例 47 眼。眼底恢复情况～恢复完全者 39 眼，占 82.98%；恢复不全者 7 眼，占 14.89%；不明者 1 眼，占 2.13%。视力恢复情况～针治前 0.1 以下者 5 眼，治疗后为 1 眼；针治前 0.2～0.4 者 12 眼，治疗后为 4 眼；治疗前 0.5～0.7 者 15 眼，治疗后为 7 眼；治疗前 0.8～0.9 者 6 眼，治疗后为 4 眼；治疗前 1.0 以上者 9 眼，治疗后为 29 眼。平均治愈天数为 29.1 天。

2. 单独西医治疗组 20 例 30 眼。眼底恢复情况～恢复完全者 12 眼，占 40%；恢复不全者 18 眼，占 60%。视力恢复情况～针治前 0.1 以下者 6 眼，治疗后为 2 眼；针治前 0.2～0.4 者 4 眼，治疗后为 6 眼；针治前 0.5～0.7 者 14 眼，治疗后为 1 眼；针治前 0.8～0.9 者 3 眼，治疗后为 2 眼；针治前 1.0 以上者 3 眼，治疗后为 10 眼；无效者 9 眼。平均治愈天数为 42.7 天。但治疗前西医组 0.1 以下的眼数比针刺穴位注射组为多（前者为 20%，后者为 10.64%），故尚难做出两法疗效孰佳的比较。

3. 随访观察 对针刺穴位注射组 28 例中停止治疗的 15 例 24 只眼作了随访。其中眼底及视力维持原有疗效的，1 年零 8 个月者有 8 人 14 眼，1 年者有 4 人 5 眼，10 个月者有 1 人 2 眼。占随访总眼数 87.5%。其余 2 例中，1 例 2 眼于停针 1 年后复发，经再治疗 2 个疗程，视力及眼底均恢复正常；另

567

1 例 1 眼于停针 7 个月后复发。占随访总眼数的 12.5%。

兰州军区总医院门诊部五官科：《新医学》，1974，8：406

二十一、中心性血管痉挛性视网膜病变

【针刺法】

病例 共 98 例、112 只患眼。男 87 例，女 11 例。年龄在 20～40 岁者 76 例，占 77.55%；41 岁以上者 22 例，占 22.45%。病程 3 个月以内者 49 例，3～6 个月者 17 例，7～12 个月者 11 例，1 年以上者 21 例。报告指出，本病是一种较常见的眼底病，多发生在 20～40 岁的男性。其早期症状为中央视力障碍，视物变形。对本病的认识，目前国内外意见很不一致，尚无定论。有人建议用"中心性浆液性视网膜病变"为本病的诊断名称，然目前国内外则较多采用"中心性血管痉挛性视网膜病变"的诊断。

治法

1. 取穴 向阳₁、向阳₂（向阳₁，在舌骨水平线向两侧延伸至胸锁乳突肌之内缘相交处，相当于下颌角附近。向阳₂，在甲状软骨上缘切迹部向两侧延伸至胸锁乳突肌之内缘相交处）。

2. 操作 取仰卧位，将肩部垫高，充分暴露颈部，进针前先用左手将穴位附近搏动之血管位置摸清，将针从胸锁乳突肌内缘与血管之间迅速刺入皮肤，以 45 度倾斜角沿着向后、向上的方向将针缓缓送入约 1.5～2 寸，待出现针感后捻动针柄，达到满意针感，留针 10 分钟。每天针治 1 次，每次任选 1 穴（选针感较好者，即针感可达到眼区者）；若为双眼病变，则取双侧对称穴位。10 天为 1 疗程，间歇 3～5 天，开始第 2 疗程。

疗效 98 例中，经用上法治疗后，全愈者 49 例，占

50%；好转者42例，占42.85%；无效者7例，7.15%。有效率为92.85%。一般在3个疗程内都可出现程度不同的疗效，本组病例在第1疗程内视力有好转者占84.72%。连续3个疗程仍不见效者，可考虑改用其他疗法。

浙江医科大学附属第一医院眼科：《新医药
学杂志》，1973，2：13

二十二、视网膜色素变性

【针药综合法】

病例 共103例、203眼。全组病例均经确诊为本病。病程皆在5年以上。报告指出，本病是慢性进行性眼底疾病，主要症状为夜盲、视野缩窄、中央视力逐渐减退，终至完全失明。过去国内外治疗方法虽多，但疗效不理想，认为是一种难治的眼病。本组病例经用针治为主、药物为辅的方法，获得了不同程度的效果。

治法

1. 取穴 分为5个穴组。①球后、太阳、合谷；②上星、睛明、养老、足三里；③见阳$_2$、内关、三阴交；④曲池、光明；⑤见阳、风池、手三里。每天应用1组穴位，5天后重复1次，10次为1疗程。停针3~5天，再针第2疗程，可连续针治几个疗程。

2. 操作 眼穴针刺手法，将针速入皮肤后，轻捻慢转进针，深度达4~4.5cm左右，得气后，则捻转加强刺激，强度以病人能忍受为宜，可留针3~5分钟，或不留针。体穴手法，同一般针刺疗法。

3. 中药 可根据以下情况配合内服中药。①属肝肾阴虚者，用熟地、云苓、淮山药、杞子、泽泻、杭菊、山萸肉、丹皮。②属肾阳虚者，用熟附片、菟丝子、补骨脂、杞子、苁蓉、熟地、当归、牛膝、云苓。

疗效 203 只患眼，经用上法治疗后，疗效优者有 37 眼，占 18.2%；良者有 65 眼，占 32%；进步者有 70 眼，占 34.5%；无效者有 31 眼，占 15.3%。本组病例治疗次数均在 2 个疗程以上。观察时间最短者为 1 个月，最长者为 2 年。故对一些病例的远期疗效尚待继续观察。疗效标准：优，系指视力增加 4 行以上，视力从光感或眼前指数恢复到 0.05 以上，自觉症状有明显好转者；良，系指视力增加 2~3 行，自觉症状有明显好转者；进步，系指视力增加 1 行或 1 行以下，自觉症状略有改善者。

中山医学院附属眼科医院：《新医学》，1971，9：31

二十三、视网膜动脉阻塞

【针刺法】

病例 共 18 例。年龄 50 岁以下者 3 例，50~70 岁者 14 例，70 岁以上者 1 例。为便于以视力为观察标准，本组病例均为视网膜中心动脉阻塞，不包括分枝阻塞和不全阻塞。报告指出：

1. 视网膜中心动脉完全阻塞时，视力即刻或于几分钟内完全消失。这种血管性意外所产生的后果很严重，如果不及时和适当地治疗，可引起永久失明。因此，本病属于眼科危急重症之一。

2. 视网膜对血循环极为敏感，视网膜中心动脉阻塞时严重影响视力。在兔子的实验中，阻断视网膜中心动脉循环后，半小时内视网膜细胞死亡。在人类，因各种原因引起的视网膜中心动脉阻塞及伴发的视网膜病变究竟达到何种程度、延续多久，才是不可逆的，尚须进一步观察。

3. 在眼科书中，对于视网膜中心动脉阻塞的治疗，认为即使只是经过 10~15 分钟的短暂时间也很难有恢复的希望。并认为治疗尝试是导致动脉扩张，待 2 周后视网膜混浊虽可吸

570

收、消退，但功能消失，无法恢复，只有在不全阻塞和有一个相当大的睫状动脉以供应一部分视网膜，才可能恢复一部分视力。

4. 针治本病，一方面解除阻塞，一方面促使因组织贫血缺氧所产生的病变迅速恢复。

治法 本组病例中，常规用血管扩张剂、神经营养药，少数病人用促进代谢药，高血压患者加用降压和镇静药，4例病人在急诊时作了前房穿刺，各例在以后又采用新医疗法。

1. 初期治疗时 ①单侧针刺上睛明、球后，双侧曲池、风池。②拈竹、太阳、翳风。③耳屏上切迹透向口角，屏下切迹透向外眦（不适用眼区穴时用此法）。④头皮针，取血管舒张区，可配合各组应用。⑤印堂透上睛明、球后透下睛明，用以扩大视野。⑥睛明、球后、见阳、见阳$_4$、承泣；配穴取曲池、风池、翳明、四白、太阳、合谷。每次取主穴2个、配穴1个，少数病例用之（天津眼科医院组穴）。⑦耳针，取神门、枕、皮质下、脑干、交感、肾上腺（高血压患者慎用）、肝、肾、目$_2$、眼、新眼。选用3~4穴，偶而使用。

2. 后期按视神经萎缩针治 ①主穴：取上睛明、球后、承泣；配穴，取风池、翳明、太阳、外关。②主穴：取见阳、见阳$_2$；配穴同上。③耳针：取心、肝、肾、眼。

疗效 本组病例经过3天至4个半月的治疗后，收到显效者有11例，占61%；进步者7例，占39例。全部有效。疗效标准：显效，系指无光感、光感、手动，达0.08以上者。进步，系指无光感、光感、手动、指数，达0.07以下者。

北京工农兵医院眼科：《甘肃卫生通讯》
（内部刊物），1973，增刊：30

治法

1. 取穴 主穴：取球后、睛明、见阳、见阳$_4$、承泣。配穴：取曲池、风池、翳明、四白、太阳、合谷、外关、光明、命门、太冲、天柱、肾俞、大椎、翳风。①第 1 组穴（强刺激）：a. 睛明、球后、曲池；b. 球后、见阳$_4$、风池；c. 睛明、见阳、翳明；d. 球后、见阳$_4$、四白；e. 睛明、承泣、太阳；f. 球后、见阳$_4$、曲池；g. 睛明、见阳、合谷；h. 见明$_4$、承泣、风池；i. 见阳、球后、翳明；j. 睛明、见阳$_4$。②第 2 组穴（轻刺激）：a. 睛明、曲池、翳风；b. 球后、天柱、光明；c. 见阳$_4$、外关、大椎；d. 见阳、风池、命门；e. 承泣、肾俞、太冲；f. 睛明、大椎、翳风；g. 球后、曲池、肾俞；h. 见阳$_4$、天柱、风池；i. 见阳、命门、太冲；j. 承泣、外关、光明。

2. 操作 ①眼区穴位，进针后，向眼球后方向刺入，有针感后，捻转不留针。②其他穴，快速进针，有针感后，捻转、提插，不留针。③每天针治 1 次，10 次为 1 疗程。停针 3 ~ 5 天，再进行下一疗程。

疗效 共 59 例、59 眼。经用上法治疗后，疗效非常显著者有 13 例，占 22%；显著者有 20 例，占 33.9%；进步者有 22 例，占 37.3%；无效者有 4 例，占 6.8%，有效率为 93.2%。本组病例均为视网膜动脉阻塞。治疗中发现：

1. 眼区以外的穴位也能收到一定疗效。通过本组病例的观察，无论在上肢、下肢、头部、背部和腰部，按经络而言，各条经络均有使视力提高的穴位，如大椎、命门、天府、曲池、二间、大都、少泽、昆仑、三阴交等，这些为选用治疗眼病穴位提供了线索。

2. 个别患者在针刺某一穴位时，反使视力下降，这是否因为每个穴位之间有相互抑制作用？例如，110 号病例针前视力 2 尺指数，针鱼腰、大都、翳明后，视力达 0.7；又针睛明、球后、曲池，下降到 0.5。

天津市眼科医院：《甘肃卫生通讯》（内部刊物），

1973，增刊：45

二十四、眼科术后眼痛

【针刺法】

病例 共19例。手术病种包括眶内肿瘤摘除3例，泪囊摘除2例，泪囊鼻腔造孔3例，眼球修补1例，晶体摘除2例，内翻矫正6例，眼内容挖除1例，胬肉切除1例，共8种手术。

治法

1. 取穴 均以太阳为主穴，合谷、风池为配穴。各种手术后抑制眼痛的配穴如下。①眶内肿瘤摘除术后痛，取太阳、风池、合谷。②泪囊摘除术后痛，取太阳、迎香。③泪囊鼻腔造孔术后痛，取太阳、迎香、攒竹。④眼球修补术后痛，取太阳、风池、合谷。⑤晶体摘除术后痛，取太阳、合谷。⑥内翻矫正术后痛，取太阳、攒竹。⑦眼内容挖除术后痛，取太阳、合谷。⑧胬肉切除术后痛，取太阳、合谷。

2. 操作 一般采取卧位，少数采取坐位。常规消毒后进针。缓慢捻进后，施用泻法（强刺激、抑制），留针15～30分钟，中间行针1～2次。

疗效 本组病例，经按上法针刺后，除1例眼球修补术无效外，其余均有疗效。其中完全止痛者有11例，占57.89%；基本不痛者有6例，占31.58%；疼痛减轻者1例，占5.26%。有效率94.74%。在止痛时间方面，针后不再疼痛者13例，占68.42%；维持24小时以上者3例，占15.79%；维持4小时以上者1例，占5.26%；不到4小时者1例，占5.26%。针后再痛者5例，占26.32%；所有再度疼痛者均较针前为轻。内翻矫正术中1例疼痛复发者系因不慎移动纱布后引起。眼内容挖除1例疼痛复发系因第2日换药引起。

周振德：《江苏中医》，1962，8：16

573

二十五、臂臑穴对眼病的作用

【针刺法】

报告认为臂臑穴对眼科疾病具有良好作用。指出自本法公开后，屡试有效。在应用时，一般为隔日1次，应用过程中亦无副作用发生。此穴能有效地消除畏光、焦灼感、重感、红肿、疼痛、视力减弱、辨色模糊等症状，因此应用于结合膜炎、角膜炎、虹膜睫状体炎及视神经萎缩，常有满意效果。

针刺方法，一般采用双穴法，向肩髃方向斜刺进针，与臂部表面呈20~30度角。当速刺进入皮肤1~2分深后，停针3~4秒钟，即顺此角度捻进2~3分深，捻转约180度，先向外捻，问病人感觉情况，如病人说好转或无变化，即再捻进2~3分深，再问病人变化，直至病人说已有显著好转，没有胀痛、沙子感、不怕光，即为完成手法的第一段。如果连续捻进3~4次，效果仍不大时，即将针退至皮肤处，按前法再捻，当可见效。完成第一段手法后，可再问病人视力，如看掌纹不清或视力障碍（非白斑、白内障、青光眼等），可再将针以同样角度向腋胸侧方向捻进2~3分深，则嘱病人以患眼视手指或掌纹是否清晰，如无感觉可再捻进2~3分深。如视力已增加，但辨色尚不清楚，则可再按第一段手法行针。每段手法约需时间3~4分钟。

林久梅：《中医杂志》，1955，5：27

第八章 口腔科疾病

一、舌 炎

【针刺法】

病例 共 23 例。病程在 1 个月以内者有 11 例，2 ~ 6 个月者有 6 例，7 ~ 12 个月者有 3 例，1 ~ 3 年者有 3 例。本组病例均未能明确查出原因，其临床症状为舌面发红，有灼热、麻木、味觉异常、疼痛、不能吃刺激性食品。有的舌乳头消失，舌面光滑。全组病例中，有 8 例在针灸前曾用过大量核黄素，但效果未能满意。

治法

1. 取穴 主穴为金津、玉液、聚泉，均点刺出血；辅穴为地仓、合谷；症状较重者加刺承浆、列缺、足三里。

2. 操作 留针 10 ~ 20 分钟。每周针 1 ~ 2 次。

疗效 全组病例，经用本法治疗后，痊愈者 12 例，显著进步者 3 例，进步者 4 例，效果不明者 4 例。未见到无效及复发者。

周宗岐，等：《中华口腔科杂志》，1957，3：179

病例 共 25 例。男 15 例，女 10 例。年龄在 16 ~ 30 岁之间。本组病例中，单见舌炎病变者 11 例，并发口腔炎者 5 例，口角炎及唇炎者 4 例，眼结膜炎者 3 例，扁桃体炎者 2 例。患者均有于摄热食、辣食等刺激性食物时，舌尖灼痛，多数患者的舌尖与舌缘处有红色颗粒，少数病程稍长的患者，舌面有丝状乳头及弥漫性炎性病变，中等红肿，并见深浅不等的裂缝、继发感染及轻度溃疡。

575

治法

1. 取穴 金津、玉液、少商、地仓、曲池、足三里、廉泉。

2. 操作 用三棱针急刺金津、玉液或少商，微出血；其他穴位用毫针针刺，手法平补平泻，留针 15 ~ 20 分钟。由于舌炎多系维生素缺少所致，故在治疗期间适当地配合饮食疗法，则可提高疗效。

疗效 全组病例，经用上法治疗后，近期疗效良好。以炎症消失为标准，于针治 1 次治愈者有 17 例，2 次治愈者有 4 例，3 次治愈者有 4 例。

戴旭东：《中医杂志》，1962，1：31

二、牙　痛

【针刺法】

治法

1. 取穴 昆仑。

2. 操作 患者取侧卧位，患侧在上，进针昆仑穴时，针尖对准内踝前缘。手法依据虚实采用"虚则补之，实则泻之"的原则施针，刺入深度为 3 ~ 5 分，留针 30 分钟，每 5 分钟行针 1 次。

疗效 共 34 例。经用本法治疗后，效果满意。其中即时止痛者有 28 例，减轻者 5 例，无效者 1 例。

刘致一：《中医杂志》，1962，2：18

病例 共 97 例。本组病例为急性及亚急性牙髓炎、根尖周炎及冠周炎所致之牙痛。

治法

1. 取穴 ①常用穴：每次均取单侧（对侧或同侧）或双侧合谷。②加减，上牙痛加下关，上前牙痛再加四白或颧髎、人中等；下牙痛加下关、颊车，有时再加承浆或颏髎（在下颌颏孔部[按]）；急性冠周炎加下关、颊车，有时再加天容；头痛加太阳，有时再加头维。从临床体会中认为针治牙痛，以合谷、下关效果最好；太阳穴对牙痛引起之头痛，几乎针到痛止。

2. 操作　因上述 3 种疾病所致之牙痛甚为顽固，故每日针治 1 次。每次留针时间依病情轻重而定，通常留针时间为 30 分钟至 1 小时，疼痛较剧者有时留针达 2 小时。为延长止痛效果，可施以强刺激、久留针、多次捻转行针或捣动行针。

疗效

1. 针刺当时止痛效果　①急性牙髓炎所致之牙痛 28 例中，于针刺当时完全止痛者 16 例，占 57%；基本止痛者 11 例，占 39%；疼痛减轻者 1 例。②急性根尖周炎所致之牙痛 55 例中，于针刺当时完全止痛者有 19 例，占 35%；基本止痛者 21 例，占 38%；疼痛减轻者 11 例，占 20%；无效者 4 例。③急性冠周炎所致之牙痛 14 例中，于针刺当时完全止痛者 2 例，占 14%；基本止痛者 8 例，占 57%；疼痛减轻者 4 例，占 29%。

577

2. 针后的持续止痛时间　持续止痛时间延长到 12 小时以上者，以急性根尖周炎效果最好，占 73%；急性冠周炎次之，占 60%；急性牙髓炎的效果最差，占 44%。

3. 炎症程度与持续止痛时间的关系　针刺止痛时间持续到 12 小时以上者，亚急性牙髓炎占 100%，亚急性根牙周炎占 90%。亚急性冠周炎占 71%。可见亚急性炎症（即针前疼痛较轻的）比急性炎症效果好得多。

4. 针刺治疗牙痛，具有经济方便、止痛作用快、效力强、止痛时间长，并有加强止痛药的效力，且有消炎、增强消化等作用。急诊患者可立即止痛，使患者安定后再作其它处理。对应用止痛药、止痛针无效的患者，针刺往往可以单独奏效，或促使止痛药见效。

按：刻髎穴，即经外奇穴中的"夹承浆穴"。

耿温琦：《中华口腔科杂志》，1959，3：175

病例 共 11 例。本组病例均为用针刺抑制急性牙髓炎牙痛之病例。报告指出，一般牙髓病变，急剧疼痛，采用针刺作紧急止痛处理，当抑制疼痛后，仍按常规治疗。这类病例，往往因急性炎症期疼痛急烈，用麻醉剂局麻未能止痛的，采用针刺时多能立即见效。

治法 取穴：患侧下关、颊车，双侧合谷、大迎、地仓，必要时加配内庭穴。一般取 2 ~ 3 个穴位即可，或选定穴位交替进针，往往在进针后有痠、麻、胀感时，患牙疼痛亦同时消失，有的患者在针刺 3 ~ 5 分钟后即行止痛。一般留针 10 ~ 15 分钟。

疗效 本组病例经用上法治疗后，针治 1 次完全止痛者有 6 例，显著进步者有 3 例，进步者有 2 例。

章士珍：《浙江中医杂志》，1960，6：279

三、急性下颌智齿冠周炎

【针刺综合法】

病例 共 45 例。本组病例中，一般系用针刺配合局部冲洗、擦药处理。病程初起 1 ~ 2 天者，不给服药；病程在 3 ~ 5 天，并出现颊、颌部肿大显著者，同时给服磺胺类药；对将要化脓或已形成化脓现象、并伴有显著体征者，加用青霉素。

治法

1. 取穴 患侧颊车、下关，辅以对侧合谷及患侧大迎、翳风等穴。

2. 操作 留针 15 ~ 20 分钟。

疗效

1. 本组病例，经用上法治疗后，痊愈者 16 例，显著进步者 19 例，进步 7 例，无效者 1 例，效果不明者 1 例。其中初期发病者，经针 1～2 次痊愈的 13 例；病程在 7～10 天、症状较显著者，隔日针治 1 次，经 3～5 次痊愈的有 3 例。

2. 从多数病例看，虽然有些病例给予磺胺药物或青霉素，但结合针灸治疗，大大缩短了疗程；同时，对一般张口困难、疼痛，经针治后能使疼痛消失或减轻，张口程度于出针后即可显著进步。

章士珍：《浙江中医杂志》，1960，6：279

四、拔牙后疼痛

【针刺法】

病例　共 14 例。本组病例均为拔牙及牙槽炎症切开后所致的疼痛。全组病例中有 11 例为拔牙后数日内发生的牵涉性疼痛（颞部、头部、颌部等）。此时拔牙窝，有的正常，有的深在，但无明显腐臭及牙槽窝疼痛；少数有干槽症，但经局部处理后仍然有牵涉性疼痛。

治法

1. 取穴　合谷、下关、颊车、太阳、头维、人中、承浆、阿是穴等。

2. 操作　用强刺激，留针 30～60 分钟，同时捣针数次。

疗效　全组病例经用上法治疗后，11 例拔牙后疼痛者，于第 1 次针后，当时完全止痛者有 5 例，基本止痛者有 6 例；次日复诊时，疼痛需要再针者只有 2 例，其余均已无痛，或疼痛很轻不需再针。另 2 例急性牙槽骨膜炎患者，切开后疼痛甚剧；另 1 例为换药后创口剧痛患者；此 3 例经 1 次针治后，即未再痛。

耿温琦：《中华口腔科杂志》，1959，4：215

579

五、拔牙后开口障碍

【针刺法】

病例 共 10 例。本组病员拔去的牙齿，除 1 例为 $\overline{6|}$ 外，其余均为下颌智齿。全组病例之病程为 7～10 日。

治法

1. 取穴 主穴为患侧或两侧之下关；辅穴为患侧的颊车、翳风、听会、上关及两侧合谷。

2. 操作 进针后留针 10～20 分钟。

疗效 全组病例经用上法治疗后，痊愈者有 5 例，显著进步者有 2 例，进步者有 3 例（此 3 例只针 1 次）。全部有效。

周宗岐，等：《中华口腔科杂志》，1957，3：179

六、拔牙后下齿槽神经麻痹

【针刺法】

病例 共 4 例。本组病例拔去之牙齿均为下颌智齿，于拔牙后 1～3 日发生本症。症状为拔牙侧的下唇半部涉及颏孔附近处有木、紧、凉、动作不灵及吃东西咬口唇情形。他觉症状虽不明显，但病员却很痛苦。

治法

1. 取穴 主穴为患侧地仓、承浆、颊车、颏髎；辅穴为下关、大迎、合谷，并在主要症状部分适当的采用天应穴。

2. 操作 每次留针 20 分钟。每周针 2～3 次。本症需针灸并用，针后于颏髎、颊车、承浆、合谷等穴施以隔姜灸法，每穴灸 2 分钟。嘱病人带回艾卷，每日于上述穴位上灸 2～4 次，疗效更好。

疗效 经用上法治疗后，4 例病人均获治愈。其中 3 例的病程为 1 个半月至 5 个月，经针灸 5 次痊愈；另 1 例病程为 2

年半，经针灸 18 次痊愈。

周宗岐，等：《中华口腔科杂志》，1957，3：179

七、溃疡性口炎

【针刺综合法】

病例　共22例。病程在3～5者有11例，6～10日者有8例，10日以上者有3例。本组病例中有15例曾在其他医院作过治疗，其中有6例注射过青霉素。全组病例除进行针灸治疗外，都用3%过氧化氢溶液棉球清洗口腔，涂以色素合剂。对症状较重的3名病例，配合注射维生素 B_1 及 C。

治法

1. 取穴　主穴为地仓；辅穴为合谷。溃疡涉及软腭及咽部者，加刺少商。

2. 操作　10岁以下儿童不留针。进针后用平补平泻手法，捻针2～3次即可起针。成年病人一般留针时间在15分钟以内。

疗效　全组病例经用上法治疗后，痊愈者有16例，显著进步者有2例，进步者有1例，不明者有3例。痊愈病例的针治次数为2～5次。治愈者中未见有复发者。

周宗岐，等：《中华口腔科杂志》，1957，3：179

八、阿弗他性口炎

【针刺法】

病例　共18例。本组病例中，病程在10日以内者有17例，20日者有1例。

治法　取穴及操作手法，均见慢性复发性阿弗他性口炎。隔日施针1次，针1～2次即愈，不必坚持1个疗程。

疗效　全组病例经用上法治疗后，痊愈者有12例（均针1～2次），不明者6例（均为针治1次未再复诊者）。

周宗岐，等：《中华口腔科杂志》，1957，3：179

581

九、慢性复发性阿弗他性口炎

【针刺法】

病例 共34例。均为慢性复发性阿弗他性口炎。全组病例经针灸治疗后，仅2例无效，其余32例均有效，有效率为94%。

举例 患者石某，女，30岁，教员。于1955年5月19日初诊。主诉，口腔内经常溃烂，曾作过封闭疗法、局部涂药、青霉素含片、含漱疗法、维生素B_1、维生素C等，但均无显效，溃疡仍不断在口唇粘膜、舌及扁桃体等部位发生。印象为慢性复发性阿弗他性口炎。经针灸4次后痊愈，经复查未见复发。治疗经过：第1次，取地仓、少商，均为点刺。第2次，取少商（出血）、翳风、地仓。第3次，取合谷、地仓，溃疡已完全消失。为防止复发，又针1次。

北京市口腔医院牙周病科针灸室：《中医杂志》，1956，9：489

病例 共21例。本组病例一般系多次复发，几经各种方法治疗未见好转者。采用针刺治疗时未用其他药物配合。

治法

1. **取穴** 天应穴，即局部溃疡面。

2. **操作** 先嘱患者嗽口，用米他酚或红汞作局部溃疡面消毒后再行针刺。方法用针刺入溃疡面出血即可。一般小溃疡面刺一下，对大于0.3cm者刺2～4下。每日1次。

疗效 经用上法治疗后，针治1次痊愈者11例，针2～5次痊愈者4例，显著进步者2例，进步者2例，无效者3例。其中已治愈者经1年观察，未复发者4例，复发者3例，但复发间隔期已延长（针后3～6个月复发）。一般小的溃疡面或口内溃疡点少者痊愈快，多在针刺后，于复诊时溃疡面即消失。溃疡面较大或口内溃疡点较多者，经针1次溃疡虽不能立即消失，但亦明显出现溃疡面缩小，或次日仅出现较小的红晕，须继续针刺 3~4 次即能痊愈。

章士珍：《浙江中医杂志》，1960，6：279

病例 共 163 例。全组病例均为已患本症经过半年尚未治愈者，其中病程在 1 年已内者有 83 例，2~20 年者有 80 例。

治法

1. 取穴 主穴为地仓、承浆；辅穴为合谷、曲池、足三里、三阴交。舌部有溃疡者，点刺金津、玉液或聚泉；上唇及两颊粘膜部有溃疡者，针刺迎香。

2. 操作 金津、玉液、聚泉，用点刺法，点刺前用红汞液消毒，点刺后令病员漱口，血止后再消毒一次点刺部位。其他部位可用平补平泻法，找到针感后，一般可留针 10~20 分钟。每周平均针治 2~3 次，10 次为 1 疗程；未愈者停针 2 周后，再针第 2 疗程。大多数病例可于 1 个疗程治愈，如经 2 个疗程尚不能治愈者，即不作第 3 疗程。舌部穴位，1 个疗程仅可点刺 2 次；其余各穴轮番使用，每次用 2~10 穴。

疗效 全组病例经用上法治疗后，痊愈者有 83 例（针后 2 个月未复发者），显著进步者有 30 例（针后虽未完全控制本症之发生，但发病日期已较针前相隔很远，溃疡面也显著缩小，且发病后之自愈时间大为缩减），进步者 20 例（各种症状均较针前减轻），无效者 8 例，不明者 22 例。将不明者除外，有效率为 94.33%。痊愈例中有 13 例复发，复发期间为针后 3~5 个月者 11 例，10 个月以上者 2 例，复发率为 15.6%。

周宗岐，等：《中华口腔科杂志》，1957，3：179

十、顽固性神经性口腔溃疡

【针灸法】

病例 共 2 例。均为顽固性神经性口腔溃疡。报告指出，本病为少见病例，此 2 例患者都经过一般疗法治疗，但未能收效。经用针灸治疗后，均获痊愈，经观察 1～2 年以上，未见复发。

举例 患者庞某，女，35 岁。1954 年 1 月 21 日初诊。病者自 1 年多以前，于第 3 胎产后即患本病，口内经常反复发生蚕豆大的顽固性溃疡，经久不愈。曾服中药 100 多剂及局部涂药均未见效。于某医院曾用大量维生素 B、C 及溴化剂等治疗，输过 3 次血，作过局部疗法，但始终未见好转。梅毒检查瓦氏反应阴性，溃疡涂抹标本未发现螺旋体及结核菌。口腔溃疡病理检查，为慢性炎症，未见到树胶肿。初诊时，口腔内有直径约 10 毫米之溃疡 2 块，一在口角黏膜，一在右扁桃体部；溃疡边缘不整，上复黄色义膜，痛甚，饮食困难，咽下尤甚。印象为顽固性神经性口腔溃疡。经 10 次针灸治疗后，完全治愈。曾约病人来院作过数次复查，治愈后几近 1 年，未有复发。取用穴位有：合谷、下关、地仓、颊车、曲池、足三里、三阴交，以上均为双穴；承浆、少商、刺出血；养老、用灸法。

北京市口腔医院牙周病科针灸室：《中医杂志》，1956，9：489

十一、上唇血管神经性水肿

【针刺法】

病例 共 3 例。1 例为单纯上唇血管神经性水肿，2 例除上唇肿胀外并伴有全身慢性复发性荨麻疹。

治法

1. 取穴 主要为点刺红唇部，配穴为地仓、唇周围诸穴、曲池、合谷等。

2. 操作 每日或隔日针治 1 次，每次 15～30 分钟，于退针后再点刺红唇部。点刺时，持一般之短毫针 3～5 根，将针尖对齐、散开，反复点刺红唇，至有散在之轻微出血点为止。

疗效 1 例单纯上唇血管神经性水肿，经针治 14 次痊愈。

2例伴有慢性荨麻疹者，在针治前经静脉注射钙剂及服用苯海拉明后，全身之疹块虽暂时消退，但上唇部肿胀仍长期不能消退，此时在上唇部按上法点刺后，唇肿即迅速消退。此2例患者的唇部症状虽在以后因全身症状再发转至皮肤科住院治疗，但点刺法对上唇局部症状确能获得迅速效果。

耿温琦：《中华口腔科杂志》，1959，4∶215

十二、下颌关节炎

【针刺法】

病例 共13例。本组病例均为颞下颌关节炎，其中包括有弹响性下颌关节病变。病程在6个月以内者效果明显，2年以上者效果不显，5～10年者未能见效。因此，对病程较久者，均配合红外线照射及其他理疗。

治法

1. 取穴 主穴取下关、上关、颊车、对侧合谷；必要时配听会、翳风。

2. 操作 隔日针治1次，10次为1疗程。

疗效 本组病例经用上法治疗后，痊愈者有3例，显著进步者有2例，进步者有4例，无效者有3例。

章士珍：《浙江中医杂志》，1960，6∶279

病例 共32例。男22例，女10例。年龄多数为20～30岁。病因属于外伤性者7例（咬硬食、打哈欠、外伤等），有风湿病者6例，原因不明者19例。本组病例均为慢性下颌关节炎，其中7例有下颌关节弹响。

治法

1. 取穴[按] 主穴为听宫、听会、耳门；配穴为合谷、下关、天容。

2. 操作 每次选用主穴2～5个，用中等刺激，产生感觉后留针15～30分钟。隔日针治1次。少数患者因针刺后无明

585

显好转或无效，曾配合关节囊内封闭疗法或超短波电疗。

疗效 本组病例经用以上疗法治疗后，除5例效果不明者外，痊愈者有10例，好转者有12例，无效者有5例。痊愈者治疗次数，最少者1次，最多者15次，平均5.4次。病程短者，以2周左右效果最好，病程长者则效果较差。6例同时有全身关节炎者，治疗后遇有气候潮湿、寒冷时，有2例复发。7例同时有下颌关节弹响者，2例于针后弹响消失，1例好转。

按： 原编者按："在下颌关节炎治疗中，应加用颊车穴，这是颞颌关节疾患的重要穴位之一。"

耿温琦：《中华口腔科杂志》，1959，4：215

第九章 耳鼻喉科疾病

一、耳部疾病

(一)急、慢性化脓性中耳炎

【艾卷灸法】

病例 共402例。本组病例为急性及慢性化脓性中耳炎,其中2例为合并有乳突胆脂瘤的慢性化脓性中耳炎及2例合并有慢性乳突炎的慢性化脓性中耳炎。

治法

1. 取穴 翳风。

2. 操作 用艾卷施以悬灸法,其法以艾卷之燃烧端距离穴位皮肤约1寸的高度进行熏灸,一般以灸至局部皮肤红润、有焓热感即止[按]。在施灸前应先用消毒棉签拭清外耳道脓液,滴入双氧水洗濯之,再以消毒棉签将外耳道拭净,然后艾灸,灸毕放以引流条,以利排脓。灸治次数,最少者为1次,最多者为5次,平均治愈次数为3.15次。每次施灸时间,一般为1分钟左右。全组病例除给予局部清洁用双氧水洗濯外,未用其他药物处理。

疗效 本组病例经用上法处理后,除2例合并乳突胆脂瘤者及2例合并慢性乳突炎者无效外,其余398例均获痊愈,治愈率为99%。至报告时为止,除4例因眼泪流入耳内又发急性化脓性中耳炎外,未见有复发者。

按:用艾卷进行悬灸时,一般以感到有明显的温热感为宜,如灸至"焓热"程度,宜防止灸后皮肤出现水泡。

谢启瑞:《广东中医》,1962,6:30

（二）耳 硬 化 症

【针刺法】

治法

1. 取穴 翳风、听宫、听会、耳门、瘈脉、百会。

2. 操作 进针、出针，均采用直进直出，深刺，留针30分钟，每周治疗3次。

疗效 共7例。经用上法治疗后，有5例显示听力进步，其中1例听力显著提高（气导提高10～30分贝），左耳蹬骨活动试验（Gelle氏试验）由阴性转为阳性。且大部分病例仍在治疗中。

周世恒：《中华耳鼻喉科杂志》，1960，1：64

（三）内耳眩晕症（美尼尔氏综合征）

【针刺法】

病例 共5例。均为内耳眩晕症。①例1：女性患者，24岁。眩晕、呕吐、恶心，2月余，近2天加重。经针治4次后症状消除。②例2：男性患者，26岁。阵发性眩晕、耳鸣，已2年余。经针治4次后症状消除。③例3：男性患者，32岁。突发性眩晕、耳鸣、重听，5天。经针治3次后症状消除。④例4：女性患者，28岁。眩晕、耳鸣、视物旋转、听力障碍，2天。经针治2次后症状消除。⑤例5：男性患者，41岁。重听、耳鸣、阵发性眩晕，已5年余。经针治8次，耳鸣未能消除，听力无明显进步，而改用中西医结合疗法。本组病例，除针治外，1、2、3、4例尚辅以低盐饮食，第5例辅以维生素B。

治法

1. 取穴 合谷、列缺、曲池、足三里、神庭、上星、内关、翳风等。每次采用2～3对穴，交替使用。

2. 操作　进针后采用较强的手法，留针 15～30 分钟。每日针治 1 次。一般针治 3～4 次可以治愈。

邓泽材：《江西中医药》，1960，6：38

（四）耳　　聋

【针刺法】

病例　共 100 例。本组病例包括各种类型的耳聋。

治法

1. 取穴　翳风、听宫、耳门、听会、瘈脉、百会。

2. 操作　除百会穴外，各穴针刺深度为 3.0～3.9cm，用直入直出的"输刺手法"（古代刺法，详《灵枢·官针》），不加旋捻，每次留针 30 分钟，每周针治 3 次。

3. 用电测听器测验听力。

疗效　本组病例，经用上法治疗后：

1. 气导或骨导听力有 2 个频率以上平均提高在 20db 以上者占 16%；骨导或气导有 2 个以上频率平均提高在 10～20db 之间者占 33%；气导或骨导有提高或不足以上标准者占 26%；无效者占 23%；退步者占 2%。

2. 感音性耳聋患者针刺的疗效与电测听力表的听力曲线的类型有关：①类型Ⅰ，气导及骨导的听力完全丧失者，针刺治疗一般都不易恢复听力；②类型Ⅱ，气导听力虽有一些，但骨导听力已完全丧失者，针刺效果亦较慢；③类型Ⅲ，骨导与气导听力伴随下降者，针后往往仅有骨导的听力提高，气导则很少提高；④类型Ⅳ，气导及骨导在低音部的损失较少，高音部突然下降以致消失者，经针治后，残余的低音部分听力均见提高，而缺损的高音部分则很少提高；⑤类型Ⅴ，骨导听力损失小于 60db，而气导损失大于 60db 者，目前疗效尚不能肯定。

3. 传导性耳聋的针治疗效较差，因中耳炎引起的耳聋患

589

者经针刺后约有 65% ~82% 听力没有明显改变。针刺治疗对于因听神经炎引起的暴聋患者有较显著的疗效。针刺对内耳眩晕症（美尼尔氏病）不但可以提高部分听力，似乎还可以减轻发作。有 1 例耳硬化症患者的耳硬化病理亦有显示恢复的迹象。

4. 认为针灸治疗似乎对各种类型的耳聋都有部分疗效，但也可以无效或效果不显。以目前所知的一些观察检查似乎还不能完全肯定地预期针治的效果。

周世恒：《上医学报》，1959，5：381

例 1　患者代某，男，43 岁。病者 3 年前于某次施工中爆破土石方时，由于爆音震动，两耳失去听觉，经某医院检查，耳内组织器官尚属完好，当即在该院针灸、服药 2 月余，耳聋仍无改善，因而中断治疗。3 年多来，除耳内经常发响外，无其他特殊感觉。1962 年 12 月，因左大腿疼痛，行走困难，而住院治疗。经检查后，诊为风湿痛，要求配合针灸治疗。根据病情，予以针刺左侧风市穴。针刺后患者即谓，从针刺处开始有一股暖流如闪电般的沿着左侧身躯窜向头部贯入耳内，而两耳内鸣响顿时停止，随即听到外界清晰的语言声。3 年多的耳聋，1 次即愈。

例 2　患者龙某，男，55 岁。技术干部。病人自诉，近来因总结工作，寻找资料，但由于迁移异地，堆放零乱，一时难于清理，因而心急，于当天下午即觉听力减退，第 2 天早晨，耳内不断鸣响，外界声音不能听到，乃前来诊治。患者来诊时，以笔代述。脉象弦濡，舌淡。诊断为气滞耳聋。当即针刺翳风、听会、外关等一般治疗耳病常用穴位。次日复诊时，患者自述症状毫无好转，随即改针风市穴，经 3 次治疗，耳内鸣响完全消失，听力恢复正常。

陈仁：《中医杂志》，1963，5：190

590

附1：针刺治疗感觉-神经性聋的研究

为探讨针刺治聋的原理，作者进行了内耳病理、听生理与临床研究。

1. 内耳病理　给70只豚鼠以128db强噪音刺激10小时，使之听力下降，次日给35只针刺"听宫"穴治疗，35只作对照，8周后杀死，取全耳蜗铺片，统计损伤毛细胞数，比较两组的平均损伤曲线。对照组的损伤曲线高峰在第三回，第二回次之呈斜坡形，第一回近乎正常。针刺组的损伤曲线在第三回及第一回与对照组无明显差异。但在第二回部分显著低于对照组，也就是该处损伤比对照组明显减轻。可能由于第二回正处于可逆性损伤阶段，针刺能改善耳蜗微循环及毛细胞营养供应，故能阻止毛细胞坏死。而第三回因损伤严重坏死业已形成，针刺对该部内耳毛细胞的修复难以发挥作用。

2. 听生理　作者观察了电针刺激"听宫"穴及鼓岬对各种感觉神经性聋患者耳蜗电位的影响。应用经鼓室引导及电子计算机处理。在90db短声作用下，53人60耳耳蜗电位波幅波动的90%上限为24.3%，故凡能使波幅增减达到对照的25%以上的可认为有变化。电针刺激5分钟后的结果：刺激听宫60耳（53人）中，电位加大者11耳（18.3%），减小者2耳（3.3%），无变化者47耳（78.4%）。刺激鼓岬53耳（41人）中，电位加大者11耳（20.7%），减小者1耳（1.9%），无变化者41耳（77.4%）。由此可知，无论刺激"听宫"或鼓岬，均可使部分病人耳蜗电位加大。耳蜗电位波幅的加大，反映耳蜗机能的提高。这可以部分地解释针刺听宫穴或鼓岬可以收到一定疗效的原因。作者还分析了电位加大反应与鼓岬电针疗效的关系。经过治疗后的30人42耳，电位加大的8耳中7耳有效，1耳无效；电位无变化的33耳中7耳无效；电位减小的1耳亦无效。由此可见，电位加大者，疗效可能较好。

3. 临床研究　在针刺治聋的基础上，用鼓岬电针对 129 例感觉神经性聋进行了治疗。用特制的鼓岬针穿过鼓膜送抵鼓岬，用电针机刺激 10 分钟，隔日 1 次，10 次为 1 疗程。显效者 16 例（纯音相邻三个频率平均提高 20db 以上），有效者 15 例（相邻三个频率平均提高 10db 以上），计 31 例，有效率占 24%。以突发性聋及早期治疗者疗效较好。上述疗效标准是根据对听力波动的研究制定的。对 182 名聋哑人作了 2400 耳次测听调查，共得出 250310 听力波动数据，按统计学处理，相邻三个频率平均提高 10db、二个频率提高 15db、单个频率提高 20db 的机率均小于 5%。在部分病例中作者还对比了纯音测听与语言测听，在纯音测听有效的 20 耳中，凡相邻三个频率平均提高 10db 以上者大多数语言接受阈（SRT）可改善 5db，语言识别率（PBmax）可提高 10%，故两者结合判定疗效，会更加全面与准确。

王重远,等(白求恩医科大学听力研究组及吉林省聋哑研究协作组):《全国针灸针麻学术讨论会论文摘要》(一)77 页。1979,6 月

附 2：经穴与听觉关系的探讨

中医学早已认识到人体的经络、穴位与听觉功能存在一定的关系。《内经》中即有"刺其听宫，中其眸子，声闻于耳，此其输也"。"十二经脉，三百六十五络，其别气走于耳为听。""耳者，宗脉之所聚也"的记载。为探索此问题，进行了临床和动物实验的观察。

1. 针刺感觉传导的趋耳现象　共收集了 13 例有此现象的患者，其中 5 例耳鸣、8 例耳聋。听觉功能正常者未见到此种现象。当针刺经穴或非穴点时，随之提插捻转，针感沿经（或不沿经）上行至头面部，最后进入耳中，传导速度为每秒厘米数量级。耳鸣患者多在针刺感觉传入耳内时，鸣响症状立

即消失，有的随针感入耳可"闻"某种声音。不出现针感传导趋耳现象者，耳鸣疗效多不满意。

2. 电针经穴在大脑皮层听区诱发电位的观察　共用17只健康豚鼠。埋皮层听区硬膜外银球电极。动物清醒。声刺激为短声，电针刺激系2V、0.5毫秒的方波。诱发电位系平均反应。其中13只动物（占76.47%）可在皮层听区引导出电针经穴的诱发电位，为以负相为主的快波及后继的以正相为主的慢波所组成。对脾、肝、膀胱、胆、三焦、肾、胃等经选取的穴位进行了观察，刺激时可在皮层听区记录出诱发电位。

3. 经穴与听觉传入冲动在中脑下丘核神经元的会聚性投射　共用28只健康豚鼠。氯醛糖（1%）及乌拉坦（10%）麻醉下进行实验。用尖端直径1微米左右的玻璃微电极作细胞外记录。共观察95个下丘神经元的单位放电，其中有9个神经元不仅对短声反应，也对经穴（陵下穴）的电针刺激反应。声反应潜伏期6~10余毫秒，电针反应潜伏期为20~72毫秒。

4. 针刺经穴对大脑皮层听区诱发电位的影响　共用24只健康豚鼠。皮层听区硬膜外埋植银球电极。动物清醒。短声作为声音刺激。针刺穴位为"听宫"及"陵下"。观察诱发电位（平均反应）的振幅变化，间隔10分钟，记录一次。针前一般作三次对照。针刺对听觉诱发电位的影响结果有个体差异，在150项结果中，大部分（54.67%）无明显变化，有26%的电位振幅增高，19.33%电位振幅降低。

可见经络穴位和听觉功能确有一定联系，表现为针刺耳鸣等患者的经穴，有部分人可出现为感觉传入耳内并使耳鸣终止的现象；经穴与听觉两种传入冲动在部分动物可投射至中枢神经系统听皮层及中脑下丘同一部位，甚至会聚于下丘核同一神经元；针刺经穴可对部分动物的听觉诱发电位振幅产生影响。

胡甹，等（中医研究院针灸研究所）：《全国针灸针麻学术
讨论会论文摘要》（一）80页。1979，6月

593

（五）中毒性耳聋

【耳针法】

治法

1. 取穴　外耳、肾、肝、肾上腺。

2. 操作　找到反应点后，施以强刺激加捻转法。耳、肾穴用双针，即每一穴位同时扎 2 根针，一针直刺，一针斜刺。肝穴仅针右耳，肾上腺穴针刺方向斜向太阳穴。留针 1 小时以上，同时让患者活动可增强疗效。

疗效　共 20 例。病程在 1 个月至 4 年不等。本组病例经用上法治疗后，治愈者 19 例，显效者 1 例。治疗时间，最短者 3 天，最长者 15 天。均为链霉素中毒耳聋。

辽宁省铁岭地区人民医院：《辽宁医学》，1970，2：13

（六）聋　哑

【针刺法】

病例　共 301 例。男 181 例，女 120 例。发病年龄于 5 岁以下者占 88.7%。发病原因，先天性和原因不明者占 20.3%；其余患者起于高热惊厥者 103 例（42.9%），脑膜炎者 52 例（21.7%），麻疹者 31 例（12.9%）；此外，尚有起因于伤寒、中耳炎、外伤、链霉素和奎宁。

治法

1. 取穴　①常用穴：a. 翳风，刺法针尖向前略朝上，针 3.2～3.9cm。b. 听宫，针尖斜向后下方，针 3.2～3.9cm。c. 耳门，针尖斜向后下至耳道下方，针 3.0～3.7cm。d. 听会，针尖向后斜度极微，针 3.2～3.9cm。e. 瘈脉，针尖斜向前下方，针 3.0～3.7cm。f. 百会，针尖略朝后斜，针 0.3～0.5cm。②配用穴：a. 合谷，针尖斜向食指，针 2.0～2.5cm。b. 中渚，垂直刺入，针 1.5～1.8cm。③备用穴：a. 哑门，垂直刺入，针 3.0～3.8cm。b. 廉泉，针尖向后上方，针 3.0～3.7cm。④各穴用法：a. 常用穴每次必用；配用穴轮番使用；备用穴视情况酌加，如发音低而较少者加哑门，舌强吐语不灵者加廉泉。b. 针刺深度应根据患者年龄的大小适当应用。c. 对初诊病人，因有的患者有畏惧心理和避免晕针，可只针翳风、听宫、百会，以后再陆续增添。

2. 操作　采用输刺法，分以下三个步骤：①进针时快速捻入，待进入皮肤后即停止旋捻，直刺达到应有的深度，使之产生痠麻胀针感并向周围扩散为止。留针时间不少于30分钟。②出针时不捻转，只须轻轻向外拔出。医针可用 30 号不锈钢针。

3. 疗程　隔日针治1次，30 次为1疗程。疗程结束后如有见效，可间歇半月至1月，再继续第2疗程；如无进步，可考虑停止治疗。

疗效

1. 全组病例，经用上法治疗后，显效者有 92 例，占 30.6%；进步者有 163 例，占 54.1%；有效率为 84.7%。301 例中，有 38 例作了电听力测验，但电测听所显示的疗效，不若患者感受声响那样显著，此点尚待进一步研究。电测听力的效果，显效者有 6 例，占 15.8%；进步者有 12 例，占 31.6%；无效者有 20 例，占 52.6%。从治疗中可以看出，一般年龄小的、病程短的，疗效较高。开始见效的治疗次数，最少者为 2 次，最多者为 30 次，平均为 3.4 次。

2. 疗效标准　①电测听力疗效标准：显效系指听力增加 20db 以上、或频率增加 2 个以上，以及 2 个皆有增高者。进步系指听力增加 10～20db，或频率增加 1 个者。②以听声音作疗效标准：显效系指听力基本恢复，能听到背后的普通讲话，并能随声音学简单词句，能回答简单的问话。进步系指听力大部分或部分恢复，能听到背后较高的声音，叫唤有反应，

595

能学简单词句。

上海中医学院、上海市针灸研究所临床研究组：

《中医杂志》，1959，10：21

病例 共 48 例。本组病例中，大多数为聋哑学校学生。其中男 32 例，女 16 例。年龄最小者 2 岁，最大者 48 岁。病程最短者几个月，最长者达 40 余年。48 例中，先天性者 19 例，后天性者即由各种疾病所致者 29 例（包括原因不明高烧 7 例，脑膜炎 6 例，麻疹 4 例，中耳炎 2 例，不明者 10 例）；并发中耳炎者 6 例，耳膜穿孔者 4 例，凹陷者 12 例。听力及前庭功能，除 17 例不能合作者外，其余都进行了检查。残余听力方面，有残余听力者 22 耳，听力全丧失者 40 耳，全部频率残余者 5 耳，大部频率残余者 8 耳，小部或间断者 9 耳。前庭功能方面，先天性病例中，正常者 17 耳，低下者 5 耳，丧失者 12 耳；后天性病例中，正常者 16 耳，低下者 9 耳，丧失者 25 耳。并进行了经络、气血测定。

治法

1. 治则 先以治聋为主，待听力开始恢复时，再逐渐增加治哑穴位。

2. 取穴 ①主穴：治聋主穴，听会（0.8～1.0 寸）、翳风（1 寸）、百会（0.5～0.8 寸）、听宫（0.8 寸）、耳门（0.8～1.0 寸）、瘈脉（0.5～0.8 寸）；治哑主穴，哑门（1.2～1.5 寸）、廉泉（0.5 寸）、天突（0.5 寸）。②配穴：治聋配穴，外关（0.5～0.8 寸）、中渚（0.5 寸）、足三里（1.0 寸）、合谷（0.5～0.8 寸）、足临泣（1.5 寸）；治哑配穴，迎香（0.3～0.5 寸）、地仓（0.3～0.5 寸）。③疗程：每日或隔日 1 次，15 次为 1 疗程。1 个疗程结束后，停针 7 天再继续下 1 疗程。

3. 操作 采用速刺法，进针后待有痠、麻、胀等针感，并向四周放散时停止捻转，留针 30 分钟以上。留针期间如无针感，则须捻转捣针 1～2 次，如患者年龄太小，可酌情缩短留针时间或不留针。一般用中等刺激，如患者感觉迟钝，可适当加重手法。本组病例除针刺外，部分病例尚配合梅花针治疗，手法用中等度的弹刺法，先刺背部，再刺颈部及耳区。

疗效

1. 48 例中，经用上法治疗后，痊愈者 12 例，占 25%；显著进步者 12 例，占 25%；进步者 20 例，占 41.6%；无效者 4 例，占 8.3%；有效率为 91.6%。本组病例中，一般以坚持作完 2~3 个疗程者，疗效较好。

2. 疗效标准　①痊愈系指听力恢复，一般说话皆能听到，自己能说简单话语，能理解他人问话，并能正确回答。电测听器检查，大部或全部频率提高 15~30 单位。②显著进步系指听力显著恢复，大声讲话能听到，能理解他人讲话意思，并能学习简单语言。电测听器检查，大部或全部频率提高 10~15 单位。③进步系指听力恢复，电测听检查，个别或小部频率提高 5~10 单位。

江西省中医药研究所、江西医学院第二附属医院、
江西省医药卫生学会：《江西中医药》，1960，2:15

病例　共 85 例。其中先天性聋哑 7 例，后天性聋哑 31 例，耳聋 47 例。年龄在 6~70 岁之间。病程最短者 7 天，最长者 36 年。

治法

1. 取穴　①先天性者，主穴为聋穴、哑穴；配穴为哑门、大椎、陶道。②后天性者，主穴为风府、哑门、聋穴、哑穴；配穴为曲池、合谷、风池、大椎、陶道、听宫。③耳聋者，主穴为聋穴；配穴为翳风、耳门、天容、听宫、听会、合谷。

2. 操作　①对聋哑患者可采取双腿跨椅坐位、或取得病人协作以后取正坐式，由另一助手扶助进针。针刺深浅、行针及留针时间的久暂，以及针治次数的多少和间隔、针体的粗细和长短、施针的手法等，均须依照患者体质的强弱、病情之深

597

浅、病程之长短等具体情况（包括季节）而定。用强刺激法，进针后患者有难忍之痠麻感应时，当即施以强烈旋捻。②孔穴的部位与刺法：a. 哑门，针刺深度为1.5~2.5寸[1]。b. 风府，针刺深度一般以针尖达到脑近处[1]具体深度应根据发育情况掌握。c. 聋穴，在听宫之上，耳门下方，针刺深度一般为1.5~2寸。d. 哑穴，有2个。在颈前者，位于人迎穴与水突之间，再稍向外斜2分许，当胸锁乳突肌前缘处，深部有颈总动脉，触之动脉应指，针体斜呈70度角向颈总动脉与甲状软骨外缘刺入（切勿刺及颈总动脉，危险性大，据介绍此穴易致晕针或休克，救治无效者，可能为刺及动脉所致[2]，针刺深度为2~3寸。于颈后者，在风池穴上4分，枕骨下际，当胸锁乳突肌停止部"脑空穴"的直下方是穴，一般针刺深度为1.0~1.6寸。

疗效

1. 本组病例经用上法治疗后，痊愈者有55例（听力及语言恢复）；基本痊愈者有17例（言语及听力较正常人稍差）；进步者有8例（言语及听力较治疗前有进步）；无效者5例；有效率为94.12%。观察时间在1个月至2年以上。

2. 先天性聋哑7例中，痊愈者4例，基本痊愈者2例，进步者1例，平均治疗次数为5.29次。后天性聋哑31例中，痊愈者25例，基本痊愈者3例，进步者1例，无效者1例，平均治疗次数为4.3次。耳聋者47例中，痊愈者26例，基本痊愈者12例，进步者5例，无效者4例，平均治疗次数为11次。

按：[1] 报告中介绍此2穴之针刺深度，均为深刺法。针刺手法须按深刺要求及注意事项操作，以免发生严重事故，其中尤以风府穴更须注意，无切实经验者，不可轻率深刺，以保证安全。有关问题可参阅河北省精神病院发表的《风府穴治疗精神病的几点介绍》（见《新中医药》，1956，7∶13）及其有关报告。

［2］此部位局部解剖学关系复杂险要，其近处有颈总动脉，内有颈静脉及神经干等集束通过，又加之针刺较深，如刺激不当，可导致严重意外，故须特别注意。

薛清亮，等：《中医杂志》，1959，7：62

病例 共 430 例。

治法

1. 取穴 ①主穴为百会、翳风、耳门、听宫、听会、哑门、廉泉、金津、玉液、外关、通里、合谷、中渚、液门、足临泣、侠溪等。②配穴为风池、天突、人迎、大椎、肩外俞、肩中俞、心俞、肺俞、肝俞、肾俞、曲池、三阴交、复溜、照海、太溪、太冲、通谷等。③偶尔取用窍阴、角孙、囟会、瘈脉、和髎、浮白、天容、天窗、天牖、上关、下关、阴郄、肩贞、命门、腕骨、束骨、金门、大敦、行间、涌泉、威灵、阳维等。④其中翳风、听会、听宫、外关、合谷、通里、中渚、液门、足临泣、侠溪，为治聋常用穴。百会、哑门、廉泉、金津、玉液、通里、阴郄、三阴交、照海、太溪、复溜、合谷、关冲、通谷、束骨、太敦、行间，治哑的疗效较强。⑤上述穴位中，有的穴位治聋治哑亦兼用之。除人迎、天突、廉泉，不留针外，其余诸穴均予留针。

2. 操作 ①间日施针 1 次，10 次为 1 疗程。停针 7～10天，继续进行治疗。②每次先取局部穴，以翳风、听会为主，再配以外关、合谷、足临泣等穴。为使两耳同时恢复听觉，两耳轮换施术，每次选用主穴 2～3 个，总以听会、翳风、百会为主，其余各穴轮换使用。③在开始治疗阶段，以治聋为主，待其听力逐步恢复后，再加入治哑穴，以达治疗聋哑目的。④在操作方面，将针刺入一定深度后，给予轻微的捻转提插，注视患者表情，产生痠麻重胀针感后，留针 15～20 分钟，并每隔五、六分钟捻转提插 1 次。

疗效

1. 430 例中，经用上法治疗后，痊愈者有 83 例（恢复听力及说话功能），进步者有 320 例（能听、能说单字、单句），好转者 27 例。

2. 听力恢复后，加用治哑穴位，即以治哑为主。有热象者，可适当选用风池、曲池、合谷、复溜；耳中有脓液者，选用肩中俞、肩外俞、手三里、足三里、曲池、阳维等。

3. 在治疗中有虚寒者加用灸法；年小体弱者，针穴应较少，刺激应较轻；身体强壮、年龄较大者，针穴可较多，刺激可较重；开始治疗时，针穴应较少，刺激应较轻，以防止惧痛与晕针；但晕针的患者疗效较高。

4. 听力恢复后，对于教导语言乃是一项艰巨工作，必须对患者家属讲清道理，说明如何耐心教导语言，以实物示教，如毛巾、钢笔等，由简及繁，由一两个字发展到成句的话，扭转以手势代替说话的习惯，但不能要求过速，日积月累，即可收到效果。

5. 有些患者在治疗过程中，听力的恢复有速进、速退的，此亦为常有现象；亦有几次治疗不见效，后来却见效很快的。这些，都应与家长说明，以便耐心治疗。

6. 廉泉穴，用"一穴二针"刺法[按]，对于治哑效力很高。

7. 有的患者，特别是成年人，因体质较弱，治疗后听力完全恢复，因过劳或休息失宜，过一时期听力又减退，为避免这种情况，应对家长说明。

8. 疗效与年龄亦有相当关系，一般以 12～20 岁时为宜，21～30 岁者疗效次之。如鼓膜有病变、流脓穿孔内陷肥厚者，疗效都差。

9. 治聋时，翳风穴可深刺 2 寸左右提插，进步亦很显著。

按： 廉泉"一穴二针"的刺法是，针入之后，先左后右、或先右后左均可，此穴是治疗发音不正的主要穴位，对耳聋的效果也很好。如聋哑患者，魏××，针此穴时，针尖向右则右耳有痠重感，针尖向左，则左耳亦有同样感觉。在治疗过程中，如两耳进步不平衡时，要着重向进步较迟的一侧施术为佳。《中医杂志》1959，8：31.

冯庆丰，等：《中医杂志》，1959，7：61

病例　共150例。其中全聋哑者140例，半聋哑者10例。

治法

治疗原则是先治聋，后治哑。

1. 治聋　①取穴：a. 耳门、翳风、腕骨；b. 听宫、瘈脉、阳池；c. 听会、瘈上[按]、阳谿。以上3个配方轮流使用，均用双侧。②操作：先针耳区穴，后针腕部穴。耳前3穴，须直刺1寸以上；耳后3穴，可顺外耳道方向斜刺，深达7分以上（翳风穴须达1.5寸以上），但不可使针尖透出耳孔内。进针后用平补平泻法捻转7次，使患者感到痠麻难忍。腕部穴刺5分许，得气后，不再施用手法，留针10分钟出针。在起针时对耳区穴再用平补平泻法捻转7次。一般每日或隔日1次，连续10次为1疗程。停针5日，进行第2疗程，最多不超过3疗程。

2. 治哑　耳聋渐愈，能听到一般说话声音，但不能学话时，即开始治哑。①取穴：a. 哑门、太渊；b. 天突、合谷；c. 廉泉、通里。②操作：哑门穴针5分，天突穴可按胸骨方向针1.5～3.5寸，廉泉穴针5分以内。太渊、合谷、通里，针3～5分，得气后留针10分钟。根据情况，每日或隔日针1次。

疗效　全组病例，经用上法治疗后，近愈者29例，占19.4%；显效者23例，占15.3%；好转者51例，占34%；无效者47例，占31.3%。有效率68.7%，近愈显效率34.7%。从疗效与治疗间隔的关系上看，认为以间隔1日的疗效最高。故认为针刺治疗本病的方法以间日1次、7～12次为1疗程的方法较好。

601

按: 瘈上穴, 在瘈脉穴上方, 耳根部上的小凹陷处, 于小静脉下方取之。

辽宁中医学院附属医院彭静山等:《针灸杂志》, 1965, 1:29

附1: 耳聋与聋哑的研究

上海针刺治疗聋哑协作组对1958年以来治疗耳聋、聋哑及其机制研究工作进行了综述。

首先对早期治疗的510例耳聋和301例聋哑作了介绍。二者均以治聋为主, 取穴基本相同。初步看到针刺对各类耳聋和聋哑均有一定疗效。有效率耳聋为93.3%, 聋哑为84.7%。1961年对两组病人进行了随访(停针4月~2年)。共随访到耳聋患者316例, 聋哑患者180例。随访结果, 耳聋患者中退步者162例, 占50.6%。聋哑患者中退步者54例, 占30%。说明停针后听力下降是针刺治疗耳聋过程中的普遍现象。从随访结果中还发现, 近期疗效显著者大多数能维持较满意的远期效果, 而近期效果不显著者, 其疗效则不易巩固。

为了进一步评价针刺对耳聋及聋哑的效果, 对30例感音性耳聋和28例聋哑进行了治疗。这些患者的病因都较明确并作了详细的耳鼻喉科与听力检查。以听力提高10分贝作为有效统计, 结果有效率耳聋为36.7%, 聋哑为17.9%。认为, 一般病程短及病变属可逆性者, 如暴聋、老年性者及外伤性者效果较好。病程长及不可逆性者如自幼聋、伤寒、流感、麻疹引起的耳聋, 效果较差。听觉及前庭功能完全丧失者, 针刺后听力亦均无提高。

为进一步提高疗效, 先后采用磷^{32}鼓膜贴敷治疗和辅酶A、灵芝穴位注射, 用同样方法进行了观察。感音性耳聋以磷^{32}鼓膜贴敷治疗78例, 有效率为47.5%; 辅酶A穴位注射治疗32例, 有效率46.9%; 灵芝穴位注射治疗21例, 有效率47.6%。

对于针刺治聋机制的研究，从两个方面进行了观察：其一，以豚鼠作实验观察了针刺对大脑皮层兴奋性的影响，证明大部分动物在针刺作用下诱发电位波幅显著增大。当麻醉太深时针刺无效。另外，在针刺作用时还出现后放电现象。因此认为针刺治聋机理之一，可能是提高大脑听觉中枢兴奋性，增强皮层对声音信息的感受和分析能力，使残余听力得到充分利用。其二，以放射性同位素磷^{32}示踪研究了家兔内耳淋巴的磷^{32}含量，发现针刺耳区穴组显著差别于不针刺组或麻醉后针刺组（$P<0.01$）。故认为针刺治聋机理之二，是针刺作用使内耳毛细血管壁渗透性增加，或增加了内耳微循环功能，促进了血液与迷路淋巴之间的物质交换，有利于内耳病理过程的好转。

上海针刺治疗聋哑协作组：《全国针灸针麻学术
讨论会论文摘要》（一）78页。1979，6月

附2：对针治聋哑的疗效与机制的探讨

1. 从临床资料探讨针治聋哑的疗效

（1）对癔病性或精神性聋，针刺的疗效是肯定的，并认为有重大医疗价值。

（2）对于聋哑症，针刺的疗效主要表现在主观上，即聋哑儿童在针刺后自觉听力有所提高，但针后和针前听力曲线基本一致，即这种主观疗效不能在针刺后的听力曲线上有所反映，而在针前要取得一条稳定可靠的聋哑儿童的听力曲线则又是可以的。

（3）取得这种主观疗效的聋哑儿童只占受针者的30%～40%左右。主观疗效的高低和残听存在的程度成正比，无残存听力者不能取得这种主观疗效。这种主观疗效不能持久，最高疗效表现在第一、二疗程，停针后下降，复针后又起。主观疗效的取得、维持和消失与情绪有关。

（4）在留针期间，可以看到听力曲线上的个别频率的听阈的提高或降低，但一般也不超过 5～10db。尤其令人注意的是听阈提高者往往发生在不乐意接受针刺的儿童，听力下降者往往发生在乐意接受针刺的儿童。出针后稍久，听力曲线又恢复到针前原样。个别者在留针期间，个别频率由无到有，出针后又从有到无。

据此推论，针刺治聋的作用机制，主要是作用于大脑皮层的听中枢，其作用过程则以兴奋性的改变（提高）为主。为证实此推论，进行了以下实验。

2. 从实验资料探讨针治聋哑的机制

实验动物为 6 只豚鼠。选用的穴位为一个主穴和一个配穴，主穴为听宫，配穴为涌泉，并以角膜为对照。根据实验结果认为：

（1）关于针刺治聋的作用机制问题：①针刺不影响耳蜗微音器电位。由于耳蜗微音器电位起源于毛细胞，因而针刺不作用于耳蜗感音结构。此点和临诊所见及主观疗效的高低与残听存在的程度成正比，以及无残听者不能取得主观疗效的情形是吻合的。②针刺引起豚鼠大脑皮层听中枢的兴奋性改变正足以证实前述之推论，即针刺主要作用于皮层听中枢，其作用过程以兴奋性的改善为主。③在实验中发现这种皮层兴奋性为时不过半小时左右或更久些，此点也和临诊中的主观疗效不能持久这一现象是吻合的。由于这种皮层兴奋性改变的时间性、局限性和微弱性，所以临诊中不能在出针稍久之后的听力曲线上反映出这种改变，而只能在留针中的听力曲线上得到客观而微弱的反映。④由于机体当时所处的状态不同以及针刺强度的不同，皮层听中枢的声诱发电位或先降后升，或先升后降平，这些现象也可解释临诊中针刺作用引起不同的表现。⑤通过针刺豚鼠引起的皮层听中枢声诱发电位的改变所表现出来的皮层兴奋性改变与其他文献报导用其他方法取得的结果相似。因此，针刺引起的皮层兴奋性改变似无特殊性；而且由于针刺非穴位点（角膜）也导致这种改变，故也认为穴位也就没有什么特殊性了。根据前人研究角膜具有痛觉、触角及温觉，本实验用针强刺激角膜，因此也可以说这种皮层听中枢兴奋性改变也是痛觉的反映。因为作者倾向于赞同针刺作用的机制是通过神经反射调节为主的论点。⑥针刺对听神经有时不起作用，有时起阻抑作用。由于针刺不影响耳蜗微音器电位，因而听神经动作电位的降低与感音结构无关。听神经综合电位不受人进入的影响，而且听皮层在针刺作用下的兴奋性改变的规律也不能从 N_1 的变化中看出，所以听神经综合电位如受阻抑，也不会是从听皮层传下来的。这种阻抑作用最可能还是通过低级中枢或周边神经的互相作用所致。这些都有待于进一步研究。

（2）关于针刺治聋的临床疗效的评价问题：①认为实验资料为针治癔病性或精神性聋的确切疗效提供了理论基础，因为大脑皮层听中枢兴奋性的改变是可以达到脱抑制的目的。②结合实验来评述针刺治疗聋哑症的疗效是和临诊所见疗效相吻合的，即单凭针刺治疗不能改变聋哑状态，因为针刺不作用于耳蜗感音结构，所以也不能改变其机能状态。另鉴于留针期中或在出针后半小时内大脑皮层听中枢呈现兴奋的改变，因此建议如在此时配带助听器进行听觉训练，其效果或较出针后稍久再单纯进行听觉训练为优，而过去却对此未予特别重视，有待今后注意。认为本文至少对留针期中综合应用听觉训练为优提供了理论依据。从这一点来看，欲完全排除针刺治疗聋哑症的实用价值为时尚早。听觉训练的价值不仅在于充分利用残余听力，还对听觉的分析的能力有所增进，如果在听觉的基础上辅以针刺来提高皮层听中枢分析能力或可进一步增进。如果针刺引起听中枢抑制，则不能作为上述之辅助手段。

魏能润,等(武汉医学院第一附属医院耳鼻咽喉科教研组)：
全国针灸针麻学术讨论会资料。1979,6月

605

（七）中毒性聋哑

【针刺法】

病例 共 3 例。均为链霉素中毒所致。1 例 10 岁，于 2 周岁时因麻疹合并肺炎注射链霉素、青霉素 10 日左右，痊愈出院，于 1 个月后听觉障碍，言语不清，至 3 岁时双侧耳聋，不会说话。1 例 8 岁，于 1 周岁时因感冒高烧并发百日咳，经注射链霉素、青霉素 15 日后，听力减退，日渐加重，不会说话。1 例 6 岁，于 1 周岁时因肺炎，经注射链霉素、青霉素 9 日后，出现聋哑。经检查后，确诊为链霉素中毒性聋哑。

治法

1. **取穴** 主穴取耳灵穴[按]；配穴取翳风、听宫、廉泉。治聋先取听灵、翳风、听宫，均取双侧。待耳聋好转后，减翳风、听宫，加廉泉。

2. **操作** 用 32 号毫针，耳灵穴向耳方斜刺 5 分深，使针感传至耳中为佳。翳风、听宫 2 穴，直刺 3 分深。廉泉向上斜刺 5 分深。以上各穴均缓捻轻刺，在患者合作情况下留针 10 分钟，在留针中每隔 3 分钟捻针 1 次。7 次为 1 疗程。第 1 疗程每日针 1 次，以后各疗程隔日针治 1 次。

3. **语言训练** 是治本病的一个重要步骤，在听力有所恢复后，即应进行语言训练。

疗效 例 1 针治 29 次，例 2、例 3 各针治 26 次。3 例患者经针治结合语言训练，均可说出日常生活中的一般语言，仅例 1 由于年龄较大，发音不够正确。

按：耳灵穴，在完骨穴的后下方，当风池穴前上方 5 分处，近颅骨之下缘，在胸锁乳突肌和斜方肌停止部的陷中，指压局部时重痛感甚剧。

长春中医学院阎洪臣：《针灸杂志》，1965，1：32

二、鼻 部 疾 病

（一）慢 性 鼻 炎

【针刺法】

病例 共53例。本组病例年龄多在16～25岁之间，病程大多在1～5年之间。

治法

1. 取穴 下鼻甲前端，并配以单侧合谷穴。

2. 操作 用鼻镜张开鼻前孔，以消毒的2寸长不锈钢针刺入下鼻甲前端约2～3mm深，留针15～30分钟，中间稍转动针柄，以加强刺激。起针后用棉球压迫针刺处3～5分钟，以防出血。每日针治1次，5次为1疗程。多数病人治疗1～2个疗程。

疗效

1. 本组病例经用上法治疗后，痊愈者22例，显著好转者17例，好转者11例，无效者3例。

2. 疗效标准 痊愈系指自觉症状及鼻黏膜肿胀充血消失；显著好转系指自觉症状基本消失及鼻黏膜红肿显著减轻；好转系指自觉症状及他觉检查均减轻。

3. 针刺可引起下鼻甲收缩，有时针刺一侧下鼻甲可引起两侧下鼻甲收缩。凡下鼻甲收缩反应强者效果好，反之则差。

马尚贤：《中华医学杂志》，1962，9：579

【穴位埋针法】

病例 共10例。本组病例中，绝大多数病程为2～6年。临床症状多有鼻塞、流涕、头痛等症，少数患者并有嗅觉减退、鼻臭、呼吸困难、容易感冒等。全组病例均为确诊本病治疗未愈者。

治法

1. 取穴　迎香、合谷、上星、百会。

2. 操作　除迎香穴作皮内埋针外，其余各穴均行针刺，一般于针刺后症状均可减轻，特别对呼吸困难减轻的更为明显。迎香穴用皮内埋针以巩固疗效，方法是：穴位皮肤行常规消毒后，用毫针或特制的耳针刺入穴位，注意不要影响患者的张口活动，针刺后局部产生痠、麻、胀、重的针感后，用胶布固定，以防脱落。埋针时间一般为4天，在此期间，如针感消失时，患者可在针刺部位轻轻加压，以增强效果。在经过2～4次埋针后，症状可完全消失或减轻。

疗效　本组病例经用上法治疗后，经3～12个月的随访，治愈者有3例，好转者有7例。

陈葆琳，等：《中医杂志》，1961，2:63

【穴位注射法】

病例　共32例。其中过敏性鼻炎4例，单纯性鼻炎17例，肥厚性鼻炎11例。

治法

1. 取穴　迎香（双）。

2. 药液　5%当归灭菌液（pH5）1ml，加入少量0.5%普鲁卡因。

3. 操作　用 $4\frac{1}{2}$ 号针头，在每侧迎香穴注入药液0.5ml。每日1次，7次为1疗程。

疗效　本组病例经用上法治疗后，过敏性鼻炎4例，均获治愈；单纯性鼻炎17例中，治愈者13例，显效者2例，减轻者2例；肥厚性鼻炎11例中，治愈者6例，显效者1例，减轻者3例，无效者1例。治疗过程中未发生任何不良反应。

吉林市第四人民医院耳鼻喉科：《新医药学杂志》，
1974，9:401

（二）过敏性鼻炎

【针刺法】

病例　共11例。病程1～6个月者3例，7～12个月者7例，1年以上者1例。本组病例之诊断依据为：①自觉症状，突然发作，鼻腔内痛痒、阻塞、水样分泌物，可能逐渐发生全身变态反应症状；②临床鼻镜检查，可见鼻甲水肿、肥厚、颜色灰白；③显微镜检查，可查得嗜伊红白血球增多。

治法

1. 取穴　分为3组。①迎香、禾髎、上星、风府、前谷。②禾髎、百会、合谷、天柱。③迎香、命门、足三里、风池、大椎。以上各穴可轮流重复使用。

2. 操作　将针刺入一定深度后，找到痠困麻针感（无针感者效力差），再继续捻转1～2分钟，使患者感到舒适。留针时间一般为20～30分钟。隔日针治1次，7次为1疗程。停针1周，再开始第2疗程。大部分患者经1～2疗程可获治愈。

疗效　经用上法治疗后，11例中，治愈者5例，近愈者2例，进步者3例，无效者1例。平均治疗次数为4.6次。治疗过程中，未配合药物治疗。迎香、禾髎，作用较大，可作治疗本病的主穴。

王坤焕：《中医杂志》，1959，6：58

（三）血管运动性鼻炎

【针刺法】

病例　共110例。男女比例为2：1。年龄以25～35岁者为最多。大多数患者在发病期间就诊。病程由2周至20年不等。全组病例中，有50例作过鼻腔分泌物涂片染色检查，有一半以上找见嗜伊红细胞。

609

治法

1. 取穴　上星、迎香、睛明、攒竹、巨髎、四白、三间、合谷、足三里、三阴交；有时针刺"鼻丘"和"下鼻甲"两处。

2. 操作　每次治疗取鼻附近处 1 穴，再配四肢部 1 穴，各穴轮番使用。2～3 日针治 1 次，每次留针 15～30 分钟。如经 5～6 次治疗收效不显，则改用其它疗法。

疗效　经用上法治疗后，在有记录可查的 100 例中，痊愈者占 10%，显效者占 34%，略见进步者占 33%，无效者占 23%。认为鼻丘并非内迎香穴，针刺鼻丘是治疗本病值得推崇的方法。大部患者经半年至 2 年的随访，证明本疗法并不能防止复发。针刺鼻丘的方法，是在鼻镜观察下，以 2 寸长毫针自下鼻甲附着缘前上端上方斜刺入黏膜内 2～3 分，当时可引起打嚏、流涕或咳嗽，退针后症状消失。

前北京市耳鼻咽喉医院针灸小组：《中华

耳鼻咽喉科杂志》，1960，1：29

（四）鼻　出　血

【针刺法】

病例　用针灸治愈顽固性鼻出血 1 例。患者郝某，男，35 岁，工人。住院号 17267。病人于 1958 年 12 月 20 日，因患肺结核、结核性腹膜炎并有门脉性肝硬化入院。入院后，给以抗结核治疗，并投予维生素等对症药物。病人在治疗中稍有好转，于住院第 19 天（1 月 8 日）晚无任何诱因而发生鼻出血，当时给以压迫止血无效，则又给以注射仙鹤草素、肾上腺素、维生素 K，均未能止血，病人感觉心烦不安，至 1 月 9 日出血仍未停止并有加重，如将鼻孔阻塞即从口内吐出。经鼻科检查，鼻前庭及中隔均无糜烂所见。由于出血不止而给予仙鹤草素及维生素 K，每 6 小时 1 次，交替注射，局部并用肾上腺素滴入，高涨盐水棉球填塞，均未能止血，只要一取出填塞之棉球，出血即加重。1 月 10 日下午应用针灸治疗，针迎香（双侧）、人中，配合谷（双侧）。进针后约 10 分钟左右，出血完全停止，将鼻孔填塞之棉球取出亦不再出血。于 1 月 17 日，病人再次发生鼻出血，未用其它止血药物，直接给以针灸治疗，以后未再发生，并经抗结核及保肝治疗，好转出院。

按：鼻出血，是一个症状，许多病症均可发生。在局部原因方面有：①指甲挖鼻；②鼻部或头部外伤；③各种原因所致的鼻黏膜干燥和溃疡；④肿瘤；⑤其他。在全身性原因方面有：①剧烈运动、咳嗽、打嚏、强力擦鼻；②急性热性传染病；③血液病；④维生素缺乏症；⑤血管硬化、高血压；⑥肝硬化；⑦倒经（于月经时鼻出血）；⑧其他。但自发性鼻出血，多数是由于鼻中膈前下部黏膜的小血管破裂所致，因为此处较易出血。鼻出血，有时可以自行停止，但持续的大量出血，病人可出现面色苍白，脉搏细弱，头晕无力，血压下降，甚至休克死亡。长期反复出现的大量鼻出血，可导致继发性贫血。故对本病的治疗，除作即时性止血处理外，还必须作原因治疗。针灸治疗对本病的即时止血，常有良效，但报告尚少。取用穴位有：迎香、素髎、人中、上星、印堂、天柱、风池、风府、大椎、身柱、肩井、肩中俞、曲池、手三里、合谷、委中、足三里、内庭等。鼻部、额部穴位，用轻刺激；其他穴用重刺激。每次治疗选取近处穴 1～2 个，配用远隔穴 1～2 个。鼻出血的即时性止血，有时比较容易，但有时却比较困难。我曾遇有 1 例男性成年职工因打喷嚏鼻腔大量间断出血不止（平时身体健壮，亦无衄血史），经自行压迫止血无效，即到专区医院急诊，门诊处理未效，即急诊住院。住院 48 小时，经相应处理仍未能止血，即拟赴省医院诊治。当时仍以鼻腔填塞压迫止血，病人面色苍黄㿠白，鼻面部浮肿，头晕目眩，精神很差。经艾灸风府穴后，即时收效，一次即愈。经观察 1 年，未再复发。

孙诚：《哈尔滨中医》，1960，2：79

（五）鼻 旁 窦 炎

【针刺法】

病例 共 32 例，均为额窦炎。本组病例多为青壮年患

611

者。其中急性额窦炎 23 例，慢性额窦炎 9 例。全部病例中，有部分病人于接受本法治疗前曾用过抗菌素及理疗而效果不显者。

治法

1. 取穴　主穴为合谷、头维；配穴为上星、印堂、阳白、太阳、迎香。每次酌情配用 1～2 对。若系单侧额窦炎者，配穴只取患侧。

2. 操作　用泻法，捻转进针，得气后留针 30～40 分钟，在留针期间再反复捻转提插 2～3 次。每日针治 1 次，时间宜在下午，一般 3～5 次即可。

3. 本组病例中，除 1 例同时有化脓性上颌窦炎配合作穿刺冲洗，1 例同时有筛窦、上颌窦炎配合口服磺胺、中药及部分鼻塞较重者配合 1% 麻黄素液滴鼻外，均为单用针刺治疗。

疗效

1. 本组病例经用上法治疗后，痊愈者 23 例（针治 3～5 次，头痛完全消失，鼻通气好转）；好转者 9 例（针治 1～5 次，头及面部压痛有不同程度减轻，鼻通气好转），此 9 例均为未观察到症状完全消失而停止复诊者。

2. 通过临床观察，针刺治疗本病，即时止痛效果甚为满意，多数患者在针刺后疼痛立即减轻或消失。同时发现针刺尚可使肿胀充血之鼻黏膜收缩，有利于通气和分泌物的引流。

3. 如果同时有鼻息肉、中鼻甲肥大、息肉性变等阻塞鼻窦引流之情况存在，则以采用手术和其他疗法为宜；若合并其它副鼻窦之炎症，配合某些药物或穿刺冲洗亦属必要，常可缩短疗程。

4. 针刺似亦不能绝对防止本病复发，但复发时针刺仍然有效。本组有 2 例于半月后复发，仍用针刺治愈。

范嘉裕，等：《中医杂志》，1963，9：328

三、咽喉部疾病

（一）急性扁桃体炎

【针刺法】

治法

1. 取穴　合谷、耳轮三穴[按]、少商。

2. 操作　右侧扁桃体炎取右侧穴位，左侧扁桃体炎取左侧穴位，双侧发炎者取双侧穴位。少商穴点刺出血。耳轮三穴，针刺深度以不穿透为原则。

疗效　共50例。经用上法治疗后，治愈者有42例，占84%；进步者8例，占16%。其中32例1次治愈。

按："耳轮三穴"，原报告为"耳上三穴"。具体部位均在耳轮部，分上、中、下三穴：上穴在耳轮沟与耳屏的水平处；下穴在耳垂前面的正中；中穴在上穴与下穴之间的耳轮沟处。

上海铁路中心医院儿科：《中华儿科杂志》，1959，2：132。

【耳针法】

治法

1. 取穴　在耳屏区探找压痛点，部分病例也有在耳舟下段找到痛点者。

2. 操作　用强刺激手法，留针30～60分钟，每日1次。

疗效　共304例。经用上法治疗后，总有效率为90.1%，其中治愈率为52.3%（局部红肿，喉痛消退，热度下降，白血球计数恢复正常），进步者37.8%，无效者9.9%。耳针对解除疼痛非常满意，一般经2～3次治疗后即能使炎症消退。

上海市耳针协作小组：《上海中医药杂志》，1962，2：20

【耳背刺血法】

病例　共24例。本组病例均为小儿患者。

613

治法

1. 取穴 耳背上部静脉，呈树枝状，为耳后静脉之分枝。

2. 操作 先用手轻揉患侧耳部，使其局部充血，再于耳后寻找其静脉，局部行常规消毒后，用1寸毫针于耳后静脉点刺，挤出血液3~5滴，即用酒精棉球压按针孔。每日针治1次。第2次在患侧耳背施术部位下方，寻找其静脉点刺。第3次则仍在第1次部位上点刺出血。

疗效 本组病例经用上法治疗后，治愈者21例，无效者3例。其中针治1次痊愈者11例，2次痊愈者7例，3次痊愈者3例。疗程最短者1天，最长者3天，平均1.9天。大多数患儿经点刺出血后，咽痛减轻，吞咽困难缓解，体温逐渐下降，扁桃体肿大随之消失。

江苏省淮安县泾口卫生院顾天培：《新医药学
杂志》，1975，7：48

614

【穴位注射法】

病例 共20例。全部病例，均有咽痛，吞咽困难，不同程度的发热及全身不适等症状。咽部可见急性充血，扁桃体红肿，隐窝有脓点。

治法

1. 取穴 哑点[按]（双）、大椎、曲池（双）。

2. 药液 鱼腥草注射液、维生素 B_1 或 B_{12} 注射液均可。

3. 操作 按常规消毒，每穴每次注入0.5ml，一般每日治疗1次，严重者可每日2次。

疗效 经用上法治疗后，体温平均在1~2日内降至正常，全身和局部症状明显好转，扁桃体红肿及脓点逐渐消退。平均3天治愈。

按：哑点的具体部位，原报告未作介绍。

人民解放军第5379部队医院外科：《新医学》，1975，3：166

（二）急 性 咽 炎

【针刺法】

病例 共 59 例。均为急性咽炎，全组病例都有程度不同的吞咽疼痛。

治法

1. 取穴 天柱。

2. 操作 由后外侧斜进针，刺入同身寸 1.0～1.3 寸，胀麻针感有时可扩散到头部及肩部，此时施以中等以上的强刺激，提插半分钟至 1 分钟，每 10 分钟作同样刺激 1 次，共留针 30 分钟。

疗效 本组病例经用上法治疗后，疗效达 96%。多数患者经针治后，白血球计数于次日多有显著下降。平均治愈日数为 1.2 天。

按： 针灸治疗急性咽炎有良好效果，一般在 3 次治疗以内可以治愈或显著减轻。常用穴位还有廉泉、天突、天容、尺泽、列缺、合谷、少泽等。少泽穴点刺出血，其它穴用中等刺激，留针 5～15 分钟，每日针治 1 次，重者 1 日 2 次。

马名达：《中华耳鼻喉科杂志》，1960，1：56

（三）急 性 喉 炎

【针刺法】

病例 共 6 例。本组病例均为急性喉炎。

治法

1. 取穴 合谷、天突、人迎、廉泉、平桃（约在舌骨大角处之下际，相当于喉上神经分布处）。

2. 操作 均用针刺法。同时配合蒸气吸入及发音休息。

疗效 本组病例经用上法治疗后，痊愈者 3 例，显效者 1 例，好转者 2 例。其中 2 次治愈者 1 例，3 次治愈者 2 例，最

615

多者治疗4次，平均治愈日数为3.6天。经针刺治疗后，所有症状可立即缓解，其中以喉痛症状减轻最为显著，声音嘶哑针后也能逐渐减轻并使发音恢复正常。报告指出，针刺对本病虽有肯定疗效，但对急性喉炎患者，嘱其少说话使声带得以休息，用蒸气吸入，禁用烟酒及刺激性食物，仍不能忽视，否则会影响疗效并延长病变恢复的时间。

陈顺云：《中华耳鼻喉科杂志》，1960，1:56

附：急性喉炎伴发喉阻塞

【针刺综合法】

病例 共5例。男孩3例，女孩2例。年龄最小者8个月，最大者3岁。报告者已往对小儿急性喉炎伴有喉阻塞者，均采用大量抗菌素、封闭疗法、熏气、给氧，当发现喉阻塞时，即作气管切开以解除窒息的危险，但若患儿全身情况不好，施行手术亦属非常危急。本组病例经用针刺治疗后，获得良好效果。

616

治法

1. 取穴　双喉上神经、双侧合谷、廉泉。

2. 操作　用5分长毫针，针刺后不留针。

3. 5例中，除1例外均使用了青霉素（总量最多者为90万单位，少者为40万单位）、链霉素（总量最多者为0.8g，少者为0.5g）。

疗效 本组病例经用上法治疗后，痊愈者有4例，主症消失者有1例（声嘶、咳嗽、呼吸困难）转儿科治疗。

举例 患儿菊某，女，8个月。住院号48028。于1958年10月28日，因咳嗽、呼吸迫促3天急症入院。患儿于3天前开始声嘶咳嗽，不发烧。曾在卫生所打针吃药未见好转，当晚病情加重，乃送院治疗。检查：病儿呈急性病容，神志清楚，呼吸迫促，咳嗽呈犬吠声，吸气时锁骨上凹内陷，无发绀。心肺阴性。入院后给抗菌素治疗。次日体温升高，呼吸迫促加剧。儿科会诊，心肺无特殊异常。下午进行第1次针治，取穴：喉上神经、双侧合谷、廉泉。到晚上，病儿呼吸好转。次日再针1次后，呼吸困难消失，症状减轻。于11月3日出院。

张幼凌：《中华耳鼻喉科杂志》，1960，1：49

病例 共11例。均为急性喉头阻塞。年龄在1岁以下者有2例，1~2岁者有6例，3~4岁者有3例。其中由麻疹并发喉炎引起者有8例，由急性喉炎引起者有2例，由喉气管炎引起者有1例。脉象洪数者4例，滑数者3例，细数者4例。舌诊方面，舌红者8例，舌绛者3例；苔黄腻者8例，苔腻者1例，无苔者2例。

治法

1. 主穴及操作 少商（双）、商阳（双）出血、合谷（双、深刺透劳宫穴，行透天凉手法，留针30分钟）、列缺（双，慢按紧提）、天突（疾进徐出）。

2. 配穴及操作 扶突（双，疾进徐出）、曲池（双，透天凉法，留针30分钟）、内庭（双，透天凉法，留针30分钟）、孔最（双，慢按紧提）。

疗效 本组11例病儿，根据阻塞现象的程度，均须作气管切开，在小儿科和五官科的协作下，采用针刺治疗，都避免了手术。报告认为本病大都是肺胃积热、火气上炎所致，发病迅速，属"喉风"范畴。在治疗时，除审证求因、立方配穴外，还必须正确掌握手法，视病情需要可反复施术，每日可针治2~3次。

举例 患儿胡某，女，13个月。住院号107216。病儿麻疹后，于1960年11月14日由传染病院出院，当时稍有声嘶，15日又身热气急声嘶加重，经就近地段医院诊治无效，18日至区儿童医院诊治，转送我院作气管切开。入院时体温38.4℃，吸入性呼吸困难，吸气时颈凹深陷，上腹内

617

缩，咽喉充血并水肿，颈淋巴腺肿大，呼吸音粗糙，经耳鼻喉科共同会诊，认为喉头阻塞，病情危急，须行气管切开手术，先试行针刺抢救。经诊得脉象细数，苔腻舌质绛，气逆面青，咽喉连及蒂丁肿胀下垂，痧毒喉风之症，急与针刺少商（双侧，出血）、天突（疾进徐出）、合谷、曲池、内庭（均取双侧，用透天凉法留针 30 分钟），气急呼吸渐平；下午 6 时半又针商阳、扶突、合谷、曲池等（均取双穴），情况显著好转，未进行气管切开手术，以后经辅以其他治疗痊愈出院。

上海市第四人民医院针灸科施正华：《中医杂志》，1966，2：18

（四）喉肌疲劳

【针刺法】

病例 共 23 例。男 7 例，女 16 例。年龄 15～19 岁者 6 例，20～29 岁者 12 例，30～39 岁者 5 例。在职业方面，音乐学院学生 8 人，音乐教员 6 人，演员 9 人。发病时间为 2 个月至 2 年。

治法

1. 取穴 主穴为天突、廉泉，并以新廉泉[按]与上述 2 穴交替应用；配穴为合谷、通里、偏历、列缺、照海。

2. 操作 用平补平泻法。主穴留针 3 分钟，配穴留针 20 分钟。隔日针治 1 次，12 次为 1 疗程。

疗效

1. 本组病例经用上法治疗后，23 例中，痊愈者有 7 例，进步者有 14 例，无效者有 2 例。本病一般经针治 1～2 次可获痊愈，但亦有针治 10 次以上者，少数患者治愈后又有复发，须再行针治。

2. 针刺治疗应加强合理的发音锻炼，避免喉肌疲劳。长期应用针刺可能形成条件反射，反为不当。本病以综合治疗较好，尤以伴有慢性喉炎者，除针刺外尚须配合药物及理疗。

按：新廉泉，在甲状软骨与环状软骨之间，针2分深。

病例　共61例。男25例，女36例。在职业方面，专业演员有17例，业余演员有44例。

治法

1. 取穴　常用穴为水突、气舍、合谷、照海。备用穴为天突、太渊、曲池、尺泽、足三里、少商（放血）等。在穴位的使用方面，可分为：①局部取穴：取水突或气舍，或两穴同用；②远隔取穴：如尺泽、合谷、足三里等；③随证取穴：有咽干、舌燥、便结、或阴虚阳亢者，加照海；因肺气不宣、暴瘖不能言者，加尺泽、天突等穴；因肺经气火逆冲、咽喉不利者，取少商（放血）等。

2. 操作　用毫针，采用指切进针法，针刺角度为直刺。进针后运用捻转提插手法，以得气为度，待有针感后留针20分钟。出针时根据补泻要求，开放或闭合针孔。

疗效　本组病例经用上法治疗后，痊愈者27例，好转者28例，无效者6例。用本法治疗喉肌疲劳，大多数患者反映良好，在针刺当天或次日演唱时，自觉喉部舒适，嗓音响亮，且无不良反应。

（五）软腭麻痹

【针刺法】

病例　共9例。男3例，女6例。年龄在10岁以内者有3例，其余均在20岁以内。病程在半月以内者有4例，半月至1月者有4例，2月以内者有1例。全组病例中，单侧发病者有7例，双侧发病者有2例。本组病例之发病原因未能查出，但初步可除外白喉继发者和延髓导致的合并症。

治法

1. 取穴　主穴为少商、涌泉、风府；辅穴为百会、合谷、间使、中渚、廉泉、照海、隐白。

2. 操作　可依据"标本虚实"而定，留针一般为 10 分钟，每日针治 1 次。病程较长者可隔日 1 次。

疗效　本组病例经用上法治疗后，7 例单侧麻痹患者全部治愈；2 例双侧麻痹患者，1 例显著进步，1 例进步。从病程看，发病后即时治疗者疗效甚佳。平均针治次数为 12 次。

李思唐：《中医杂志》，1963，7：256

（六）声　　嘶

【针刺综合法】

病例　共 41 例。本组病例中，有声带息肉者 5 例，有声带小结者 5 例。

治法

1. 取穴　主穴为水突、人迎、廉泉、天鼎、扶突；配穴为间使、合谷、二间、颊车、三阴交等。每次治疗可酌情选用主穴 2 个，上下肢各选配穴 1 个。

2. 操作　每日或隔日针治 1 次，留针 30 分钟，10 次为 1 疗程。全组患者均配合蒸气吸入治疗。

疗效　经用上法治疗后，41 例中，声音恢复正常者有 9 例，占 21.95%；好转者有 30 例，占 73.18%；不明者 2 例，占 4.87%。其中有声带息肉者 5 例中（2 例息肉已摘除），经针治后，4 例恢复正常，1 例好转，3 例息肉均见缩小。有声带小结者 5 例中，声音恢复者有 1 例，好转者有 4 例；小结消失者有 1 例，缩小者有 4 例。另有机能性及炎症性声嘶，针刺后疗效亦佳。报告指出，针刺时有痠胀感和颈部鱼刺样梗阻感明显者，其疗效亦明显。对于颈部穴位，因大血管较多，须熟习解剖，不可随便下针，并要严密消毒，以防感染。

左锦鸿：《武汉医学杂志》，1965，1：47

（七）倒　　嗓

【针刺法】

病例　共44例。报告指出，人在青春期，发音的音域和音色都有变化。在此声变期，由于用声不当、休息不好或喉部发炎等原因，有的演员在这时不能演唱，戏剧界谓之"倒嗓"。演员倒嗓之后，声音变坏，不能继续演唱。本组病例中，声带闭合不好者有22例，声带肥厚者有7例，声带结节者有3例，声带充血者有3例，声带边缘不齐者有1例，破裂充血者有1例，假声带肥厚者有1例。

治法

1. 取穴　天突、廉泉、列缺、偏历、合谷、照海、通里，每次采用主穴1～2个，配穴1～2个。治疗时分3组进行：①第1组，取远端穴加局部穴（远端亦按循经取穴），天突、廉泉、新廉泉（在甲状软骨与环状软骨之间，直针刺入5分）、合谷、列缺、通里、照海；②第2组，取远端穴（按经络循行与喉相关者取穴）通里、照海；③第3组，取远端穴（与经络循行及喉无关者）腕骨、阴陵泉。

2. 操作　用平补平泻法，留针15分钟，隔日1次，10次为1疗程。

疗效

1. 用第1组穴位治疗者有32例，有效者30例；用第2组穴位治疗者有8例，有效者4例；用第3组穴位治疗者有4例，均无变化。故认为循经取穴和远近配合施治，疗效较好。一般患者在第2次针治后，演唱时感到喉咙畅快，声音宏亮，可以发出高音。全组中6例显著进步者，有5例针治次数为5～10次，1例在10次以上。

621

2. 显著进步，系指倒嗓时间较久，不能唱高音或音哑而不能演唱，于针刺后能演唱，发出高音不嘎。进步，系指唱高音困难，或发高音时声破裂，唱时费力，声音不宏亮，经针刺后可发高音，较前宏亮，无破裂音。

天津医学院附属第一中心医院：《天津医药杂志》，1961，6：88

第十章　皮肤科疾病

一、荨　麻　疹

【针刺法】

病例　共82例。男50例，女32例。年龄最小者15岁，最大者60岁。

治法

1. 取穴　以近距离取穴为主，即针刺好发部位之附近穴位。头部取丝竹空、迎香、风池；背腰部取肺俞、肾俞；腹部取中脘；上肢取肩髃、曲池、合谷；下肢取伏兔、风市、足三里、委中。每次取4~5穴（双侧），以四肢穴位较为多用。

2. 操作　用捻转徐缓刺入法，以有痠麻胀感为度，留针1小时，作强刺激手法。

疗效　经用上法治疗后，82例中，痊愈者有54例，占65%；显著进步者有8例，占10%；进步者有8例，占10%；无效者有8例，占10%；效果不明者有4例，占5%。平均治疗次数，病期在半月以内者为4次，1年左右者为6次，3年以上者为10次。8例无效者有6例只针1次。观察时间平均为1年3个月，有15例复发，占18%。

张若帆：《上海中医药杂志》，1958，12：554

病例　共82例。男46例，女36例。均为慢性荨麻疹。本组病例中，绝大部分患者均经过较长时间的药物治疗，未见效果。在针灸治疗期间都停止其他治疗。

治法

1. 取穴　主穴为风市、曲池、足三里；配穴为风池、阳陵泉、合谷等。穴位的选择可参照发疹的部位，例如：头面、躯干部多者，可用风池、合谷、曲池等；下肢部多者，可用风市、足三里；全身性者，可用风市、曲池、足三里。各穴可以轮用。

2. 操作　一般可用平补平泻法，如发疹厉害，瘙痒剧烈而体质属实者，则可用泻法，一般留针20分钟。

疗效

1. 本组病例经用上法治疗后，痊愈者 40 例，显著者 15 例，进步者 8 例，无效者 8 例，效果不明者 11 例，有效率为 76.9％。在 25 例随访者中，时间最短者 2 个月，最长者 1 年零 10 个月，其中能保持临床上效果良好者（痊愈或显效）有 11 例，能保持部分效果者有 4 例，临床上有效以后不能保持者有 6 例，临床上有效以后效果不明者有 4 例。此说明针灸治疗本病可有较长期疗效。

2. 疗效标准　由于荨麻疹常反复发作，疗效较难判定。在临床近期疗效上，以每次针后减轻，直至不再发作者，作为临床痊愈；以针后发作显著减少但遗下微许而间有发作者，作为效果显著；以针后发作次数减少不多，但每次发作其程度确有一定减轻者，作为进步；中断治疗或服用他药治疗者，作为效果不明。

刘济拯，等：《中医杂志》，1959，7：29

病例　共 140 例。其中急性荨麻疹 86 例，慢性荨麻疹 54 例。全组病例中伴有消化道症状者有 101 例，占全组病例的 72.14％；其中有便秘者 82 例，占消化道症状总数的 81.38％；并有发烧者 8 例，喘息者 5 例，无并发症者 26 例。急性患者中约有 1/3 的病人事先经过静脉注射葡萄糖酸钙、或肌肉注射苯海拉明、麻黄素 1～2 针无效后接受针刺治疗。以上病人中，除少数投与振荡擦剂外，一律未给其他任何药物。

治法

1. 取穴　大肠俞。

2. 操作　急性者每日针治1次，慢性者隔日或隔2日针治1次。用平补平泻手法（急性者宜多泻少补，慢性者宜多补少泻），每次留针20～30分钟。小儿患者可施以点刺法（即针刺后捻针20～30秒钟即出针），不留针，可以同样收到满意效果。

疗效

1. 急性荨麻疹有效率为96.51%，治愈率为95.34%。

2. 慢性荨麻疹有效率为75.92%，治愈率为51.85%。

3. 治愈系指丘疹全部消退，瘙痒消失，且经观察2月未复发者。

刘景和：《中华皮肤科杂志》，1960，3：151

病例　共44例。均为顽固性荨麻疹。男27例，女17例。年龄最小者6岁，最大者52岁，其中21～40岁者有30例。病程最短者为2个月（2例），最长者17年（1例），其中1年以上者有18例。病例选择标准均为顽固型病例：病程不短于2个月，经常发作或每日发作，曾用目前西医疗法（包括钙剂、抗组织胺药物、麻黄素、维生素、自尿疗法、组织疗法、封闭疗法、自血冷藏、氧气皮下注射、促皮素及去氢氢化皮质酮等）2种或多种以上未显疗效，或用时能控制、或能改善，而停止治疗后即行复发者。本组病例中有36例无法追询病因；7例与气候有关，其中1例与气候热燥有关，热季节发作剧烈；6例在气候寒冷、刮风或天气阴沉骤雨时发作，其中3例为典型寒冷型荨麻疹患者。1例在腹部手术后发作，可能与缝合时所用肠线有关。在症状上，除所有病例均有广泛性大小不等的典型痒性风团外，7例皮肤划痕阳性，2例发作时有脸部浮肿，2例发作时有脸部及四肢浮肿。化验检查，24例曾查血钙定量，其中17例在正常范围或高于正常，有7例低于正常。曾有4例在针前及治疗结束后作过血钙定量对比，定量

625

上升与下降者各占 2 例，但均不影响疗效。27 例曾查粪便，7 例有蛔虫卵，1 例有蛔虫卵及鞭虫卵，其中 6 例曾于驱虫后复查粪便虫卵阴性，但照旧发作。

治法

1. 取穴　本组病例先后曾用过曲池、三阴交、血海、委中、尺泽、合谷、足三里、风市、风池、大椎等。其中以曲池、三阴交、血海为主穴；委中、尺泽为主要配穴。

2. 操作　采用轻刺激，留针时间绝大部分为 5 分钟，个别患者留针 3 或 7 分钟。全组病例，有 2 例各在 1 个穴位上灸过 1 次，2 例分别服过 1 剂及 3 剂中药，其余均为单纯针刺。有效例平均针治次数为 10.6 次。

疗效　经用上法治疗后，44 例中，12 例治愈，7 例显效，12 例有效，有效率为 70.5%。无效者 13 例中，3 例寒冷型荨麻疹均无效[按]。

按：寒冷型荨麻疹患者，可重用灸法，因艾灸主温阳、散寒、通经、活血。取穴，除以上各穴外，尚可选用大椎、身柱、至阳、命门、腰阳关、气海、关元。

汪心治，等：《中华皮肤科杂志》，1960，2：96

【耳针法】

病例　共 45 例。全组病例均为较典型之荨麻疹患者。治疗共分 3 组，每组均为 15 例。

治法

1. 取穴　在耳舟区的肘点与肩点连线的内 1/3 处，称为"荨麻疹点"。

2. 操作　共分为以下三法，其中除电针组每天针治外，另 2 组均隔 1～2 日针治 1 次。各法治疗期均为 1 周。通过临床观察，认为以"皮下埋针通电针刺法"疗效最佳，不但奏效迅速，且能有效地控制症状。三种方法的操作是：①电针组：用一般毫针针刺，至有适当针感后，施用泻法，留针 30

分钟；在留针期间用电针机通以感应电流 10~15 分钟，施术完毕后退针。②皮下埋针组：用皮内针进针，至有适当针感后，施用捣刺泻针手法（刺激强度以病人自述有较强感觉但能忍受为度），留针 30 分钟，留针期间每隔 15 分钟捣针 1 次，术后用胶布固定。③皮下埋针通电组：是以上两法的结合，进针法与皮下埋针组相同，至有适当针感后用电针机通以感应电流 15~20 分钟，通电完毕后，将针留置不动，用胶布固定。

疗效

1. 电针组 15 例中，痊愈者 6 例，显效者 4 例，有效者 3 例，无效者 2 例。用本法治疗能较迅速地改善自觉症状，大多数患者于"泻针"及通电后，自觉瘙痒感减轻以至消失，并见部分隆起皮疹充血现象消退；不足处为远期疗效不够理想，有些病例在接受治疗初期易于复发。

2. 皮下埋针组 15 例中，痊愈者 8 例，显效者 4 例，有效者 2 例，无效者 1 例。用本法治疗对控制症状复发效果较佳，但在针刺时改善自觉症状不如电针组迅速。

3. 皮下埋针通电组 15 例中，痊愈者 10 例，显效者 3 例，有效者 2 例。用本法治疗，近期与远期效果，均较以上 2 法为好，不但能迅速改善临床症状，并能有效的控制症状复发。

陈全新：《广东中医》，1962，11：23

【穴位充氧法】

治法

1. 取穴　分为 3 组。①曲池、血海百虫窠之间；②大肠俞、足三里（用于伴有消化道症状者）；③脾俞、膻中。

2. 操作　按本法操作要求[按]，每次取 1 组穴位，交替使用，每穴充氧 3~5ml，每日或隔日 1 次。10 次左右为 1 疗程。有出血素质者禁用本法。

疗效　共 52 例。经本法治疗后，痊愈者 37 例，显效者 11 例，减轻者 1 例，无效者 3 例。平均见效次数为 1.5 次，

627

全组病例平均治疗次数为 6 次。

按：穴位充氧疗法：

[1] 气圈充氧：氧气装置（气圈），在使用前灌注 75% 酒精适量，4～8 小时倒出，然后将连接于气圈上的胶皮管和氧气管上的胶皮管用酒精擦拭干净，互相衔接，打开氧气筒开关，使气圈充满氧气，再将其排出，如此反复数次，使气圈内的残余酒精全部蒸发后，再把氧气充满，将胶皮管挟紧备用。

[2] 操作方法：①取连接 4～6 号针头的 5ml 注射器，刺入胶皮管抽取所需的氧气量，即可对所选穴位进行充注。进针手式与肌肉注射一样，但不能一下子刺入太深，应对准穴位快速进针至皮下，然后按穴位要求的方向，徐徐进针至欲达的深度，获取针感后推注氧气（加强刺激可轻度提插而不宜捻转），快速出针，压迫针孔片刻。②操作前注意针头有无弯曲以及和注射器连接是否完好。从气圈胶管抽取氧气后，取针头向下的注射器垂直位，观察一下是否出现由于注射器内塞的压力，氧气从注射器中自动流出，如果出现这种情况，有时扭动内塞即可纠正。抽取氧气先集中由胶皮管远端开始，以便当针孔多时逐段剪去。

[3] 用量、间隔及疗程：充氧量视取穴部位而不同，如面部及肢端穴 1～3ml 即可，躯干、四肢等肌肉丰满处可多些，通常每穴为 5ml。每日或隔日 1 次。10 次以内可连续治疗，若较长时间应用，可于 10 次左右后，间隔 5～7 日后再进行。

[4] 注意事项：①严密无菌操作：除气圈充氧处，还须注意胶皮管远端，即注射器抽取氧气处，用浸 75% 酒精的纱布块包裹。按肌注常规行穴位局部皮肤消毒。注射器及针头高压消毒，每充注 1 个穴位要更换 1 次针头，注射器酌情不必每次更换。避免在有皮肤感染灶的穴位充氧。②防止氧气注入血管，引起气体栓塞：进针至要求深度，抽动注射器内塞没有回血方可充氧（按：此点极为重要），同时要固定针头，推注时不能上下移动。③防止晕针：除熟练操作外，主要是对病人作好解释。对初次接受治疗的患者，可让其看看其他患者的治疗情况，以消除恐惧及精神紧张。④注意出血：进针时刺破血管，出针时针孔就有血液流出。如若发生，即以无菌纱布块或棉球压迫，动脉出血压迫时间要长些，必要时可予压迫包扎。进针时要注意解剖位置，避开深部较大血管及能看见的浅表血管。有出血素质者禁用本法。⑤发生弯针即时终止操

作，不要继续进针，同时不要把针体全部刺入皮肤。不易合作的小儿禁用。⑥病人体位要便于取穴和操作，有利于处理意外情况，防止操作时体位变动使穴位固定，避免晕针发生。尽可能取卧位，其次是坐位，不取立位。

交通部建厂工程局中心医院张春波等：《新医学》，1975，4：199

二、湿　疹

【针刺梅花针法】

病例　共 19 例。经用针刺及梅花针法治疗后，取得良好效果。

治法

1. 主穴为曲池、环跳、阳陵泉，用中等刺激；梅花针取脊椎两侧，轻叩至皮肤发红为度。

2. 局部取穴，如湿疹位于小腿外侧，则于其上方针足三里或阳陵泉，用强刺激，留针 10 分钟，中间捻转 3 次；并根据湿疹的大小，在它的下方以梅花针叩打同一经络的下巨虚或悬钟、解豁或丘墟，叩打至微见血津为止，但勿在湿疹病灶上施针。如果患处没有适当经络通过，可根据以上原则选取阿是穴。此外，在疹块间隙处针刺或叩打，效果也很好。

3. 当患者有其他症状时，亦同时予以治疗。如因湿疹发痒而失眠者，可加针神门、三阴交等穴，与以上穴位轮流配合使用。

疗效　19 例患者，经用上法治疗后，均获治愈，其中经 1个疗程治愈者有 17 例，1 个半疗程治愈者有 1 例，3 个疗程治愈者有 1 例。

高生元：《中医杂志》，1962，2：18

【艾卷灸法】

病例　共 16 例。本组病例均为经过各种药物治疗无效而采用艾灸治疗者。

629

治法

1. 取穴　主穴为曲池、血海（均为双侧）；配穴为肩髃、环跳、合谷（均为双侧）、百会、大椎、天应穴及奇痒处。每日施灸 1~2 次，或在痒时施灸，或隔日 1 次，每穴每次灸 10 分钟左右。在 1 次治疗中，有的只灸 1 穴，有时灸 10 个穴。

2. 操作　点燃艾卷后，施灸时以患者无疼痛而有温热感为度。头面部要少灸，切忌灸起水泡。

疗效　16 例中，除有 2 例各进行 1 次针刺外，其余均系单用灸法，同样迅速获得治愈。平均施灸时间为 5 天。

沈田吉：《中华皮肤科杂志》，1960，1：62

三、痒　疹

【穴位充氧法】

治法

1. 取穴　①曲池、夹脊穴（胸椎 7~8）；②大杼、血海百虫窠之中点。

2. 操作　按本法操作要求（见荨麻疹穴位充氧法），每次取 1 组穴位，两组穴位交替使用，每穴充氧 3~5ml，每日或隔日治疗 1 次，10 次左右为 1 疗程。有出血素质者禁用本法。

疗效　共 19 例。经用上法治疗后，痊愈者有 8 例，显效者有 7 例，减轻者有 4 例，平均见效次数为 1.5 次，平均治疗次数为 7 次。

交通部建厂工程局中心医院张春波，等：
《新医学》，1975，4：199

四、带状疱疹

【针刺法】

病例　共 26 例。全组病例用针刺综合疗法后，获得良好效果。

治法

1. 取穴　曲池。

2. 操作　针刺 5～8 分深，灸 5 壮或不灸。每次施针时间，连间歇期大约为 3 分钟，兴奋的强弱，可据病人体质而定。每天治疗 1 次，2～5 次即可治愈。

3. 患处涂以 2% 龙胆紫溶液，每日口服维生素 C 300mg，维生素 B$_1$ 30mg。

疗效　全组病例经用上法治疗后，除 1 例老年患者延迟到 18 天治愈外，其余 25 例均在 5 次以内收到一定疗效。此 25 例患者，于针后局部疼痛均见减轻，全身舒适，肿大的淋巴结慢慢缩小、疼痛减轻。在临床治疗观察中，潮红面积缩小，疱疹范围不再扩展，疱疹出现皱摺并缩小，浆液慢慢吸收。针后自觉舒适，愈后不留瘢痕，更无遗留神经痛之现象。

胡一柱：《中华皮肤科杂志》，1959，2：110

病例　共 41 例。男 30 例，女 11 例。年龄多为中年。病程均在急性期内，最短者为 2 天，最长者为半月，多数在 3～7 天之内。病损部位，以躯干部为最多有 17 例，四肢部次之（包括肩、臀部）有 13 例。重者伴有全身性水疱样发疹。41 例中，有 39 例为单侧发生，仅全身性者 2 例有对称现象。病情较轻而呈限局性者仅有 8 例，其余 33 例均较重、分布较广，除在胸腰部围成半环者外，常有整个肢体发病，甚至有全身性发疹或合并有全身症状，2 例合并化脓感染，1 例疱浆为出血性。在水疱之周围有红晕或大片充血，或有肿胀及淋巴结肿大，38 例有显著之疼痛。

治法

1. 取穴　①病损发生在三叉神经第 1 支者（上眼睑及额部），可选取太阳、头维、阳白、上星、攒竹；配合谷。②发生在三叉神经第 2 支者（面颧部），可选取太阳、四白、睛明、颧髎、下关；配合谷、翳风。③发生在三叉神经第 3 支者

631

（下颌部），可选取颊车、地仓、大迎、翳风；配合谷。④发生在躯干者，可针刺相应的脊椎间，上下加两椎间、或相应之俞穴；脐上者配曲池、合谷，脐以下者配足三里。⑤发生在腋下者，可取肩贞、极泉，配地五会。发生在上下肢、肩、臀部者，均取附近穴，再配足三里或曲池、合谷等。此外，病变局部皮下加阿是穴，如有其他全身症状，可对症配穴。

2. 操作　消毒后，按选定之穴位或局部皮下进针，留针20分钟，中间捻针 1~2 次。

疗效　本病不治亦可自愈，但常于疱疹消退后遗有神经痛，尤以年龄较高之患者如是。但在治疗过程中，可以见到针灸有以下之效果：

1. 41 例中，每人都在针后当时有不同程度之止痛；有85.3% 的病人经 1 次针灸后，病情停止发展，局部充血及疱疹部分干退，有 12.2% 的病人经 2 次针灸后有好转，仅 1 例（2.5%）于第 5 次针灸后始被控制，此例为并有全身发疹及血尿等症状之 61 岁老年患者。

2. 41 例中，33 例于 1 周内治愈，其中 17 例治愈日数为1~3 天。有神经痛后遗症者仅 3 例，其中 1 例原有手术外伤史，1 例原有神经痛，另 1 例为 2 岁小儿，病变已治愈，尚有些疼痛未彻底消除。

3. 病程愈长者，治愈越慢。病程在 1 周以上之 12 例中，无 1 例在 3 天以内治好，仅有 2 例在 4 天治愈，10 例在 5 天以后治愈。

4. 41 例中，有 6 例曾于针治前注射或内服过维生素 B_1，但并未明显加快疗程，其治愈日数在 1~3 天者有 2 例，5~6天者有 2 例，8~13 天者有 2 例。

5. 本法之疗效与封闭疗法、自血疗法及维生素 B_{12} 治疗之效果相比较，其疗效大致相仿，但用针灸治疗止痛较快，对严重病人收效较快，治愈较快，对年龄很大、症状很重之患者，也不易留下神经痛之后遗症。

李定忠：《中华皮肤科杂志》，1959，2：108

病例 共 25 例。男 23 例，女 2 例。年龄以成年者居多。发病部位以胸背部为最多，均为单侧性。

治法

1. 取穴 远隔穴位取合谷、曲池、血海、三阴交；局部穴位取用沿分布于病灶皮肤的神经根及神经干附近的穴位均可，取穴多少，根据病变范围而定。

2. 操作 进针后，采用提插捻转法，当病人有明显的痠麻胀感觉时，留针 20～30 分钟。一般每日针治 1 次，7～12 次为 1 疗程。

疗效

1. 经用上法治疗后，25 例中，痊愈者 14 例，基本痊愈者 8 例，进步者 3 例，全部有效。大部病例针治次数为 4～7 次。

2. 报告认为，合谷穴是手阳明大肠经的原穴，曲池穴是同一条经脉的合穴，二穴施用泻法，能清阳明经肠胃的邪热，又能疏通肺气，因肺与大肠相表里，肺主一身之表，肺气清肃则邪热自解，是"表里合治法"之一。三阴交穴是三阴经的会穴，有养阴清热、健脾利湿的作用。血海穴有清血分壅热之功效。诸穴合用，共奏宣表、行湿、清热、清血的作用。另用局部穴位以清泄患处经络气血之壅滞。两者合用，以收良好的止痛消炎作用。

谢长明：《中医杂志》，1962，6：30

【穴位充氧法】

治法

1. 取穴 曲池，加用沿神经分布选取局部穴。

2. 操作 按本法操作要求进行（见荨麻疹穴位充氧法）。曲池穴充氧 3～5ml，局部穴充氧 1～3ml。每日或隔日治疗 1 次，10 次左右为 1 疗程。有出血素质者禁用本法。

疗效 共 12 例。经用上法治疗后，痊愈者有 11 例，显效者有 1 例。平均见效次数为 1.5 次，平均治疗次数为 5 次。

交通部建厂工程局中心医院张春波,等:《新医学》,1975,4:199

五、玫 瑰 糠 疹

【穴位充氧法】

治法

1. 取穴　分 2 组。①大杼、三阴交；②曲池、膈俞。

2. 操作　按本法操作要求进行（见荨麻疹穴位充氧法）。每次治疗取 1 组穴位，两组交替使用。每穴充氧 3～5ml，每日或隔日治疗 1 次，10 次左右为 1 疗程。有出血素质者禁用本法。

疗效 共 5 例。经用上法治疗后，痊愈者有 3 例，显效者有 2 例。平均见效次数为 2 次，平均治疗次数为 10 次。

634

交通部建厂工程局中心医院张春波,等:《新医学》,1975,4:199

六、神经性皮炎

【针灸法】

病例 共 68 例。男 59 例，女 9 例。年龄最小者 16 岁，最大者 57 岁，平均 29.9 岁。病程最短者为 3 周，最长者达 30 年，平均 4 年。病损部位，以颈部为最多，全组病例中有 52 例，其余在额部者 1 例，在四肢部者 9 例，在躯干者 5 例，在阴囊者 1 例。本组病例在接受针灸治疗前，全部曾采用外用药物，如土荆皮酊、甘露、神经性皮炎药水等治疗无效；其中又曾进行局部封闭的 25 例，腰封的 1 例，X 线放射治疗者 28 例，红外线者 7 例，中药者 2 例，或无效或愈后复发。故本组病例均比较顽固。

治法 俱采用针刺与熏灸相配合的方法治疗，两者的治疗次数熏灸多于针治。

1. 针刺法　周身性取穴，风池、天柱、风府、哑门、大椎、曲池、内关、合谷、委中、足三里、血海等，各穴轮流针治；局部性取穴，在皮损区周围沿皮下进针，须针至皮下有痠胀感。每周治疗 1~3 次，每次针 1~3 穴，到皮损治愈后，继续治疗 1 个月停诊。

2. 熏灸法　用纯艾绒制成粗艾卷（直径约 3cm），将艾卷点燃后，距施灸处的皮肤约 3cm，围绕皮损区边缘缓慢向中心移动熏灸，待皮色转红，表皮发热，每次施灸时间，须视皮损的厚薄及范围大小而定，约 20~60 分钟。于开始施灸几分钟时，痒感可能增剧，继续施灸即消失。每日施灸 1 次，直至皮损痊愈后 1 个月。也可嘱病人自灸，对于自己不能施灸的部位，可由家人施灸。

疗效　经用上法治疗后，68 例中，痊愈者有 24 例，占 35.39%；显著进步者有 21 例，占 30.88%；进步者有 19 例，占 27.94%；无效者有 4 例，占 5.08%；总有效率为 94.21%。针灸见效次数：痒感减轻方面，最少者针治 1 次，灸治 1 次；最多者针治 10 次，灸治 40 次。在皮损变平或缩小方面，最少者针治 1 次，灸治 1 次；最多者针治 9 次，灸治 54 次。在随访的 30 例中（1~12 个月），复发者有 7 例，占 23.33%。

向众苏，等：《中华皮肤科杂志》，1958，4：302

【艾炷灸法】

病例　共 50 例。男 31 例，女 19 例。年龄最小者 18 岁，最大者 65 岁。病程在 1 年以内者 16 例，1~5 年者 25 例，其余在 5 年以上。全组病例均属限局性患者，其中颈后者有 37 例。绝大部分病例，曾用外用药等法治疗，无肯定疗效。本组病例中有 10 例皮疹较重加用了外擦药。

治法

1. 取穴　在围绕病变部的边缘施灸，灸点之间相距为 1.5cm。施灸时在灸点处涂一层油剂以固定艾炷。

2. 操作　施灸方法分以下 2 种：①第 1 组共 26 例——于每个灸点施灸 3 壮，艾炷如谷粒大，一般每周施灸 2 次，每次更换灸点；少数病例每周施灸 1 次。②第 2 组共 24 例——于每个灸点施灸 1 壮，艾炷还要小一些，约为米粒大，每周施灸 3 次。对于怕痛病人，可在艾炷将近燃烧完毕前将艾火压灭，以减轻灼痛。

疗效

1. 第 1 组 26 例中，痊愈者 12 例，占 46%；显著进步者 8 例，占 30%；有效者 6 例，占 24%。其中伴发灸点化脓者 4 例，经一般局部处理，很快痊愈，无瘢痕残留。痊愈 12 例中，2 月后有 1 例复发。

2. 第 2 组 24 例中，痊愈者 5 例，占 20.8%；显著进步者 4 例，占 16%；进步者 15 例，占 63.2%。痊愈 5 例中，2 月后有 2 例复发，有 1 例在他处新发。

3. 凡达到治愈者，即停止灸治，继续用松溜油剂擦用一段时间。第 1 组于灸点施灸 3 壮时，灸点表皮呈显凝结，色变焦黄，次日结一痂壳，2～3 天脱落；少数病例灸点发生薄水泡，2～3 天内变干结痂；两种情况均无瘢痕遗留。

袁明炘，等：《中华皮肤科杂志》，1958，5：398

【丹药灸法】

病例　共 6 例。本组病例采用清代·赵学敏：《本草纲目拾遗》"丹药火"法治疗后，均获满意疗效，灸后患部皮肤恢复如常，观察半年未见复发。

治法

1. 药物　硫黄 15g，水飞朱砂 4.5g，樟脑 4.5g，麝香 1.5g（不用亦可），分别研为极细粉末。用铜质器皿 1 个，放置炉火上，先将硫黄倾入铜器内烊化，次入朱砂、樟脑，搅匀，离火后立即加入麝香拌匀，取出摊于玻璃板上，再用另一块玻片，将药压成薄片，剪成 0.2～0.3cm 的小粒（约如米粒大），收贮瓶内，勿令泄气，备用。

2. 操作　将上述药粒放在患者皮肤苔癣化表面，用火柴将药粒点燃，俟火熄灭后，连灰罨在皮肤上（原处只需 1 炷，不必复灸）。若患处面积较大，可连排药粒数个（每粒药相隔 0.5～1cm 左右），一次点燃。灸后应防止擦破灸疮，以防感染溃烂。

举例　休养员潘某，男，31 岁。右侧颈部患神经性皮炎已 8 年，面积如鸡蛋大小，曾经医治但未见效。经用本法治疗后，当夜瘙痒即止，7 日后苔癣即自行脱屑，1 个月后皮肤新生，与原来皮色无异。前后共灸 4 次，每隔 3 天治疗 1 次，每次用药 10 粒。

胡朝钧：《上海中医药杂志》，1962，9：9

【梅花针法】

病例　共 62 例。男 52 例，女 10 例。年龄以 21～40 岁者为多，占全组病例的 79%。病程最短者为 1 个月，最长者达 10 年以上，其中 1～5 年者有 30 例。发病部位多见于颈后、肘窝、腘窝和四肢内侧等，其中以颈后部为最多，占 51 例。全组病例中，除 26 例未记录过去治疗情况外，其余 36 例均经过各种疗法治疗。

治法　取穴：①整体刺激，亦即常规刺激，其部位为脊柱两侧（从颈椎到尾椎的两旁）。②重点刺激，即于脊柱检查发现之阳性部位。③局部刺激，即病变的局部及其周围。

疗效　经用上法治疗后，62 例中，痊愈者有 10 例，显著进步者有 16 例，进步者有 36 例。治愈次数，最少者为 2 次，最多者为 48 次，其中以 10 次以内者为最多。

许坚：《哈尔滨中医》，1960，6：26

【穴位注射法】

治法

1. 取穴　常用穴为，相当于肺俞、心俞、脾俞、肾俞、

637

肝俞及至阳穴周围的阳性反应物（可用按揉法和推动法在穴位周围寻找扁平、棱形或索状的阳性反应物）。每次取 3 ~ 5 穴。

2. 操作　每穴注入药液 0.2 ~ 0.3ml，隔日注射 1 次，5 ~ 7 次为 1 疗程。停针 2 天，再开始下 1 疗程。常用注射药物为生理盐水、胶性钙、维生素 B_1、当归注射液、维生素 B_6、维生素 B_{12} 等。临床观察，以维生素 B_6 及维生素 B_{12} 疗效似较好。

3. 用以上方法治疗，连续 2 个疗程无效或进展迟缓者，可酌服下列中药：①用于皮疹泛发者：土茯苓 30g、白癣皮 3g、防风 3g、木通 6g、薏苡仁 12g、皂角子 1.5g、木瓜 6g、银花 120g（按：银花用 12g 亦可）、连翘 9g、生甘草 6g。②用于皮疹局限者：当归 12g、川芎 12g、首乌 15g、丹皮 9g、生地 15g、红花 6g、白蒺藜 6g、地肤子 9g、姜蚕 6g、生甘草 9g。

疗效　共 39 例。经用上法治疗后，治愈者有 20 例，占 51.3%；显效者有 7 例，占 17.9%；有效者 7 例，占 17.9%；无效者 5 例，占 12.9%。治愈系指病变局部皮肤恢复正常或基本恢复正常，无奇痒感，2 个月未见复发者。

广东东方县人民医院邢灿朝：《新医学》，1974，11：585

七、充血性皮炎

【针刺法】

病例　共 4 例。本组病例为各种原因所致的充血性皮炎。

治法

1. 取穴　取病变所属神经根及病变附近处的穴位。

2. 操作　用针刺法。

疗效　4 例病人，全于入针后止痒，充血现象于当时或在 20 分钟内消退，达到治愈。

举例

1. 1例20多岁之男性患者，因碘酒过敏，后背部充血显著，并有痒感。沿脊椎之间取穴针刺，当即止痒，两侧充血现象眼见消退。

2. 1例患者，面部被沥青熏后形成皮炎，局部红痒痛，经针治后立即止痒不痛，20分钟后痊愈。

3. 有的患者在四肢、胸部，有红、痒之过敏性皮炎，在胸部近中线皮下平刺，下肢取足三里，上肢取曲池、合谷，针后20分钟痊愈。

李定忠，等：《中华皮肤科杂志》，1958，6：468

八、皮脂溢出性皮炎

【针刺法】

病例 共2例。均用针灸治愈。

举例 患者翁某，男，22岁。病历号：82929。于1959年10月21日初诊。主诉：头皮瘙痒，已1年多。曾在某医院注射磺胺剂及自血疗法等，效果不大。检查：头部呈散在性脱发，脱发部分大小不等，侵犯中央呈圆形斑点，右额角和后头部有数处脓疱状隆起，经搔抓后破裂，有血性分泌物，微痛，仍瘙痒，颈部前后淋巴结肿大。诊断为皮脂溢出性皮炎。经服用维生素 B_1、磺胺剂、呋喃西林，外敷硫磺洗剂等疗法，未见著效。于10月23日转来针灸科治疗。取穴：风池、风府、承山（留针30分钟）、脾俞、胃俞、肝俞、胆俞（三棱针点刺1分深），隔日1次。10月25日复诊，症状大有减轻，脓疱全部萎缩，又依上法针治2次，头上脓疱消失，已无痒感而愈。

李斌，等：《江西中医药》，1960，2：30

九、牛 皮 癣

【针刺法】

治法

1. 取穴　①主穴：取足三里、曲池、合谷；②配穴：头部、颜面部病损分布较多者，则多用合谷穴；臀部、阴部、躯干部有病损分布者，则加配三阴交穴；如下肢病损特多者，则加配阳陵泉。穴位的选择，如考虑到神经组织的修复能力较弱且慢，则在同一部位不宜多针，应两侧交替使用。

2. 操作　一般多采用强刺激（抑制法），如进针后病人反应肌肉紧张，则留针不动，或施以轻轻刺激。最好取卧位施针。多数病人隔2日治疗1次；也有在最初一、二周内隔日治疗1次，以后1周治疗1次者。一般针8～10次或针治2～3周无效者，如病人不愿再针即可停针。痊愈例中，针治次数最少者为9次，最多者为32次。

疗效　共60例。经用上法治疗后，痊愈者有6例，占10%；接近痊愈者有6例，占10%；进步者有24例，占40%；无效者24例，占40%，无效例中有8例仅针2～4次。

郭再唐，等：《中华皮肤科杂志》，1959，1:9

【梅花针法】

治法

1. 取穴　①主穴：病灶局部。②配穴：背部俞穴、八髎穴、华佗夹脊穴。

2. 操作　梅花针打刺手法，分轻、中、重三种。对角化程度严重者，给予重度打刺；轻症者给予中度打刺；病灶边缘用轻度打刺；但均宜达到微有血点渗出为度。打刺后，将血点用消毒干棉球擦净，再以胶布贴紧（对初诊病人应先作胶布过敏试验）。打刺方法，一般由外向内旋转螺旋式叩打，但久病皮肤变厚形成轻重交错之病变，则应先打刺病灶边缘，后打轻处，再后打重处。每隔3～5日治疗1次。一般连续5次可以治愈。配合治疗部位，每穴叩打次数最多不超过15～20次，以出现红晕为度，不可出血。

疗效 共 56 例。经用上法治疗后，治愈者 49 例，显效者 5 例，减轻者 1 例，效果不明者 1 例。治愈例中无 1 例复发。

师怀堂：《山西医学杂志》，1964，4:43

【耳穴割治法】

治法

1. 取穴 耳壳对耳轮下脚处。

2. 操作 局部常规消毒后，用锐刃在对耳轮下脚处垂直割 3~5 次，深度约 0.1cm，然后敷盖无菌干棉球。每 4~7 天割治 1 次，每次割治双耳。治疗期间忌食牛肉、羊肉、鸡蛋、海鱼及辛辣食物。

疗效 共 285 例（包括牛皮癣、神经性皮炎、癣、斑秃、白癜风、酒渣鼻等）。经用上法治疗后，痊愈 14 例，好转 215 例，无效 56 例。

举例 患者王某，全身患牛皮癣 10 余年，奇痒，久治不愈。经耳穴割治 8 次后痊愈。

天津中医医院：《全国中草药新医疗法展览会资料选编》（内部发行），658 页，甘肃省卫生局，1972 年

治法

1. 取穴 耳内侧细横线处。

2. 操作 局部常规消毒，在选定部位处割破皮肤，至稍见出血为度，然后放上紫皮蒜、白胡椒（取紫皮蒜 2 份捣碎，加白胡椒粉 1 份，混匀后搓成黄豆大丸粒，每次用 1 粒），用纱布敷料贴好。每天割治 1 次，两耳轮换。本法主治牛皮癣、神经性皮炎等皮肤病。

疗效 共 78 例。经用上法治疗后，近期痊愈者 62 例，无效者 16 例。

内蒙古自治区集宁市郊红卫公社红旗大队保健室:同前,658 页

治法

1. 取穴 在耳背中上部。

2. 操作　局部常规消毒后，在选定部位割刺出血，防止感染。治疗期间忌食辛辣及酸性食物。

疗效　共73例。经用上法治疗后，近期痊愈者63例，好转者7例，无效者3例。

举例　患者张某，男，36岁。患牛皮癣，躯干、四肢和头部，均有多处癣块，瘙痒，疼痛，头发脱落，皮肤无汗，两手皮肤形成硬壳，不能转动，不能走路。经割治5次后，头部长出毛发，患部皮屑脱落，皮肤逐渐恢复正常。

安徽省亳县十河公社张桥生产队：同前，658页

【穴位注射法】

病例　共147例。男81例，女66例。年龄7～15岁者24例，成人123例。病程最短者1月多，最长者达20余年。

治法

1. 取穴　肺俞、膈俞、督俞、曲池、血海，为基本穴。根据皮损部位和严重程度，可相应地增加配穴，如头部皮损严重者，加风池；上肢加内关、四渎；下肢加足三里、三阴交、飞扬等穴。

2. 药物　维生素 B_{12} 200微克（2ml）、盐酸异丙嗪25mg（1ml），混合穴位注射，每穴注入0.1～0.3ml。

3. 操作　常规消毒，用4号或4号半针头注射。推药要猛，注射后以有痠麻胀痛为宜。隔日1次，10次为1疗程。如须继续治疗，停针7天，再行治疗。经3个疗程以上治疗，四肢末端仍残留少数孤立之皮疹者，可于皮损间加用点割疗法（点割后涂白降丹），以促进痊愈。

疗效　共147例，经上法治疗后，痊愈者47例，占32%；显效者43例，占29.2%；好转者32例，占21.8%；无效者25例，占17%；有效率为83%。认为疗效较好。报告指出，本法除部分病人略感头昏外（异丙嗪作用），无其他副作用。在25例无效者中，有14例为复发者，大部分与吃刺激性食物

有一定关系（6 例于喝酒后，2 例于吃羊肉后，1 例于吃香菜后）。

人民解放军第 5379 部队医院：《新医学》，1974，12：601

十、皮肤瘙痒症

【穴位注射法】

病例 共 28 例。男 17 例，女 11 例。年龄最小者 19 岁，最大者 72 岁。

治法

1. 取穴 ①全身皮肤瘙痒症，用曲池穴；②阴部瘙痒症（女阴及阴囊），用足三里、环跳。

2. 操作 全组病例均采用 0.25% 普鲁卡因液，剂量为 5ml，每日 1 次。曲池、足三里，用 14 号针头注射；环跳穴，用肾封闭的长针头。操作时，先在局部行常规消毒，后将注射针刺入皮下，先注入少许药液以减少疼痛，再竖起注射针向下直刺，当患者有酸困麻针感时，即停止刺入，如无回血即行注射。注射完毕后，局部再作常规消毒。

疗效 全组病例（全身瘙痒症 12 例，阴部瘙痒症 16 例）经用上法治疗后，痊愈者 17 例，占 60.7%；减轻者 7 例，占 25%；无效者 4 例，占 14%；有效率为 86%。注射次数最少者，全身瘙痒症及阴部瘙痒症均为 2 次；次数最多者，全身瘙痒症为 17 次，阴部瘙痒症为 20 次。治疗过程中，患者除有暂时性的酸困麻感觉外，余无不适。

刘宏远：《中级医刊》，1959，12：852

【穴位充氧法】

治法

1. 取穴 ①全身性者：a. 曲池、血海百虫窠之间；b. 膈俞、阳辅；c. 夹脊穴（胸 7、8）、鸠尾。②限局性者：a. 小腿部，取足三里、三阴交；血海百虫窠之间，悬钟。b. 会阴

643

部，长强、会阴。

2. 操作　按本法操作要求（见荨麻疹穴位充氧法），每次取1组穴位，交替使用，每穴充氧3～5ml，每日或隔日治疗1次，10次左右为1疗程。有出血素质者禁用本法。

疗效　共28例。经用上法治疗后，痊愈者18例，显效者7例，减轻者3例。平均见效次数为1.5次，平均治疗次数为9次。

交通部建厂工程局中心医院张春波等：《新医学》，1975，4：199

附：外阴瘙痒症

【穴位注射法】

病例　共22例。本组病例中，包括阴囊湿疹、阴囊瘙痒症、肛门瘙痒症、外阴瘙痒症、外阴湿疹等。

治法

1. 取穴　长强穴。

2. 药液　2.5%普鲁米近0.2ml和维生素B$_{12}$（或Bco）1ml混合注射。

3. 操作　患者取俯伏位，用16号针头略倾向尾骨尖与肛门之间的凹陷处上方，刺入皮内15～20mm，有瘘胀感后，将药液缓缓注入。每3天注射1次，10次为1疗程。

疗效　22例中，经用上法治疗后，痊愈者8例，显效者10例，进步者3例，无效者1例。全组病例均有不同程度的阵发性严重瘙痒，本法有比较迅速的止痒作用，注射1次后，一般可止痒2～4天。皮肤浸润增厚苔癣化者，经注射6～7次后，也可见到浸润逐步消退和苔癣化变薄。

孙哲逊，等：《中华皮肤科杂志》，1965，4：241

十一、红斑性肢痛症

【针刺法】

病例　共6例。本组病例多为青壮年女性病人。病程最长

644

者达 7 年。主要症状为两足足端有阵发性发红疼痛，局部血管跳动增剧，遇热或两足下垂时症状加重，且多在晚间发作，持续几分钟至几小时不等。

治法

1. 取穴　以三阴交、太谿、太冲为主穴；以复溜、内庭、行间、解溪、丘墟、中封、侠谿为备用穴。

2. 操作　一般均用泻法，体质较弱者用平补平泻法，留针 10 ~ 15 分钟，同时施以针柄灸。一般隔日治疗 1 次，重者可每日 1 次。7 日为 1 疗程。停针 3 天后，继续第 2 疗程。忌酸、辣、酒等刺激性食物。注意休息，避免受凉。

疗效　本组病例经用上法治疗 3 ~ 7 次后，均获治愈。随访 1 年未见复发。

韩祖濂：《中医杂志》，1964，5：18

【穴位注射法】

病例　共 18 例。报告指出，红斑性肢痛症系肢端血管舒缩调节障碍之疾病，其特征为肢体远端发生对称性的阵发性烧灼痛，尤其在温热刺激及肢体运动时疼痛加剧。本病虽不常见，但患者极为痛苦，且目前尚无满意疗法，经试用药物穴位注射后，获得良好效果。本组病例，均为两足对称性足趾部剧烈之阵发性烧灼麻木痛，足不能落地，走路困难。发作多于夜间睡熟以后，以及温暖时加剧，故患者多愿将肢体局部暴露于外，以避免发热后引起剧痛。除在发作时部分病人局部呈现红色外，平素皮肤颜色及其他各方面均无明显改变。有的病人于发作时皮肤颜色亦无变化。

治法

1. 取穴　以解溪、足三里为主，配用合谷、昆仑等穴。其他局部附近各穴，可据病人具体情况灵活运用。临床发现，远端取穴较近处取穴为好。每日针治 1 次，4 次为 1 小疗程。

2. 操作　按穴位注射操作常规进行。用 5ml 注射器、20

645

号针头，每次注射复方维生素 B 0.5~2ml，每次 1~4 穴，总剂量不超过 2ml。注射时必须使病人感到针灸时所出现的痠胀感觉；但麻痛、触电样感则为注射之禁忌。以往曾有 1 例红斑性肢痛症病人，因在注射时未注意此点，曾产生了疼痛加剧的反应。因此，当有麻痛、触电感时，不得注入药物。

疗效 18 例中，经用上法治疗后，治愈者 8 例，显著好转者 6 例，好转者 2 例，疗效不明者 2 例。全组病例均系单用穴位注射治疗，未配合其他疗法。平均治疗次数为 5~6 次。

武汉医学院第一附属医院理疗科：《全国中西医结合

研究工作经验交流会议资料选编》（内部资料），

249 页，人民卫生出版社，1961 年

十二、结节性红斑

【针刺法】

病例 共 11 例。男 3 例，女 8 例。年龄最小者 3 岁，最大者 52 岁。病程最短者为 15 天，最长者为 5 年。发病部位为手脚或上下肢。

治法

1. 取穴 病变在小腿者，取足三里、阳陵泉、三阴交；病变延及膝上者，可加伏兔、血海；足背显著者，可加解溪、太溪、昆仑；病变在臂部者，可加曲池、合谷；于某处单独存在者，可在局部皮下进针。

2. 有的病例尚须配合药物治疗，收效方能迅速。

疗效 全组病例经用上法治疗后，均有显著进步。对病损部位少、病程较短（2 年以内者），经 1~5 次针治后，即可痊愈或近愈；对病程较长者，一般需针治 8 次以上。针灸治疗本病，能止痛、消肿（尤其是小腿），并能控制结节之新生和促进结节吸收。

李定忠，等：《中华皮肤科杂志》，1958，6：468

十三、多 形 红 斑

【穴位充氧法】

治法

1. 取穴　①上肢部：a. 曲池、外关；b. 大陵、合谷。②下肢部：a. 上巨虚、阳辅；b. 足三里、光明。

2. 操作　按本法操作要求进行（见荨麻疹穴位充氧法）。每次取 1 组穴位，交替使用。每穴充氧 3～5ml，每日或隔日治疗 1 次，10 次左右为 1 疗程。有出血素质者禁用本法。

疗效　共 7 例。经用本法治疗后，痊愈者 6 例，显效者 1 例。平均见效次数为 1.5 次，平均治疗次数为 8 次。

交通部建厂工程局中心医院张春波，等：

《新医学》，1975，4：199

十四、肝斑（黄褐斑）

647

【针刺法】

治法

1. 取穴　在肝斑范围内取穴，或沿神经干取穴。

2. 操作　选定针刺部位，常规消毒后，将针刺入皮内，每周针治 2 次。

疗效　共 7 例。病程在 1 个多月至 2 年者，一般针 1～5 次可以好转，褐色斑渐退至正常颜色，3～12 次可获治愈或进步。有的病人在长时期针治后则停留在一定状态，不再进展。

举例　一男性患者，21 岁。一年来面部出现蝶状褐斑，两眉上方及上唇部均有褐斑，无自觉症状。取鱼腰、太阳、颧髎等穴，及鼻柱两旁之局部。针 2 次后，颜色稍浅；第 3 次针后有部分转为正常颜色；第 7 次针后消退 1/2 以上；第 8 次针后仅于鼻柱两侧各有 1×2.5±cm 之褐斑，两眉外 1/3 处呈浅褐色，其他处接近正常。在针至 9～21 次期间无变化，中间停

针 10 天。第 2 次开始针治后，色素斑又开始分散，色浅，至
25 次尚未全部消失。据此情况，最好针 7 次，停针 10 天，分
程治疗为宜。

李定忠，等：《中华皮肤科杂志》，1958，6：468

十五、过敏性出血性紫斑

【针刺法】

治法

1. 取穴　分为 2 组，①伏兔、血海、足三里、阴陵泉、
三阴交；②承扶、殷门、委中、承山。

2. 操作　每日或隔日施针 1 次。

疗效　共 3 例。经用上法治疗后，3 例患者均在第 1 次针
后紫斑减少或消失；有的经 2～3 次针后则不再出现新的紫斑；
也有少数仍有部分新发；但在针治 2～5 次后均能痊愈。

648

举例　一男性患者，20 岁。4 天来，两腿出现 0.5cm ± 之
出血性紫斑，发痒。心肺检查无异常，肝脾未触及，腹软。初
起时，有小关节痛及腹泻，无服药及注射史。血象：嗜酸性细
胞 1%，血小板 21 万，出、凝血时间正常。给予针灸治疗：
于第 1 次针后，紫斑色浅，仍有少数新出疹点，第 3 次针后止
痒，第 5 次痊愈。

李定忠，等：《中华皮肤科杂志》，1958，6：468

十六、脱　　发

【针刺法】

治法

1. 取穴　于局部皮下针刺，两针间距离约 1cm 左右。

2. 操作　局部行常规消毒，再选定部位针刺，每周针治 2
次，初次宜少针为佳。

疗效　共治圆形脱发 7 例。脱发时间一般未超过 2 年者，

经针治后可以再生，但尚不能防治其他部位继续脱发。有神经衰弱或脑神经疾患者效果不佳。

举例 一男性患者，19 岁。8 个月来，头部突然有 3×4cm 大一片及 0.8cm 大一片之圆形脱发。经第 1 次针治后，即有较细之黑发生出，共施针 24 次，经 4 个月期间，新发已长 4 厘米多，与正常毛发不易区别。其间仍有 2 小块脱发，针后已有新生。

李定忠等：《中华皮肤科杂志》，1958，6：468

治法

1. 取穴 ①主穴：第 1 组取内关、安眠$_2$；第 2 组取风池、三阴交。②配穴：百会、四神聪、神庭、上星、头维。

2. 操作 两组穴位交替使用，并配合局部点刺。每周治疗 2 次。

疗效 共 130 例，病程多在 1～3 年。经用上法治疗后，近期痊愈者 63 例，好转者 59 例，无效者 8 例。

举例 患者王某，男，28 岁。患斑秃已 1 年。经用上法针治 30 次后，患部已长出正常头发。

北京市中医医院：《全国中草药新医疗法展览会资料选编》
（内部发行），587 页，甘肃省卫生局，1972 年

病例 共 395 例。男 352 例，女 43 例。年龄 20～30 岁者 56 例，31～40 岁者 79 例，41～50 岁者 189 例，51 岁以上者 71 例。脱发部位，在额颞区者 180 例（男 139 例，女 41 例），枕内区者 109 例（男 107 例，女 2 例），枕顶区者 106 例（均为男性）。

治法 针刺治疗本病，以全身治疗和局部治疗相结合最为有效。前者是注意患者的全身情况，后者是使针刺效应直接作用于秃发。

1. 全身性治疗取穴 ①三焦经的外关、天井、天髎；②膀胱经的肺俞、魄户、膏肓；③肺经的中府、列缺。

649

2. 局部治疗取穴　选用毛发稀少附近的、秃发区周围的、几乎在秃发区的边缘或其周围约2cm处进行针治。

3. 此外，还用下列穴位进行单疗程或多疗程的治疗：①心经的少海、通里；②膀胱经的天柱、大杼、肺俞、心俞、三焦俞、膏肓、委中、飞扬；③肾经的照海、复溜、大赫、气穴、四满；④胆经的瞳子髎、上关、颔厌、头窍阴、风池、外丘、阳辅、足临泣、侠豁；⑤肝经的曲泉、章门；⑥大肠经的合谷、上廉、曲池；⑦胃经的颊车、巨髎、气冲、足三里；⑧脾经的商丘、三阴交；⑨任脉的曲骨、关元、阴交、中脘、鸠尾；⑩督脉的脊中、神道、大椎。

4. 疗程　每日或隔日针治1次，14～21次为1疗程。一般治疗2～3个疗程。在一般情况下6个月内毛发减少停止；从治疗开始大约8～9个月后生长新发。

疗效　395例中，经用上法治疗后，效果优良者有351例，良好者有23例，尚佳者有14例，无效者有7例。报告认为，某些针灸穴位对毛发生长具有直接的影响，根据现阶段的医学知识，针刺疗法是防止秃发症的仅有方法。如能及早应用针刺治疗，将能停止毛发脱落，并使毛发再生而不需外科治疗。

《中医药研究参考》,1973,5：30。原载：《American Journal of
Acupuncture》1（1）：23～26,1973。陆卓珊译

【梅花针法】

病例　共23例。均为男性。年龄在23～41岁之间。病程最短者为4个月，最长者为20年。本组病例中，有早期脱发12例，秃疮性脱发5例，圆形脱发5例，混合性条状脱发1例。脱发原因除5例为秃疮、2例为伤寒后脱发外，其余者原因不明。

治法

1. 部位　以第1～7颈椎两旁1寸为第1刺激线；沿后发

650

际呈弓形（由第 1 颈椎以下向左右延伸至两耳平处）为第 2 刺激线；此为治疗圆形脱发的刺激线。早期脱发症之刺激线，除与上述相同外，应在百会至上星穴之间及在百会穴两旁进行刺激，也可在脱发的局部刺激。

2. 操作　先在左右颈椎旁线均匀地自上而下地反复密刺 3 次，再以同样手法刺激第 2 刺激线。用直刺法，深度一般约为 0.5mm，用中等度手法，刺后皮肤发红、充血或稍显出血点。隔日或每日针治 1 次，12 次为 1 疗程。治疗时必须注意器械、术者手部及患部的消毒，一般采用碘酒消毒、酒精脱碘。如在患处刺激，术后应适当包扎，以免感染。

疗效　本组病例经用上法治疗后，痊愈者有 8 例（头发全部或大部长出），进步者 12 例（头发部分生长，肤色改变，不继续脱发），稍有进步者 1 例。治疗次数，最多者 18 次，最少者 4 次。梅花针对早期脱发及圆形脱发效果显著，对秃疮性脱发效果较差。

贾如宝等：《中级医刊》，1960，6：421

【穴位注射法】

病例　共 2 例。每日治疗 1 次，10 次为 1 疗程。1 例治疗 5 个疗程，1 例治疗 4 个疗程，均获满意疗效。

举例　患者莫某，女，17 岁。于 3 月前突然发生大小不等斑状秃发，经杭州市某医院诊断为斑秃。曾赴上海某医院诊治，涂抹"920"软膏和口服、肌注胱氨酸而未见好转。于 1970 年 5 月 14 日来我处就诊。诊视头部有圆形和椭圆形斑状秃发，较广泛，惟头顶部及后枕处尚存细小无光灰黄头发。秃处不红不肿，无鳞屑，无主观感觉。患者面色㿠白，腰痠背痛，心悸少眠，脚软怕冷，便溏纳差，经行后隐痛绵绵。舌淡白，脉沉细。证属命门火衰，心气不足。治法：心俞（双）、肺俞（双），注射维生素 B_6，每穴 0.5ml；命门、脾俞（双），注射维生素 B_{12}，每穴 0.5ml。用 2ml 注射器、

651

5 号半针头，以执笔式持针刺入穴位，待有痠胀感后，即快速推注。每日 1 次，10 次为 1 疗程；停针 3 天，再进行下 1 疗程。并嘱其脱去帽子晒太阳。治疗 3 疗程后，秃处生出浓密黑发，细发逐渐变粗变黑而且光亮。为巩固疗效，又继续治疗 2 个疗程。

浙江余杭县亭趾人民公社医院徐本治：《新医药学

杂志》，1974，11：41

十七、酒　渣　鼻

【穴位充氧法】

治法

1. 取穴　①侠白、迎香；②天府、鼻通。

2. 操作　按本法操作要求进行（见荨麻疹穴位充氧法）。每次选用 1 组穴位，交替使用。鼻区穴每穴充氧 1～3ml，其他穴每穴充氧 3～5ml。每日或隔日治疗 1 次，10 日左右为 1 疗程。有出血素质者禁用本法。

疗效　共 12 例。经用上法治疗后，痊愈者 1 例，显效者 2 例，有效者 9 例。平均见效次数为 3 次，平均治疗次数为 13 次。

交通部建厂工程局中心医院张春波，等：

《新医学》，1975，4：199

十八、丝　状　疣

【针刺法】

病例　共 8 例。经用针刺法治疗后，已治愈 5 例。治愈后不留疤痕，亦无不良反应。

治法

1. 取穴　患部阿是穴。

2. 操作　患部消毒后，用短针自疣体顶部中央刺入，深约 0.5cm 左右，或由侧方针刺基部。隔日或 3 日针治 1 次。一般 3 ~ 5 次疣体即可自然脱落而愈。对多发性或较顽固之病例，可将针刺次数增加，最后亦能收到满意效果。

举例 患者王某，女性，16 岁。头部生疣已 4 年。11 岁时先于右侧头部发生数个散在之疣状物，约小豆粒大，稍硬，无任何自觉症状，13 岁时疣赘逐渐增多，散在于全头部。检查：前顶及后头部有 10 余个粟粒如小豆大、不整形、表面凸凹不平、呈乳头状稍有硬韧之赘生物，无压痛，基底可移动。于 1956 年开始在本科治疗，曾内服氧化镁、亚砷酸钾液，注射柳酸铋油，奴夫卡因静脉封闭等，又外用鸦胆子油，复方柳酸火绵胶等，均无效。于 1959 年 1 月采用针刺疗法，每周施针 1 ~ 3 次，共治疗 14 次痊愈，皮肤光滑如初。观察 10 月余未复发。

王健秋，等：《吉林卫生》，1960，12：802

十九、寻 常 疣

【艾灸法】

治法

1. 取穴 患部。

2. 操作 以 1% 普鲁卡因局麻 2 ~ 3 分钟后，在疣的顶端点，燃着同疣体大小相等的艾炷，烧完后，用镊子钳住疣体，用力钳动几次即可剥离，再以小刀轻轻刮净基底，然后在浅凹的创口涂擦 2% 龙胆紫或 5% 白降汞软膏，敷以纱布包扎。

疗效 共 100 余例。经用上法治疗后，均获治愈。一般灸 1 壮即可，创口 3 天多可愈合，多无疤痕。复发率约为 10%。对疣组织损害较深者，不宜施用本法。

李树莱，等：《中华皮肤科杂志》，1964，4：273

二十、毛囊炎及疖肿

【电针法】

病例 共24例。本组病例包括颈后毛囊炎及疖肿12例，腋下者4例，腰背部者6例，臀部者2例。

治法

1. 取穴 患部周围。

2. 操作 患部作常规消毒，用消毒的不锈钢针在毛囊炎和疖肿的周围进行直刺或斜刺，上下左右各刺1针（共4针），刺入深度视患者胖瘦而定，一般为1～1.5cm。如患者体胖、病灶又在软组织部，针刺即可深些。针刺的部位应离患处炎症区0.5～1cm为宜。当针刺后，患者有痠麻困胀感时（无感觉亦可），即以陕卫式电疗机（按：用一般电针机亦可）通电，电量大小以患者能忍受为度。每次电针15～20分钟。隔日针治1次。

654

疗效 本组病例多为初期患者，疖肿的大小和炎症范围，大多在1.5×1.5cm以内，也有超过2×2cm以上的。一般电针1次即可治愈，有的于第2次复诊时疖肿硬结变软，第3次炎症消失，一般不超过4次即可治愈。

陕西宁强县陕南石棉工业公司保健站：《中级

医刊》，1959，12：825

【耳针法】

治法

1. 取穴 两耳的肺穴、一侧的肾上腺穴、另一侧的相应部位（如长于面颊部者取面颊穴，长于颈部者取颈部穴）。

2. 操作 选定针刺部位，用普通注射针头在针刺区域内探压，在有疼痛、灼热或痠胀感部位，皮肤常规消毒后，用揿针刺入。以不穿透耳壳为度。以有疼痛、灼热或痠胀感者为佳。揿针用小块胶布固定，留针1周。在留针期间，可由患者自行按压，以增强刺激。

疗效 共 10 例。经用上法治疗后，均获满意疗效。

举例 患者王某，男，31 岁。1969 年开始患疖肿，以面部及颈部为多，此伏彼起，曾经青、链霉素、磺胺类药物及自血疗法，均不能控制发展。于 1971 年 7 月采用耳针治疗后的第 2 天，已成熟的疖肿明显缩小，未成熟的疖肿自行消失。经观察 2 年 10 个月，未再发病。

四川隆昌县省建工局五公司三处卫生所林光德：

《新医学》，1974，10：532

二十一、冻　疮

【针刺法】

病例 共 180 例。男 96 例，女 84 例。发病部位共有 212 处，其中以手部为最多，占 178 处，耳部占 18 处，足部占 16 处。临床症状均有红肿痒痛或溃破（溃破者有 119 处），有麻木感者甚少，仅有 12 例。全组病例有 54 例为多次发病，126 例为初次发病。

治法

1. 取穴 ①发病部位在手部者，采用以下 2 组穴位对照：1 组为阳池、阳溪、合谷；1 组为外关、中渚、合谷。②发病于足部者，亦采用 2 组穴位对照：1 组为解溪、通谷；1 组为解溪、侠溪、公孙。③发病于耳部者，取阿是穴放血。

2. 手法 用捻旋平补平泻法施术 2～3 分钟，留针 5～15 分钟（留针时间长短可按病情决定，病情重者留针时间稍长）。隔日针治 1 次，最多为 3 次。

疗效 本组病例经用上法治疗 1～3 次后，痊愈者有 113 例，占 62.8%；显效者有 45 例，占 25%；进步者有 44 例，占 24.4%；无变化者 3 例，无 1 例恶化。有效率为

655

98.3%。各组穴位疗效无大差别，耳部阿是穴放血法效果亦好。

山东医学院附属医院皮肤科：《陕西省针灸论文报告会及针灸经验交流会议汇集》，718页。

中国医学科学院陕西分院。1959

二十二、漆　疮

【针刺法】

治法

1. 取穴　尺泽、曲池、合谷、曲泽、委中。除委中穴外，均采用单侧交替针治。

2. 操作　一般均采用抑制手法，委中穴可以放血。疗程为2~3天。

疗效　共14例。经用上法治疗后，痊愈者有12例，进步者有1例，效果不明者1例。

陈维扬：《江西中医药》，1960，2：29

656

第十一章 肿 瘤

肿瘤是一种严重威胁人类健康的常见病和疑难病，目前正在大力进行研究，并在许多方面取得了进展。近些年来，针灸学界把针灸或针灸综合疗法应用于肿瘤的治疗或辅助治疗的过程中，在抑制肿瘤恶痛、缓解某些症状、消除某些治疗副作用（如白细胞减少、厌食、腹泻、腹胀、恶心、呕吐、头晕、乏力等）和增强机体免疫功能等方面都取得了一些成效，为肿瘤的治疗提供了有利条件。但这方面的工作仍是处于探索阶段。

一、各 种 肿 瘤

【穴位割治法】

主治 食管癌、胃癌、肺癌、肝癌、直肠癌、乳腺癌、宫颈癌、卵巢癌、淋巴转移癌等。

治法

1. 割治部位 癌根$_1$（在足底弓顶端。相当于第 1 跖骨与第 1 楔骨之关节面，第 1、2 肌腱之间）；癌根$_2$（在癌根$_1$ 前 3cm）；癌根$_3$（在癌根$_1$ 后 3cm）。

2. 治疗取穴 根据不同的癌症选取上述单侧主穴 1 个，选取配穴 1~2 个，配穴与主穴，呈左右交叉。例如：①食管癌，取癌根$_{1,3}$、膈俞、膻中、天突下 1 寸、中庭。②胃癌，癌根$_1$、中脘透上脘、鱼际、胃俞、脾俞。③肺癌，癌根$_{2,3}$、肺俞、大肠俞、膻中、鱼际。④肝癌，癌根$_{1,3}$、太冲透涌泉、期门、关元、肝俞、胆俞。⑤直肠癌，癌根$_{1,2}$、大肠俞、关元

657

俞、三阴交、关元透中极。⑥乳腺癌，癌根$_{1,3}$，肺俞、大陵、鱼际、合谷、足三里。⑦宫颈癌，癌根$_{1,3}$，关元俞，关元透中极、血海、足三里、三阴交透悬钟。⑧卵巢癌，癌根$_{2,3}$，关元俞、关元透中极、三阴交。⑨淋巴转移癌，癌根$_{1,2}$，肺俞、三焦俞、曲池、足三里。

3. 操作　①消毒皮肤后，用 0.5% ～1% 普鲁卡因 5～10ml 局部麻醉，并麻醉腱膜及腱膜下组织。②在癌根穴横行切开皮肤及皮下组织，切口约 0.5～1.5cm，用直血管钳作钝性分离脂肪及皮下组织，取出周围脂肪，看到腱膜后，先行局部刺激，再向涌泉、然谷、公孙和失眠穴进行透穴。刺激时病人有痠麻感，常放射至大小腿。③用小弯止血钳夹 3～5cm 长的肠线，放在肌群下，对好皮肤切口，压迫止血，立即贴上二虎膏（拔毒膏），盖上敷料，绷带固定。

4. 注意事项　割治时，避免损伤肌腱和大的血管、神经。术后应配合中草药和耳针疗法以提高疗效。术后患者须卧床休息 3～5 天，必要时可将患肢抬高，7～10 天去掉膏药，更换敷料。术后防止感冒和感染，禁烟酒。

疗效　共治疗各种癌肿 34 例。随访 26 例中，好转 15 例，无效 11 例。多数患者术后饮食增加，体质改善。

举例　患者王某，男，71 岁。几个月来左上腹部疼痛，偶有呕吐，经××医院诊为胃癌，多次治疗无效。以后行第 1 次割治疗法，取右癌根$_1$、胃俞；第 2 次取左癌根$_1$、足三里，第 3 次取癌根$_2$、中脘透上脘。配合中草药及耳针治疗。治后，患者精神好转，食欲增加，呕吐减少，上腹部疼痛减轻，肿块变小，可做一般劳动，近期效果良好。

青海省西宁市新医疗法门诊部:《全国中草药新医疗法展览会资料选编》（内部发行）,659 页,甘肃省卫生局,1972

治法

1. 取穴　病人侧卧，足跟与床沿平行。割治穴位于足底涌泉穴后约 2cm，相当于第 1 跖楔关节处向足跖面作一垂直线，于此线上切开皮肤，其长度相当于第 2、3、4 跖筋膜范围内。用龙胆紫划标志。

2. 操作　①常规消毒和局麻后，在穴上切开皮肤至脂肪层。②用刀背搔刮切口处脂肪及趾筋膜 10 余次，以达刺激穴位之作用。同时用钳子夹去该处脂肪，并用拉钩固定切口，暴露跖筋膜。③切断跖筋膜，用带槽探针挑起中央部之跖筋膜并切断之（勿损伤神经及血管）。④埋藏羊肠线，将 3～4cm 长之 1 号羊肠线装入硬膜外穿刺针内，将肠线送至屈趾深、浅肌之间，并埋藏固定。⑤将拔毒膏烤软贴盖于切口处，稍加压固定；再将敷料盖于膏药上，用绷带加压固定，两足稍予垫高即可。

举例　患者韩某，女，48 岁。右乳肿块 14 个月，右腋下硬结 12 个月，近半年生长迅速。检查：右乳中上方有 7cm 直径的扁圆形硬块，未固定，乳头回缩，右乳肿块四周有卫星结节，右腋下有 4～5 个 0.5～1cm 直径之硬结节融合成团。诊断为乳癌晚期。于 1969 年 10 月行穴位割治，10 天后右乳和腋下肿块缩小；1 个半月后右乳肿块缩小至 3cm 直径，右腋结节已摸不清。同年 12 月行第 2 次穴位割治，治后 2 个月复查，右乳肿块已摸不清，一般情况良好。

天津市人民医院：《全国中草药新医疗法展览会
资料选编》660 页，1972

二、各种晚期癌肿

【针药综合法】

病例　共 500 余例。本组病例系用针刺配服中药为主（个别病例曾经手术、放射或化疗等综合治疗）治疗的各种晚期恶性肿瘤，其中针刺疗程满 3 个月、病历记载较完整者共 365 例，经中西医评定有效病例共 50 例。

659

治法 除重点配穴外，还应结合患者具体情况灵活配穴。本组病例的疗程，一般在 3 个月以上。治法如下：

1. **食道癌** ①取穴：主穴取天鼎（双）、止呕（位于廉泉穴与天突穴连线之中点）、巨阙、上脘、中脘、内关（双）、厥阴俞（双）、膈俞（双）、脾俞（双）；配穴：a. 颈段，取天窗、人迎、扶突、气舍、大杼、肩中俞、风门、脾俞、中府（均为双侧）、大椎、身柱、压痛点；b. 中段，取气户、俞府、乳根、膻中、承满、膏肓、肺俞、心俞、魄户、神藏、压痛点（双穴者均取双侧）；c. 下段，取乳根、期门、不容、承满、梁门、肝俞、心俞、督俞、压痛点（双穴者均取双侧）。d. 耳针，取耳部压痛点，耳部瘀点、色素点，耳诊测定敏感点。②草药：急性子 30g、半支莲 60g、红枣 10 枚、陈皮 12g、半夏 12g、茯苓 9g、苍术 9g、党参 15g、黄芪 15g、桂枝 15g、炙甘草 9g。③症状治疗：a. 胸骨后痛，取华盖、乳根；胸前八穴（位于胸骨两侧 1~2、2~3、3~4、4~5 肋间隙，离开胸骨边缘 5 分，左右共 8 穴）；内关。b. 背痛，取对应压痛点；外关、后谿。c. 进食梗阻，取内关，针尖向上，感应达胸前；也可采用下述放血疗法：咽部两侧针刺放血（用于患者初来就诊进流汁亦困难时），对改善吞咽困难有效。放血部位在扁桃体前腭弓下方。用自制长柄三棱针每侧针刺 3~4 次。针后嘱患者用力咳嗽，把黏液及痰血吐出，放血前后用多贝氏液漱口，以免感染。d. 食道出血，取尺泽、内关；膈俞、列缺；曲泽、合谷。e. 痰多，灸大椎、中府、中魁；针大杼、风门、肺俞、列缺、合谷。

2. **乳腺癌** ①取穴：主穴取肩井、膺窗、乳根、膻中、消块（双手下垂，位于腋前缝的尖端）、上脘、大椎、心俞、脾俞、肺俞、膈俞、肩贞、少泽、三阴交等（双穴均取双侧）。配穴，取肩外俞、秉风、附分、魄户、神堂、胆俞、意舍（双穴均取双侧）。②草药：海藻 30g、海带 30g、蜜炙女贞子 15g、金银花 15g、茯苓 12g、太子参 9g、枸杞子 12g、决明子 30g、丹参 15g、石斛 12g、陈皮 15g、熟地 15g。

3. 肺癌 ①取穴：主穴取风门、心俞、肺俞、天宗、膏肓、中府、尺泽、膻中、背部压痛点（双穴者取双侧）、耳穴（上肺、下肺、心、大肠、肾上腺、内分泌、皮质下、鼻、咽、胸）。配穴，取列缺、内关、足三里（均双侧）。②草药：a. 金银花 9g、川贝 6g、芦根 30g、薏米 9g、丝瓜络 9g、杏仁 9g、牛蒡子 6g、陈皮 12g、半夏 12g、石见穿 60g、半支莲 60g、焦谷麦芽各 9g、甘草 6g。b. 半支莲 30g、鱼腥草 30g、玄参 15g、生地 30g、金银花 9g、天花粉 9g、白芨 15g、干蟾皮 9g、蛇六谷 15g、红藤 9g、太子参 9g、北沙参 15g、南星 9g、天龙 9g、血余炭 15g、败酱草 15g、芦根 30g。

4. 腹膜间皮瘤 ①取穴：主穴取章门、痞根（均为双侧）。配穴取胸背部反应点、内关（双）、足三里（双）。②草药：炙鳖甲 60g、海藻 60g、穿山甲 45g、丹参 60g、全蝎 30g、牡蛎 60g、蜂房 30g、红花 15g、木香 24g。

5. 腹壁广泛转移性粘液腺癌 ①取穴：同腹膜间皮瘤。②草药：党参 9g、白术 9g、茯苓 9g、炙甘草 9g、陈皮 9g、半夏 9g、炙鳖甲 30g、炙牡蛎 30g、夏枯草 15g、南星 12g、地龙 9g、山豆根 30g、半支莲 60g、女贞子 15g、枳实 12g。

6. 鼻咽癌 ①取穴：主穴取风池、下关、听宫、攒竹、上星、百会、合谷（双穴均取双侧）。配穴取列缺、外关、太冲（均双侧）。②草药：a. 鹅血糖浆 30ml，1 日 3 次。b. 防风 6g、辛夷 9g、苍耳子 12g、生石膏 12g、菊花 9g、连翘 9g、当归 9g、生地 9g、炒蒺藜 9g、黄芩 9g。

7. 肝癌 ①取穴：主穴取章门、期门、肝俞、痞根、内关、公孙（均双侧）。②草药：柴胡 9g、川楝子 12g、延胡索 12g、白术 12g、茯苓 12g、炙甘草 9g、薄荷 3g、麦冬 9g、杏仁 12g、苏梗 12g、南北沙参各 9g、仙鹤草 15g、炒槐花 15g、

661

枳实 12g、大腹皮 12g、徐长卿 30g。③症状治疗：a. 肝痛，取脊缝（位于背部相近两个椎体之间，旁开正中 0.5~1 寸，又名夹脊）、外关、足三里、支沟、阳陵泉、膈俞、肝俞；耳针（肝区）。b. 呃逆，取内关、膈俞（均双）；耳针（膈区）。c. 上消化道出血，取尺泽、内关；膈俞、列缺；曲泽、合谷；（均双）。d. 肝昏迷，取少商、涌泉、人中、十宣、太溪、内关（双穴取双侧）；耳针（神门、内分泌、肾区）。e. 腹水，取气海；三阴交、水道、阴陵泉（均双）。

8. 皮肤癌　①取穴：主穴取肺俞、中府、太渊、脾俞、大都、解溪、阳陵泉、足三里、丰隆、委中、阴陵泉（均取双穴）。配穴取大肠俞、胃俞、肾俞、大椎、大杼、绝骨、尺泽、膈俞（双穴取双侧）。②草药：红花 3g、桃仁 3g、川芎 18g、藁本 18g、蔓荆子 18g、菊花 18g、银花 18g、半支莲 60g、大黄 60g、黄芩 9g、黄柏 9g。

疗效　在 50 例有效者中：

1. 食道癌 21 例。其中除 1 例仅经 X 线检查证实为中段食道癌有穿孔可疑未作食道球外，其余都经食道球病理脱落细胞证实。临床治愈 2 例（1 例单用针刺加中草药，1 例合并放射治疗，均已存活 5 年多），显效 1 例，有效 18 例。本组病例均属不能手术或放射的晚期患者，其 1 年生存率为 8.5%。

2. 贲门癌 5 例，均经脱落细胞检查证实为腺癌。1 例治后 2 年余，症状好转，X 线片示病灶稳定 14 个月；余 4 例治疗后存活 1 年至 1 年零 11 个月不等。

3. 原发性肝癌 3 例，都经甲种胎儿球蛋白（AFP）检测等证实。2 例存活 1 年（内 1 例迄今仍生存，AFP 转弱阳性），1 例存活 11 个月。

4. 肺癌 8 例中 4 例属原发，内 3 例仍在继续治疗中（开始针治迄今分别已 7 月、9 月、15 月）。在继发性肺癌中，有原发鼻腔硬腭坏死性肉芽肿，在我院进行放射（^{60}钴 5400 伦

琴），3 月后两肺出现多个大小不一结节阴影，于 1974 年 2 月
25 日用针刺治疗，以耳针为主配合中草药，治后 1 个多月两
肺结节阴影基本消失，目前情况良好，仍继续治疗中。

5. 乳腺癌 6 例，均经病理证实，治后肿块消失或缩小，
均已存活 3 年以上，除 1 例因肺转移死亡外，余均在继续治
疗中。

6. 下肢皮肤鳞癌 2 例，经治疗后局部病灶都有明显缩小。

7. 其他肿瘤有效者 5 例，计腹膜间皮瘤、腹壁广泛转移
性粘液腺癌、鼻咽癌、上唇癌及甲状腺癌各 1 例。前 4 例临床
治愈，均经病理证实。其中 1 例鼻咽癌曾合并放射治疗，1 例
腹膜间皮瘤于针刺前曾接受过放射和化疗。以上病例均在继续
治疗中，随访时间最短 1 年半，最长 1 例已达 7 年半（腹膜间
皮瘤）。

上海市肿瘤医院：《新医药学杂志》，1974，11：29

三、子宫颈癌肿

【针灸法】

作者介绍，在用针灸治疗子宫颈癌肿过程中，通过 37 例
的临床运用，认为针灸天枢穴具有破瘀活血及凝血止血的作
用，是治疗本病的 1 个主要穴位。在针刺 127 次天枢穴的过程
中，发现有 111 次于针刺后的第 2 天发生血崩现象。在不取用
天枢穴的 201 次治疗中，仅有 31 次于针刺后的次日有出血情
况。在艾灸天枢穴的 197 次治疗中，于次日发生出血者仅有 3
次。在 66 次因出血而再针天枢穴时，其中有 57 例出血增多，
且在此 66 次中没有 1 次见到有止血作用。在 97 例因出血而艾
灸天枢穴后，则其中有 89 次有显著止血作用。由此，认为针
刺天枢穴有破血活血功能；灸天枢穴则有凝血止血作用。

周文醉：《上海中医药杂志》，1963，2：封 3

四、急性白血病

【瘢痕灸法】

病例　共9例。男6例，女3例。本组病例系经联合化疗骨髓象呈现缓解或部分缓解的成人急性粒细胞白血病患者。

治法

1. 取穴　大椎、膏肓俞、四花穴，1次或分次施灸。

2. 操作　患者俯卧，穴位常规消毒，用1%普鲁卡因皮内注射，使皮丘直径达1cm左右。然后将高和底径均为0.8cm的圆锥状艾炷置于穴位上施灸，每穴灸4～5壮。施灸完毕后贴上灸疮膏药，待化脓后（约1周），视分泌物多少，逐日或隔日清创口、换膏药，直至痊愈（1个月左右）。

疗效　全组病例中，经用上法治疗后，有6例体力好转，3例食欲增加，4例盗汗消失，7例血红蛋白有不同幅度上升（接近10克%），血小板一直维持在10万以上，4例原来白细胞在3,000以下者，升至正常范围，白细胞分类见幼稚细胞减少或消失。1例部分缓解者骨髓抑制解除；3例缓解期达13个月以上，余6例缓解期与灸治组无明显差别。

浙江省中医研究所肿瘤白血病研究组：《新医学》，1975，7：367

五、食管癌完全性梗阻

【针刺法】

报告介绍，用针刺治疗食管癌完全性梗阻1例。该病例经剖胸探查，发现除有转移外，肿瘤尚与左肺下静脉及左肺胸膜紧密愈着，估计根除困难而闭合胸腔。术后9天病人发生完全性梗阻，饮食困难，连水亦不能咽下，经采用各种措施治疗均无效果，最后用针灸收到疗效。治疗经过如下：

患者纪某，男，53岁。住院号68480。因进食困难3个半月，于1960年3月30日入院。病人于入院前3个半月，进食后上腹部闷胀感，吞咽困难不能进硬食，进行性逐渐加重，仅能进半流食。不久，进食后即有恶心呕吐，近5天来病情加重，只能饮水及牛奶，体重下降，近半个月来消瘦明显，无呕血黑便情况。体检所见，一般发育尚好，营养欠佳，消瘦，呈慢性病容，神志清楚，检查合作，体温35.8℃，脉搏每分钟64次，血压110/80mmHg，体重52kg，头颈胸部未见异常，无淋巴结肿大，腹部平坦、柔软，无肿块扪及，肝脾未扪及，生殖系统及脊柱、四肢均正常，无病理反射。X线检查：胸部透视，心界正常，右肺下野见有大片状阴影，边缘不清，两肺纹理增强，左膈肋角发钝；食管摄片，食管吞钡1、2斜位象，可见中下1/3处有不规则充盈缺损，长达7cm，食管黏膜破裂破坏，食管充盈缺损之上端有扩张现象。其他检查：心电图，窦性心律，垂悬心电位，正常范围心电图。血，红细胞400万，血红素80%，白细胞7000，中性55%，淋巴41%。尿，蛋白（＋），糖（＋）弱，红细胞（－），白细胞（4～9），上皮（0～3）。大便，虫卵（－），潜血（－）。肝功，高田氏（＋），Thymol（6×）。肾功，NPN 34.3mg%。血浆蛋白，总蛋白7.2g%，白蛋白3.71g%，球蛋白3.49g%。入院诊断为食道癌。

治疗经过：病人入院后不能进食，以服牛奶为主，常呕吐白色黏液样物，于4月5日手术。切除左第8肋骨开胸，发现主动脉旁及肺门淋巴结有转移，肿瘤浸润较重，但与主动脉愈着尚可分离，而与右肺下静脉及该侧胸膜愈着紧密，因肿瘤广泛愈着最严重，估计不能根除，手术终止。手术经过平稳，体温、呼吸、脉搏、血压均正常。术后第1天给以全流食，术后第4天有时嗳气、返食，于术后第8天拆除缝线，伤口第1期愈合，同时该日自诉咽下困难，液体不能通过，给予0.05%阿托品1ml皮下注射无效，又投以1%奴夫卡因10ml口服未效。于术后第9天再次投与0.5%奴夫卡因15ml口服，仍无效果。当即采用针刺治疗，取穴天突、膻中、足三里，行强刺激，留针 20 分钟，在留针过程中让病人饮水，出人意外地发现通过顺利，毫无障碍。针刺中病人自述发麻并向下放散，直达上腹部，针刺后当天晨餐能吃馒头半个，此后各餐稍有少量进干食，同时能服抗癌中药神农丸等。术后 24 天偶有返逆现象，胸前胀感，经采用以上穴位施以同样手法，留针 30 分钟，上述现象消除。以后转地进行放射性同位素治疗。

汪时信：《哈尔滨中医》，1960，8：25

六、放射性反应

【针灸法】

病例 共 33 例。本组病例均为放射性白血球减少症。其中 31 例为宫颈癌，1 例为阴道癌，1 例为绒毛膜上皮癌。全组病例中，单纯接受 ^{60} 钴或深度 X 线体外照射者 7 例，其余 26 例均为用镭锭或镭——^{60} 钴治疗。在采用针灸治疗前，有 21 例用过维生素 B_1、B_6、B_{12}、C 及葡萄糖盐水等，但疗效不显。

治法

1. 取穴 大椎、合谷、曲池、足三里等。
2. 操作 单用针刺或针灸并用；针治用重刺激法。

疗效

1. 针灸前后白细胞的变化 33 例中有 23 例（70%）在放射治疗后白细胞总数降低在 3500～4200/mm^3，有 6 例在 3000～3500/mm^3，有 4 例在 4300～4800/mm^3。大多数经用针灸 1 次治疗后在次日或 1 周白细胞皆有上升。其中经 1 次针灸治疗后，白细胞比针前增加者有 26 例，占 79.6%；减少和无变化者 7 例，占 21.3%。其中 1 例合并肝脾肿大在未行放射治疗前白细胞就只有 3800/mm^3，针灸连续 6 天无效。其余 3 例在第 2 次针灸治疗后白细胞比原来增加 40%。无效者 3 例，总有效率为 91%。在白细胞分类中，有嗜中性白细胞增加、淋巴细胞下降者 20 例（占 60%）；有嗜中性白细胞增加而无淋巴细胞下降者 2 例（占 6.6%）；有嗜中性白细胞减低而无淋巴细胞下降者 8 例（占 24.2%）。

2. 单针与针灸并用的疗效比较　33 例中有 13 例针灸并用（以治疗 1 次计算），其白细胞比原来增加者有 11 例（占85%），无效者 2 例（占 15%）；有 20 例单用针刺，其中白细胞比原来增加者有 15 例（占 75%），无效者 5 例（占 25%）。可见，针灸并用者疗效较为显著。

3. 针灸次数与白细胞有效日期维持之关系　30 例有效者中，针灸 1 次者 12 例，其中 7 例有效持续 2 周；而针灸 4 次以上者 6 例中，有 3 例有效日期持续到 4 周，其余 3 例持续到 2~3 周。表明针灸次数与白细胞有效维持时间成正比例。

4. 关于针灸手法　曾有报告提及强弱刺激各适应于体强与体弱的患者，而本组病例均采取强刺激收到明显效果，可能放射治疗患者一般处在神经机能低下的状况，而用强刺激亦不出抑制现象，反而激发了神经的活动机能使白细胞上升。

黄学才：《江西医药》，1961，5：23

病例　共 9 例。本组病例出现之反应，包括白血球减少、消化道症状及神经系统症状，均系在放射治疗期间发生者。针灸治疗是在不减少剂量的情况下进行的。

治法

1. 取穴　①白细胞减少组：取大椎、大杼、脾俞、膈俞、肾俞、足三里、三阴交。②胃肠道症状组：取上脘、中脘、气海、关元、章门、足三里、三阴交。③神经系统症状组，取百会、上星、头维、神门。

2. 操作　针刺用平补平泻法，留针 20 分钟；部分病人并用艾卷灸，以灸至局部皮肤潮红为度。隔日针灸 1 次，10~14 次为 1 疗程。

疗效

1. 白细胞减少组有 7 例，白细胞计数在 3500～4500 左右，其中 3 例在治疗开始白细胞即较低，2 例于治疗后 3 星期出现白细胞减少，2 例于治疗后 2 星期发生白细胞减少。7 例中，1 例针治 6 次，白细胞仍逐次轻度减低，比原来减少约 900。4 例白细胞逐渐升高达正常范围，而治疗剂量增加 50～100r。1 例白细胞由 4100 升高至 5000～6000 左右。1 例合并胃肠及神经系统症状，在针治过程中针对白血球改变采取穴位者共针 3 次，白细胞维持在略低于正常的范围。3 例用针刺，1 例针灸并用，3 例先用针刺、以后针灸并用。

2. 胃肠道症状组 6 例，主要反应为食欲不佳、腹胀、恶心、呕吐等，其中有 5 例接受针灸治疗。1 例为脑肿瘤患者，针 1 次后饭量大增，此后虽然常有呕吐，可能与颅压增高有关，而放射反应饭量并未减少。1 例针灸 1 次后食欲见好，4 次后恢复正常。2 例针 2～3 次后食欲正常。1 例无效。

3. 神经系统症状组 2 例，主要反应为头晕、倦乏无力、失眠等。针灸后，1 例效果显著，1 例无效。

天津医科大学附属医院放射学科、中医针灸科：

《中医杂志》，1959，10：48

病例　共 24 例。本组病例均为深部放射线治疗反应患者。其中男 5 例，女 19 例。年龄 25～30 岁者 2 例，31～40 岁者 6 例，41～50 岁者 8 例，51～60 岁者 6 例，60 岁以上者 2 例。全组病例均经切片检查，其中齿龈鳞状上皮癌 1 例，食道癌 1 例，乳腺癌 1 例，子宫颈癌鳞状上皮癌 11 例，卵巢囊肿 1 例，肠系膜淋巴肉瘤 1 例，组织细胞肉瘤 1 例。临床症状，恶心呕吐者 17 例，食欲不振者 6 例，腹痛者 6 例，腹泻者 6 例，白细胞减少者 6 例，头痛、口干、唾液少、疲乏、尿频、尿痛者各 1 例。报告指出，深部放射线治疗，在各种恶性肿瘤中，已经广泛应用，尤其是各种肿瘤的手术后更多采用。主要是抑制病变的转移，但是常常引起治疗反应。这种反应所引起的症状，采用药物治疗，很难收到满意效果，因之迫使医生不得不中断深部放射治疗。本组病例应用针灸治疗后，收到良好效果。

治法

1. 取穴　①恶心、呕吐、腹痛、腹泻、食欲不振等，取中脘、天枢、建里、足三里等；②白细胞降低者，取内关、足三里、曲池；③尿频者，取中极、三阴交；④头痛者，取太阳、合谷等。

2. 操作　均用中等刺激，留针20分钟。在针中脘、天枢时，有时加用针柄灸，更能增加疗效。

疗效

1. 24例中，经用上法治疗后，均获满意疗效，且多在针灸2~3次后症状消失。其中针灸1次症状消失者2例，2次消失者8例，3次消失者8例，4次消失者1例，5次消失者4例，6次消失者1例。

2. 针灸对白细胞降低症有很好的疗效。6例白细胞降低病例，白细胞计数均在3000~4000之间，经针灸治疗后，白细胞总数均能于3~4日内恢复到6000~9000/mm^3，且针灸次数只为2~3次。

3. 有1例肠系膜淋巴肉瘤患者，于深部放射线治疗时，引起呕吐，针灸1次即愈。后继续放射治疗，于10日后又发生腹泻，经针灸2次症状消失。再继续放射治疗，于10日后发生恶心、腹泻，再用针灸治疗，症状消失。可见针灸有显著疗效。

河北医学院第二医院：《河北省针灸技术经验交流会议资料汇选》（内部发行）218页，河北省中医研究院等编。1959

七、针刺用于浸润性胃窦癌
的鉴别诊断

【针刺法】

在上消化道 X 线检查中，胃窦部变形是较常见的 X 线征象。此种变形可因浸润性胃癌所致，亦可因胃良性病变或神经反射性所引起。既往用连续摄片，有时应用药物辅助方法，结果与手术和病理所见相比，胃癌浸润性癌的正确率约为 80%。认为造成错误的主要原因之一，是由于未能适当地选用有利的检查方法。自 1971 年起应用针刺足三里穴对胃窦部变形病人进行观察，结果 X 线所见与手术和病理所见相比，正确率有所提高。

方法

1. 取穴　足三里（双侧）。

2. 针法　进针深，不留针。

3. 观察步骤　进行常规检查食管、胃及十二指肠。如见有胃窦部变形，无法作出良性或恶性病变鉴别时，即用针刺方法检查。针前 5 分钟及针刺前各摄 X 线片一张；针双侧足三里得气后及针后 5 分钟，再摄 X 线片一张。共 4 张，进行比较。针刺时，患者伏卧在 X 线台上。观察开始后，尽可能使病人保持原来位置，不再移动，以减少对胃部活动的影响。

结果

1. 浸润性胃窦癌是指浸润型胃癌发生在胃部角切迹与幽门之间的部分。胃窦部偏一侧较大充盈缺损的瘜肉状或菜花状胃癌、溃疡型胃癌和在针刺前有明显的龛影者均不包括在本组之内。如胃角切迹不明显，判断胃癌部位发生困难时，据国外研究，凡胃部变形发生于距幽门口沿小弯侧 6～7cm 以内的胃远端部分者列为胃窦部变形，而发生于胃窦部外或于胃窦与胃体部交界处的胃变形，则不列入。1971 年以来，共观察 164

例经 X 线检查发现有胃窦变形，后用针刺法检查的病例。其中 54 例曾作手术和病理检查，作为本组分析之主要依据。其余 110 例的 X 线征象，有一部分在针刺前虽有一定的胃窦变形，但在针刺后，有明显的胃窦部变化，可以认为是良性疾病，并经临床处理后，认为与 X 线诊断符合者；有一部分为恶性肿瘤，因年老体弱，不愿进行手术治疗或在外单位治疗者，均不作为讨论之参考。

2. 同时收集了 1971 年前未采用针刺方法而经手术证实为浸润性胃窦癌 46 例作为对照。对照组 46 例中，假阳性 4 例，其临床征候与 X 线所见很像胃窦癌，后来经手术及病理检查，并非肿瘤。2 例漏诊，即为假阴性。定性定位误诊 3 例。

3. 本组 54 例中，X 线诊断正确者 49 例，其中 46 例为胃窦癌，2 例为胃窦炎，1 例为胃窦小弯侧溃疡引起的胃窦变形。均经手术及病理检查证实。其余 2 例 X 线诊断不能肯定为浸润性胃窦癌，3 例 X 线误诊为浸润胃窦癌，后来经手术和病理检查证实为胃窦小弯侧溃疡并有胃窦周围粘连。

4. 针刺前后同一部位的 X 线照片作比较，有明显轮廓、宽度和蠕动改变者为良性病变。反之，则可能为恶性病变。在 X 线下浸润性胃窦癌可看到下列征象：①胃窦壁僵直，是胃壁缺乏柔软度和弹力消失的现象；②胃窦部蠕动浅或消失，是胃运动机能障碍的表现；③胃窦部黏膜皱襞纹平坦或消失，是胃癌 X 线形态学早期改变的反映，由于胃癌是从黏膜开始生长，所以皱襞纹的改善是胃癌最重要的早期征象；④胃窦黏膜皱襞纹呈一些结节状增大或邻近两皱襞纹分开宽大，是癌肿在黏膜面结节状隆起所致；⑤胃窦腔不能扩大有时明显缩小，原因是胃壁伸缩性降低；⑥胃窦轮廓不能随周期性运动而变化，也是胃运动机能障碍的特征。

5. 在实用方面作了：慢性胃窦炎和浸润性胃窦癌、胃窦

671

痉挛和浸润性胃窦癌、胃黏膜脱垂和浸润性胃窦癌、良性胃窦慢性溃疡和浸润性胃窦癌、胃窦周围粘连和浸润性胃窦癌以及十二指肠球部溃疡引起的胃窦变形和浸润性胃窦癌的鉴别讨论。

张发初，等：《中华医学杂志》。1976，5：280

672

第十二章 急　　救

一、休　　克

【针刺法】

病例　共6例。均采用针刺升压抗休克。其中除1例抗休克成功，但因严重败血症死亡外，其余5例均痊愈出院。

例1　患者周某，男，28岁。右上腹持续疼痛13小时，寒战、高热、来院急诊。体检：体温40℃，心率每分钟120次，血压40/0mmHg，神志模糊，表情淡漠，全身出汗，四肢厥冷，颈软，五官未见异常，巩膜及皮肤未见黄染。脉细弱，心肺无异常。右上腹肌紧张，明显触压痛，肝浊音界存在，触诊不满意。脾不大。肠鸣正常。无病理反射。实验室检查：白细胞7200（中性80%，淋巴20%）。考虑为胆道感染中毒性休克。针刺前血压测不出，脉搏不能触及。针刺足三里（双）、涌泉（双）、耳穴升压点（双）。手法用大幅度捻转强刺激，持续30分钟。血压即回升至94/68mmHg。此后，每间隔15分钟强刺激1次。在此过程中血压升降波动较大。经2小时新针处理，患者面色渐转红润，四肢转暖。使血压稳定在80/55～85/65mmHg，共针刺6小时。以后留针，延长捻转间隔时间。加上其他抗感染及对症综合治疗，病人于4日后痊愈出院。

例2　患者梁某，女，44岁。因腹痛、呕吐、腹泻、昏倒，急诊入院。患者于入院前7小时许突然感到恶心、腹部不适，此后腹泻4次，后觉腹部绞痛，最后一次腹泻昏倒不省人事，急诊入院。病人无溃疡病史，无食不洁食物或农药、化学药物接触史。入院检查：体温 37℃，脉搏扪不到，血压测不出。病者神志不清，四肢冰冷，全身冷汗，无脱水征。唇绀，呈叹气样呼吸。瞳孔等大，对光反射减弱。心率每分钟 120 次，心律整。肺无异常。腹部稍胀，肝脾未触及，肠鸣稍亢。无病理反射。红细胞 375 万，血红蛋白 11g，白细胞 13400（杆状 2%，中性 76%，淋巴 22%）。诊断考虑为急性肠胃炎引起的休克。入院后，给予补液，针刺涌泉、人中，行强刺激。1 小时后血压仍测不到，脉稍转强。加针足三里，30 分钟后，神志稍清。再加针耳穴肾上腺、皮质下，行强捻转 30 分钟，血压回升至 104/70mmHg，留针 6 小时。经辅助治疗 5 天后出院。

在针治过程中，发现有的病人采用针刺并用升压药较好。有 2 例病人在针刺升压后，血压又急剧下降，改变穴位和手法均无效，经滴注正肾上腺素和皮质激素后血压回升，再用针刺维持血压。并认为以血压升高作为主要抗休克成功标志，不如以排尿为准更好。

广东省中山县横栏公社卫生院：《新医学》，1971，8∶50

治法

1. 取穴　①主穴：素髎、内关；②配穴：少冲、少泽、中冲、会宗、人迎、人中、涌泉、中都。

2. 操作　用中、强刺激，留针并持续或间断捻转至血压稳定。先用主穴，如无升压反应或收缩压未达到 80mmHg 以上者，再加用 1~2 个配穴。

3. 同时注意病因及对症治疗，如抗菌素及输液等。

疗效　共 42 例。（其中包括中毒性休克 33 例）经用上法治疗后，显效者有 31 例，好转者有 5 例，无效者有 6 例。

湖南医学院第二附属医院：《全国中草药新医疗法展览会资料选编》（内部发行）581 页，甘肃省卫生局，1972

【针刺综合法】

病例 共 160 例。男 100 例，女 60 例。年龄最小者 14 岁，最大者 76 岁，其中绝大多数为 20～50 岁。在病因方面，感染中毒性休克 130 例（其中休克型肺炎 67 例），出血性休克 7 例，过敏性休克 2 例，心源性休克 3 例，药物中毒性休克 8 例，慢性衰竭所致休克 6 例，原因不明者 4 例。

治法

1. 除针对休克病因及一般抗休克治疗（如输液、纠正酸中毒，少数人用激素及西地兰）外，均采用新针升压，在升压效果不满意或无效时，则改用升压药物。

2. 取穴 主穴，素髎、内关；配穴，少冲、少泽、中冲、人中、涌泉、耳针升压点[1]及呼吸穴[2]。

3. 操作 一般先采用主穴，如半小时无效或 1 小时内虽有升压反应，但收缩压未达到 80mmHg，则另加 1～2 个配穴。手法用中强刺激，留针、持续或间断捻转。收缩压上达 80mmHg 以上则逐渐延长捻针的间隔时间。收缩压稳定在 80mmHg 以上连续 3 小时，即可出针。

疗效

1. 160 例中，显效者 122 例，占 76.3%；好转者 18 例，占 11.2%；无效者 20 例，占 12.5%；总有效率 87.5%。认为疗效高，可能与本组病例多属轻型和中度休克有关（轻度者 71 例，有效率 91.5%；中度者 48 例，有效率 77.5%；重度者 41 例，有效率 80.5%）。

2. 疗效标准 ①显效系指针刺后半小时内收缩压上升至 80mmHg 以上，脉压增大，并在 12 小时内收缩压稳定在 80mmHg；或但有全身情况改善（如安静发绀情况改善、脉搏由无变为摸到或脉搏增强、脉压增大等），血压在 1～2 小时内升至 80mmHg 以上。②好转系指针刺后全身情况有所好转，血压有所上升，但在 2 小时以上收缩压始终未上升到 80mmHg。③无效系指针刺后全身情况及血压均无明显变化。

675

3. 报告指出　①由于半数病人的升压反应出现在针后半小时以内，故认为用针刺升压治疗休克病人至少在血压未升前应坚持半小时，并持续捻转。如毫无反应，则应持续捻转；如有升压反应，但收缩压未达80mmHg，则可坚持捻针1小时，如血压仍不能继续上升达80mmHg，则应改用其它方法升压。至于留针时间，大多数病人在12小时内血压可以稳定。②有9例用各种升压药物无反应或血压上升不满意，用新针升压后，有8例收缩压达到80mmHg。另有8例对新针升压无效或效果不满意，改用升压药物后血压上升到正常水平。有12例对新针升压无反应改用升压药后血压仍未上升，终于死亡。③针刺对失血性休克病人的升压作用是暂时性的，如出血不能控制，单用针刺是不能升压的。对这类病人，在用针刺升压的同时，应积极控制活动性出血及根治病因。④用针刺治疗感染中毒性休克时，应密切观察有无中毒性心肌炎发生，并应及时处理。⑤酸中毒的严重程度对针刺升压疗效有明显影响。因此，对酸中毒必须及时加以纠正。

按：[1] 升压点：位于对耳屏的中下三分之一处。

[2] 呼吸穴：位于耳甲窝底边的中点处。

湖南医学院第二附属医院：《新医药学杂志》，1973，2：10

二、中毒性休克

【针灸法】

治法

1. 取穴　主穴取涌泉、足三里；备穴取耳壳皮质下、肾上腺、内分泌。

2. 操作　开始用强刺激，血压上升后逐渐延长捻针的间隔时间，血压稳定数小时后即可拔针。一般只用主穴，如效果不理想时再加用耳针，部分病人加灸百会穴。

3. 同时根据病情加用抗菌素及其他对症、支持疗法。

疗效　共50例（均为各种感染所致之中毒性休克，其中有41例单用新针疗法）。经用上法治疗后，有效者48例。另2例因严重败血症及心脏病死亡。

广州中山医学院第二附属医院:《全国中草药新医疗法展览会资料选编》,582页,（内部发行）,甘肃省卫生局,1972

三、实验性休克

【针刺法】

实验　针刺家兔水沟穴对实验性低血压的作用。

方法　实验是根据针刺水沟穴能使窒息而死的狗的血压上升而复活的事实。用针刺家兔水沟穴观察八角梧桐煎剂引起的实验性低血压的影响。

结果　针刺后能使血压迅速上升60%～70%。但退针后又下降。

余蕴山，等:《吉林医大学报》,1959,4:48

677

实验　针刺家兔水沟穴对实验性呼吸、血压的影响。

方法

1. 取穴：家兔水沟穴的位置确定在鼻尖根部与上唇两个裂瓣联线的假想三角形中。

2. 药物　用1%戊巴比妥钠溶液作静脉麻醉（50mg/kg）。

3. 操作　针刺用20号皮下注射针头，针刺的方向与上腭门齿平面垂直插入，针刺深度为1.5cm，进针出针均用中等速度，针刺强度分为轻法、次重法及重法三种。选择兔口左下角的非穴点，作为针刺对照点。

结果

1. 用轻法针刺水沟穴时，可使呼吸兴奋、血压升高。对呼吸的观察共用9兔进行27次实验，其中26次使呼吸加深（96.3%）。对血压的观察亦用9兔进行28次实验，其中25次血压升高（89.3%）。当动物的呼吸、血压受到深度抑制时，此种作用更为明显。对照组的实验，则未见有何影响。

2. 用盐酸普鲁卡因溶液注入水沟穴内（1%、2%、4%三种浓度及 0.2ml 的量），每隔 10 分钟后再用同法针刺水沟穴时，发现呼吸兴奋及血压升高的作用被阻断；而以同法用生理盐水作对照，则不能产生阻断现象，共用 5 兔作实验，结果一致。

3. 当逐层切断 3 只动物头部与全身保持联系的颈部组织而仅保留脊髓时，针刺水沟穴也能使呼吸兴奋、血压升高；反之，则未见此种作用。

4. 综合以上实验结果，认为：针刺水沟穴对于急救休克、昏迷等，可起到良好的治疗效果。此作用属于一种刺激局部而引起的全身反应，可为普鲁卡因所阻断。产生这种作用的经络联系，可能有神经组织的参与。

黄钺华，等：《北京中医学院学报》，1960，2：124

实验 针刺兔、猫的足三里和涌泉穴，对动物实验性出血性休克的影响。

方法 兔 24 只，猫 23 只。兔用静脉注射乌拉坦 1g/kg 麻醉，猫用乙醚后再静脉注射乌拉坦 0.5g/kg 麻醉。去大脑猫和脊髓猫则只用乙醚麻醉。描记颈总动脉血压，气管插管记录呼吸。从股动脉放血，使血压降至 40mmHg 以下，造成动物出血性休克的模型。兔和猫的放血量平均分别为循环血量的 37% 和 34%。放血时间为 1～5 分钟。放血后 5～10 分钟，血压不再明显上升。从放血后 15 分钟起，用 1 寸毫针针刺双侧相当于人的足三里和涌泉穴，并持续捻转 15 分钟，手法是左右捻转，强度和速度不一，4 个穴位同时或轮换捻转。用针刺过程中最高血压值和呼吸与针刺前最高血压值和呼吸作比较，判断针刺效应。以后留针，每隔半小时捻针 5 分钟，实验至放血后 3 小时结束。为了从神经反射这一角度去探讨针刺的原理，观察了切断坐骨神经、去大脑猫和脊髓猫的针刺效应以及利血平、氯丙嗪对针刺效应的影响。

结果

1. 针刺对动物实验性出血性休克，可引起呼吸明显兴奋、血压显著上升，猫的血压升高比兔更为明显，但均未达到放血前的血压水平。在以后的捻针中，兔的反应不明显，猫仍有反应。停止捻针后，血压均有些下降。放血后 2～3 小时，兔的血压水平与对照组相差不大，猫比对照组仍显著升高，一直维持到实验结束。可见针刺足三里和涌泉穴有显著升压和兴奋呼吸的作用。

2. 去大脑猫的实验，针刺效应仍保留，但去脊髓猫则不再出现。这说明针刺对动物实验性出血性休克的效应，不是通过切除部分的脑中枢实现的。由此推想，对临床上大脑皮质处于高度抑制的昏迷病人，针刺仍可有强烈作用。

3. 切断两侧坐骨神经可消除针刺效应。用肾上腺素能神经阻断药物利血平和氯丙嗪预先处理动物，针刺仍有兴奋呼吸作用，但升压作用不明显。

4. 报告指出，上述观察主要是在动物身上获得的，不能机械搬用于人。

中山医学院第二附属医院内科科研小组：

《新医学》，1971，4：26

【电针法】

实验 电针家兔水沟穴对动物实验性休克的影响。

方法

1. 取穴 家兔的水沟穴。

2. 操作 在穴位的医针上通以适当强度的电流，观察电针水沟穴对动物实验性休克——创伤性休克，异种输血性休克及枸橼酸钠性休克的濒死家兔的呼吸、血液循环机能的

679

影响。

结果

1. 本法对动物实验性休克濒死的家兔的呼吸及血液循环机能有兴奋作用，因而在急救中获效显著。

2. 认为使用电针治疗危急或濒死的休克病人，有一定价值；但不能认为电针疗法可以完全代替综合疗法。

3. 进一步将家兔分成 4 组实验，除 1 组作对照外，另 3 组分别切断两侧眼区的眶下神经、静脉注射氯硫二苯胺与摘除或结扎肾上腺，观察其对电针效应的影响，探讨上述对呼吸机能与血液循环机能的兴奋机制是神经性反射性的。

李楚杰，等：《吉林医大学报》，1959，4∶27

四、溺　　水

【针刺法】

病例　共 2 例。均为呼吸停止，但有心搏动者。经用针刺获得救治。

治法

1. 术前准备　将患者抬至空气流通之处，解开衣扣，取俯卧位，抬高腰部，使头及胸部放低，头转向一侧，同时将口撬开，横嵌筷子一根，使水从口流出。

2. 针刺操作　取穴以会阴为主，配中冲、人中为辅。会阴穴取截石位。成人针 5 分至 1 寸，小孩针 3 ~ 5 分。中冲取双侧，针 2 分。人中，针 2 分。先刺会阴穴，继刺中冲、人中，均用疾刺捻转提插综合手法。若针刺会阴穴后在 2 ~ 3 分钟未能苏醒者，则难以救治。

举例

1. 欧某，男，4 岁。于 1965 年 5 月 14 日下午因玩水而被溺，直到 5 点钟才发现。捞起时呼吸停止，四肢冰冷，面黑舌伸，但身体尚软，立即进行急救，一面用针刺会阴，施以疾刺捻转提插手法；中冲、人中用速刺捻转手法。当针治约 1 分钟左右，就能开眼转睛，张口哭叫。

2. 孙某，女，4 岁。于 1965 年 6 月 30 日下午因玩水被溺。2 小时后，始用上法急救，仅经 2～3 分钟即苏醒。

广西横县人民医院针灸科：《针灸杂志》，1966，2：12

681

第十三章　其　　他

　　用针灸治病是一种比较"安全易行"的疗法，这是针灸治病的一个很大的特点。但是，这并不是绝对的，针灸的这个特点只是对某些疗法相对而言的。因此，用针灸治病如果不按照正确的操作要求进行，或是未能认真检查诊断，或是未能熟习穴位的局部解剖学结构及其对全身的生理、病理的影响以及疾病所处的进程，在一定条件下，针灸也是可能发生较为严重的事故的。因此，从事针灸工作的人员，必须对病人高度负责，对疾病进行认真检查，对技术精益求精，以严肃认真、关心病人的态度进行诊治；力求避免给病人造成不应有的痛苦，防止针灸事故的发生。为此，这里摘录几篇有关报告，以引起注意。

682

一、针刺所致气胸

　　病例　共 5 例。本组病例，均系自针刺胸部穴位之后发生，疑及针刺为发生的因素之一。

　　例 1　男，24 岁。住院号 5795。因患慢性类风湿性脊椎关节炎而赴某医院针刺治疗。取穴身柱、膈俞、膈关、曲池等穴，针后即感呼吸困难，起床不易，休息后行路仍感气喘。隔日复去该院，针刺陶道、肺俞、天宗、太渊无效。当日下午来我院门诊透视，证明有左侧气胸而入院。当时肺被压缩 90%，血沉 3mm/1 小时。给予抽气治疗，经过 12 日，气体吸收完全而出院。

　　例 2　女，47 岁。住院号 10958。患者于住院前 1 日因上腹不适而赴某诊所治疗，于左胸部取穴，针后当夜即感气喘，呼吸困难，身出大汗。次日入我院治疗。检查：左胸上部皮下有气肿，左胸壁（胸骨旁、锁骨下与乳旁）有多处针刺痕迹。左胸语颤及呼吸音均减低。透视胸部左侧有气胸，胸被压缩30%，经治疗20余日，痊愈出院。

报告指出，针刺疗法操作简便，疗效显著，应用极广。但在应用时，应注意针刺部位和针刺方向等问题，如针刺胸背部，就不宜深刺，最好采用偏刺。中医书中早已指出过"云门穴，深刺可致气促"、"刺中肺三日死"等告戒，故应引起警惕和注意。

阎林肯，等：《中医杂志》，1962，5：35

二、针刺所致气胸及皮下气肿

病例 共2例。1例为气胸，1例为全身泛发性皮下气肿、气胸和纵隔气肿。

报告认为，第1例可能为针刺肺俞和天应穴，毫针穿刺胸膜腔，刺入肺组织内，当患者呼吸时，肺上下移动，毫针将肺组织划破，肺内气体流入胸腔，引起气胸。经及时吸气后，肺组织迅速得到舒张，损伤处粘连愈合，气胸得以治愈。第2例可能针刺天突和两侧气户穴，所用之针较粗且长，刺入较深；刺天突穴时，针穿入气管中，患者剧烈咳嗽，气管振荡和移动，针将气管壁划破，破裂处未及闭合，患者又数阵剧烈咳嗽，使气管内之气体，源源不断地进入皮下、肌肉间或纵隔中，而致各该处产生气肿，且随时间之增长和剧烈咳嗽，气肿逐渐增剧。针刺左右气户穴，其结果与第1例相同，针刺过深，划破肺组织，引起两侧气胸。经立即施行手术减压和排气后，各部位气肿逐渐消失；胸腔内积气较少，肺损伤处粘连愈合，虽未予吸气，空气也能自行吸收，终获痊愈。报告指出，由于针刺不当引起的严重并发症，如不及时诊断和紧急抢救，其后果是非常危险的，在针刺时应该引起注意。

许学铭：《上海中医药杂志》，1963，4：28

三、针刺胸部穴引起大出血

报告针刺治疗急性乳腺炎引起大出血 1 例。患者王某，女，26 岁。住院号 202086。于 1960 年 6 月 24 日因乳腺炎针刺后大出血 4 天而急诊入院。患者因右侧乳房红肿痛、发烧 3 天，请某中医针灸治疗，当时未经皮肤消毒，即用三棱针直刺红肿最显著处，刺后痛剧，取针时从针孔流出鲜红色血液，短时间约流出 200ml，患者当即感到头晕、眼花、口渴、出汗、心慌并昏倒。后经强力压迫出血方止。次日检查时复又出血，疼痛更剧；第 4 日再度出血。先后 3 次出血约有 500ml，始来院就治。既往无出血史。入院检查：体温 37.8℃，脉搏每分钟 90 次，血压 110/70mmHg。神清，心肺正常。外科所见：两乳对称，右乳房外上方有一 3mm×4mm 硬块，红肿，压痛，其中心可见针孔，查体时约流血 5ml，腋窝淋巴腺不肿大。化验检查：出血时间 1 分，凝血时间 2 分；白细胞 9500，中性 72%，红细胞 400 万，血色素 9.5g。入院后，经压迫已不再出血，但次日下午因咳嗽又再度出血约 50ml，因此予以急症手术。手术于局麻下进行，切开皮后见有一桃核大死腔，内为已凝固之血块充满，取出血块始有鲜红色血液从第 3 肋骨下缘射出，喷射与心搏动一致。压迫于第 3 肋上可止，仔细检查证实为肋间动脉出血，出血部位与原针刺部位相应。经缝合结扎后未再出血，痊愈出院。

作者指出：

1. 针灸治疗急性乳腺炎的效果是不容置疑的，但临床上多用毫针，三棱针常用以刺络出血，且后者对急性乳腺炎效果如何，尚未见文献报道，倘若采用，其针刺深度以出血为宜，一般不超过 1 市分。本例既已刺破肋间动脉，刺入之深当可想象。至于用三棱针直刺炎症区域，是否属于禁忌，也值得商榷。

2. 针刺治疗急性乳腺炎，通常取穴为足三里、大陵、内关、肩井、乳根、肝俞、三阴交等。综观上述穴位，除乳根靠近乳腺局部外，余者均为远隔穴位，在急性炎症阶段，局部多用围针封闭。本例取穴于炎症最明显处之"阿是穴"自有不妥，今后应引为注意。

李严，等:《中医杂志》，1962，1：30

四、针刺所致肠穿孔

病例 共 4 例。本组病例均经临床详细检查后，确诊有消化道穿孔或腹膜炎，而施行剖腹探查，除 1 例外，均找到穿孔处，并作了修补术。其中有 1 例因病情重笃，于术后 36 小时死亡，其他患者多痊愈出院。

报告在分析了 4 个病例及发病机转之后，认为为了防止针刺事故的发生，应该：①熟读针灸书中关于针法的适应证与禁忌证。②学习针灸，首先必须正确掌握穴位，并注意禁针穴位。③针具及穴位皮肤，均须严密消毒，针具粗细，一般以不超过 26 号为限。④针刺深度、速度亦应小心，捻运针具不能过强，提插不能过于急促。⑤熟练手法，正规操作，若粗枝大叶，当可产生不幸事故。⑥倘若某些患者在施行腹部针刺后，体温增高，腹痛增剧，且伴有恶心呕吐，局部有压痛及肌紧张、白血球及中性分类增高，对于这些患者经过详细检查，凡属确诊或疑及消化道穿孔及腹膜炎时，应以手术治疗为主。倘使在针刺后，并无可靠征状，就在数小时内进行仔细观察，作必要的化验检查，如有异常发现，即可采取紧急措施，惟在术前必须作好充分的准备，以纠正患者的失水或休克，术前抗菌素的应用亦属重要，如此当可降低手术后的死亡率。

张逢吉，等:《陕西医药卫生》，1959，3：255

五、针天枢穴引起腹绞痛

共报告3例。病人因患腹胀疼痛，消化不良和胃痛，腹有积块，应用针刺治疗。针刺均取天枢穴，配穴为上脘、中脘、足三里等。针刺当时无特殊感觉，但在起针后2～4小时，出现剧烈腹痛，面色苍白，口唇紫绀，伴有全身寒战，精神焦躁，哼叫不停；或呈现四肢拘急，冷汗淋漓；或呈现呼吸浅表，气息奄奄。脉象微弱或微弱而数。腹部有强阳性压痛，血压未下降，白细胞总数及分类无明显改变。均经注射强心镇静、缓解平滑肌痉挛之剂而愈。认为此系针刺过深、手法过强而引起肠系膜神经和腹部神经高度痉挛所致。

《天津医药杂志》，1964，4：323

六、电针扶突穴引起迷走神经反应

报告介绍：在电针扶突穴针麻手术18例中，有2例发生迷走神经反应合并症。1例系因甲亢施行手术。针麻取双侧扶突穴（进针约1寸）及右侧合谷、内关，用上海G6805治疗仪通电，频率为170次/分，通电后发现病员面青、唇白、出冷汗，但神志尚清，脉搏从82次/分降到54次/分，血压从154/90降到124/76mmHg，并出现期外收缩。立即将扶突穴的针退出约1cm，频率减到150次/分，病人情况即有好转。手术经过良好。1例因患结节囊肿性甲状腺肿施行手术。针麻取双侧扶突穴（进针约1寸）及右侧合谷、内关，用上海G6805治疗仪通电，频率170次/分，通电后立即发现病人两臂规律性抽搐、面青、唇白、冷汗淋漓，脉搏从96次/分降到56次/分，但神志清楚。立即将扶突穴之针退出约1cm，频率减到150次/分，静注50%葡萄糖液60ml，情况即见好转。手术经过良好。

作者认为：①扶突穴的解剖投影相当于颈丛神经，其深丛属于运动神经并与交感、副交感神经形成网状的复杂吻合。迷走神经干亦于相当的部位下行。因此，针刺扶突穴时，如针刺过深或通电过大，即可直接刺激或因电流扩散而刺激迷走神经，发生迷走神经反应，心跳变慢，心舒张期延长，进而引起血压下降，甚至可能发生心跳停止。②扶突穴所在部位的解剖关系复杂险要，其下有颈总动脉，内有颈静脉及神经干等集束经过。因此，针刺时宜浅，以得气为原则。通电时更应小心，慢慢增加频率，严密观察，防止迷走神经反应的发生，以免增加病人痛苦或发生严重意外。

广西百色地区医院针麻协作组：《新医学》，1972，12∶9

七、严重延迟晕针反应

报告介绍 1 例严重延迟晕针反应病例。患者徐某，男，38岁。身体一向健康，无晕厥史，亦无心血管病史。于 1971 年 10 月 5 日，因腰痛来作针灸治疗。当时检查，一般情况良好，心肺无特殊发现，脊柱正常，两侧腰肌有压痛。诊为腰部扭伤。患者同意针灸治疗，乃于两侧腰骶部取阿是穴针刺，两侧扎 3 针，中等刺激，留针 25 分钟。病人感觉良好，无任何不适。出针后又予贴敷活血止痛膏 2 块。刚刚贴好，病人即述说心内难过，立即让其平卧，继之面色苍白，额部冷汗，脉搏细弱，神志不清。立即肌注可拉明 1 支，不见好转，很快呼吸、心跳完全停止，大汗淋漓，面色呈土灰色，唇指严重紫绀，一切反应消失。当即进行胸外心脏按摩，同时肌注 1∶1,000 肾上腺素 1ml，非那根 2ml，继续按摩 3 分钟后，患者突然一阵呕吐，心跳、呼吸开始恢复，神志慢慢转清，继续给予高渗葡萄糖液 40ml 静注，后用 5% 葡萄糖盐水 500ml 静滴。2 小时后，患者起床吃干饭半碗，完全恢复健康。1 小时后，即如常驾驶汽车。随访半年，无任何不适。

报告指出，一般针刺"晕针"反应，多在进针后不久发生，且不甚严重，经一般处理即可恢复。此例严重延迟晕针反应，引起心跳、呼吸突然停止，晕针表现十分凶险。经即时抢救才得脱险。此情况虽极少见，但也应提高警惕。患者针治完毕后，应休息片刻再行离去。同时，针灸室必须备有必要的急救药品，以免延误抢救。

安徽省南陵县麻桥公社医院吴乃理：《新医学》，1972，10：28